图解实用临床护理系列

图解实用
中医科临床护理

郭庆忠　主编

化学工业出版社

·北京·

本书注重临床实际应用，以图解的方式重点讲述中医科常见疾病的护理知识，使读者能够对疾病有一个系统和全面的了解和认识。共分为十三章，内容主要包括中医急症护理、中医内科常见病证护理、中医外科常见病证护理、中医妇产科常见病证护理、中医儿科常见病证护理、中医肛肠科常见病证护理、中医骨伤科常见病证护理、中医眼科常见病证护理、中医耳鼻咽喉科常见病证护理、中医口腔科常见病证护理、中医皮肤科常见病证护理、中医传染病科常见病证护理、中医护理技术操作。

本书突出技能性和实用性，文字内容精炼、简洁翔实、重点突出、条理清楚，可供中医科相关护理人员及管理人员阅读参考，也可作为高等专科院校、高等职业院校师生参考用书。

图书在版编目（CIP）数据

图解实用中医科临床护理/郭庆忠主编. —北京：化学工业出版社，2017.7
（图解实用临床护理系列）
ISBN 978-7-122-29860-7

Ⅰ.①图… Ⅱ.①郭… Ⅲ.①中医学-护理学-图解
Ⅳ.①R248-64

中国版本图书馆 CIP 数据核字（2017）第 127394 号

责任编辑：张　蕾　　　　　　　　　　　　　　装帧设计：关　飞
责任校对：边　涛

出版发行：化学工业出版社（北京市东城区青年湖南街 13 号　邮政编码 100011）
印　　刷：北京永鑫印刷有限责任公司
装　　订：三河市宇新装订厂
787mm×1092mm　1/16　印张 22　字数 562 千字　　2017 年 9 月北京第 1 版第 1 次印刷

购书咨询：010-64518888（传真：010-64519686）　　售后服务：010-64518899
网　　址：http://www.cip.com.cn
凡购买本书，如有缺损质量问题，本社销售中心负责调换。

定　　价：49.80 元

编写人员名单

主　编　郭庆忠

编　者　（按姓氏笔画排列）

马　悦　王　慧　石　琳　李文文

李岩霞　杨春艳　吴佳妮　张　贞

张　彤　张　静　张　燕　张爱霞

张银萍　陈　露　陆云丽　郑丽英

赵文琦　胡希明　袁　珊　徐红梅

徐德兰　郭庆忠　黄　洁　程　惠

雷　杰

前言

中医护理是中医学的重要组成部分，以整体护理观念、辨证施护为主要特色。为了使中医护理更快地适应现代医学模式与人类健康发展的需要，满足当前中医护理临床、教学、科研、管理及对外交流的需要，更好地满足中医护理临床专科分化发展的需要，要求广大中医护理人员必须掌握中医护理的基本理论知识与临床护理技能，具有对病情的观察能力，熟悉常见病证的证候分型，能够做到辨证（症）施护。为了全面提高中医科护理人员的服务能力和科学管理水平，加强护理人员辨证（症）施护能力的培养，促进中医科护理向标准化、规范化和制度化发展，我们组织编写了本书。

本书共分为十三章，主要包括中医急症护理、中医内科常见病证护理、中医外科常见病证护理、中医妇产科常见病证护理、中医儿科常见病证护理、中医肛肠科常见病证护理、中医骨伤科常见病证护理、中医眼科常见病证护理、中医耳鼻咽喉科常见病证护理、中医口腔科常见病证护理、中医皮肤科常见病证护理、中医传染病科常见病证护理、中医护理技术操作。本书在编写过程中，以中医科临床辨证（症）施护知识为主体，紧密结合近年来中医科的临床实践现况，注重临床实际应用，将护理措施具体化、细节化，并且渗透"以人为本"的精神，使广大读者树立正确的职业价值观。

本书编写力求突出技能性和实用性，可供中医科相关护理人员及管理人员阅读参考，也可作为高等专科院校、高等职业院校师生参考用书。

由于编者的专业能力和学术水平有限，尽管尽心尽力编写，但内容难免有疏漏之处，敬请广大专家、学者批评指正。

编者

2017 年 3 月

目 录

第三章　中医外科常见病证护理　/ 144

第四章　中医妇产科常见病证护理　/ 166

第五章　中医儿科常见病证护理　/ 195

第十章　中医口腔科常见病证护理 / 293

第十一章　中医皮肤科常见病证护理 / 297

第十二章　中医传染病科常见病证护理 / 306

第十三章　中医护理技术操作 / 313

参考文献 / 343

第一章

中医急症护理

第一节　高　热

　　高热是指机体在内外病因作用下，造成脏腑气机紊乱，阳气亢盛而引发的以体温升高在39℃以上为主症的常见急症。病位在表或在里。导致高热的原因非常复杂，有虚有实，以实为多，基本病因是阳盛。以高热为主，体温超过39℃。外感高热起病多急骤，常有明显的受凉、疲劳及饮食不洁等病史，多伴寒战；而内伤发热起病多缓，病程长，多无恶寒。热势情况有恶寒发热，但热不寒，寒热往来，定时发热等。

一、证候分型

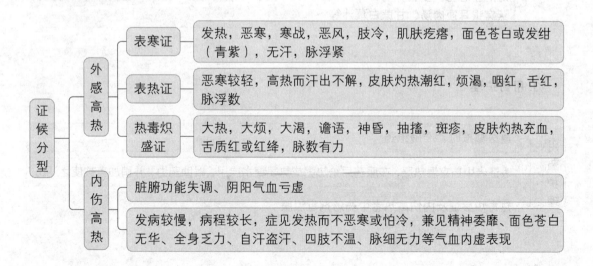

二、一般护理

1. 病情观察

病情观察
- 严密监测体温、神志、汗出、皮肤、尿、粪以及舌苔、脉象的变化
- 若有高热不退、大吐、大泻、心烦、盗汗、口渴、口干舌裂、无苔少津、脉细欲绝等亡阴证者应立即报告医师，做好抢救准备
- 吐血、咯血、便血、尿血、舌质紫暗或红绛、舌苔黄燥、脉细数、热入营血者应做好应急处理

2. 饮食护理

饮食护理
- 饮食以清淡、易消化、半流食为宜，保证每日所需的总热量，忌荤腥发物、肥腻、辛辣、生冷助湿生痰之品
- 表寒证者可食荆芥粥，用姜、葱、蒜、胡椒等调味品
- 表热证者可食薄荷粥，忌食辛温补品，特别是要禁忌公鸡、鲤鱼、虾蟹、狗肉等发毒之物
- 热毒炽盛证食宜凉润，可食藕粉、绿豆粥、新鲜水果（如香蕉、梨、西瓜等），或鲜芦根煎水代茶饮
- 对阳虚患者，应防寒保暖，多给高热量饮食，如人参莲肉粥等
- 对阴虚患者，多食养阴生津的食物，如牛奶、豆浆、鸡蛋、豆腐、白藕汁等，可配食燕窝银耳瘦肉汤、甘蔗白藕汁等

3. 用药护理

用药护理
- 遵医嘱按时、准确给药
- 表证者中药宜温热服，在服药后给热粥或热姜糖水饮用，以助药力，并稍加盖被使之汗出
- 热毒炽盛证及内伤高热者中药汤剂宜温服

4. 生活起居护理

应避外邪，寒温适度，顺应四时季节气候变化，及时增减衣被，以防复感外邪。

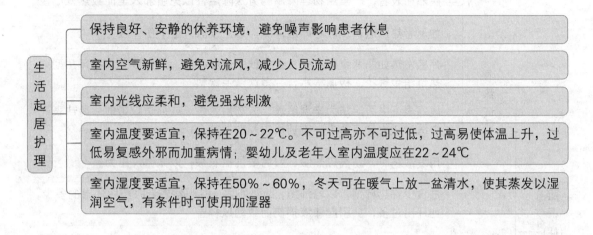

生活起居护理
- 保持良好、安静的休养环境，避免噪声影响患者休息
- 室内空气新鲜，避免对流风，减少人员流动
- 室内光线应柔和，避免强光刺激
- 室内温度要适宜，保持在20~22℃。不可过高亦不可过低，过高易使体温上升，过低易复感外邪而加重病情；婴幼儿及老年人室内温度应在22~24℃
- 室内湿度要适宜，保持在50%~60%，冬天可在暖气上放一盆清水，使其蒸发以湿润空气，有条件时可使用加湿器

5. 情志护理

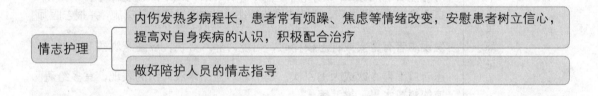

情志护理
- 内伤发热多病程长，患者常有烦躁、焦虑等情绪改变，安慰患者树立信心，提高对自身疾病的认识，积极配合治疗
- 做好陪护人员的情志指导

6. 并发症护理

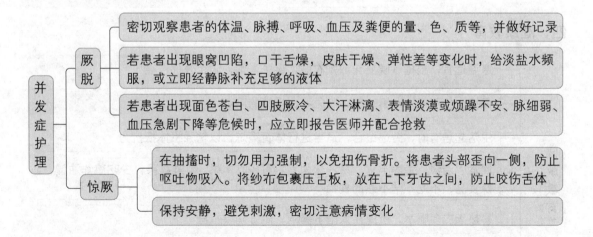

并发症护理
- 厥脱
  - 密切观察患者的体温、脉搏、呼吸、血压及粪便的量、色、质等，并做好记录
  - 若患者出现眼窝凹陷，口干舌燥，皮肤干燥、弹性差等变化时，给淡盐水频服，或立即经静脉补充足够的液体
  - 若患者出现面色苍白、四肢厥冷、大汗淋漓、表情淡漠或烦躁不安、脉细弱、血压急剧下降等危候时，应立即报告医师并配合抢救
- 惊厥
  - 在抽搐时，切勿用力强制，以免扭伤骨折。将患者头部歪向一侧，防止呕吐物吸入。将纱布包裹压舌板，放在上下牙齿之间，防止咬伤舌体
  - 保持安静，避免刺激，密切注意病情变化

三、辨证（症）护理

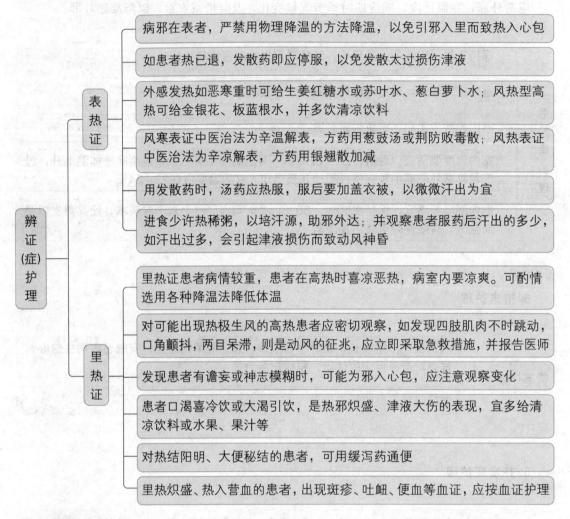

辨证（症）护理

表热证
- 病邪在表者，严禁用物理降温的方法降温，以免引邪入里而致热入心包
- 如患者热已退，发散药即应停服，以免发散太过损伤津液
- 外感发热如恶寒重时可给生姜红糖水或苏叶水、葱白萝卜水；风热型高热可给金银花、板蓝根水，并多饮清凉饮料
- 风寒表证中医治法为辛温解表，方药用葱豉汤或荆防败毒散；风热表证中医治法为辛凉解表，方药用银翘散加减
- 用发散药时，汤药应热服，服后要加盖衣被，以微微汗出为宜
- 进食少许热稀粥，以培汗源，助邪外达；并观察患者服药后汗出的多少，如汗出过多，会引起津液损伤而致动风神昏

里热证
- 里热证患者病情较重，患者在高热时喜凉恶热，病室内要凉爽。可酌情选用各种降温法降低体温
- 对可能出现热极生风的高热患者应密切观察，如发现四肢肌肉不时跳动，口角颤抖，两目呆滞，则是动风的征兆，应立即采取急救措施，并报告医师
- 发现患者有谵妄或神志模糊时，可能为邪入心包，应注意观察变化
- 患者口渴喜冷饮或大渴引饮，是热邪炽盛、津液大伤的表现，宜多给清凉饮料或水果、果汁等
- 对热结阳明、大便秘结的患者，可用缓泻药通便
- 里热炽盛、热入营血的患者，出现斑疹、吐衄、便血等血证，应按血证护理

四、健康教育

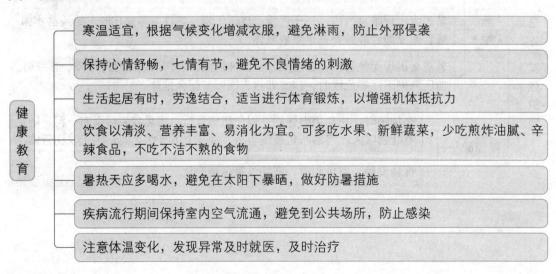

健康教育
- 寒温适宜，根据气候变化增减衣服，避免淋雨，防止外邪侵袭
- 保持心情舒畅，七情有节，避免不良情绪的刺激
- 生活起居有时，劳逸结合，适当进行体育锻炼，以增强机体抵抗力
- 饮食以清淡、营养丰富、易消化为宜。可多吃水果、新鲜蔬菜，少吃煎炸油腻、辛辣食品，不吃不洁不熟的食物
- 暑热天应多喝水，避免在太阳下暴晒，做好防暑措施
- 疾病流行期间保持室内空气流通，避免到公共场所，防止感染
- 注意体温变化，发现异常及时就医，及时治疗

第二节 神 昏

神昏是指由多种病证引起心脑受邪，窍络不通，神明被蒙，以神志不清为特征的急危重症。神昏不是一个独立的疾病，是多种急慢性疾病危重阶段常见的症状之一。病位在脑，与五脏相关。外感五疫之邪，或热毒内攻，或痰火毒浊上扰，阴阳气血逆乱，均可致心脑受邪，窍络闭塞，神失所司，而发生神昏。病性虚实夹杂，以实为主。突发或在多种疾病的危重阶段发展过程中逐渐出现。神志不清，可伴见抽搐，喉中痰鸣，瞳孔或小或大，口唇发绀，舌质红或紫暗，苔黄起刺，或白腻，或见少苔，脉象以沉实、弦滑、数为主，或大而无力、细弱。

一、证候分型

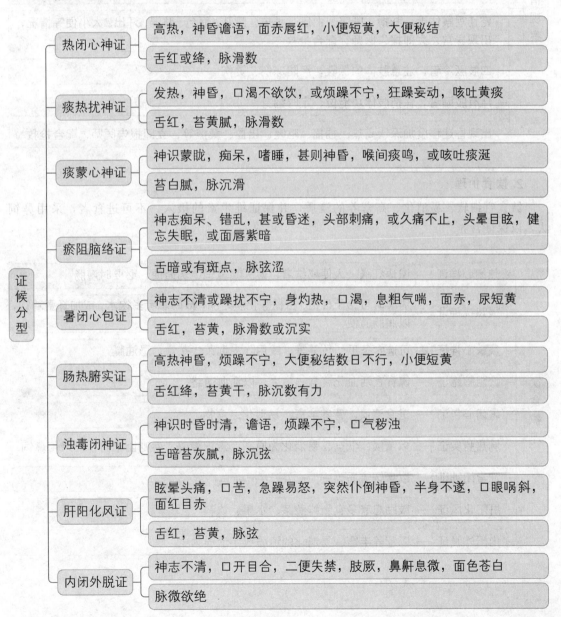

证候分型

热闭心神证
- 高热，神昏谵语，面赤唇红，小便短黄，大便秘结
- 舌红或绛，脉滑数

痰热扰神证
- 发热，神昏，口渴不欲饮，或烦躁不宁，狂躁妄动，咳吐黄痰
- 舌红，苔黄腻，脉滑数

痰蒙心神证
- 神识蒙眬，痴呆，嗜睡，甚则神昏，喉间痰鸣，或咳吐痰涎
- 苔白腻，脉沉滑

瘀阻脑络证
- 神志痴呆、错乱，甚或昏迷，头部刺痛，或久痛不止，头晕目眩，健忘失眠，或面唇紫暗
- 舌暗或有斑点，脉弦涩

暑闭心包证
- 神志不清或躁扰不宁，身灼热，口渴，息粗气喘，面赤，尿短黄
- 舌红，苔黄，脉滑数或沉实

肠热腑实证
- 高热神昏，烦躁不宁，大便秘结数日不行，小便短黄
- 舌红绛，苔黄干，脉沉数有力

浊毒闭神证
- 神识时昏时清，谵语，烦躁不宁，口气秽浊
- 舌暗苔灰腻，脉沉弦

肝阳化风证
- 眩晕头痛，口苦，急躁易怒，突然仆倒神昏，半身不遂，口眼㖞斜，面红目赤
- 舌红，苔黄，脉弦

内闭外脱证
- 神志不清，口开目合，二便失禁，肢厥，鼻鼾息微，面色苍白
- 脉微欲绝

二、一般护理

1. 病情观察

病情观察
- 遵医嘱设专人护理，做好危重患者护理记录。中暑神昏患者，应将其放置在阴凉通风的病室
- 烦躁不安者，加床档或用约束带妥善约束，防止发生意外
- 有义齿者应取下
- 抽搐者用牙垫或包有纱布的压舌板置于上、下齿之间，防止舌咬伤
- 密切观察体温、脉搏、呼吸、血压、神志、瞳孔、面色、肢温、汗出、大小便等情况，出现异常，立即报告医师，配合抢救
- 四肢厥冷者，注意肢体的保暖，严防冻伤、烫伤
- 伴有肢瘫者，保持肢体功能位，定时翻身
- 出现昏迷程度加深、高热、抽搐、呕吐、出血、黄疸等，立即报告医师，配合抢救

2. 饮食护理

饮食宜细软、易消化、高营养的流质，并保证维生素的摄入，不可进食者，采用鼻饲法，以保证营养。

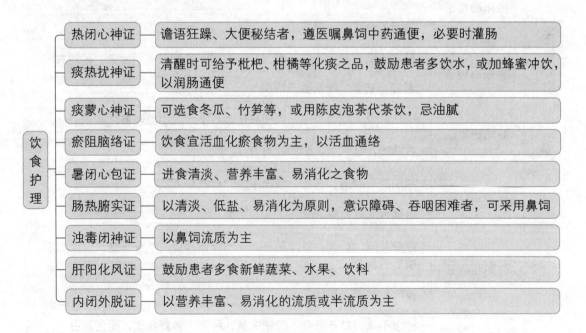

饮食护理
- 热闭心神证 —— 谵语狂躁、大便秘结者，遵医嘱鼻饲中药通便，必要时灌肠
- 痰热扰神证 —— 清醒时可给予枇杷、柑橘等化痰之品，鼓励患者多饮水，或加蜂蜜冲饮，以润肠通便
- 痰蒙心神证 —— 可选食冬瓜、竹笋等，或用陈皮泡茶代茶饮，忌油腻
- 瘀阻脑络证 —— 饮食宜活血化瘀食物为主，以活血通络
- 暑闭心包证 —— 进食清淡、营养丰富、易消化之食物
- 肠热腑实证 —— 以清淡、低盐、易消化为原则，意识障碍、吞咽困难者，可采用鼻饲
- 浊毒闭神证 —— 以鼻饲流质为主
- 肝阳化风证 —— 鼓励患者多食新鲜蔬菜、水果、饮料
- 内闭外脱证 —— 以营养丰富、易消化的流质或半流质为主

3. 用药护理

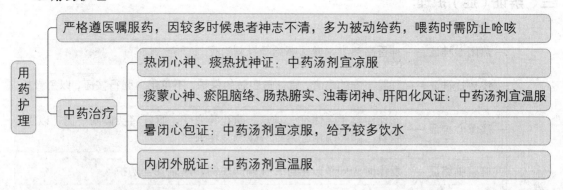

用药护理
- 严格遵医嘱服药，因较多时候患者神志不清，多为被动给药，喂药时需防止呛咳
- 中药治疗
  - 热闭心神、痰热扰神证：中药汤剂宜凉服
  - 痰蒙心神、瘀阻脑络、肠热腑实、浊毒闭神、肝阳化风证：中药汤剂宜温服
  - 暑闭心包证：中药汤剂宜凉服，给予较多饮水
  - 内闭外脱证：中药汤剂宜温服

4. 生活起居护理

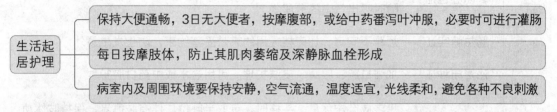

生活起居护理
- 保持大便通畅，3日无大便者，按摩腹部，或给中药番泻叶冲服，必要时可进行灌肠
- 每日按摩肢体，防止其肌肉萎缩及深静脉血栓形成
- 病室内及周围环境要保持安静，空气流通，温度适宜，光线柔和，避免各种不良刺激

5. 情志护理

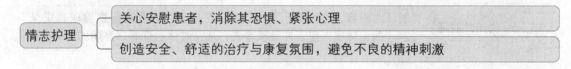

情志护理
- 关心安慰患者，消除其恐惧、紧张心理
- 创造安全、舒适的治疗与康复氛围，避免不良的精神刺激

6. 并发症护理

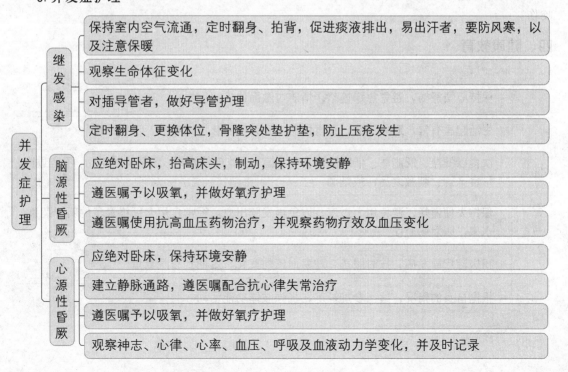

并发症护理
- 继发感染
  - 保持室内空气流通，定时翻身、拍背，促进痰液排出，易出汗者，要防风寒，以及注意保暖
  - 观察生命体征变化
  - 对插导管者，做好导管护理
  - 定时翻身、更换体位，骨隆突处垫护垫，防止压疮发生
- 脑源性昏厥
  - 应绝对卧床，抬高床头，制动，保持环境安静
  - 遵医嘱予以吸氧，并做好氧疗护理
  - 遵医嘱使用抗高血压药物治疗，并观察药物疗效及血压变化
- 心源性昏厥
  - 应绝对卧床，保持环境安静
  - 建立静脉通路，遵医嘱配合抗心律失常治疗
  - 遵医嘱予以吸氧，并做好氧疗护理
  - 观察神志、心律、心率、血压、呼吸及血液动力学变化，并及时记录

三、辨证（症）护理

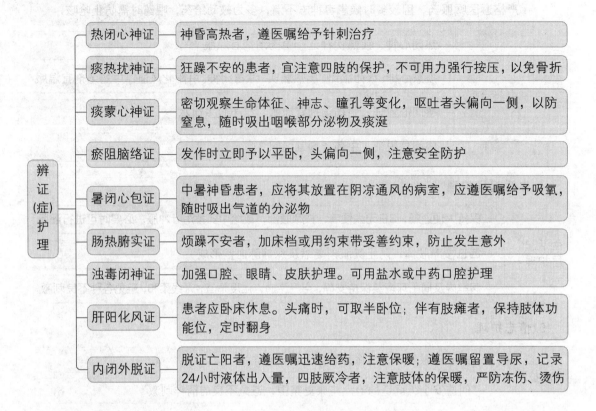

辨证（症）护理	热闭心神证	神昏高热者，遵医嘱给予针刺治疗
	痰热扰神证	狂躁不安的患者，宜注意四肢的保护，不可用力强行按压，以免骨折
	痰蒙心神证	密切观察生命体征、神志、瞳孔等变化，呕吐者头偏向一侧，以防窒息，随时吸出咽喉部分泌物及痰涎
	瘀阻脑络证	发作时立即予以平卧，头偏向一侧，注意安全防护
	暑闭心包证	中暑神昏患者，应将其放置在阴凉通风的病室，应遵医嘱给予吸氧，随时吸出气道的分泌物
	肠热腑实证	烦躁不安者，加床档或用约束带妥善约束，防止发生意外
	浊毒闭神证	加强口腔、眼睛、皮肤护理。可用盐水或中药口腔护理
	肝阳化风证	患者应卧床休息。头痛时，可取半卧位；伴有肢瘫者，保持肢体功能位，定时翻身
	内闭外脱证	脱证亡阳者，遵医嘱迅速给药，注意保暖；遵医嘱留置导尿，记录24小时液体出入量，四肢厥冷者，注意肢体的保暖，严防冻伤、烫伤

有义齿者应取下；抽搐者用牙垫或包有纱布的压舌板置于上、下齿之间，防止舌咬伤。

四、健康教育

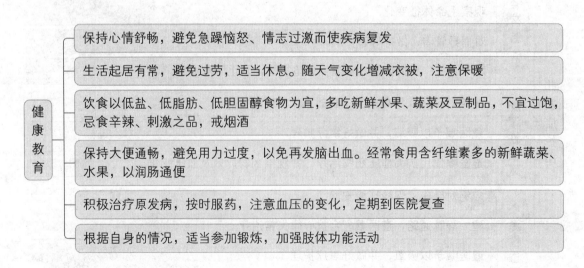

健康教育	保持心情舒畅，避免急躁恼怒、情志过激而使疾病复发
	生活起居有常，避免过劳，适当休息。随天气变化增减衣被，注意保暖
	饮食以低盐、低脂肪、低胆固醇食物为宜，多吃新鲜水果、蔬菜及豆制品，不宜过饱，忌食辛辣、刺激之品，戒烟酒
	保持大便通畅，避免用力过度，以免再发脑出血。经常食用含纤维素多的新鲜蔬菜、水果，以润肠通便
	积极治疗原发病，按时服药，注意血压的变化，定期到医院复查
	根据自身的情况，适当参加锻炼，加强肢体功能活动

第三节 中 风

中风以突然昏倒、半身不遂、口舌㖞斜、言语謇涩或不语、偏身麻木为主症，并且有起病急、变化快的特点，是好发于中老年人的一种常见疾病。四季皆可发生，但以冬春季为多见。病位在脑，涉及肝肾，急性脑血管病可以参照本病护理。中风是在元气内虚的基础上，遇有劳倦内伤、忧思恼怒、嗜食厚味及烟酒等诱因，进而引起脏腑阴阳失调，气血逆乱，直冲犯脑，形成脑脉痹阻或脑脉血溢。中风的核心病机为元气亏虚、痰瘀互阻、风火相煽。其中，元气虚为本，瘀、痰、火、风为标，其中痰、瘀为中间病理产物，风、火为最终致病因素。发病年龄多在 40 岁以上，急性起病，发病前多有诱因，常有先兆症状。常见症状为突然昏仆、不省人事、口舌㖞斜、半身不遂、言语謇涩或失语、偏身感觉异常、头痛、眩晕、瞳神变化、饮水发呛、目偏不瞬、共济失调。

一、证候分型

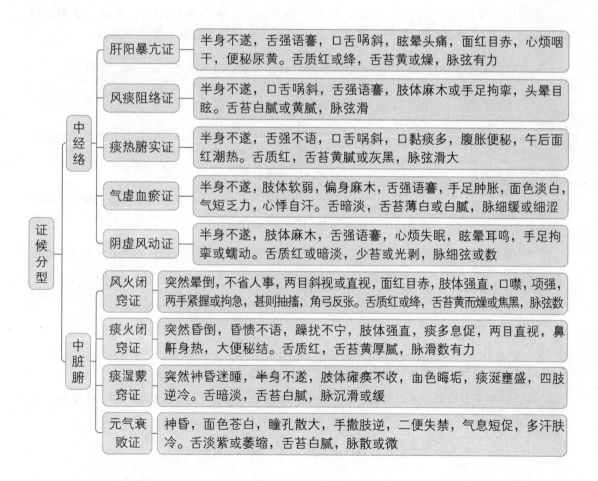

证候分型

中经络
- 肝阳暴亢证：半身不遂，舌强语謇，口舌㖞斜，眩晕头痛，面红目赤，心烦咽干，便秘尿黄。舌质红或绛，舌苔黄或燥，脉弦有力
- 风痰阻络证：半身不遂，口舌㖞斜，舌强语謇，肢体麻木或手足拘挛，头晕目眩。舌苔白腻或黄腻，脉弦滑
- 痰热腑实证：半身不遂，舌强不语，口舌㖞斜，口黏痰多，腹胀便秘，午后面红潮热。舌质红，舌苔黄腻或灰黑，脉弦滑大
- 气虚血瘀证：半身不遂，肢体软弱，偏身麻木，舌强语謇，手足肿胀，面色淡白，气短乏力，心悸自汗。舌暗淡，舌苔薄白或白腻，脉细缓或细涩
- 阴虚风动证：半身不遂，肢体麻木，舌强语謇，心烦失眠，眩晕耳鸣，手足拘挛或蠕动。舌质红或暗淡，少苔或光剥，脉细弦或数

中脏腑
- 风火闭窍证：突然晕倒，不省人事，两目斜视或直视，面红目赤，肢体强直，口噤，项强，两手紧握或拘急，甚则抽搐，角弓反张。舌质红或绛，舌苔黄而燥或焦黑，脉弦数
- 痰火闭窍证：突然昏倒，昏愦不语，躁扰不宁，肢体强直，痰多息促，两目直视，鼻鼾身热，大便秘结。舌质红，舌苔黄厚腻，脉滑数有力
- 痰湿蒙窍证：突然神昏迷睡，半身不遂，肢体瘫痪不收，面色晦垢，痰涎壅盛，四肢逆冷。舌暗淡，舌苔白腻，脉沉滑或缓
- 元气衰败证：神昏，面色苍白，瞳孔散大，手撒肢逆，二便失禁，气息短促，多汗肤冷。舌淡紫或萎缩，舌苔白腻，脉散或微

二、一般护理

1. 病情观察

病情观察

- 密切观察患者病情，特别是发病的前3日，往往可能发生急剧的恶化，因此要密切观察患者意识、生命体征、神志、瞳孔、四肢活动、语言等情况
- 观察病势趋向，中经络与中脏腑可相互转化，中脏腑患者神志渐转清、半身不遂改善说明病情向中经络转变，病势为顺；中经络患者若渐神昏为向中脏腑转化，病势为逆
- 患者发生头痛、颈项强直、呕吐、呕血时，应报告医师，及时处理
- 观察舌苔变化，舌苔较薄为病轻，舌苔厚者病较重
- 观察后遗症，中风急性期过后，常有偏瘫、语言蹇涩、大小便失禁等后遗症，经过适当治疗和锻炼可有一定程度的恢复

2. 饮食护理

饮食以富有营养、易消化、低脂、低盐、低糖为宜。多食新鲜蔬菜、水果、豆类及瘦肉、鱼肉、蛋类，少食动物脂肪。禁食肥甘、甜腻、辛辣刺激等助火生痰之品。

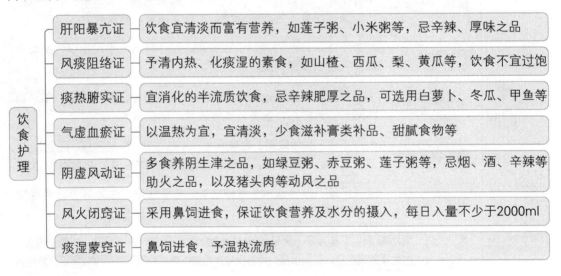

饮食护理

肝阳暴亢证	饮食宜清淡而富有营养，如莲子粥、小米粥等，忌辛辣、厚味之品
风痰阻络证	予清内热、化痰湿的素食，如山楂、西瓜、梨、黄瓜等，饮食不宜过饱
痰热腑实证	宜消化的半流质饮食，忌辛辣肥厚之品，可选用白萝卜、冬瓜、甲鱼等
气虚血瘀证	以温热为宜，宜清淡，少食滋补膏类补品、甜腻食物等
阴虚风动证	多食养阴生津之品，如绿豆粥、赤豆粥、莲子粥等，忌烟、酒、辛辣等助火之品，以及猪头肉等动风之品
风火闭窍证	采用鼻饲进食，保证饮食营养及水分的摄入，每日入量不少于2000ml
痰湿蒙窍证	鼻饲进食，予温热流质

3. 用药护理

用药护理

- 中药汤剂宜温服，丸剂可以用温开水送服，或化开后服用
- 应用肝素抗凝，或尿激酶、链激酶等抗纤药物，注意监测凝血酶原时间，并观察有无出血倾向
- 长时间使用抗生素时，注意观察有无真菌产生或二重感染
- 患者如有烦躁、失眠等情况，在通知医师的情况下可以酌情使用镇静剂

4. 生活起居护理

生活起居护理
- 保持室内安静，空气清新、流通。急性发作期患者，应卧床休息
- 防止外感，随天气变化增减衣被，注意保暖
- 生活有常，避免过度劳累和紧张，适当休息
- 病情稳定后，积极进行肢体康复训练，制订训练计划，循序渐进，注意观察训练效果
- 顺应自然气候的变化调节起居

5. 情志护理

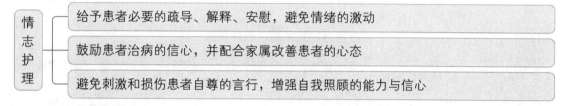

情志护理
- 给予患者必要的疏导、解释、安慰，避免情绪的激动
- 鼓励患者治病的信心，并配合家属改善患者的心态
- 避免刺激和损伤患者自尊的言行，增强自我照顾的能力与信心

6. 并发症护理

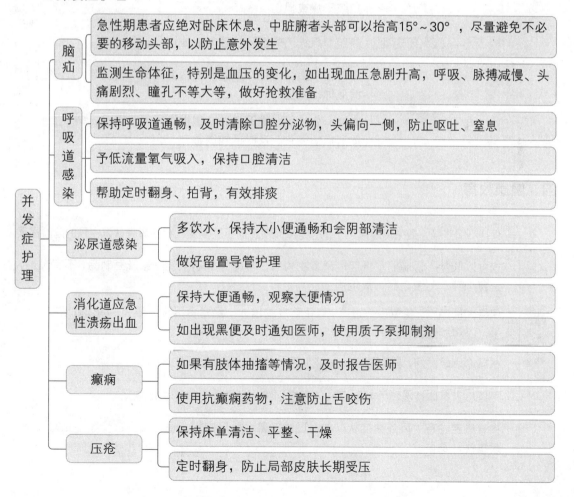

并发症护理

脑疝
- 急性期患者应绝对卧床休息，中脏腑者头部可以抬高15°~30°，尽量避免不必要的移动头部，以防止意外发生
- 监测生命体征，特别是血压的变化，如出现血压急剧升高，呼吸、脉搏减慢、头痛剧烈、瞳孔不等大等，做好抢救准备

呼吸道感染
- 保持呼吸道通畅，及时清除口腔分泌物，头偏向一侧，防止呕吐、窒息
- 予低流量氧气吸入，保持口腔清洁
- 帮助定时翻身、拍背，有效排痰

泌尿道感染
- 多饮水，保持大小便通畅和会阴部清洁
- 做好留置导管护理

消化道应急性溃疡出血
- 保持大便通畅，观察大便情况
- 如出现黑便及时通知医师，使用质子泵抑制剂

癫痫
- 如果有肢体抽搐等情况，及时报告医师
- 使用抗癫痫药物，注意防止舌咬伤

压疮
- 保持床单清洁、平整、干燥
- 定时翻身，防止局部皮肤长期受压

三、辨证（症）护理

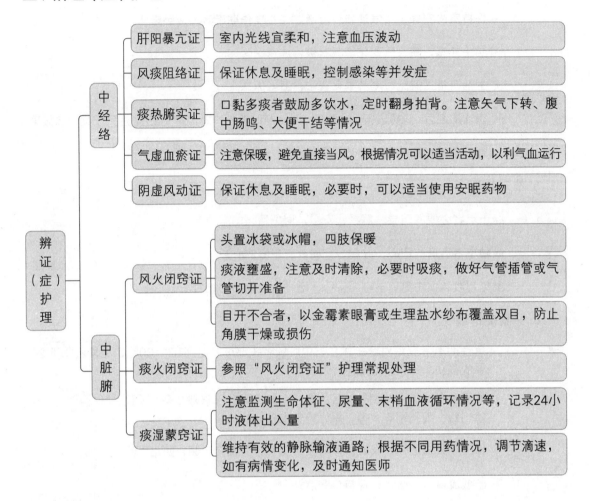

辨证（症）护理

- **中经络**
  - 肝阳暴亢证：室内光线宜柔和，注意血压波动
  - 风痰阻络证：保证休息及睡眠，控制感染等并发症
  - 痰热腑实证：口黏多痰者鼓励多饮水，定时翻身拍背。注意矢气下转、腹中肠鸣、大便干结等情况
  - 气虚血瘀证：注意保暖，避免直接当风。根据情况可以适当活动，以利气血运行
  - 阴虚风动证：保证休息及睡眠，必要时，可以适当使用安眠药物

- **中脏腑**
  - 风火闭窍证：
    - 头置冰袋或冰帽，四肢保暖
    - 痰液壅盛，注意及时清除，必要时吸痰，做好气管插管或气管切开准备
    - 目开不合者，以金霉素眼膏或生理盐水纱布覆盖双目，防止角膜干燥或损伤
  - 痰火闭窍证：参照"风火闭窍证"护理常规处理
  - 痰湿蒙窍证：
    - 注意监测生命体征、尿量、末梢血液循环情况等，记录24小时液体出入量
    - 维持有效的静脉输液通路；根据不同用药情况，调节滴速，如有病情变化，及时通知医师

四、健康教育

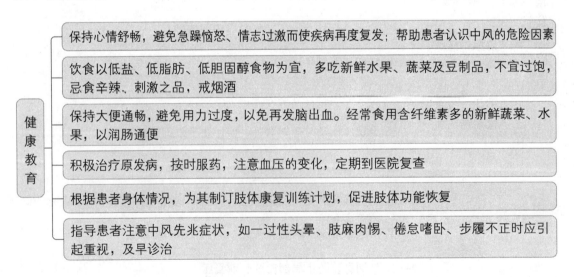

健康教育

- 保持心情舒畅，避免急躁恼怒、情志过激而使疾病再度复发；帮助患者认识中风的危险因素
- 饮食以低盐、低脂肪、低胆固醇食物为宜，多吃新鲜水果、蔬菜及豆制品，不宜过饱，忌食辛辣、刺激之品，戒烟酒
- 保持大便通畅，避免用力过度，以免再发脑出血。经常食用含纤维素多的新鲜蔬菜、水果，以润肠通便
- 积极治疗原发病，按时服药，注意血压的变化，定期到医院复查
- 根据患者身体情况，为其制订肢体康复训练计划，促进肢体功能恢复
- 指导患者注意中风先兆症状，如一过性头晕、肢麻肉惕、倦怠嗜卧、步履不正时应引起重视，及早诊治

第四节 中 暑

中暑是指在长夏季节，感受暑热之邪，伤气耗津而骤然发生的以高热、汗出、烦渴、乏力或神昏、抽搐等为主要临床表现的急性热病。中暑发病具有明显的季节性，多发于长夏季节，男女老幼皆可罹患。病位在肺、心与心包络，累及肝、脾、肾诸脏，各型中暑、热射病及各种高热损害均可以参照本病护理。本病发病突然，具有明显的季节性，多发于夏季气候炎热之时，其轻者以汗出、乏力、口渴、恶心、呕吐、胸闷及心悸为特征；其重者则以高热、汗出、烦渴、乏力、甚或神昏、抽搐为主症。

一、证候分型

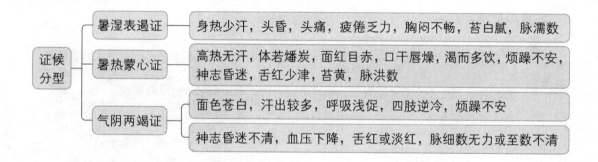

证候分型
- 暑湿表遏证 —— 身热少汗，头昏，头痛，疲倦乏力，胸闷不畅，苔白腻，脉濡数
- 暑热蒙心证 —— 高热无汗，体若燔炭，面红目赤，口干唇燥，渴而多饮，烦躁不安，神志昏迷，舌红少津，苔黄，脉洪数
- 气阴两竭证
  - 面色苍白，汗出较多，呼吸浅促，四肢逆冷，烦躁不安
  - 神志昏迷不清，血压下降，舌红或淡红，脉细数无力或至数不清

二、一般护理

1. 病情观察

病情观察
- 监测生命体征至意识清醒做好护理记录
- 观察生命体征、神志、瞳孔、二便、汗出、舌脉变化
- 患者出现神昏、惊厥、四肢抽搐、息短气粗、四肢厥冷、冷汗不止、瞳孔散大时，立即报告医师，配合抢救

2. 饮食护理

饮食护理
- 饮食宜清淡、高热量、高维生素流质或半流质，病情稳定后逐渐增加鸡蛋、瘦肉、鱼等营养品，忌食油腻等辛温助火类食品，忌烟酒
- 平时配以绿豆汤、百合汤、莲子汤、菊花汤、丝瓜鸡蛋汤等食疗方

3. 用药护理

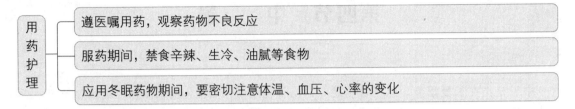

用药护理 ─┬─ 遵医嘱用药，观察药物不良反应

├─ 服药期间，禁食辛辣、生冷、油腻等食物

└─ 应用冬眠药物期间，要密切注意体温、血压、心率的变化

4. 生活起居护理

生活起居护理 ─┬─ 加强身体锻炼，提高机体抗病能力，注意摄生调养，不使精气受损，应避免在饥饿劳倦情况下，久冒烈日或久处湿热、熏蒸、高温之处

└─ 烈日高温，每日必须补充足量水分，有条件者饮用糖盐水更佳，以免汗出过多，引起脱水

5. 情志护理

情志护理 ─┬─ 中暑起病急，病情变化快，医护人员须仪态稳重，工作有条不紊，以减少其紧张情绪

└─ 对烦躁、焦虑不安者进行安慰，稳定情绪，使患者积极配合治疗与护理

6. 并发症护理

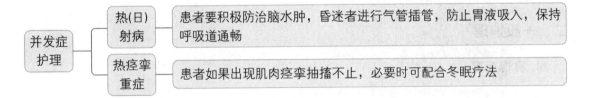

并发症护理 ─┬─ 热(日)射病 ─── 患者要积极防治脑水肿，昏迷者进行气管插管，防止胃液吸入，保持呼吸道通畅

└─ 热痉挛重症 ─── 患者如果出现肌肉痉挛抽搐不止，必要时可配合冬眠疗法

三、辨证（症）护理

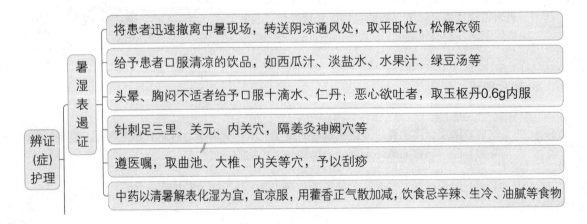

辨证（症）护理 ── 暑湿表遏证 ─┬─ 将患者迅速撤离中暑现场，转送阴凉通风处，取平卧位，松解衣领

├─ 给予患者口服清凉的饮品，如西瓜汁、淡盐水、水果汁、绿豆汤等

├─ 头晕、胸闷不适者给予口服十滴水、仁丹；恶心欲吐者，取玉枢丹0.6g内服

├─ 针刺足三里、关元、内关穴，隔姜灸神阙穴等

├─ 遵医嘱，取曲池、大椎、内关等穴，予以刮痧

└─ 中药以清暑解表化湿为宜，宜凉服，用藿香正气散加减，饮食忌辛辣、生冷、油腻等食物

暑热蒙心证
- 将患者安置于空调病室，室内温度宜调至20~22℃，严密监测体温
- 迅速建立静脉通道，遵医嘱静脉点滴药液
- 当体温超过39℃时，可用4℃冰水或盐水灌肠
- 用25%~35%乙醇擦浴至皮肤潮红，体温下降至38.5℃以下即停止
- 头部置冰帽，颈部两侧、腋窝、腹股沟等大血管处放置冰袋，并加以按摩，注意更换冰袋位置，防冻伤。在降温的过程中，注意观察患者的体温、脉搏、面色等，如有病情变化，应当及时报告医生

气阴两竭证
- 立即将患者送至重症室或抢救室，不宜搬动，迅速建立静脉通道，严密观察病情变化
- 用温热水擦浴，忌冷敷疗法
- 以艾柱灸关元、气海、肾俞、百会、神阙等穴
- 取金银花、玄参、麦冬、甘草，煎水频频冷服
- 出现痉挛抽搐的患者，按医嘱给予药物止痉，并注意安全，防碰伤、坠床等意外发生，并保持呼吸道通畅，严密观察患者神志、面色及生命体征的变化

四、健康教育

健康教育
- 保持情志舒畅，心情怡悦，使气血通畅
- 向患者讲解在高温环境下工作的危害性及注意事项，避免长时间持续的工作，并注意水分摄入
- 注意保持环境的通风
- 注意劳逸结合，高温季节适当调整劳动作息制度，缩短或避开高温时间
- 注意个人防护及个人卫生，在烈日下劳动应戴草帽或其他防护帽，在湿热环境中宜穿宽松、透气及浅色衣服等
- 若出现头晕、乏力、胸闷不适等中暑先兆时，应迅速离开高温环境，在阴凉通风处安静休息，并服用清凉饮料及解暑药物，避免发展成重症
- 如有不适立即停止工作，若不能缓解则及时就诊
- 饮食宜清淡、易消化。夏季汗出较多者，应供给足够的淡盐开水、汽水、凉茶等清暑饮料
- 注意多食清暑水果或饮料，如西瓜、黄瓜、甘蔗汁、梨汁、绿豆汤等，忌食油腻、辛辣、烟酒

第五节　急性出血

　　急性出血是指出血量较大，出血势较急，以及有广泛出血倾向的一类血证。临床急性出血主要见于咯血、呕血、便血。支气管扩张、肺癌、肺结核、食管-胃底静脉曲张破裂、胃溃疡、胃癌、结肠癌等出血，可以参照本病护理。

一、证候分型

1. 咯血

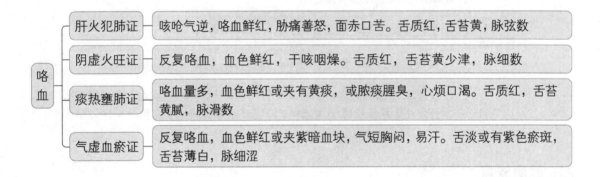

咯血	肝火犯肺证	咳呛气逆，咯血鲜红，胁痛善怒，面赤口苦。舌质红，舌苔黄，脉弦数
	阴虚火旺证	反复咯血，血色鲜红，干咳咽燥。舌质红，舌苔黄少津，脉细数
	痰热壅肺证	咯血量多，血色鲜红或夹有黄痰，或脓痰腥臭，心烦口渴。舌质红，舌苔黄腻，脉滑数
	气虚血瘀证	反复咯血，血色鲜红或夹紫暗血块，气短胸闷，易汗。舌淡或有紫色瘀斑，舌苔薄白，脉细涩

2. 吐血

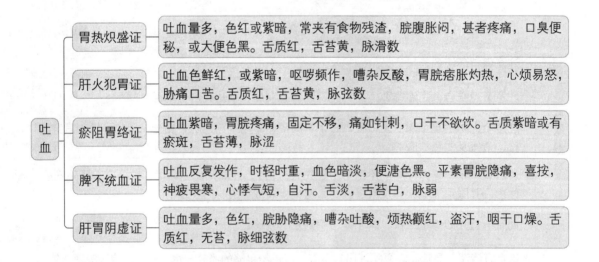

吐血	胃热炽盛证	吐血量多，色红或紫暗，常夹有食物残渣，脘腹胀闷，甚者疼痛，口臭便秘，或大便色黑。舌质红，舌苔黄，脉滑数
	肝火犯胃证	吐血色鲜红，或紫暗，呕哕频作，嘈杂反酸，胃脘痞胀灼热，心烦易怒，胁痛口苦。舌质红，舌苔黄，脉弦数
	瘀阻胃络证	吐血紫暗，胃脘疼痛，固定不移，痛如针刺，口干不欲饮。舌质紫暗或有瘀斑，舌苔薄，脉涩
	脾不统血证	吐血反复发作，时轻时重，血色暗淡，便溏色黑。平素胃脘隐痛，喜按，神疲畏寒，心悸气短，自汗。舌淡，舌苔白，脉弱
	肝胃阴虚证	吐血量多，色红，脘胁隐痛，嘈杂吐酸，烦热颧红，盗汗，咽干口燥。舌质红，无苔，脉细弦数

3. 便血

便血

- 胃肠积热证：便干夹血，色鲜红或暗红，口干口苦，嘈杂烦渴，脘腹痞满胀痛。舌质红，舌苔黄燥，脉洪数
- 湿热蕴结证：大便下血，色暗红或紫黑如赤豆汁，或下血污浊腥臭，便解不畅或稀溏，脘腹胀痛。舌质红，舌苔黄腻，脉滑数
- 肠风伤络证：便下鲜血，血下如溅，大便干结或稀溏。舌质红，舌苔黄，脉弦
- 脾胃虚寒证：便血紫暗或色黑如柏油样，脘腹隐痛，喜按喜暖，胃寒肢冷，食少便溏，面色少华，神倦懒言。舌淡，舌苔白，脉细弱

4. 尿血

尿血

- 膀胱蕴热证：小便黄赤灼热，尿血鲜红，心烦口渴，面赤口疮，或伴有恶寒发热，骨节酸楚，或伴有乳蛾肿痛。舌质红，舌苔黄，脉数
- 肾阴虚热证：小便黄赤带血，反复不已，色鲜红或淡红，头晕耳鸣，潮热盗汗，虚烦不寐，腰膝酸软。舌质红，舌苔少，脉细数
- 脾不统血证：久病尿血，尿色淡红，面色不华，体倦乏力，气短声低，并兼有齿衄、肌衄，舌淡，脉细数
- 肾气不固证：久病尿血，尿色淡红，头晕耳鸣，腰脊酸痛，小便清长，畏寒肢冷。舌淡，舌苔薄，脉沉细无力
- 气滞血瘀证：尿血色暗，或伴有血块，少腹刺痛拒按，或可触及积块，时有低热。舌紫暗或有瘀点瘀斑，苔薄，脉细涩或沉细

二、一般护理

1. 病情观察

病情观察

- 观察出血部位、色、质、量及出血诱因和时间
- 注意患者神志、面色、唇甲、舌脉及汗出等情况
- 观察生命体征的变化，如出现面色苍白、大汗淋漓、血压下降时，立即报告医师，并配合抢救
- 根据患者出血原因和出血量分别安置抢救室或观察室，避免不必要的搬动和检查，并保持适宜体位
- 对咯血、呕血、便血、尿血及时清理干净，保持卫生

2. 饮食护理

饮食护理

- 饮食宜清淡、富营养、易消化，忌辛辣、烟酒、煎炸之品，多吃花生、大枣、山药、莲子等补气养血食物，呕血者暂时禁食
- 实热证者，可给予清热、凉血、止血的蔬菜和水果
- 虚证者，饮食应温热，但出血期仍不宜过热，食物取平性为好，血止后再补益

3. 用药护理

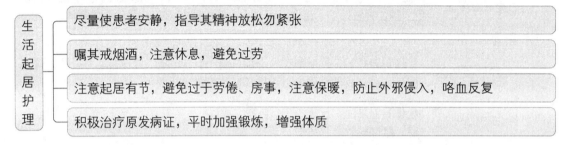

用药护理
- 按医嘱准确给药
- 中药汤剂凉服,服药后观察疗效及不良反应
- 凡中西药同用者,间隔服用,以利观察

4. 生活起居护理

生活起居护理
- 尽量使患者安静,指导其精神放松勿紧张
- 嘱其戒烟酒,注意休息,避免过劳
- 注意起居有节,避免过于劳倦、房事,注意保暖,防止外邪侵入,咯血反复
- 积极治疗原发病证,平时加强锻炼,增强体质

5. 情志护理

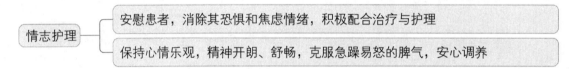

情志护理
- 安慰患者,消除其恐惧和焦虑情绪,积极配合治疗与护理
- 保持心情乐观,精神开朗、舒畅,克服急躁易怒的脾气,安心调养

6. 并发症护理

（1）咯血并发症护理

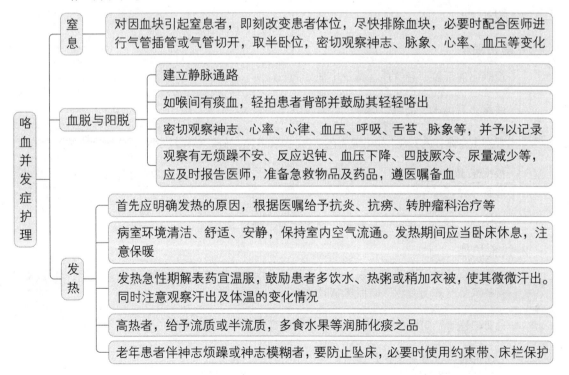

咯血并发症护理

窒息
- 对因血块引起窒息者,即刻改变患者体位,尽快排除血块,必要时配合医师进行气管插管或气管切开,取半卧位,密切观察神志、脉象、心率、血压等变化

血脱与阳脱
- 建立静脉通路
- 如喉间有痰血,轻拍患者背部并鼓励其轻轻咯出
- 密切观察神志、心率、心律、血压、呼吸、舌苔、脉象等,并予以记录
- 观察有无烦躁不安、反应迟钝、血压下降、四肢厥冷、尿量减少等,应及时报告医师,准备急救物品及药品,遵医嘱备血

发热
- 首先应明确发热的原因,根据医嘱给予抗炎、抗痨、转肿瘤科治疗等
- 病室环境清洁、舒适、安静,保持室内空气流通。发热期间应当卧床休息,注意保暖
- 发热急性期解表药宜温服,鼓励患者多饮水、热粥或稍加衣被,使其微微汗出。同时注意观察汗出及体温的变化情况
- 高热者,给予流质或半流质,多食水果等润肺化痰之品
- 老年患者伴神志烦躁或神志模糊者,要防止坠床,必要时使用约束带、床栏保护

（2）吐血并发症护理

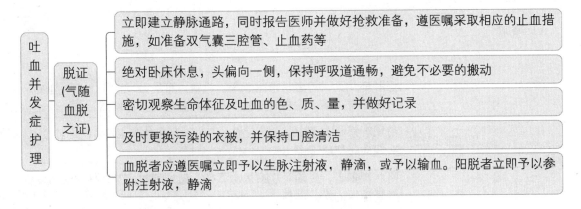

吐血并发症护理 — 脱证(气随血脱之证)
- 立即建立静脉通路，同时报告医师并做好抢救准备，遵医嘱采取相应的止血措施，如准备双气囊三腔管、止血药等
- 绝对卧床休息，头偏向一侧，保持呼吸道通畅，避免不必要的搬动
- 密切观察生命体征及吐血的色、质、量，并做好记录
- 及时更换污染的衣被，并保持口腔清洁
- 血脱者应遵医嘱立即予以生脉注射液，静滴，或予以输血。阳脱者立即予以参附注射液，静滴

（3）便血并发症护理

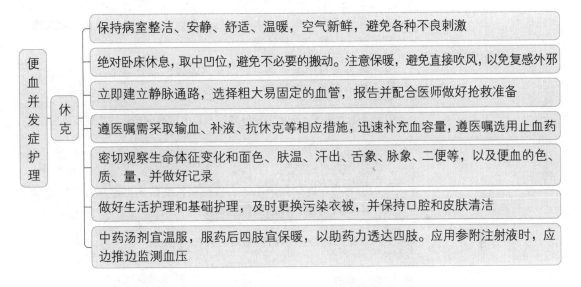

便血并发症护理 — 休克
- 保持病室整洁、安静、舒适、温暖，空气新鲜，避免各种不良刺激
- 绝对卧床休息，取中凹位，避免不必要的搬动。注意保暖，避免直接吹风，以免复感外邪
- 立即建立静脉通路，选择粗大易固定的血管，报告并配合医师做好抢救准备
- 遵医嘱需采取输血、补液、抗休克等相应措施，迅速补充血容量，遵医嘱选用止血药
- 密切观察生命体征变化和面色、肤温、汗出、舌象、脉象、二便等，以及便血的色、质、量，并做好记录
- 做好生活护理和基础护理，及时更换污染衣被，并保持口腔和皮肤清洁
- 中药汤剂宜温服，服药后四肢宜保暖，以助药力透达四肢。应用参附注射液时，应边推边监测血压

（4）尿血并发症护理

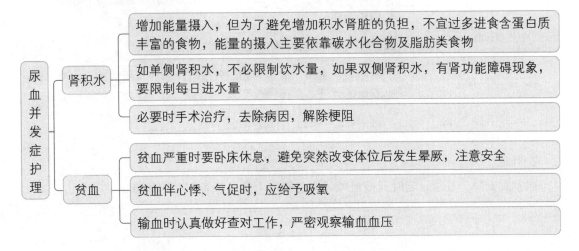

尿血并发症护理
- 肾积水
  - 增加能量摄入，但为了避免增加积水肾脏的负担，不宜过多进食含蛋白质丰富的食物，能量的摄入主要依靠碳水化合物及脂肪类食物
  - 如单侧肾积水，不必限制饮水量，如果双侧肾积水，有肾功能障碍现象，要限制每日进水量
  - 必要时手术治疗，去除病因，解除梗阻
- 贫血
  - 贫血严重时要卧床休息，避免突然改变体位后发生晕厥，注意安全
  - 贫血伴心悸、气促时，应给予吸氧
  - 输血时认真做好查对工作，严密观察输血血压

三、辨证（症）护理

1. 咯血

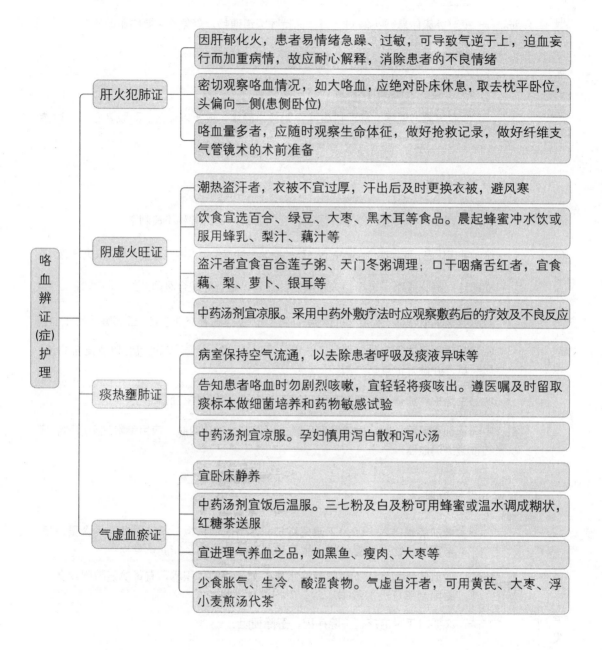

咯血辨证(症)护理

肝火犯肺证
- 因肝郁化火，患者易情绪急躁、过敏，可导致气逆于上，迫血妄行而加重病情，故应耐心解释，消除患者的不良情绪
- 密切观察咯血情况，如大咯血，应绝对卧床休息，取去枕平卧位，头偏向一侧(患侧卧位)
- 咯血量多者，应随时观察生命体征，做好抢救记录，做好纤维支气管镜术的术前准备

阴虚火旺证
- 潮热盗汗者，衣被不宜过厚，汗出后及时更换衣被，避风寒
- 饮食宜选百合、绿豆、大枣、黑木耳等食品。晨起蜂蜜冲水饮或服用蜂乳、梨汁、藕汁等
- 盗汗者宜食百合莲子粥、天门冬粥调理；口干咽痛舌红者，宜食藕、梨、萝卜、银耳等
- 中药汤剂宜凉服。采用中药外敷疗法时应观察敷药后的疗效及不良反应

痰热壅肺证
- 病室保持空气流通，以去除患者呼吸及痰液异味等
- 告知患者咯血时勿剧烈咳嗽，宜轻轻将痰咳出。遵医嘱及时留取痰标本做细菌培养和药物敏感试验
- 中药汤剂宜凉服。孕妇慎用泻白散和泻心汤

气虚血瘀证
- 宜卧床静养
- 中药汤剂宜饭后温服。三七粉及白及粉可用蜂蜜或温水调成糊状，红糖茶送服
- 宜进理气养血之品，如黑鱼、瘦肉、大枣等
- 少食胀气、生冷、酸涩食物。气虚自汗者，可用黄芪、大枣、浮小麦煎汤代茶

2. 吐血

病室宜安静、整洁，定时开窗通风，避免噪声干扰，患者宜卧床休息。

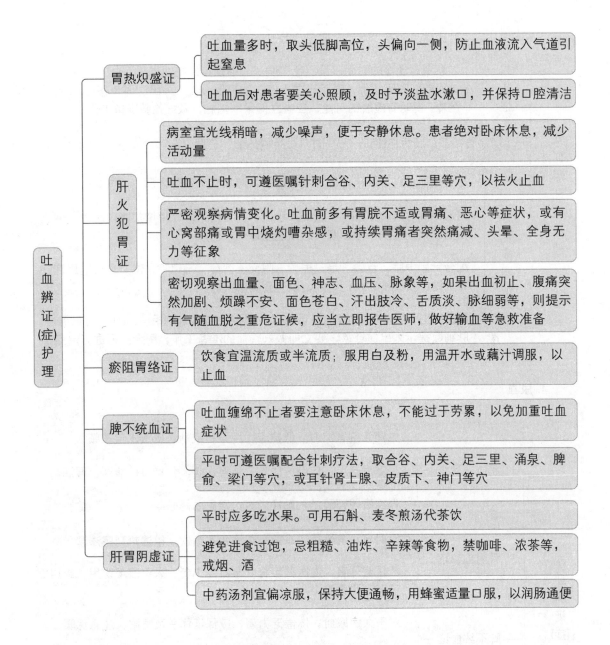

吐血辨证(症)护理

- 胃热炽盛证
  - 吐血量多时，取头低脚高位，头偏向一侧，防止血液流入气道引起窒息
  - 吐血后对患者要关心照顾，及时予淡盐水漱口，并保持口腔清洁

- 肝火犯胃证
  - 病室宜光线稍暗，减少噪声，便于安静休息。患者绝对卧床休息，减少活动量
  - 吐血不止时，可遵医嘱针刺合谷、内关、足三里等穴，以祛火止血
  - 严密观察病情变化。吐血前多有胃脘不适或胃痛、恶心等症状，或有心窝部痛或胃中烧灼嘈杂感，或持续胃痛者突然痛减、头晕、全身无力等征象
  - 密切观察出血量、面色、神志、血压、脉象等，如果出血初止、腹痛突然加剧、烦躁不安、面色苍白、汗出肢冷、舌质淡、脉细弱等，则提示有气随血脱之重危证候，应当立即报告医师，做好输血等急救准备

- 瘀阻胃络证
  - 饮食宜温流质或半流质；服用白及粉，用温开水或藕汁调服，以止血

- 脾不统血证
  - 吐血缠绵不止者要注意卧床休息，不能过于劳累，以免加重吐血症状
  - 平时可遵医嘱配合针刺疗法，取合谷、内关、足三里、涌泉、脾俞、梁门等穴，或耳针肾上腺、皮质下、神门等穴

- 肝胃阴虚证
  - 平时应多吃水果。可用石斛、麦冬煎汤代茶饮
  - 避免进食过饱，忌粗糙、油炸、辛辣等食物，禁咖啡、浓茶等，戒烟、酒
  - 中药汤剂宜偏凉服，保持大便通畅，用蜂蜜适量口服，以润肠通便

3. 便血

病室宜安静、整洁，定时开窗通风，保持室内空气流通，便血量多且伴有头晕者，应当卧床休息。站立起床动作宜缓慢。观察并记录便血量、性质、颜色、时间，及时留取大便标本送检。若经非手术治疗24小时以上仍未止血，或合并其他疾病，考虑手术治疗者，应当及时做好术前准备。

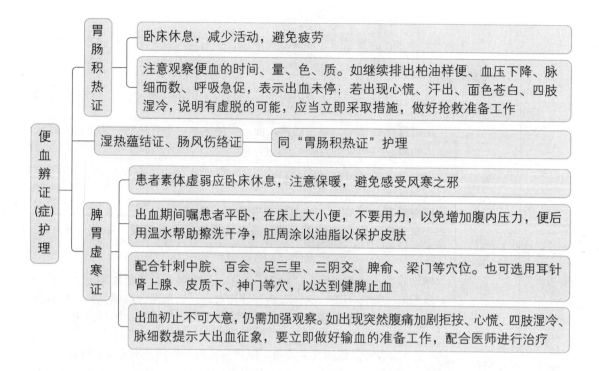

便血辨证(症)护理

- 胃肠积热证
  - 卧床休息，减少活动，避免疲劳
  - 注意观察便血的时间、量、色、质。如继续排出柏油样便、血压下降、脉细而数、呼吸急促，表示出血未停；若出现心慌、汗出、面色苍白、四肢湿冷，说明有虚脱的可能，应当立即采取措施，做好抢救准备工作
- 湿热蕴结证、肠风伤络证 —— 同"胃肠积热证"护理
- 脾胃虚寒证
  - 患者素体虚弱应卧床休息，注意保暖，避免感受风寒之邪
  - 出血期间嘱患者平卧，在床上大小便，不要用力，以免增加腹内压力，便后用温水帮助擦洗干净，肛周涂以油脂以保护皮肤
  - 配合针刺中脘、百会、足三里、三阴交、脾俞、梁门等穴位。也可选用耳针肾上腺、皮质下、神门等穴，以达到健脾止血
  - 出血初止不可大意，仍需加强观察。如出现突然腹痛加剧拒按、心慌、四肢湿冷、脉细数提示大出血征象，要立即做好输血的准备工作，配合医师进行治疗

4. 尿血

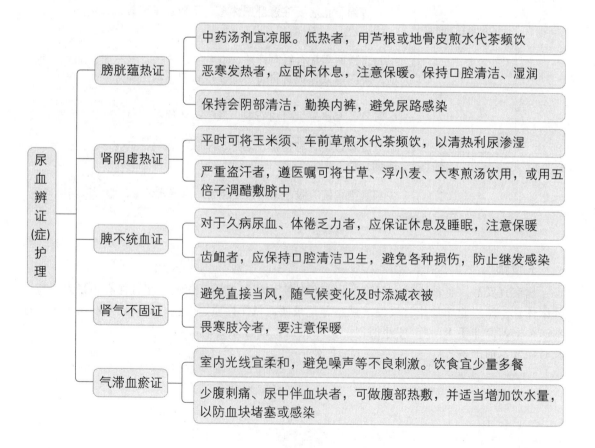

尿血辨证(症)护理

- 膀胱蕴热证
  - 中药汤剂宜凉服。低热者，用芦根或地骨皮煎水代茶频饮
  - 恶寒发热者，应卧床休息，注意保暖。保持口腔清洁、湿润
  - 保持会阴部清洁，勤换内裤，避免尿路感染
- 肾阴虚热证
  - 平时可将玉米须、车前草煎水代茶频饮，以清热利尿渗湿
  - 严重盗汗者，遵医嘱可将甘草、浮小麦、大枣煎汤饮用，或用五倍子调醋敷脐中
- 脾不统血证
  - 对于久病尿血、体倦乏力者，应保证休息及睡眠，注意保暖
  - 齿衄者，应保持口腔清洁卫生，避免各种损伤，防止继发感染
- 肾气不固证
  - 避免直接当风，随气候变化及时添减衣被
  - 畏寒肢冷者，要注意保暖
- 气滞血瘀证
  - 室内光线宜柔和，避免噪声等不良刺激。饮食宜少量多餐
  - 少腹刺痛、尿中伴血块者，可做腹部热敷，并适当增加饮水量，以防血块堵塞或感染

四、健康教育

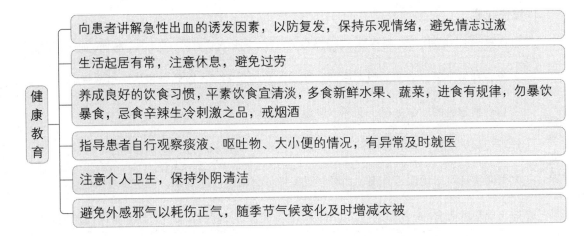

健康教育
- 向患者讲解急性出血的诱发因素，以防复发，保持乐观情绪，避免情志过激
- 生活起居有常，注意休息，避免过劳
- 养成良好的饮食习惯，平素饮食宜清淡，多食新鲜水果、蔬菜，进食有规律，勿暴饮暴食，忌食辛辣生冷刺激之品，戒烟酒
- 指导患者自行观察痰液、呕吐物、大小便的情况，有异常及时就医
- 注意个人卫生，保持外阴清洁
- 避免外感邪气以耗伤正气，随季节气候变化及时增减衣被

第六节　厥　　证

厥证是指突然发生气机逆乱、气血运行失常、阴阳之气不相顺接而骤然昏倒、不省人事、四肢逆冷的一种病证。癔症、癫痫、一过性脑供血不足及休克可以参照本病护理。

一、证候分型

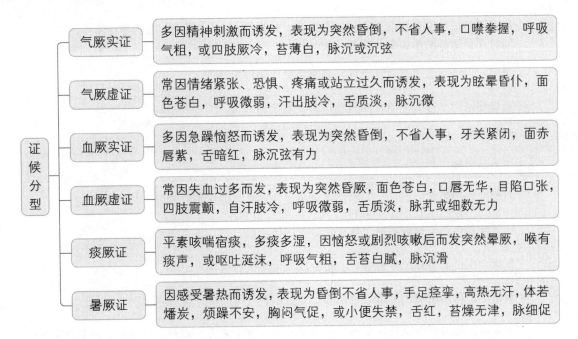

证候分型
- 气厥实证：多因精神刺激而诱发，表现为突然昏倒，不省人事，口噤拳握，呼吸气粗，或四肢厥冷，苔薄白，脉沉或沉弦
- 气厥虚证：常因情绪紧张、恐惧、疼痛或站立过久而诱发，表现为眩晕昏仆，面色苍白，呼吸微弱，汗出肢冷，舌质淡，脉沉微
- 血厥实证：多因急躁恼怒而诱发，表现为突然昏倒，不省人事，牙关紧闭，面赤唇紫，舌暗红，脉沉弦有力
- 血厥虚证：常因失血过多而发，表现为突然昏厥，面色苍白，口唇无华，目陷口张，四肢震颤，自汗肢冷，呼吸微弱，舌质淡，脉芤或细数无力
- 痰厥证：平素咳喘宿痰，多痰多湿，因恼怒或剧烈咳嗽后而发突然晕厥，喉有痰声，或呕吐涎沫，呼吸气粗，舌苔白腻，脉沉滑
- 暑厥证：因感受暑热而诱发，表现为昏倒不省人事，手足痉挛，高热无汗，体若燔炭，烦躁不安，胸闷气促，或小便失禁，舌红，苔燥无津，脉细促

二、一般护理

1. 病情观察

病情观察

- 厥证发作时，立即平卧，略抬高下肢，头转向一侧，解开衣领裤带，测心率、脉搏、血压，给氧

- 如患者神志不清，应使其颈部后仰、伸展，并托起下颌，以防舌根后坠阻塞气道

- 密切观察患者的生命体征、面色、肤温、汗出、舌象、二便等

- 详细观察厥证发作的持续时间及发作后的症状，以辨别病性，明确诊断

- 如气厥实证可出现血压升高，血厥、气厥虚证可出现血压下降，应定时观察血压

- 若出现窒息情况，应立即进行人工呼吸，准备气管切开器械，按气管切开护理，防止感染

- 如出现心悸、喘促、水肿、尿闭、呼吸微弱、脉沉细微结代或四肢厥逆、大汗淋漓、不省人事，或服用大量参附汤后出现口唇四肢发麻、出汗流涎、心悸、心慌等中毒症状，均应立即报告医生进行抢救

2. 饮食护理

饮食护理

- 饮食宜营养丰富、易消化的流质或半流质，禁食烟酒及辛辣、香燥之品

- 发作时暂禁食，待病情缓解后，针对不同的证型予以不同的饮食调养

- 气厥虚证者宜食益气回阳之品，如扁豆、山药、薏苡仁、蛋类、牛肉等食物

- 血厥者饮食宜给补血食品，如瘦猪肉、牛肝、鸡蛋等食物

- 痰厥者多给予健脾化痰，理气和胃之品，如柑橘、枇杷、莲子、山药等，忌食高脂肥甘、油腻、黏滑等助热生痰的食品

- 暑厥者宜给予清凉素淡饮食，并多进食鲜水果或果汁

- 病情稳定后，逐渐由流食向普食过渡，宜清淡素食

3. 用药护理

用药护理

- 严格按医嘱用药

- 急性发作气厥虚证患者，可静脉滴注参麦注射液，或参附注射液，以回阳救逆

- 给予急救中药汤剂灌服时，应少量多次缓慢喂服，防止误入气管

- 气厥之实证者可化服苏合香丸，不能口服者可进行鼻饲

- 清醒后，可用四味回阳饮，或用独参汤，以补元气

- 血厥之实证者可吞服羚羊角粉、牛黄清心丸；血厥之虚证者可服独参汤，以益气摄血

痰厥者频服竹沥水，可口服或鼻饲安宫牛黄丸、猴枣散

中药汤剂宜温服，可少量、多次口服或鼻饲，预防吐药可加少许姜汁

若因过量饮食后不久出现食厥，可先用盐汤探吐以祛时邪，再用汤剂少量多次口服或鼻饲，或大承气汤加味灌肠导滞

虚证厥脱可给予独参汤口服

4. 生活起居护理

生活起居护理

病室整洁、安静，光线宜暗，温湿度适宜，避免各种声光刺激

牙关紧闭者，可使用张口器将口张开，但不可强撬，有舌根后坠者，应用拉舌钳，以免舌根后坠，阻塞呼吸道

虚证者卧床休息，以免劳则伤气。床旁加床档保护，防止坠床

抽搐时切忌强加约束，以免造成骨折

保持大小便通畅，便秘者可用芦荟或番泻叶煎汤服用

剪短患者指甲，有义齿、发夹者应取下，以免自伤或义齿脱落堵塞气道

5. 情志护理

健康教育

安慰患者稳定情绪，注意静养

做好家属思想教育工作，共同配合治疗，避免在患者面前谈论病情

6. 并发症护理

并发症护理

脑源性昏厥

绝对卧床，抬高床头，制动，保持环境安静，合理吸氧

遵医嘱使用抗高血压药物治疗，并观察药物疗效

密切观察神志、心率、血压、呼吸、尿量变化并及时记录

心源性昏厥

应绝对卧床，保持环境安静，合理吸氧

建立静脉通路，遵医嘱配合抗心律失常治疗

观察神志、心率、心律、血压、呼吸及血流动力学变化并及时记录

脱证

取头低平卧位，遵医嘱给予保暖、吸氧，并做好输血抢救准备

密切观察生命体征、面色、瞳孔、血压、脉象、汗出、排尿、排便等情况，并做好记录

三、辨证（症）护理

1. 气厥

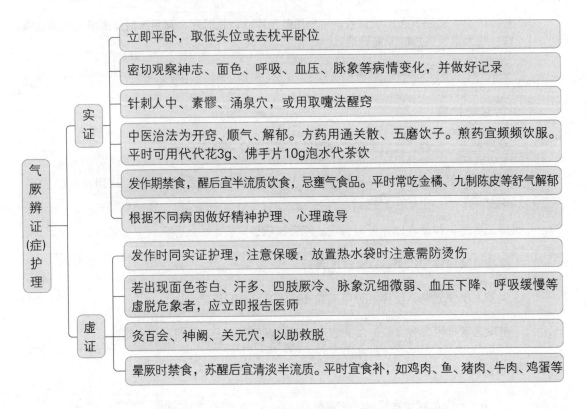

气厥辨证（症）护理
- 实证
  - 立即平卧，取低头位或去枕平卧位
  - 密切观察神志、面色、呼吸、血压、脉象等病情变化，并做好记录
  - 针刺人中、素髎、涌泉穴，或用取嚏法醒窍
  - 中医治法为开窍、顺气、解郁。方药用通关散、五磨饮子。煎药宜频频饮服。平时可用代代花3g、佛手片10g泡水代茶饮
  - 发作期禁食，醒后宜半流质饮食，忌壅气食品。平时常吃金橘、九制陈皮等舒气解郁
  - 根据不同病因做好精神护理、心理疏导
- 虚证
  - 发作时同实证护理，注意保暖，放置热水袋时注意需防烫伤
  - 若出现面色苍白、汗多、四肢厥冷、脉象沉细微弱、血压下降、呼吸缓慢等虚脱危象者，应立即报告医师
  - 灸百会、神阙、关元穴，以助救脱
  - 晕厥时禁食，苏醒后宜清淡半流质。平时宜食补，如鸡肉、鱼、猪肉、牛肉、鸡蛋等

2. 血厥

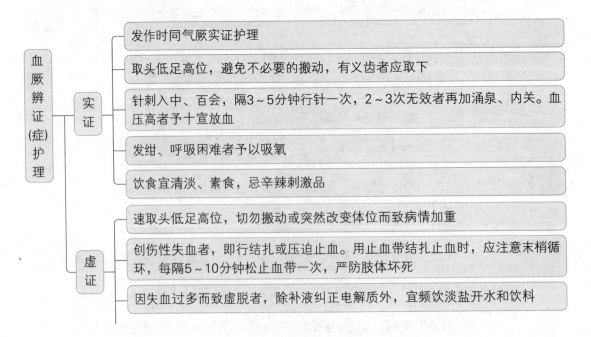

血厥辨证（症）护理
- 实证
  - 发作时同气厥实证护理
  - 取头低足高位，避免不必要的搬动，有义齿者应取下
  - 针刺入中、百会，隔3～5分钟行针一次，2～3次无效者再加涌泉、内关。血压高者予十宣放血
  - 发绀、呼吸困难者予以吸氧
  - 饮食宜清淡、素食，忌辛辣刺激品
- 虚证
  - 速取头低足高位，切勿搬动或突然改变体位而致病情加重
  - 创伤性失血者，即行结扎或压迫止血。用止血带结扎止血时，应注意末梢循环，每隔5～10分钟松止血带一次，严防肢体坏死
  - 因失血过多而致虚脱者，除补液纠正电解质外，宜频饮淡盐开水和饮料

密切观察面色、血压、脉搏、爪甲色泽、二便颜色及失血量等变化，并做好输血准备，以便及时抢救

灸气海、关元、百会

平时可选用荔枝、大枣、猪肝汤、蛋汤、桂圆汤、藕粉等，以养血补气

3. 痰厥

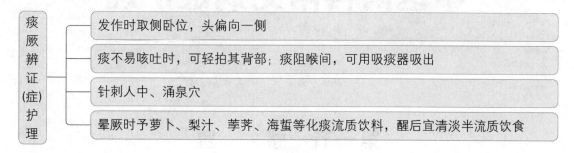

痰厥辨证(症)护理

发作时取侧卧位，头偏向一侧

痰不易咳吐时，可轻拍其背部；痰阻喉间，可用吸痰器吸出

针刺人中、涌泉穴

晕厥时予萝卜、梨汁、荸荠、海蜇等化痰流质饮料，醒后宜清淡半流质饮食

4. 暑厥

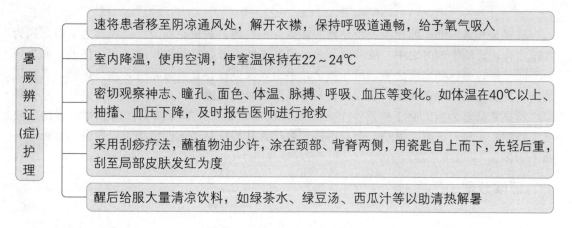

暑厥辨证(症)护理

速将患者移至阴凉通风处，解开衣襟，保持呼吸道通畅，给予氧气吸入

室内降温，使用空调，使室温保持在22~24℃

密切观察神志、瞳孔、面色、体温、脉搏、呼吸、血压等变化。如体温在40℃以上、抽搐、血压下降，及时报告医师进行抢救

采用刮痧疗法，蘸植物油少许，涂在颈部、背脊两侧，用瓷匙自上而下，先轻后重，刮至局部皮肤发红为度

醒后给服大量清凉饮料，如绿茶水、绿豆汤、西瓜汁等以助清热解暑

四、健康教育

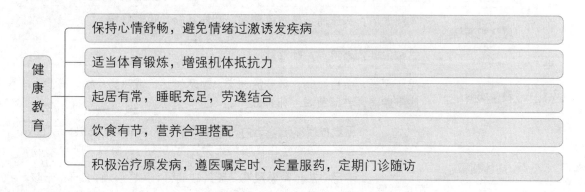

健康教育

保持心情舒畅，避免情绪过激诱发疾病

适当体育锻炼，增强机体抵抗力

起居有常，睡眠充足，劳逸结合

饮食有节，营养合理搭配

积极治疗原发病，遵医嘱定时、定量服药，定期门诊随访

第二章

中医内科常见病证护理

第一节 感 冒

感冒是外感风邪，邪犯卫表而导致的常见外感疾病。病位在肺卫。以风邪为主因，风为六淫之首，流动于四时之中，故外感为病。但在不同季节，每与当令之气相合伤人，而表现为不同症候，如秋冬寒冷之季，风与寒合，多为风寒证；春夏温暖之时，风与热合，多见风热证；夏秋之交，暑多夹湿，又表现为风暑夹湿症候。但通常以风寒、风热为多见，夏令暑湿之邪亦常杂感为病。至于梅雨季节之夹湿，秋季兼燥等，亦可常见。以鼻塞、流涕、喷嚏、咳嗽、头痛、恶寒、发热、全身不适、脉浮为其特征。本病四季均可以发生，尤以春冬两季为多。

一、证候分型

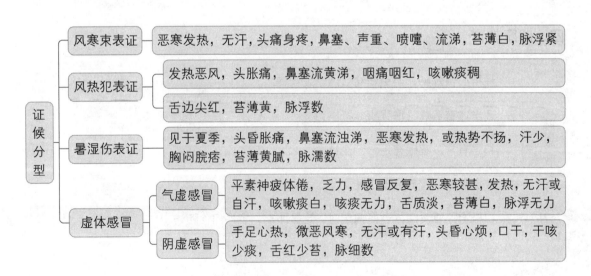

证候分型
- 风寒束表证 —— 恶寒发热，无汗，头痛身疼，鼻塞、声重、喷嚏、流涕，苔薄白，脉浮紧
- 风热犯表证 —— 发热恶风，头胀痛，鼻塞流黄涕，咽痛咽红，咳嗽痰稠
  —— 舌边尖红，苔薄黄，脉浮数
- 暑湿伤表证 —— 见于夏季，头昏胀痛，鼻塞流浊涕，恶寒发热，或热势不扬，汗少，胸闷脘痞，苔薄黄腻，脉濡数
- 虚体感冒
  - 气虚感冒 —— 平素神疲体倦，乏力，感冒反复，恶寒较甚，发热，无汗或自汗，咳嗽痰白，咳痰无力，舌质淡，苔薄白，脉浮无力
  - 阴虚感冒 —— 手足心热，微恶风寒，无汗或有汗，头昏心烦，口干，干咳少痰，舌红少苔，脉细数

二、一般护理

1. 病情观察

病
情
观
察

- 观察体温变化，每4小时测体温、脉搏、呼吸1次
- 高热者可以使用物理降温，如头部冷敷、头枕冰袋、25%～35%乙醇擦浴，或用32～34℃温水擦浴、冷盐水灌肠。若高热持续不退，或大起大落，或持续性潮热，应引起警惕
- 外感初期，慎用冷敷、乙醇擦浴等物理降温办法
- 观察用药后的反应，服发散药后可微微出汗，热解后汗止
- 若年老体虚，大汗淋漓，注意有无虚脱，如汗出热不解者，应注意有无并发症，及时报告医师
- 发热患者脉象浮数，病情好转时脉象转为和缓；若体温升高、脉象浮数或洪大，或出现胸闷心悸、脉结代时，应及时报告医师

2. 饮食护理

饮
食
护
理

- 饮食以清淡为主，多饮水。忌辛辣、油腻厚味食物
- 风寒感冒者宜热食，多喝热稀粥或饮生姜红糖茶，忌生冷
- 风热感冒者宜食凉润之品，多补充水分，多食蔬菜和水果，忌辛辣、油腻、煎炸之品
- 热盛、口渴、多汗者可给予淡盐水、冬瓜汤、芦根茶等
- 暑湿感冒宜清淡饮食，忌食冷、甜、黏、油炸之品，多食西瓜、薏苡仁粥、绿豆汤等清热解暑之品
- 体虚感冒宜根据不同的体质选用滋补类食物；气虚感冒可选山药粥、黄芪大枣粥等健脾补气之品
- 阴虚感冒可食用银耳、海参等滋阴清补之品

3. 用药护理

用
药
护
理

- 解表药多为辛散轻扬之品，有效成分易挥发，宜武火快煎，不宜久煎，过煮则降低药效
- 风寒感冒和休虚感冒者汤药宜热服，服药后再进热粥或热饮，卧床休息避风，盖被以利汗出，注意防过汗和汗出当风复感外邪
- 风热感冒者汤药宜温服，药后观察出汗、体温和伴随症状的变化
- 暑湿感冒者可给藿香正气口服液，注意用药后症状改善情况
- 服发汗药后，忌服酸醋生冷之品，以免收涩，影响发散效果，中病即止，不可过汗，以防伤阴

4. 生活起居护理

生活起居护理

保持环境舒适、整洁，病室宜空气新鲜，避免直接吹风

生活起居有规律，注意休息

风寒感冒和体虚感冒者室温宜偏暖，可多加衣被

风热感冒和暑湿感冒者室内宜通风凉爽，发热身痛者应卧床休息

体虚感冒者平时应根据体质状况适当运动，以增强正气

对感受疫疠时邪者，注意做好消毒隔离工作，减少探视

患者咳嗽或打喷嚏时勿对着他人，使用的器具每天消毒

室内每日进行空气消毒，可用食醋熏蒸或紫外线灯照射

5. 情志护理

情志护理

保持情志舒畅，乐观开朗有利于增强正气，祛邪外达

感冒恶寒发热、头身疼痛等症状较甚者，可有心烦、焦虑等表现，应做好解释和安慰，指导患者了解疾病的发生、发展过程，积极配合治疗

年老体虚患者，病情容易反复，应指导患者的生活起居，树立治疗的信心，合理调摄情志

三、辨证（症）护理

1. 风寒感冒

风寒感冒辨证(症)护理

遵医嘱使用针刺退热，取大椎、曲池、风池、合谷等穴，用泻法。鼻塞加迎香穴，头痛加百会、太阳等穴

汗多者及时用温湿毛巾擦干，勿使当风受凉而复感。高热无汗者不可冷敷或乙醇擦浴，以防毛窍闭塞而邪无出路

注意休息和个人卫生，提供整洁、舒适的环境，减少不良刺激

室温宜偏暖，可多加衣被，避免直接吹风，以防加重病情。注意隔离患者，减少探视，以防交叉感染，患者咳嗽或打喷嚏时切勿对着他人，患者使用的器具，如餐具、痰盂等应每天消毒

饮食宜清淡、高热量、丰富维生素、易消化食物，可用胡椒粉、姜末、葱等辛味发散的调味品，以散寒

鼓励患者多饮水，补充机体每日需要量外，还须根据体温、痰液黏稠度，估计每日水分补充量，使痰液稀释，易于排出。忌生冷，油腻食品

中医治法为辛温解表、宣肺散寒，中医方药用荆防败毒散，中药汤剂应趁热服，稍加衣被，取微汗，但勿使大汗淋漓而伤阴亡阳

轻症可用生姜、葱白、芫荽煎汤服用，以发汗散寒

遵医嘱对发热、头痛者选用解热镇痛药，也可根据相应的症状选用抗生素、止咳、祛痰药物静脉滴注或口服，对咳嗽严重者可指导患者正确使用超声雾化或蒸汽吸入

患者因有恶寒发热，头身疼痛等身体不适，情绪易于波动，除做好各种护理外，还应多关心安慰患者，使其能配合治疗

2. 风热感冒

风热感冒辨证(症)护理	高热者可以用温水擦浴，必要时遵医嘱给予退热药，用药后需观察汗出的情况，勿使大汗淋漓。发热口渴者可予温开水或清凉饮料，也可食用多汁水果，如西瓜、葡萄、荔枝等
	室内宜通风凉爽，但避免直接吹风，发热身痛者应卧床休息
	饮食宜清淡半流质，多补充水分，多吃蔬菜和水果。忌辛辣、油煎肥厚食品，戒酒戒烟；保持大便通畅，使邪有出路

3. 暑湿感冒

暑湿感冒辨证(症)护理	病室宜通风凉爽，保持空气新鲜
	饮食宜清淡易消化，如西瓜、薏苡仁粥、绿豆汤等，以清热解暑。忌食冷、甜、黏、油炸之食品
	头身困重者，可配合刮痧治疗：取夹脊两侧、背部胸肋处、上肢肘窝、下肢腘窝等处

4. 气虚感冒

气虚感冒辨证(症)护理	饮食宜选用温补而又易消化吸收食物，如山药粥、黄芪粥、大枣、牛奶等
	室内温度以偏暖为宜，患者亦应有适当的防寒保暖措施，生活起居有规律，劳逸适宜，适当参加体育锻炼

5. 阴虚感冒

阴虚感冒辨证(症)护理	病室内温、湿度适宜，空气新鲜，避免直接吹风
	饮食应忌温补之品，忌烟酒辛辣，多食用清补食品，如甲鱼、银耳、海参等
	平时或患病期间，应节制房事，清心寡欲，以免相火妄动，损耗真阴

四、健康教育

健康教育	慎起居，避风寒注意劳逸适度。加强锻炼以增强体质
	自我穴位按摩，坚持每日凉水洗脸，预防感冒
	注意四时天气变化，天暑地热之时，切忌坐卧湿地，汗出勿当风

第二节 咳 嗽

咳嗽是指外感六淫，脏腑内伤，影响于肺所致有声有痰之证。病位在肺，涉及脾肾。呼吸道感染、急性及慢性支气管炎、肺炎、支气管扩张、肺结核、肺脓肿等可以参照本病护理。外感咳嗽为六淫之邪，从口鼻或皮毛而入，侵袭肺系，或因吸入烟尘、异味气体，或是起居不慎，或过度疲劳，以致在天气冷热失常，气候突变的情况下，外邪入客于肺导致咳嗽。内伤咳嗽由脏腑功能失调、内邪干肺所致，可以分为其他脏腑病变涉及于肺和肺脏自病。他脏及肺由于饮食不调；或过食肥甘辛辣炙；或是嗜烟好酒；或是平素脾运不健；或是情志不遂。肺脏自病者，常因肺系疾病迁延不愈，阴伤气耗，肺的主气功能失常，以致肃降无权，肺气上逆作咳。

一、证候分型

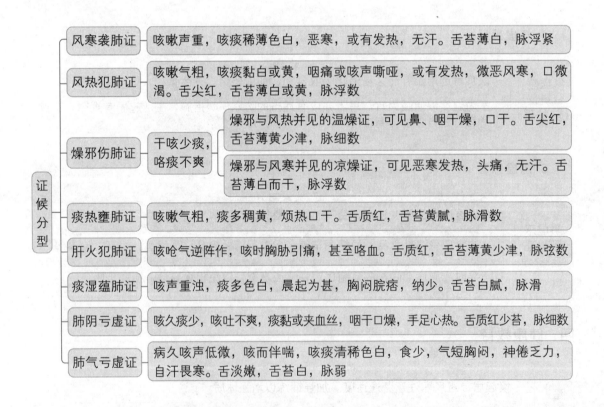

证候分型

- 风寒袭肺证：咳嗽声重，咳痰稀薄色白，恶寒，或有发热，无汗。舌苔薄白，脉浮紧
- 风热犯肺证：咳嗽气粗，咳痰黏白或黄，咽痛或咳声嘶哑，或有发热，微恶风寒，口微渴。舌尖红，舌苔薄白或黄，脉浮数
- 燥邪伤肺证：干咳少痰，咯痰不爽
  - 燥邪与风热并见的温燥证，可见鼻、咽干燥，口干。舌尖红，舌苔薄黄少津，脉细数
  - 燥邪与风寒并见的凉燥证，可见恶寒发热，头痛，无汗。舌苔薄白而干，脉浮数
- 痰热壅肺证：咳嗽气粗，痰多稠黄，烦热口干。舌质红，舌苔黄腻，脉滑数
- 肝火犯肺证：咳呛气逆阵作，咳时胸胁引痛，甚至咯血。舌质红，舌苔薄黄少津，脉弦数
- 痰湿蕴肺证：咳声重浊，痰多色白，晨起为甚，胸闷脘痞，纳少。舌苔白腻，脉滑
- 肺阴亏虚证：咳久痰少，咳吐不爽，痰黏或夹血丝，咽干口燥，手足心热。舌质红少苔，脉细数
- 肺气亏虚证：病久咳声低微，咳而伴喘，咳痰清稀色白，食少，气短胸闷，神倦乏力，自汗畏寒。舌淡嫩，舌苔白，脉弱

二、一般护理

1. 病情观察

病情观察	注意观察咳嗽声音、时间、性质、节律和咳痰的性状、颜色气味等特征，以及有无恶寒发热、发绀、汗出等伴随症状
	胸痛气促、久咳、痰中带血，立即报告医师，配合处理
	痰呈黄绿色脓性痰，或大咯血时，立即报告医师，配合处理
	年老久病，痰不易咳出，出现体温骤降、汗出、尿少、头晕、心悸、嗜睡、四肢不温等脱证时，报告医师，配合处理

2. 饮食护理

宜进食高蛋白、高热量、高维生素、易消化的食物。

饮食护理	风寒袭肺证	饮食宜清淡，可适当食用温性调味品，如生姜、胡椒、葱等。忌食生冷、肥甘、厚腻、腌制等易滋痰生湿之品，如生冷瓜果等，也不宜食用梨膏冰糖蒸汁或冰糖蒸梨汁，以免滋润过早，邪不外达
	风热犯肺证	鼓励多食新鲜的蔬菜、水果，如梨、枇杷等，多饮水。忌辛辣、刺激、肥甘、荤腥及厚味，戒烟慎酒。咳嗽不止者，多用金银花、枇杷叶泡水代茶饮
	燥邪伤肺证	可选食藕、梨、荸荠、甘蔗等清凉润肺之品，或食用川贝炖梨、百合银耳羹等
	痰热壅肺证	可多食丝瓜、冬瓜等清热化痰之品，配食枇杷叶粥、鲜芦根粥等。肺热咳嗽可服用橘红丸、枇杷露
	肝火犯肺证	饮食宜温凉，可食绿豆粥、绿豆百合粥、鲜藕汁等清热生津之品，多食芹菜、冬瓜、空心菜等，或用麦冬炖梨饮汁，以泻肝火
	痰湿蕴肺证	注意饮食有节，配以健脾利湿化痰之品，如薏苡仁、白扁豆、赤小豆、山药，忌肥甘、甜腻、辛辣、过咸食物，如糯米等，以免助湿生痰
	肺阴亏虚证	可多食黑芝麻、银耳、蜂蜜、百合粥等滋润补养之品。痰中带血者可食藕汁、藕片等清热止血。阴虚盗汗者，宜食百合莲子粥、天门冬粥。恢复期可选食甲鱼、母鸡、猪肉、牛奶等增加营养
	肺气亏虚证	可食莲子、大枣等，或黄芪、浮小麦、大枣同煮代茶饮，忌生冷食物

3. 用药护理

用药护理 ── 中药汤剂一般宜温服。风寒、阳虚者药汤宜热服，药后加盖衣被以助汗出。咳甚影响休息者，遵医嘱服镇静剂

- 散寒解表汤药不宜久煎，宜温热服用，或生姜、红糖、大枣加水适量煎煮后热服，药后盖被取微汗
- 服用清热解表药后，应观察咳嗽、咳痰、发热、恶寒、汗出、咽痛等情况
- 燥邪伤肺者，汤药宜偏凉服用，服后卧床休息片刻。鼻干咽痒干咳，可服用止咳枇杷露、养阴清肺膏，亦可用梨膏加川贝粉调服

- 急性发作期患者在抗感染治疗的同时，应用祛痰、镇咳药物，以改善症状。对老年体弱无力咳痰者或痰量较多者，应以祛痰为主，协助排痰，畅通呼吸道。应避免用强烈镇咳剂，以免抑制中枢及加重呼吸道阻塞和炎症，导致病情恶化
- 止咳糖浆服用后不宜立即饮水

4. 生活起居护理

生活起居护理
- 注意气候变化，防寒保暖。避免吸入花粉、烟尘等，以防过敏
- 风寒恋肺者室内宜偏暖，切勿当风受凉；风热郁肺者衣被适中，不宜过暖；风燥伤肺者室内湿度宜稍高
- 外感咳嗽伴有发热时要注意休息，咳嗽剧烈时，可取坐位或半坐位，以减轻肺气上逆所致咳嗽

5. 情志护理

情志护理
- 对久咳不愈、肝火犯肺者，做好情志调护，避免精神刺激，教会其自我调节的方法，如听音乐、阅读等
- 正确评估患者的心理需求，辅以适当的心理指导，并做好疾病知识的相关宣教，以消除其担心、怀疑、焦虑、恐惧的心理，树立信心，配合治疗
- 指导患者进行生活方面的自我护理。宜升高床头并采用高枕卧位，注意居室通风

6. 并发症护理

高热
- 病室应安静、舒适，定时开窗通风，勿着凉
- 烦躁不安者应稳定情绪，给予疾病知识宣教，鼓励患者配合治疗
- 中药汤剂宜温服，用药期间注意汗出、热退等情况
- 大量出汗、热退后，及时更换衣被，并注意保暖
- 给予清淡、易消化、高热量、高蛋白、高维生素的食物，多食蔬菜、水果，忌食煎炸、油腻之品
- 密切观察体温、脉搏、呼吸变化及发热的热型、时间、舌苔、脉象的变化，防止虚脱现象

三、辨证（症）护理

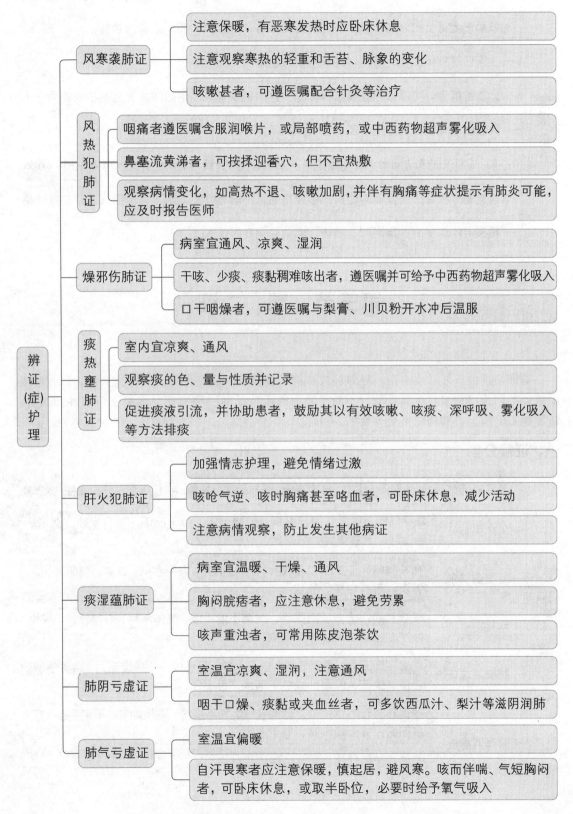

辨证（症）护理

- 风寒袭肺证
  - 注意保暖，有恶寒发热时应卧床休息
  - 注意观察寒热的轻重和舌苔、脉象的变化
  - 咳嗽甚者，可遵医嘱配合针灸等治疗
- 风热犯肺证
  - 咽痛者遵医嘱含服润喉片，或局部喷药，或中西药物超声雾化吸入
  - 鼻塞流黄涕者，可按揉迎香穴，但不宜热敷
  - 观察病情变化，如高热不退、咳嗽加剧，并伴有胸痛等症状提示有肺炎可能，应及时报告医师
- 燥邪伤肺证
  - 病室宜通风、凉爽、湿润
  - 干咳、少痰、痰黏稠难咳出者，遵医嘱并可给予中西药物超声雾化吸入
  - 口干咽燥者，可遵医嘱与梨膏、川贝粉开水冲后温服
- 痰热壅肺证
  - 室内宜凉爽、通风
  - 观察痰的色、量与性质并记录
  - 促进痰液引流，并协助患者，鼓励其以有效咳嗽、咳痰、深呼吸、雾化吸入等方法排痰
- 肝火犯肺证
  - 加强情志护理，避免情绪过激
  - 咳呛气逆、咳时胸痛甚至咯血者，可卧床休息，减少活动
  - 注意病情观察，防止发生其他病证
- 痰湿蕴肺证
  - 病室宜温暖、干燥、通风
  - 胸闷脘痞者，应注意休息，避免劳累
  - 咳声重浊者，可常用陈皮泡茶饮
- 肺阴亏虚证
  - 室温宜凉爽、湿润，注意通风
  - 咽干口燥、痰黏或夹血丝者，可多饮西瓜汁、梨汁等滋阴润肺
- 肺气亏虚证
  - 室温宜偏暖
  - 自汗畏寒者应注意保暖，慎起居，避风寒。咳而伴喘、气短胸闷者，可卧床休息，或取半卧位，必要时给予氧气吸入

四、健康教育

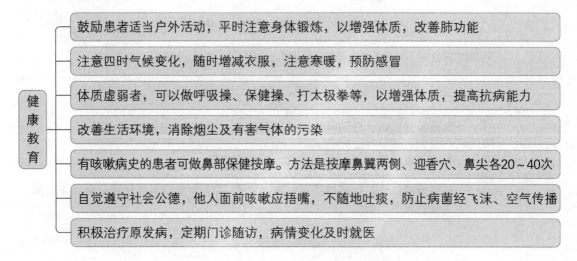

健康教育

- 鼓励患者适当户外活动，平时注意身体锻炼，以增强体质，改善肺功能
- 注意四时气候变化，随时增减衣服，注意寒暖，预防感冒
- 体质虚弱者，可以做呼吸操、保健操、打太极拳等，以增强体质，提高抗病能力
- 改善生活环境，消除烟尘及有害气体的污染
- 有咳嗽病史的患者可做鼻部保健按摩。方法是按摩鼻翼两侧、迎香穴、鼻尖各20～40次
- 自觉遵守社会公德，他人面前咳嗽应捂嘴，不随地吐痰，防止病菌经飞沫、空气传播
- 积极治疗原发病，定期门诊随访，病情变化及时就医

第三节 喘 证

喘证是指由于外感或内伤，导致肺失宣降、肺气上逆或气无所主、肾失摄纳，以致呼吸困难，甚则张口抬肩、鼻翼扇动、不能平卧为临床特征的一种病证。多见于阻塞性肺气肿、肺源性心脏病、心肺功能不全等疾病。

一、证候分型

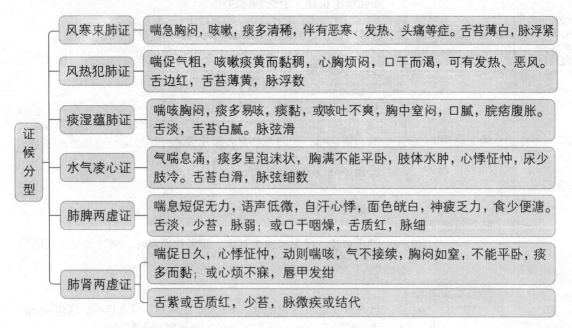

证候分型

- 风寒束肺证：喘急胸闷，咳嗽，痰多清稀，伴有恶寒、发热、头痛等症。舌苔薄白，脉浮紧
- 风热犯肺证：喘促气粗，咳嗽痰黄而黏稠，心胸烦闷，口干而渴，可有发热、恶风。舌边红，舌苔薄黄，脉浮数
- 痰湿蕴肺证：喘咳胸闷，痰多易咳，痰黏，或咳吐不爽，胸中窒闷，口腻，脘痞腹胀。舌淡，舌苔白腻。脉弦滑
- 水气凌心证：气喘息涌，痰多呈泡沫状，胸满不能平卧，肢体水肿，心悸怔忡，尿少肢冷。舌苔白滑，脉弦细数
- 肺脾两虚证：喘息短促无力，语声低微，自汗心悸，面色㿠白，神疲乏力，食少便溏。舌淡，少苔，脉弱；或口干咽燥，舌质红，脉细
- 肺肾两虚证：
  - 喘促日久，心悸怔忡，动则喘咳，气不接续，胸闷如窒，不能平卧，痰多而黏；或心烦不寐，唇甲发绀
  - 舌紫或舌质红，少苔，脉微疾或结代

图解实用中医科临床护理

二、一般护理

1. 病情观察

病
情
观
察
- 密切观察生命体征、神志、面色、汗出、体温、舌脉等
- 机械通气患者观察胸廓起伏是否对称，注意通气情况
- 观察痰液的量、色、质，记录24小时出入量，掌握感染控制程度
- 出现神志恍惚、烦躁不安、血氧饱和度下降时，立即报告医师，配合抢救

2. 饮食护理

饮
食
护
理
- 饮食宜清淡、富有营养，合理搭配，保持排便通畅
- 发作期暂禁食，持续发作者给予鼻饲饮食
- 喘憋多汗者，给予流质饮食，补充水分

3. 用药护理

用
药
护
理
- 喘证患者常用大剂量激素治疗，如地塞米松、泼尼松（强的松）等，应注意观察有无不适，防止发生不良反应
- 止咳糖浆服后不宜立即饮水
- 年老体弱无力咳痰者，中、大量咯血及痰多者，不宜用强烈镇咳药
- 指导患者正确吸入局部治疗药物，如沙丁胺醇(喘乐宁)、倍氯米松(必可酮)等，采取口吸鼻呼的方法
- 用药宜定时定量，以达到理想效果，避免一些不良反应。喷雾吸入倍氯米松时，嘱患者吸入后屏气约10秒才可呼气，再用盐水漱口，以免引起声音嘶哑和真菌感染
- 服用汤药时，寒喘虚喘者宜热服，热喘者宜温偏凉服
- 根据发作时间，确定服汤药次数，全日发作者，应多次频服
- 发作多在下半夜者，应予睡前服药
- 发作于清晨者，应予次晨3～4点服
- 若汤药中含麻黄、桂枝、附子等辛温发散药物，应观察患者有无出汗过多、血压升高或降低等不良反应
- 若汤药中含蝉蜕、地龙等虫类药物，应观察有无诱发或加重喘证的可能

4. 生活起居护理

生活起居护理

病室环境安静、整洁，空气流通、温湿度适宜。避免花粉及刺激性气体的吸入

在寒冷季节或气候转变时，及时增减衣物，勿汗出当风，在呼吸道传染病流行期间，尽量避免去人群密集的公共场所，避免感受外邪诱发或加重病情

卧床休息，不易疲劳及过度活动，喘证发作时取半卧位或端坐卧位，胸前可置枕头等物，使之趴伏，以减轻疲劳

经常做深呼吸，腹式呼吸和缩唇呼气联合应用，提高肺活量，改善呼吸功能

5. 情志护理

情志护理

喘证的情志护理直接影响疾病预后，故家人应在精神上安慰、体贴和鼓励患者，以提高战胜疾病的信心

保持心情舒畅，避免情绪激动、紧张

喘证病程常经年累月，甚则累及终身，患者往往会产生消极情绪，应做好开导安慰工作，消除其顾虑，使患者积极配合治疗

6. 并发症护理

自发性气胸

稳定情绪，取半卧位或是坐位，尽可能避免翻身、搬动

出现呼吸急促或发绀，遵医嘱根据缺氧程度给予合理吸氧

观察呼吸频率和节律等，如血压下降、脉搏细数、进行性呼吸困难、发绀严重、大汗淋漓，须立即报告医师，并做好抢救准备

胸腔抽气术中、术后观察呼吸、面色、心率、血压等状况

告知患者避免剧烈咳嗽和大声说话。术后保持大便通畅，大便时勿用力屏气

三、辨证（症）护理

辨证(症)护理

风寒束肺证
- 病室应避免阴冷、潮湿，注意保暖
- 中药汤剂宜温服。服药期间忌食油腻、酒类、辛香、炙烤之品
- 喘急胸闷者，遵医嘱予持续低流量、低浓度吸氧
- 咳嗽痰多者，遵医嘱配合推拿或艾灸治疗

风热犯肺证
- 病房温湿度适宜，保持环境安静，舒适体位，如半卧位或端坐位，以减轻呼吸困难
- 呼吸困难、发绀者，遵医嘱给予低流量、低浓度吸氧，并做好吸氧护理及监测动脉血气分析
- 胸闷、咳痰不爽时，遵医嘱按揉大椎、曲池、合谷等穴

痰湿蕴肺证
- 病室宜干燥、通风
- 痰多难咳者，可遵医嘱予气道湿化，协助翻身拍背等措施，促进痰液排出
- 指导患者经常按揉胸部，并取三指推揉中府、膻中，用中指点天突穴

水气凌心证
- 取半卧位，注意保暖
- 中药汤药宜热服，服药后观察水肿消退程度，以及尿量、腹围等，并予以记录
- 饮食宜进温热、低盐或无盐之品，适当控制饮水量。忌食生冷之品
- 密切观察呼吸、心律、心率、血压等变化
- 喘促或心悸剧甚者，绝对卧床休息，两腿宜下垂，鼓励做小腿轻度摆动，并按揉神门、内关等穴
- 若出现神志改变、口唇发绀、呕吐等，立即报告医师，并做好抢救准备

肺脾两虚证、肺肾两虚证
- 患者因久病缠身，易产生悲观、急躁情绪，要注意调畅患者情志，耐心解释，使患者增强对治疗的信心
- 中药汤剂宜温服。虚不受补者，服药后出现纳呆、腹胀或口舌鼻部生疮，应立即报告医师。慎用一般镇静剂，禁用吗啡类药物
- 观察病情变化，注意喘证发作时间、持续时间、诱发因素、呼吸等
- 发作时，取坐位或半卧位或高枕卧位，遵医嘱立即给予平喘气雾剂吸入
- 发现面色㿠白、大汗淋漓、明显发绀、四肢厥冷或神志昏蒙、痰声辘辘、呼吸短浅者，为阳脱阴竭，应立即报告医师，并做好抢救准备

四、健康教育

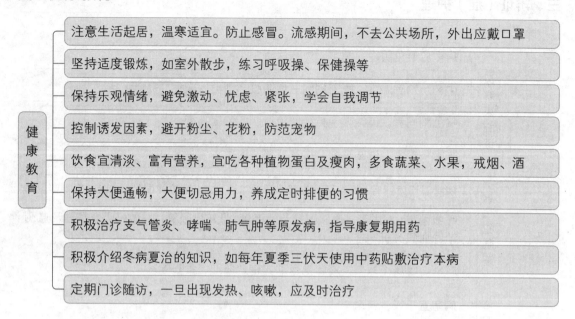

健康教育
- 注意生活起居，温寒适宜。防止感冒。流感期间，不去公共场所，外出应戴口罩
- 坚持适度锻炼，如室外散步，练习呼吸操、保健操等
- 保持乐观情绪，避免激动、忧虑、紧张，学会自我调节
- 控制诱发因素，避开粉尘、花粉，防范宠物
- 饮食宜清淡、富有营养，宜吃各种植物蛋白及瘦肉，多食蔬菜、水果，戒烟、酒
- 保持大便通畅，大便切忌用力，养成定时排便的习惯
- 积极治疗支气管炎、哮喘、肺气肿等原发病，指导康复期用药
- 积极介绍冬病夏治的知识，如每年夏季三伏天使用中药贴敷治疗本病
- 定期门诊随访，一旦出现发热、咳嗽，应及时治疗

第四节　哮　病

哮病多因外邪、饮食、情志、劳倦等因素，使气滞痰阻、气道挛急、狭窄所致，以发作性喉中哮鸣有声，呼吸困难、甚则喘息不能平卧为主要表现。支气管哮喘、喘息性支气管炎可参照本病。

一、证候分型

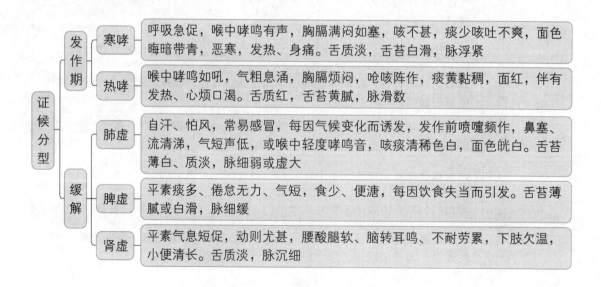

证候分型
- 发作期
  - 寒哮：呼吸急促，喉中哮鸣有声，胸膈满闷如塞，咳不甚，痰少咳吐不爽，面色晦暗带青，恶寒，发热、身痛。舌质淡，舌苔白滑，脉浮紧
  - 热哮：喉中哮鸣如吼，气粗息涌，胸膈烦闷，呛咳阵作，痰黄黏稠，面红，伴有发热、心烦口渴。舌质红，舌苔黄腻，脉滑数
- 缓解
  - 肺虚：自汗、怕风，常易感冒，每因气候变化而诱发，发作前喷嚏频作，鼻塞、流清涕，气短声低，或喉中轻度哮鸣音，咳痰清稀色白，面色㿠白。舌苔薄白、质淡，脉细弱或虚大
  - 脾虚：平素痰多、倦怠无力、气短，食少、便溏，每因饮食失当而引发。舌苔薄腻或白滑，脉细缓
  - 肾虚：平素气息短促，动则尤甚，腰酸腿软、脑转耳鸣、不耐劳累，下肢欠温，小便清长。舌质淡，脉沉细

二、一般护理

1.病情观察

<table>
<tr><td rowspan="7">病情观察</td><td>密切观察哮病发作的时间、特点、咳痰难易、痰色、痰量、神志与生命体征</td></tr>
<tr><td>观察哮病发作前驱症状，遵医嘱及时用药，减轻或预防发作</td></tr>
<tr><td>观察哮病发作诱发因素，如寒热、饮食、劳累、嗜酒、吸烟、异味刺激等，提醒患者尽量避免可能诱发的因素</td></tr>
<tr><td>哮病发作时取半坐位或端坐位，观察呼吸道是否通畅，咳嗽痰多、咳痰困难者，应经常翻身拍背、以利排痰，痰液黏稠不易咳出者，应当遵医嘱给予中西药物超声雾化吸入</td></tr>
<tr><td>如伴心慌、呼吸急促、唇甲发绀者，立即报告医师</td></tr>
<tr><td>突然出现呼吸急促、张口抬肩、胸部满闷、不能平卧时，立即报告医师，配合处理</td></tr>
<tr><td>出现痰热闭阻、喘息不止、咳痰不利、神志恍惚、烦躁不安、嗜睡时，立即报告医师，配合处理</td></tr>
</table>

2.饮食护理

<table>
<tr><td rowspan="5">饮食护理</td><td>寒证</td><td>饮食宜温热，可用豆豉、葱、蒜、生姜等辛温调味品以助散寒宣肺。忌生冷、油腻、海腥之物</td></tr>
<tr><td rowspan="2">热证</td><td>饮食以清淡、易消化为原则。痰黏稠难咳出、口干者，应鼓励其多饮水及食用新鲜水果，如雪梨、鸭梨等</td></tr>
<tr><td>平时可食枇杷叶粥、川贝母粥调理，以清热润肺化痰</td></tr>
<tr><td rowspan="2">正虚</td><td>饮食清淡富营养，依虚损之脏腑，选择相应补益食品，如补益肺气、滋养肺肾之阴等</td></tr>
<tr><td>平时可饮服党参大枣汤、百合杏仁汤以达益气固表之功。多食黑木耳、芡实粥、白果核桃粥，以补肾纳气</td></tr>
</table>

3.用药护理

<table>
<tr><td rowspan="4">用药护理</td><td>中药汤剂一般宜温热服用，冷哮宜热服</td></tr>
<tr><td>哮病发作时暂勿服药，间歇时服。哮喘发作有规律者，可在发作前1～2小时服药以缓解症状，服药后观察其效果和不良反应</td></tr>
<tr><td>氨茶碱静脉使用时，应经稀释后缓慢滴注，同时观察有无恶心、呕吐、头痛、血压、心率变化</td></tr>
<tr><td>指导患者正确使用各种气雾剂，使其了解药物疗效和不良反应。慎用镇静药</td></tr>
</table>

4.生活起居护理

<table>
<tr><td rowspan="4">生活起居护理</td><td>病室洁净，阳光充足，室内空气新鲜，多通气，换气，但是避免患者直接吹风</td></tr>
<tr><td>温度保持在18～22℃，湿度在50%～60%，避免各种过敏原，如煤气、烟雾、油漆、花草等</td></tr>
<tr><td>室内禁止吸烟，清扫时先洒水，减少尘土飞扬，喷洒灭蚊剂、灭蝇剂时，应避开此区域</td></tr>
<tr><td>周围避免种植可以诱发哮病的花草树木，不在居室内放置盆景</td></tr>
</table>

5. 情志护理

情志护理	哮证病程长，且反复发作，喜、怒、忧、思、悲、恐、惊等精神情志变化可以影响脏腑气血的功能
	根据患者不同的心理、思想状态进行耐心细致的解释，解除其紧张疑虑心理，使患者获得信心，配合治疗，以利疾病的康复
	加强情志护理，解除患者思想顾虑，消除激动与紧张心理
	耐心安慰和满足患者合理要求，建立对医护人员的信任感，积极配合治疗与护理。教会自控方法，保持良好的心态，安心养病

三、辨证（症）护理

辨证(症)护理	冷哮证	保持室内空气流通，注意保暖，避风寒
		饮食宜进温热宣肺之品，可用葱、蒜、生姜等辛温调味品，以助散寒宣肺
		中药汤剂宜热服，服后观察效果与反应。服药期间忌油腻、荤腥等食物，戒烟、酒
		遵医嘱可以采用拔罐或中药敷贴疗法。中药敷贴时，如出现皮肤灼热、发痒、红点等过敏现象，可缩短敷贴时间，除去药膏后用温水擦净药渍，遵医嘱局部搽抗过敏药膏，忌用手抓或用碱性皂清洗
	热哮证	病室宜凉爽通风，衣被适中
		饮食以易消化的半流质或软食为主，多饮果汁，如梨汁等。忌食油腻之品
		中药汤剂可分次凉服，服后观察效果与不良反应。服药期间饮食宜清淡，忌油腻、海腥发物
		观察体温、脉搏、呼吸等，如出现高热应及时报告医师
	虚哮证	以卧床为主，适当室内活动。注意保暖，防止外感风寒
		饮食宜进温补性食物。平时可食瘦肉粥、黄精冬虫夏草粥等
		服用金匮肾气丸宜在饭前或空腹时用淡盐水送服，孕妇禁服。气短汗多者，服参蛤散时可用参附汤调参蛤散少许，频频饮服
		本证容易发生变证，应加强巡视，密切观察病情变化。如见张口抬肩、烦躁不安、面青唇紫、汗出肢冷，为心肾阳虚喘脱危象，应立即报告医师，并做好抢救准备和记录
	肺气亏虚证	因虚致哮，时起时伏，患者往往会产生悲观厌世、忧虑不安情绪，因此在积极治疗的同时，应加强情志护理，使患者增强信心
		注意四时气候变化，及时增减衣服，以防外邪乘虚而入，可进行呼吸操或保健操锻炼。临睡前可用热水泡双足、摩擦涌泉穴，以增强体质
		宜食化痰止咳、健脾益气、化痰消食之品

四、健康教育

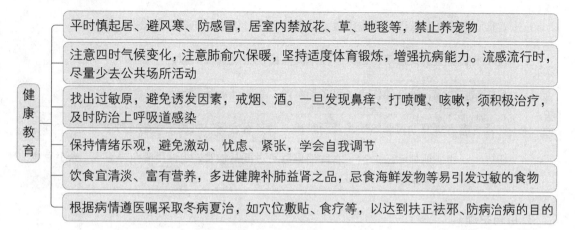

健康教育

- 平时慎起居、避风寒、防感冒，居室内禁放花、草、地毯等，禁止养宠物
- 注意四时气候变化，注意肺俞穴保暖，坚持适度体育锻炼，增强抗病能力。流感流行时，尽量少去公共场所活动
- 找出过敏原，避免诱发因素，戒烟、酒。一旦发现鼻痒、打喷嚏、咳嗽，须积极治疗，及时防治上呼吸道感染
- 保持情绪乐观，避免激动、忧虑、紧张，学会自我调节
- 饮食宜清淡、富有营养，多进健脾补肺益肾之品，忌食海鲜发物等易引发过敏的食物
- 根据病情遵医嘱采取冬病夏治，如穴位敷贴、食疗等，以达到扶正祛邪、防病治病的目的

第五节 肺 胀

由于肺气长期壅滞，肺叶恒久膨胀，无法敛降，胀廓充胸而致。以胸中胀闷、咳嗽咳痰、气短而喘为主要表现，常继发于咳嗽、哮证之后。相当于"慢性阻塞性肺气肿"。

一、证候分型

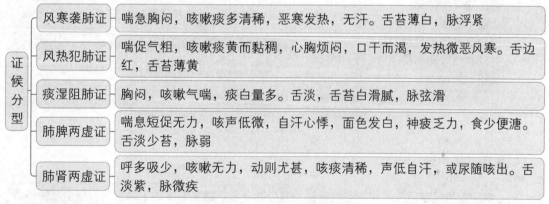

证候分型

- 风寒袭肺证：喘急胸闷，咳嗽痰多清稀，恶寒发热，无汗。舌苔薄白，脉浮紧
- 风热犯肺证：喘促气粗，咳嗽痰黄而黏稠，心胸烦闷，口干而渴，发热微恶风寒。舌边红，舌苔薄黄
- 痰湿阻肺证：胸闷，咳嗽气喘，痰白量多。舌淡，舌苔白滑腻，脉弦滑
- 肺脾两虚证：喘息短促无力，咳声低微，自汗心悸，面色发白，神疲乏力，食少便溏。舌淡少苔，脉弱
- 肺肾两虚证：呼多吸少，咳嗽无力，动则尤甚，咳痰清稀，声低自汗，或尿随咳出。舌淡紫，脉微疾

二、一般护理

1. 病情观察

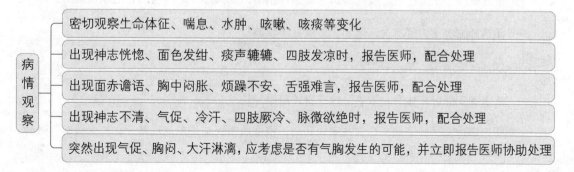

病情观察

- 密切观察生命体征、喘息、水肿、咳嗽、咳痰等变化
- 出现神志恍惚、面色发绀、痰声辘辘、四肢发凉时，报告医师，配合处理
- 出现面赤谵语、胸中闷胀、烦躁不安、舌强难言，报告医师，配合处理
- 出现神志不清、气促、冷汗、四肢厥冷、脉微欲绝时，报告医师，配合处理
- 突然出现气促、胸闷、大汗淋漓，应考虑是否有气胸发生的可能，并立即报告医师协助处理

2. 饮食护理

饮食护理
- 饮食应清淡而富营养，多食果蔬，忌辛辣刺激、生冷、油腻、海膻发物等
- 痰浊壅肺者宜食莱菔子、白果、粳米同煮粥，早晚餐温热服之
- 痰热郁肺口渴，舌红津伤者，可多予梨汁、荸荠汁、莱菔汁
- 肺肾气虚者缓解期可服蛤蚧、紫河车粉、沙参百合粥、黄芪党参粥或独参汤等
- 阳虚水泛水肿明显者应忌盐，水肿消退后可进低盐饮食，或食用鲤鱼赤豆汤、赤小豆粥、薏苡仁粥、大枣粥等以利水湿

3. 用药护理

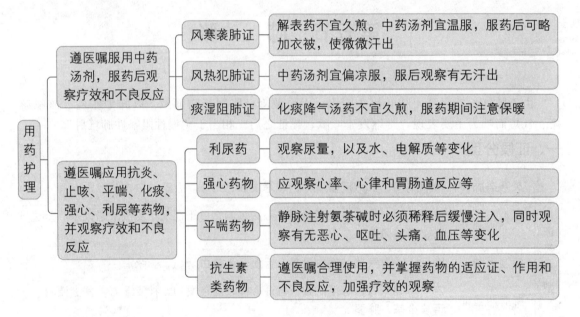

用药护理

遵医嘱服用中药汤剂，服药后观察疗效和不良反应
- 风寒袭肺证：解表药不宜久煎。中药汤剂宜温服，服药后可略加衣被，使微微汗出
- 风热犯肺证：中药汤剂宜偏凉服，服后观察有无汗出
- 痰湿阻肺证：化痰降气汤药不宜久煎，服药期间注意保暖

遵医嘱应用抗炎、止咳、平喘、化痰、强心、利尿等药物，并观察疗效和不良反应
- 利尿药：观察尿量，以及水、电解质等变化
- 强心药物：应观察心率、心律和胃肠道反应等
- 平喘药物：静脉注射氨茶碱时必须稀释后缓慢注入，同时观察有无恶心、呕吐、头痛、血压等变化
- 抗生素类药物：遵医嘱合理使用，并掌握药物的适应证、作用和不良反应，加强疗效的观察

4. 生活起居护理

生活起居护理
- 病室应当经常通风，保持空气新鲜，温湿度适宜，避免寒冷或干燥空气、烟尘及特殊异味的气体刺激
- 痰浊壅肺、阳虚水泛、痰蒙神窍者室温可稍高，安排在向阳的房间，防寒保暖
- 痰热郁肺者室内宜凉爽、湿润，避免直接吹风
- 加强病室消毒，禁止吸烟
- 患者宜安静卧床休息，取半卧位或身体前倾坐位
- 缓解期适当进行活动，可先在室内活动，根据病情逐渐增加活动量，如打太极拳、做呼吸操等以增强体质，改善肺功能

5. 情志护理

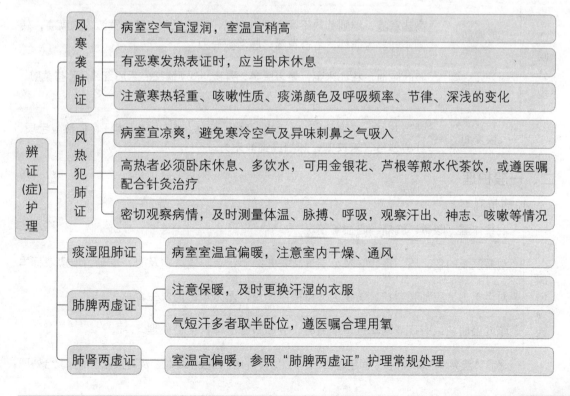

情志护理
- 患者精神负担较重，指导患者自我排解方法，树立战胜疾病信心，积极配合治疗与护理
- 教会患者一些放松的方法，如呼吸操、控制呼吸、外出散步、听音乐等
- 慢性病患者，精神上压力大，常会考虑生活、工作和预后
- 护理人员要主动热情地做好生活护理，实事求是地讲解疾病治疗的难易和规律，也可以请治疗效果好的患者进行现身说法
- 对住院时间长而思念家人的患者，尽可能请家人多来探视，以解思念之情
- 有条件亦可开展多种形式的娱乐活动，以丰富生活内容和怡情悦志
- 患者心烦意乱时忌用安神药，睡前可用足浴等助眠方式

6. 并发症护理

自发性气胸
- 卧床休息，勿大声说话，勿用力屏气，排便勿用力
- 消除患者紧张、恐惧心理，以配合治疗
- 给予高热量、高蛋白、高维生素饮食，多食新鲜蔬菜和水果
- 出现呼吸困难，动则喘促、发绀时，立即给予低流量持续吸氧，观察吸氧效果，遵医嘱使用镇静药，并配合医师行胸腔闭式引流，且做好引流护理

三、辨证（症）护理

辨证（症）护理
- 风寒袭肺证
  - 病室空气宜湿润，室温宜稍高
  - 有恶寒发热表证时，应当卧床休息
  - 注意寒热轻重、咳嗽性质、痰涕颜色及呼吸频率、节律、深浅的变化
- 风热犯肺证
  - 病室宜凉爽，避免寒冷空气及异味刺鼻之气吸入
  - 高热者必须卧床休息、多饮水，可用金银花、芦根等煎水代茶饮，或遵医嘱配合针灸治疗
  - 密切观察病情，及时测量体温、脉搏、呼吸，观察汗出、神志、咳嗽等情况
- 痰湿阻肺证
  - 病室室温宜偏暖，注意室内干燥、通风
- 肺脾两虚证
  - 注意保暖，及时更换汗湿的衣服
  - 气短汗多者取半卧位，遵医嘱合理用氧
- 肺肾两虚证
  - 室温宜偏暖，参照"肺脾两虚证"护理常规处理

四、健康教育

健康教育
- 生活起居有常，避风寒，勿过劳，禁烟酒，息恼怒。调理情志，保持心情舒畅，避免焦虑、烦躁等不良情绪
- 进行适当的锻炼，如散步、太极拳、呼吸保健操，以增强体质，也可坚持耐寒训练，如洗冷水脸、温水擦浴等，提高机体抗御风寒的能力
- 饮食宜清淡、易消化、富营养，忌肥甘厚腻、生冷煎炸、海膻发物之品
- 有水肿者应当进低盐饮食或无盐饮食
- 有条件者家中配备吸氧设备，每日定时家庭氧疗以改善呼吸功能
- 预防感冒，出现发热、咳嗽、咳痰、呼吸困难、胸闷、发绀等临床表现时应及时到医院诊治

第六节　肺　痈

由于风热邪毒蕴滞于肺，使热壅血瘀、血腐化脓所致。以发热、胸痛、咳吐腥臭脓血痰为主要临床表现。病位在肺。肺脓疡、支气管扩张等可以参照本病护理。

一、证候分型

证候分型
- 初期 —— 恶寒发热，咳吐白色黏痰，胸痛，咳时加重。舌苔薄黄或薄白，脉浮滑数
- 成痈期 —— 高热寒战，继则壮热不寒，汗出烦渴，咳呛气急，咳痰黄浊，胸满痛，转侧不利。舌质红，舌苔黄腻，脉滑数有力
- 溃脓期 —— 咳吐脓血，状如米粥，量多腥臭，胸满，心烦恼怒。舌质红绛，舌苔黄腻，脉滑数
- 恢复期 —— 热退咳减，脓血痰减少，胸胁隐痛，气短神疲，自汗盗汗，低热。舌质红或淡红，舌苔薄，脉细或细数无力

二、一般护理

1. 病情观察

病情观察
- 观察体温、咳嗽、胸痛、咯血等情况
- 观察痰液的色、质、量、味及分层变化，并给予记录。遵医嘱及时、准确留取痰液标本
- 对老年患者应加强监护，防止因大量痰液涌出，无力咳出而发生窒息
- 咳吐瘀血块或有痰液阻塞气道征兆时，立即报告医师，配合处理
- 患者体温突降、烦躁不安、面色苍白，伴发绀、冷汗出、四肢不温时，及时报告医师，配合处理

2. 饮食护理

饮食护理

- **初期**：饮食宜营养丰富，忌厚腻食物。高热者，给予流质或半流质，多食水果等润肺化痰之品

- **成痈期**：
  - 患者食欲很差，饮食应以清淡的半流质、流质为宜
  - 鼓励患者多饮水或饮绿豆汤、西瓜汁等清凉饮料，多食新鲜水果蔬菜。忌肥甘辛辣、禁烟酒

- **溃脓期**：多食水果和清凉食物，如梨、萝卜等，也可每日饮豆浆1碗、薏苡仁粥1碗，可帮助排脓

- **恢复期**：
  - 脓痰排出后，体温下降，应加强饮食营养，注意饮食有节
  - 食欲渐增后可改为普通饮食，并逐渐增加荤类营养食物，可食黄芪党参粥、沙参粥、百合粥等益气养阴之品，忌辛辣香燥之品。对食欲亢进者劝其不可过食，以免食伤

3. 用药护理

用药护理

- 中药汤剂一般宜温服，服药后注意观察效果及不良反应。如出现大汗淋漓、面色苍白、四肢厥冷立即通知医生

- 服药后盖被安卧，并进热饮或热粥，以助药力

4. 生活起居护理

生活起居护理

- 病室安静整洁，阳光充足，空气清新，温度、湿度适宜，经常开窗通气，加强空气消毒

- 室内禁止吸烟，避免烟尘等刺激性气味

5. 情志护理

情志护理

- 患者常烦躁不安，应进行心理疏导，并给予疾病知识教育，使患者保持乐观情绪，积极配合治疗

- 做好家属的思想工作，以共同配合，纠正患者的不良心理状态

6. 并发症护理

并发症护理

- **脓胸或脓气胸**：
  - 取半坐位或坐位。稳定情绪，解除患者紧张、恐惧心理，以配合治疗
  - 予高热量、高蛋白、高维生素饮食，多食新鲜蔬菜和水果，忌产气食物
  - 密切观察咳嗽、胸痛，胸闷、呼吸等情况。呼吸困难者，遵医嘱给予氧气吸入，做好吸氧护理；有胸腔闭式引流者，做好胸腔引流护理
  - 平时可按揉腹部，每日2次，每次5～10分钟，或遵医嘱服润肠通便药

- **窒息**：
  - 立即取头低脚高位，头偏向一侧，备抢救物品，并立即报告医生。神志清醒者，鼓励咳嗽，可用手轻拍患者背部，便于痰血咳出，必要时使用吸引器吸痰
  - 神志不清者，立即将床尾抬高，将患者上半身垂于床边，一手扶托，另一手轻轻拍背，或用压舌板刺激舌根部，以催咳痰血

三、辨证（症）护理

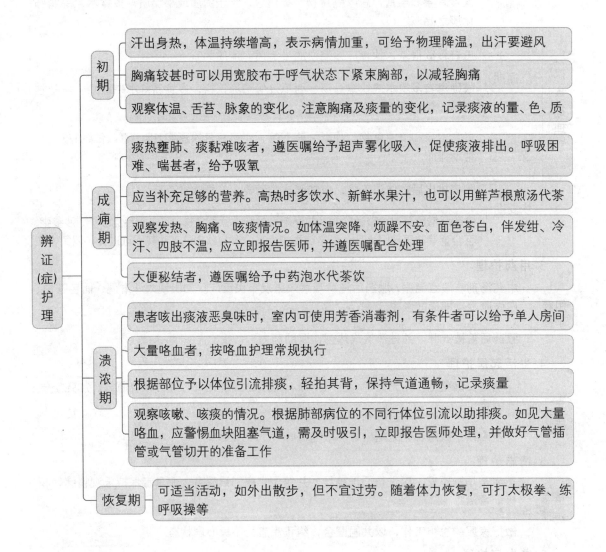

辨证（症）护理

初期
- 汗出身热，体温持续增高，表示病情加重，可给予物理降温，出汗要避风
- 胸痛较甚时可以用宽胶布于呼气状态下紧束胸部，以减轻胸痛
- 观察体温、舌苔、脉象的变化。注意胸痛及痰量的变化，记录痰液的量、色、质

成痈期
- 痰热壅肺、痰黏难咳者，遵医嘱给予超声雾化吸入，促使痰液排出。呼吸困难、喘甚者，给予吸氧
- 应当补充足够的营养。高热时多饮水、新鲜水果汁，也可以用鲜芦根煎汤代茶
- 观察发热、胸痛、咳痰情况。如体温突降、烦躁不安、面色苍白，伴发绀、冷汗、四肢不温，应立即报告医师，并遵医嘱配合处理
- 大便秘结者，遵医嘱给予中药泡水代茶饮

溃脓期
- 患者咳出痰液恶臭味时，室内可使用芳香消毒剂，有条件者可以给予单人房间
- 大量咯血者，按咯血护理常规执行
- 根据部位予以体位引流排痰，轻拍其背，保持气道通畅，记录痰量
- 观察咳嗽、咳痰的情况。根据肺部病位的不同行体位引流以助排痰。如见大量咯血，应警惕血块阻塞气道，需及时吸引，立即报告医师处理，并做好气管插管或气管切开的准备工作

恢复期
- 可适当活动，如外出散步，但不宜过劳。随着体力恢复，可打太极拳、练呼吸操等

四、健康教育

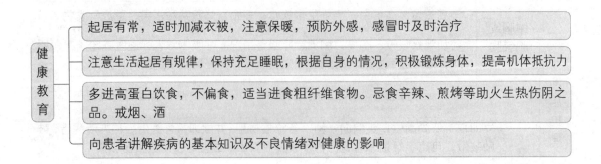

健康教育
- 起居有常，适时加减衣被，注意保暖，预防外感，感冒时及时治疗
- 注意生活起居有规律，保持充足睡眠，根据自身的情况，积极锻炼身体，提高机体抵抗力
- 多进高蛋白饮食，不偏食，适当进食粗纤维食物。忌食辛辣、煎烤等助火生热伤阴之品。戒烟、酒
- 向患者讲解疾病的基本知识及不良情绪对健康的影响

第七节　肺　　癌

肺癌是指发生于各级支气管上皮细胞和细支气管肺泡上皮细胞的恶性肿瘤，是肺脏的癌病类疾病。可因吸烟、毒气刺激、慢性肺脏疾病等所致，以咳嗽、胸痛、气喘、痰中带血等为主要表现。属中医学的"肺积"范畴。

一、证候分型

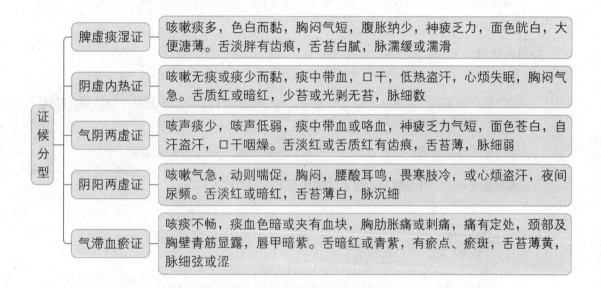

证候分型

脾虚痰湿证：咳嗽痰多，色白而黏，胸闷气短，腹胀纳少，神疲乏力，面色㿠白，大便溏薄。舌淡胖有齿痕，舌苔白腻，脉濡缓或濡滑

阴虚内热证：咳嗽无痰或痰少而黏，痰中带血，口干，低热盗汗，心烦失眠，胸闷气急。舌质红或暗红，少苔或光剥无苔，脉细数

气阴两虚证：咳声痰少，咳声低弱，痰中带血或咯血，神疲乏力气短，面色苍白，自汗盗汗，口干咽燥。舌淡红或舌质红有齿痕，舌苔薄，脉细弱

阴阳两虚证：咳嗽气急，动则喘促，胸闷，腰酸耳鸣，畏寒肢冷，或心烦盗汗，夜间尿频。舌淡红或暗红，舌苔薄白，脉沉细

气滞血瘀证：咳痰不畅，痰血色暗或夹有血块，胸肋胀痛或刺痛，痛有定处，颈部及胸壁青筋显露，唇甲暗紫。舌暗红或青紫，有瘀点、瘀斑，舌苔薄黄，脉细弦或涩

二、一般护理

1. 病情观察

肺癌晚期患者常有肿瘤不同部位的转移，引起不同症状，应注意观察给予相应的护理。

病情观察

肝、脑转移，可出现突然昏迷、抽搐、视物不清，护理人员应当及时发现给予对症处理

骨转移者应当加强肢体保护，腹部转移常发生肠梗阻，应当注意观察患者有无腹胀、腹痛等症状，由于衰弱、乏力、活动减少等原因，患者常出现便秘，应当及时给予开塞露或缓泻药通便

因营养不良、血浆蛋白低下均可出现水肿，应当通过增加营养、抬高患肢等措施以减轻水肿

2. 饮食护理

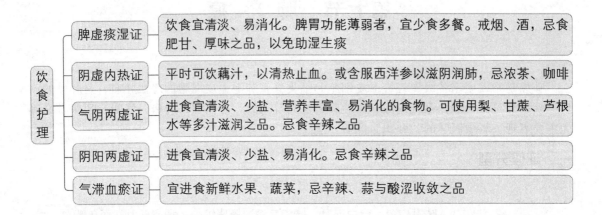

饮食护理
- **脾虚痰湿证** — 饮食宜清淡、易消化。脾胃功能薄弱者，宜少食多餐。戒烟、酒，忌食肥甘、厚味之品，以免助湿生痰
- **阴虚内热证** — 平时可饮藕汁，以清热止血。或含服西洋参以滋阴润肺，忌浓茶、咖啡
- **气阴两虚证** — 进食宜清淡、少盐、营养丰富、易消化的食物。可使用梨、甘蔗、芦根水等多汁滋润之品。忌食辛辣之品
- **阴阳两虚证** — 进食宜清淡、少盐、易消化。忌食辛辣之品
- **气滞血瘀证** — 宜进食新鲜水果、蔬菜，忌辛辣、蒜与酸涩收敛之品

3. 用药护理

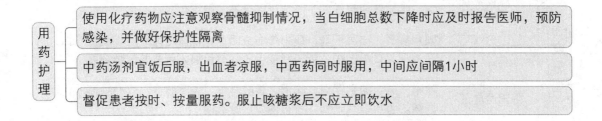

用药护理
- 使用化疗药物应注意观察骨髓抑制情况，当白细胞总数下降时应及时报告医师，预防感染，并做好保护性隔离
- 中药汤剂宜饭后服，出血者凉服，中西药同时服用，中间应间隔1小时
- 督促患者按时、按量服药。服止咳糖浆后不应立即饮水

4. 生活起居护理

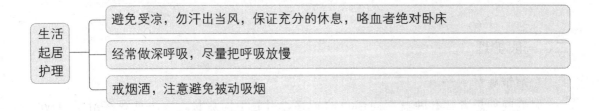

生活起居护理
- 避免受凉，勿汗出当风，保证充分的休息，咯血者绝对卧床
- 经常做深呼吸，尽量把呼吸放慢
- 戒烟酒，注意避免被动吸烟

5. 情志护理

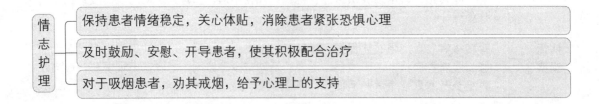

情志护理
- 保持患者情绪稳定，关心体贴，消除患者紧张恐惧心理
- 及时鼓励、安慰、开导患者，使其积极配合治疗
- 对于吸烟患者，劝其戒烟，给予心理上的支持

6. 并发症护理

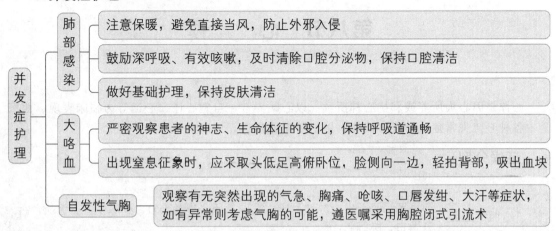

并发症护理
- 肺部感染
  - 注意保暖，避免直接当风，防止外邪入侵
  - 鼓励深呼吸、有效咳嗽，及时清除口腔分泌物，保持口腔清洁
  - 做好基础护理，保持皮肤清洁
- 大咯血
  - 严密观察患者的神志、生命体征的变化，保持呼吸道通畅
  - 出现窒息征象时，应采取头低足高俯卧位，脸侧向一边，轻拍背部，吸出血块
- 自发性气胸
  - 观察有无突然出现的气急、胸痛、呛咳、口唇发绀、大汗等症状，如有异常则考虑气胸的可能，遵医嘱采用胸腔闭式引流术

三、辨证（症）护理

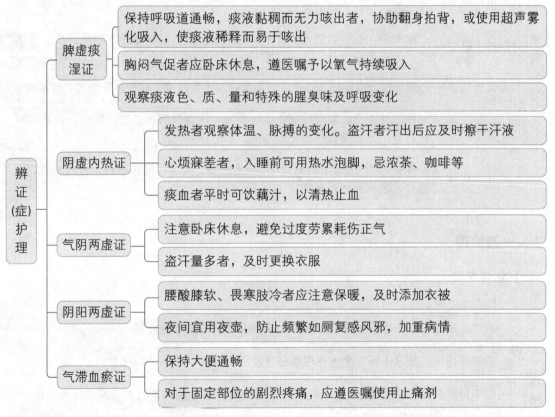

辨证（症）护理
- 脾虚痰湿证
  - 保持呼吸道通畅，痰液黏稠而无力咳出者，协助翻身拍背，或使用超声雾化吸入，使痰液稀释而易于咳出
  - 胸闷气促者应卧床休息，遵医嘱予以氧气持续吸入
  - 观察痰液色、质、量和特殊的腥臭味及呼吸变化
- 阴虚内热证
  - 发热者观察体温、脉搏的变化。盗汗者汗出后应及时擦干汗液
  - 心烦寐差者，入睡前可用热水泡脚，忌浓茶、咖啡等
  - 痰血者平时可饮藕汁，以清热止血
- 气阴两虚证
  - 注意卧床休息，避免过度劳累耗伤正气
  - 盗汗量多者，及时更换衣服
- 阴阳两虚证
  - 腰酸膝软、畏寒肢冷者应注意保暖，及时添加衣被
  - 夜间宜用夜壶，防止频繁如厕复感风邪，加重病情
- 气滞血瘀证
  - 保持大便通畅
  - 对于固定部位的剧烈疼痛，应遵医嘱使用止痛剂

四、健康教育

健康教育
- 宣传吸烟的危害性，提倡戒烟和少吸烟，避免被动吸烟
- 饮食宜高热量、高蛋白、高维生素、易消化的食物，忌辛辣之品。多食新鲜蔬菜和水果
- 加强体育锻炼，增强机体抗病能力。注意保暖，防止复感外邪

第八节　心　悸

心悸是因心失所养或邪扰心神所致。以心跳异常，自觉心悸、心慌等为临床表现。西医学中各种心律失常症、神经官能症、甲状腺功能亢进，可以参照本病护理。

一、证候分型

证候分型
- **心胆气虚证**　心悸因惊恐而发，悸动不安，气短自汗，身倦乏力，少寐多梦。舌淡，舌苔薄白，脉细弦
- **心脾两虚证**　心悸不安，失眠健忘，面色㿠白，头晕乏力，气短易汗，纳少胸闷。舌淡红，舌苔薄白，脉细弱
- **阴虚火旺证**　心悸不宁，心中烦热，少寐多梦，头晕目眩，耳鸣口干，烘热汗出。舌质红，舌苔薄或少苔，脉细弦数
- **心血瘀阻证**　心悸怔忡，胸闷胸痛阵发或面唇紫暗。舌紫暗或有瘀斑，脉细涩或促或结代
- **水饮凌心证**　心悸怔忡不已，胸闷气喘，咳吐痰涎，面浮肢肿，目眩，尿少。舌苔白腻或白滑，脉弦滑数
- **心阳亏虚证**　心悸甚，动则加剧，胸闷气促，畏寒肢冷，头晕，面色苍白。舌淡而胖，舌苔白，脉沉而细迟或结代

二、一般护理

1. 病情观察

病情观察
- 密切观察心率、心律、血压、脉象等变化，必要时给予心电监护
- 若见脉结代、呼吸不畅、面色苍白等心气衰微表现时，立即予以吸氧
- 心率持续在每分钟120次以上或40次以下或频发期前收缩，及时报告医生，予以处理
- 心阳不振、心力衰竭者，应当注意观察其有无呼吸困难、喘促、咳吐粉红色泡沫痰的情况，给予吸氧，必要时加20%～30%乙醇湿化后吸入，协助患者采取半卧位、坐位或垂足坐位
- 一旦患者出现胸中绞痛、喘促大汗、面色苍白、四肢厥冷等心阳暴脱危象，应当及时配合医生进行抢救

2. 饮食护理

饮
食
护
理

饮食宜低脂、低盐，进食营养丰富而易消化吸收的食物，忌过饥、过饱，避免烈酒、浓茶、咖啡、可乐等刺激性饮品

心阳不振者，饮食应温热服，以温补心阳之品为宜，如羊肉、狗肉等，桂皮、葱、生姜、大蒜等调味品，忌过食生冷

气血亏虚者，以补益气血之品为宜，如鸡肉、鸽肉、莲子、大枣、山药等，以及含铁丰富的食物

阴虚火旺者，以滋阴降火，清心安神之品为宜，如梨、百合、小麦、鸭肉等，忌食辛辣炙煿之品

心虚胆怯者，以养心安神之品为宜，如桑葚、荔枝、猪心、蛋类、五味子等

心血瘀阻者，以活血化瘀之品为宜，如玫瑰花、山楂、红糖等

痰火扰心者，忌食膏粱厚味、煎炸炙煿之品

水饮凌心者，宜健脾养胃，温阳化饮之品，应当限制钠盐和水的摄入

3. 用药护理

用
药
护
理

严格按照医嘱的剂量、时间和方法给药，注意观察药物的不良反应

心阳不振者，中药汤剂应当趁热服，补益药宜早晚温服，利水药宜空腹或饭前服用，安神药宜睡前服用

阴虚火旺者，中药汤剂宜浓煎，少量频服，睡前凉服，服药期间忌饮浓茶、咖啡，平时可以用莲子心沸水泡后代茶饮，有清心除烦的功效

静脉输注抗心律失常药物和血管扩张药物时，要严格遵医嘱控制剂量和滴速，观察心率、心律、血压情况

使用附子或服用洋地黄类药物，应注意观察患者有无心率缓慢、胃纳减退、恶心、色觉异常、心慌不适等中毒症状，服用前测心率低于每分钟60次时应停药

使用利尿剂的患者，要准确记录出入量，如患者出现无力、心律不齐等症状，及时报告医生，采取有效措施

4. 生活起居护理

生活起
居护理

合理安排休息与活动，协助患者制订合理作息时间，不宜晚睡，睡前不宜过度兴奋

注意四时气候变化，适时增减衣被，防止外邪侵袭诱发或加重心悸。发作期静卧休息，缓解后逐渐恢复体力活动

指导患者养成每天定时排便习惯，排便时勿怒责，保持排便通畅

5. 情志护理

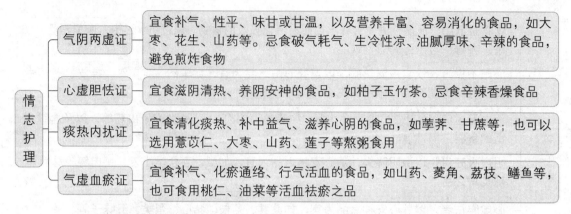

情志护理	气阴两虚证	宜食补气、性平、味甘或甘温，以及营养丰富、容易消化的食品，如大枣、花生、山药等。忌食破气耗气、生冷性凉、油腻厚味、辛辣的食品，避免煎炸食物
	心虚胆怯证	宜食滋阴清热、养阴安神的食品，如柏子玉竹茶。忌食辛辣香燥食品
	痰热内扰证	宜食清化痰热、补中益气、滋养心阴的食品，如荸荠、甘蔗等；也可以选用薏苡仁、大枣、山药、莲子等熬粥食用
	气虚血瘀证	宜食补气、化瘀通络、行气活血的食品，如山药、菱角、荔枝、鳝鱼等，也可食用桃仁、油菜等活血祛瘀之品

6. 并发症护理

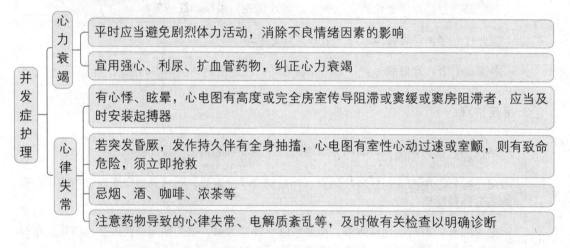

并发症护理	心力衰竭	平时应当避免剧烈体力活动，消除不良情绪因素的影响
		宜用强心、利尿、扩血管药物，纠正心力衰竭
	心律失常	有心悸、眩晕，心电图有高度或完全房室传导阻滞或窦缓或窦房阻滞者，应当及时安装起搏器
		若突发昏厥，发作持久伴有全身抽搐，心电图有室性心动过速或室颤，则有致命危险，须立即抢救
		忌烟、酒、咖啡、浓茶等
		注意药物导致的心律失常、电解质紊乱等，及时做有关检查以明确诊断

三、辨证（症）护理

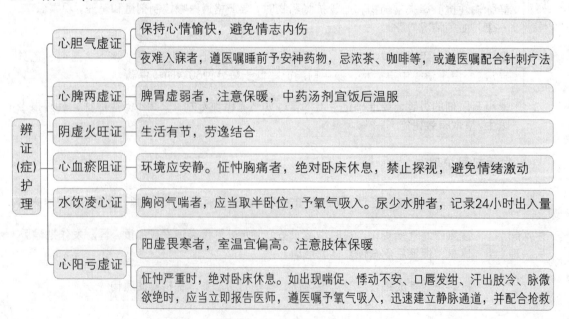

辨证（症）护理	心胆气虚证	保持心情愉快，避免情志内伤
		夜难入寐者，遵医嘱睡前予安神药物，忌浓茶、咖啡等，或遵医嘱配合针刺疗法
	心脾两虚证	脾胃虚弱者，注意保暖，中药汤剂宜饭后温服
	阴虚火旺证	生活有节，劳逸结合
	心血瘀阻证	环境应安静。怔忡胸痛者，绝对卧床休息，禁止探视，避免情绪激动
	水饮凌心证	胸闷气喘者，应当取半卧位，予氧气吸入。尿少水肿者，记录24小时出入量
	心阳亏虚证	阳虚畏寒者，室温宜偏高。注意肢体保暖
		怔忡严重时，绝对卧床休息。如出现喘促、悸动不安、口唇发绀、汗出肢冷、脉微欲绝时，应当立即报告医师，遵医嘱予氧气吸入，迅速建立静脉通道，并配合抢救

图解实用中医科临床护理

四、健康教育

起居有节，劳逸结合，适度活动

注意寒暑变化，避免居住于阴寒之地，以防外邪侵袭而诱发或加重心悸；预防感冒，防治心肌炎

本病多因思虑过度，情志内伤所致，因此应当保持情志舒畅，避免恐怖刺激和不良情绪，以免情志过极而诱发心悸

饮食有节，低盐低脂，营养丰富易消化。忌饥饱无常，肥甘过度，忌浓茶，戒烟限酒

可多食桂圆柏子仁粥、大枣黑木耳汤等补养心气的药粥药膳

养成良好的排便习惯，每天早晨可喝一杯蜂蜜水，多吃含粗纤维的蔬菜，做腹部按摩，以促进排便

排便困难时切忌用力，可适当服用缓泻剂

积极治疗原发疾病。心悸常病势缠绵，应当坚持长期治疗，随身携带速效救心丸、硝酸甘油片等急救药物，如出现心悸发作持续不缓解，甚至出现严重的胸中闷痛、喘促、水肿等症状时，应当及时到医院救治

（健康教育）

第九节　胸痹心痛

胸痹是因邪痹心络、气血不畅所致。以胸闷胸痛，甚则胸痛彻背、喘息不得卧为主要临床表现。西医学中冠状动脉粥样硬化性心脏病、心包炎、心肌病、心肌梗死等可以参照本病护理。

一、证候分型

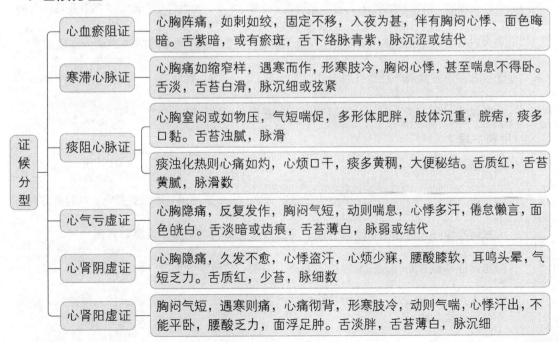

（证候分型）

心血瘀阻证：心胸阵痛，如刺如绞，固定不移，入夜为甚，伴有胸闷心悸、面色晦暗。舌紫暗，或有瘀斑，舌下络脉青紫，脉沉涩或结代

寒滞心脉证：心胸痛如缩窄样，遇寒而作，形寒肢冷，胸闷心悸，甚至喘息不得卧。舌淡，舌苔白滑，脉沉细或弦紧

痰阻心脉证：心胸窒闷或如物压，气短喘促，多形体肥胖，肢体沉重，脘痞，痰多口黏。舌苔浊腻，脉滑

痰浊化热则心痛如灼，心烦口干，痰多黄稠，大便秘结。舌质红，舌苔黄腻，脉滑数

心气亏虚证：心胸隐痛，反复发作，胸闷气短，动则喘息，心悸多汗，倦怠懒言，面色㿠白。舌淡暗或齿痕，舌苔薄白，脉弱或结代

心肾阴虚证：心胸隐痛，久发不愈，心悸盗汗，心烦少寐，腰酸膝软，耳鸣头晕，气短乏力。舌质红，少苔，脉细数

心肾阳虚证：胸闷气短，遇寒则痛，心痛彻背，形寒肢冷，动则气喘，心悸汗出，不能平卧，腰酸乏力，面浮足肿。舌淡胖，舌苔薄白，脉沉细

二、一般护理

1. 病情观察

病情观察
- 密切观察并详细记录生命体征、神志、舌苔、脉象变化，必要时进行心电监护
- 注意胸痛的部位、持续时间、疼痛性质及伴随症状，及时辨明标本虚实及病势顺逆发展
- 如胸部闷重而痛，多属气滞、痰阻；胸痛彻背，感寒痛甚，多为阴寒凝滞
- 刺痛固定不移，痛有定处，多为血脉瘀阻；隐痛时作时止，常为气阴两虚之候
- 若患者出现胸中剧痛，有窒息及濒死感，含服硝酸甘油等药物不得缓解，伴精神萎靡、四肢厥冷、大汗淋漓、面色苍白、脉微欲绝等证候，考虑为真心痛，应及时通知医生，紧急救治

2. 饮食护理

饮食护理
- 饮食宜清淡低盐，忌食膏粱厚味，戒烟戒酒，食勿过饱，少量多餐
- 平素宜多食蔬果及易消化食物，注意调补气血，加强营养
- 心血瘀阻者，当食活血化瘀通络之品，如瘦肉、鱼类等，切忌饱餐，勿食动物油脂
- 寒凝心脉者，当食开痹通阳之品，如饮食中以干姜、川椒、花椒等调味品，忌生冷食物
- 气血两虚者，当食益气补血之品，如桑葚、山药、大枣、黑木耳、鳝鱼等
- 心肾阳衰者，当食温补心肾之品，如莲子、羊肉、狗肉等
- 心肾阴虚者，当食滋阴养血之品，如百合、银耳、大枣、龙眼等，忌食辛辣刺激及热性食物
- 痰火内盛者，当食清热化痰之品，如海蜇、荸荠、枇杷等，忌食肥甘滋腻动火生痰的食物
- 便秘者，可多食润肠及高纤维食物，如蜂蜜水、核桃、香蕉等
- 心阳暴脱，痰火扰心，神志不清者应暂缓进食

3. 用药护理

用药护理
- 中药汤剂宜温服
- 心功能不全时，中药汤剂宜浓煎，少量多次分服。遵医嘱服用芳香温通药物，如冠心苏合丸
- 心绞痛发作时，迅速给予硝酸甘油、速效救心丸等舌下含服，以缓解疼痛
- 静脉滴注硝酸甘油时，应严格控制滴速、用量，定时监测血压、心率变化
- 便秘者可口服麻仁丸，或外用甘油栓、开塞露等方法协助排便，以保持大便通畅，防止心痛发作或加剧

4. 生活起居护理

生活起居护理
- 病室环境保持安静，避免噪音刺激，定时开窗通风，保持空气新鲜，温湿度适宜，避免寒邪侵袭，阳虚者注意保暖，不可汗出当风，预防感冒
- 胸闷心痛发作时，应绝对卧床休息，给予氧气吸入
- 协助患者日常生活，缓解期适当下床活动，注意劳逸结合，避免过劳诱发疾病或加重病情
- 保持大便通畅，叮嘱患者排便困难时切忌屏气用力，必要时给予缓泻剂，如麻仁丸、番泻叶等

5. 情志护理

情志护理
- 胸痛发作时，要陪伴安抚患者，适当采取转移法、诱导法，放松心情，避免情绪紧张
- 平淡静志，不宜观看引起恐怖、兴奋、紧张、刺激的影视节目或书报
- 减少亲属探视，不宜过度交谈或以不良信息刺激，以免引起患者情绪波动，切忌忧思恼怒，保持心情舒畅，积极配合治疗

6. 并发症护理

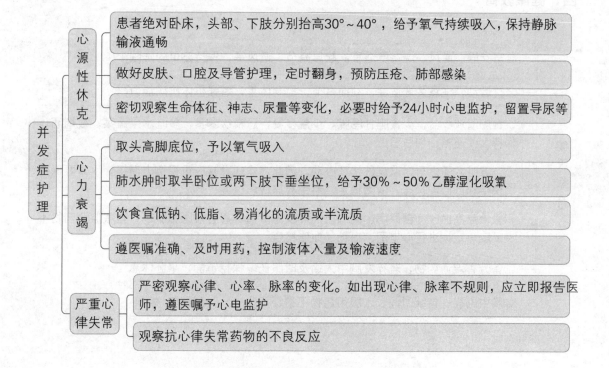

并发症护理

心源性休克
- 患者绝对卧床，头部、下肢分别抬高30°～40°，给予氧气持续吸入，保持静脉输液通畅
- 做好皮肤、口腔及导管护理，定时翻身，预防压疮、肺部感染
- 密切观察生命体征、神志、尿量等变化，必要时给予24小时心电监护，留置导尿等

心力衰竭
- 取头高脚底位，予以氧气吸入
- 肺水肿时取半卧位或两下肢下垂坐位，给予30%～50%乙醇湿化吸氧
- 饮食宜低钠、低脂、易消化的流质或半流质
- 遵医嘱准确、及时用药，控制液体入量及输液速度

严重心律失常
- 严密观察心律、心率、脉率的变化。如出现心律、脉率不规则，应立即报告医师，遵医嘱予心电监护
- 观察抗心律失常药物的不良反应

三、辨证（症）护理

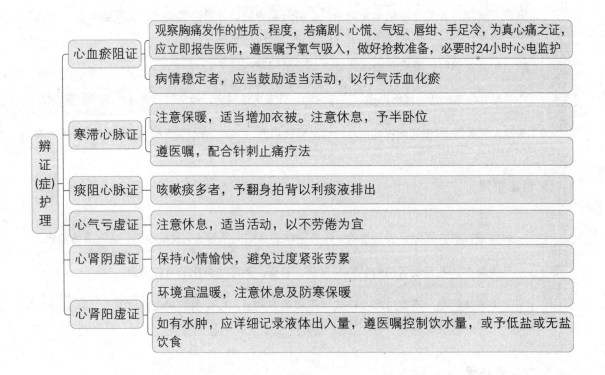

辨证（症）护理
- 心血瘀阻证
  - 观察胸痛发作的性质、程度，若痛剧、心慌、气短、唇绀、手足冷，为真心痛之证，应立即报告医师，遵医嘱予氧气吸入，做好抢救准备，必要时24小时心电监护
  - 病情稳定者，应当鼓励适当活动，以行气活血化瘀
- 寒滞心脉证
  - 注意保暖，适当增加衣被。注意休息，予半卧位
  - 遵医嘱，配合针刺止痛疗法
- 痰阻心脉证
  - 咳嗽痰多者，予翻身拍背以利痰液排出
- 心气亏虚证
  - 注意休息，适当活动，以不劳倦为宜
- 心肾阴虚证
  - 保持心情愉快，避免过度紧张劳累
- 心肾阳虚证
  - 环境宜温暖，注意休息及防寒保暖
  - 如有水肿，应详细记录液体出入量，遵医嘱控制饮水量，或予低盐或无盐饮食

四、健康教育

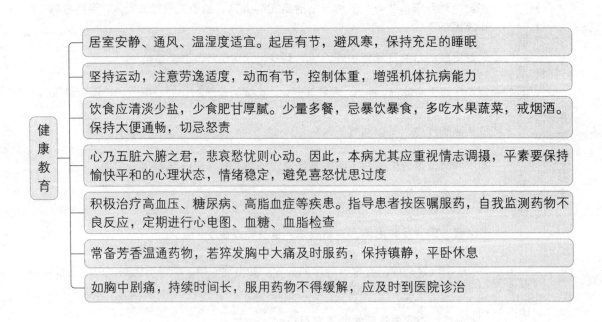

健康教育
- 居室安静、通风、温湿度适宜。起居有节，避风寒，保持充足的睡眠
- 坚持运动，注意劳逸适度，动而有节，控制体重，增强机体抗病能力
- 饮食应清淡少盐，少食肥甘厚腻。少量多餐，忌暴饮暴食，多吃水果蔬菜，戒烟酒。保持大便通畅，切忌怒责
- 心乃五脏六腑之君，悲哀愁忧则心动。因此，本病尤其应重视情志调摄，平素要保持愉快平和的心理状态，情绪稳定，避免喜怒忧思过度
- 积极治疗高血压、糖尿病、高脂血症等疾患。指导患者按医嘱服药，自我监测药物不良反应，定期进行心电图、血糖、血脂检查
- 常备芳香温通药物，若猝发胸中大痛及时服药，保持镇静，平卧休息
- 如胸中剧痛，持续时间长，服用药物不得缓解，应及时到医院诊治

第十节 眩 晕

眩晕是由风阳上扰、痰瘀内阻等导致脑窍失养、脑髓不充，以头晕目眩、视物运转为主要临床表现的病证。眩指目眩，即视物昏花、模糊不清，或眼前发黑；晕为头晕，即感觉自身或周围景物旋转不定，两者常同时出现，一般统称为"眩晕"。轻者闭目即止；重者如坐舟车，旋转不定，不能站立，伴恶心、呕吐、面色苍白、汗出，甚则仆倒等症状。本病多见于中老年人，也可以发于青年人。可以反复发作，妨碍正常的工作和生活，严重者可以发展为中风或厥证、脱证而危及生命。

一、证候分型

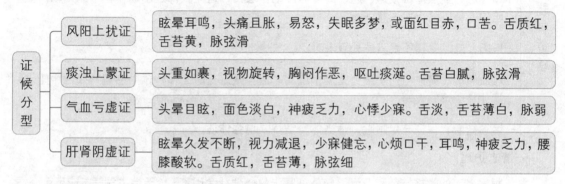

证候分型	风阳上扰证	眩晕耳鸣，头痛且胀，易怒，失眠多梦，或面红目赤，口苦。舌质红，舌苔黄，脉弦滑
	痰浊上蒙证	头重如裹，视物旋转，胸闷作恶，呕吐痰涎。舌苔白腻，脉弦滑
	气血亏虚证	头晕目眩，面色淡白，神疲乏力，心悸少寐。舌淡，舌苔薄白，脉弱
	肝肾阴虚证	眩晕久发不断，视力减退，少寐健忘，心烦口干，耳鸣，神疲乏力，腰膝酸软。舌质红，舌苔薄，脉弦细

二、一般护理

1. 病情观察

病情观察	定期测量血压、心率,观察眩晕发作时间、程度、诱发因素、伴随症状及血压变化
	当收缩压高于≥180mmHg时，应及时报告医师，并根据医嘱给予必要的处理
	如发现血压急剧升高，同时出现头痛、呕吐、视物模糊等症状，提示有发生高血压危象的可能，应立即通知医师，并遵医嘱让患者卧床、吸氧，同时准备快速降压药物、脱水药等
	如患者抽搐、躁动，则应注意安全，加床栏防护

2. 饮食护理

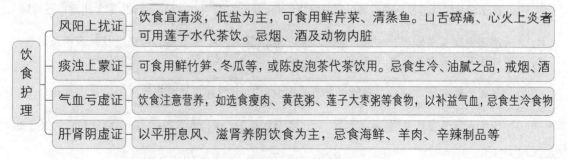

饮食护理	风阳上扰证	饮食宜清淡，低盐为主，可食用鲜芹菜、清蒸鱼。口舌碎痛、心火上炎者可用莲子水代茶饮。忌烟、酒及动物内脏
	痰浊上蒙证	可食用鲜竹笋、冬瓜等，或陈皮泡茶代茶饮用。忌食生冷、油腻之品，戒烟、酒
	气血亏虚证	饮食注意营养，如选食瘦肉、黄芪粥、莲子大枣粥等食物，以补益气血,忌食生冷食物
	肝肾阴虚证	以平肝息风、滋肾养阴饮食为主，忌食海鲜、羊肉、辛辣制品等

3. 用药护理

用药护理
- 中药汤剂宜温服
- 如果眩晕定时发作，可以在发病前1小时左右服药
- 呕吐严重者，可以将汤药浓煎，少量频服
- 服药后静卧1小时，注意防止发生体位性低血压

4. 生活起居护理

生活起居护理
- 居室光线柔和，温湿度适宜，避免强光和噪音刺激
- 重症者绝对卧床休息，轻症者可闭目养神
- 指导患者变换体位或蹲、起、站立时应动作缓慢，避免头部过度动作，下床活动时要陪护在旁，防止发生意外
- 肝阳上亢、肾精不足者居处宜凉爽
- 气血亏虚、瘀血阻窍者居处室温稍偏高，应当做好保暖工作，预防感冒；痰浊中阻者居处宜干燥、温暖
- 劳逸结合，保证充足睡眠，适当体育锻炼，增强体质

5. 情志护理

情志护理
- 根据患者的性格特征和有无引起精神紧张的心理社会因素，给予情志调适，使患者心情舒畅，积极配合治疗
- 关心体贴患者，使其心情舒畅
- 对眩晕严重，易心烦、焦虑者，需介绍有关疾病知识和治疗成功经验，以增强其信心

6. 并发症护理

高血压急症
- 绝对卧床休息，抬高床头，避免一切不良刺激和不必要活动，协助生活护理
- 保持呼吸道通畅，吸氧、稳定患者情绪，必要时用镇静药
- 连接监护仪，密切观察心电、血压、呼吸情况
- 迅速建立静脉通道，遵医嘱尽早使用降压药，用药过程中注意血压变化，避免出现血压骤降
- 患者出现头痛剧烈、眩晕、血压剧升、肢体麻木、半身不遂、舌强症状，应当及时告知医师，采取相应处理措施
- 注意观察血压、瞳孔、呼吸、神志等变化，如出现异常及时报告医师，及时处理
- 呕吐、痰涎较多者，应将头侧向一边，并及时清除，保持气道通畅，以防窒息和吸入性肺炎

三、辨证（症）护理

辨证（症）护理

风阳上扰

- 密切观察病情变化，定时测量血压。如发现患者出现肢体麻木、口眼㖞斜、指物不定等现象，应当立即让患者绝对卧床休息，并报告医师，做好抢救准备
- 患者有头晕、眼花、耳鸣等症状时也应卧床休息，上厕所或外出时有人陪伴，若头晕严重，应协助在床上大小便
- 保持病室安静，光线柔和，尽量减少探视，保证充足的睡眠
- 护理人员操作亦相对集中，动作轻巧，防止过多干扰患者
- 嘱患者头痛时卧床休息，抬高床头，改变体位时动作要慢。消除易致患者情绪激动的不良因素，如劳累、恼怒、精神紧张等
- 饮食宜有节，以清淡低盐为佳，食用新鲜芹菜汁、清蒸鱼等食物，可常饮菊花茶、决明子茶以平肝降火
- 戒烟、酒，忌食动物内脏等高胆固醇食品，勿恣食生冷油腻，尤其在夏秋之季，饮食更应清淡

痰浊上蒙

- 病室宜宽敞明亮，通风良好，室内宜干燥
- 饮食宜清淡、健脾利湿、化痰之品，如冬瓜、薏苡仁、萝卜、橘子、柚子等。忌食油腻、生冷、过甜食品以免助湿生痰。高血压者、肥胖者应控制饮食
- 呕吐较甚者，中药汤剂宜温服，可少量多次，或加入适量生姜汁以降逆止呕，并配合针刺或按摩内关，以减轻呕吐
- 参加适当的体育活动，如散步、打太极拳、做保健操等

气血亏虚

- 病室宜向阳，室内温暖，避免对流风，预防感冒。保证患者充足的休息，避免劳累
- 如有呕吐物应及时清理，保持口腔清洁
- 饮食宜富有营养并易于消化吸收，如瘦肉、猪肝、猪血、鱼类、豆类、大枣、桂圆、山药等以补益气血，培补脾胃，增加抵抗力
- 可常食黄芪粥、莲子大枣粥、花生山药粥、黑米核桃粥等，平时可用党参煎汤代茶饮，或西洋参泡水饮用。忌食生冷、黏腻、油炸、硬固之品

肝肾阴虚

- 眩晕严重者，应闭眼静卧，减少下床及活动次数，以免摔倒，必要时要有医护人员协助
- 注意要节制房事，病愈后也需预防感冒，服药后注意休息、保暖
- 饮食以补益肾精为主，如猪肾、甲鱼、母鸡、黑芝麻、核桃、黑豆、桂圆等，平时多食核桃粥、栗子粥、枸杞粥等，以达到填补肾精的作用
- 可常饮薄荷茶以清利头目，枸杞茶以补益肝肾，莲子心茶以清心定神。忌食海鲜、羊肉、辛辣之品

四、健康教育

健康教育

- 增强体质，避免和消除各种导致眩晕发作的因素。保持心情舒畅、乐观，防止七情刺激，锻炼身体，可打太极拳、八段锦等；注意劳逸结合，切忌纵欲过度
- 饮食宜定时定量，忌暴饮暴食和过食肥甘厚味或过咸伤肾之品，戒烟、酒
- 避免突然或强力的头部运动，可以减少眩晕的发生
- 眩晕患者恢复后不宜高空作业，避免游泳、乘船及各种旋转大的动作和游戏
- 积极治疗原发病，如高血压、贫血、颈椎病等，定期随访，症状加重时应当及时就医
- 一些特殊职业者，如编辑、会计或是电脑软件的编程人员，在工作中应注意适度，避免一种体位持续时间过长，定时休息，适当改变体位

第十一节　积　　证

　　积证是以腹部可扪及大小不等、质地较硬之积块，并有疼痛为特征的一类病证。《灵枢·百病始生》篇曰："积之始生，得寒乃生，厥乃成积也。"指出积病的形成是因寒邪厥道于上、气机郁滞不行，而逐渐形成积证。常见于各种腹部良性、恶性肿瘤及肝硬化等疾病。

一、证候分型

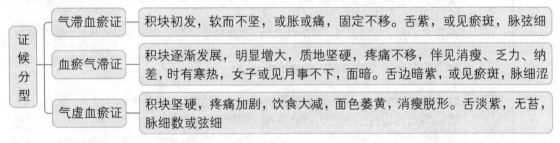

证候分型

- 气滞血瘀证——积块初发，软而不坚，或胀或痛，固定不移。舌紫，或见瘀斑，脉弦细
- 血瘀气滞证——积块逐渐发展，明显增大，质地坚硬，疼痛不移，伴见消瘦、乏力、纳差，时有寒热，女子或见月事不下，面暗。舌边暗紫，或见瘀斑，脉细涩
- 气虚血瘀证——积块坚硬，疼痛加剧，饮食大减，面色萎黄，消瘦脱形。舌淡紫，无苔，脉细数或弦细

二、一般护理

1.病情观察

病情观察

- 观察积聚发生的部位、大小、硬度、活动度和压痛等情况
- 有无黄疸、臌胀、血证、神昏、水肿、发热、呕吐等预兆
- 腹部突然剧痛，伴恶心呕吐，腹部及结块有明显压痛时，报告医师，并配合处理
- 出现吐血或便血、面色苍白、汗出肢冷、头晕心悸、血压下降、脉细弱时，报告医师，并配合处理

图解实用中医科临床护理

2. 饮食护理

饮食宜清淡、富有营养、易消化，并补充多种维生素，忌肥腻、煎炸、硬固、辛辣、生冷等食物，戒烟、酒。

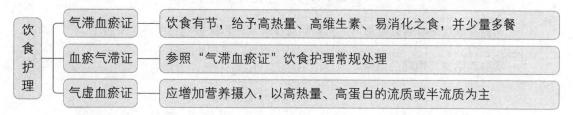

饮食护理	气滞血瘀证	饮食有节，给予高热量、高维生素、易消化之食，并少量多餐
	血瘀气滞证	参照"气滞血瘀证"饮食护理常规处理
	气虚血瘀证	应增加营养摄入，以高热量、高蛋白的流质或半流质为主

3. 用药护理

用药护理	中药汤剂宜温服。胃纳不佳者，中药宜浓煎，分次少量进服。对胃有刺激的药宜饭后服，补益药宜饭前服。观察服药后的效果及不良反应
	疼痛患者，可遵医嘱使用蟾酥膏敷贴，敷药后减少活动，以防敷药过度移位或脱落，观察其活血、镇痛的效果
	疼痛剧烈者遵医嘱予止痛药；疼痛影响睡眠者，可遵医嘱给予镇静药物，以保证休息
	便秘时，可遵医嘱给予大黄胶囊、麻仁丸等口服，或开塞露纳肛，以润肠通便
	如需化疗、放疗者，在治疗过程中应密切观察不良反应，如脱发、血象下降、胃肠道反应、血尿等，应及早采取相应措施

4. 生活起居护理

生活起居护理	病室环境安静整洁，空气清新，起居有常，避免劳累
	包块较大、腹痛较甚者应卧床休息，一般可适当活动，长期卧床者，做好口腔及皮肤护理
	积极治疗原发疾病，戒酒，纠正不良生活习惯。在医师指导下用药，避免加重肝脏负担和损害肝功能

5. 情志护理

情志护理	因病情缠绵迁移，患者多有恐惧、悲观情绪，护理时要注意多与患者沟通，安慰、关心患者
	针对病情恰当解释，使患者和家属对疾病有正确的认识，积极配合治疗
	向患者介绍成功病例，增强患者治疗的信心
	向患者说明疾病和情志的关系，鼓励患者积极面对疾病，提高患者治疗的依从性
	采用移情易性、澄心静志疗法，以疏导情志、稳定情绪

6. 并发症护理

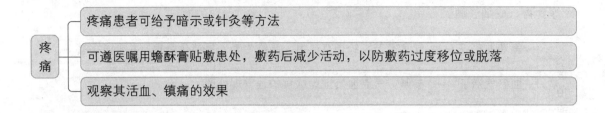

疼痛	疼痛患者可给予暗示或针灸等方法
	可遵医嘱用蟾酥膏贴敷患处,敷药后减少活动,以防敷药过度移位或脱落
	观察其活血、镇痛的效果

三、辨证(症)护理

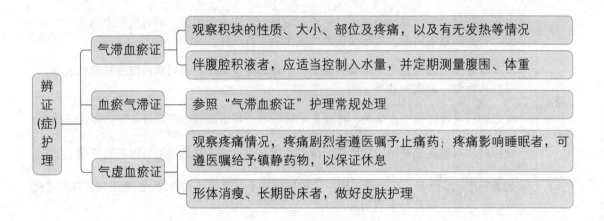

辨证(症)护理	气滞血瘀证	观察积块的性质、大小、部位及疼痛,以及有无发热等情况
		伴腹腔积液者,应适当控制入水量,并定期测量腹围、体重
	血瘀气滞证	参照"气滞血瘀证"护理常规处理
	气虚血瘀证	观察疼痛情况,疼痛剧烈者遵医嘱予止痛药;疼痛影响睡眠者,可遵医嘱给予镇静药物,以保证休息
		形体消瘦、长期卧床者,做好皮肤护理

四、健康教育

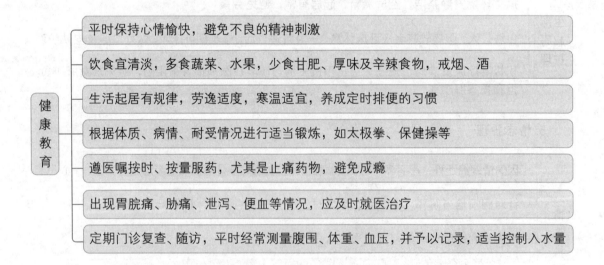

健康教育	平时保持心情愉快,避免不良的精神刺激
	饮食宜清淡,多食蔬菜、水果,少食甘肥、厚味及辛辣食物,戒烟、酒
	生活起居有规律,劳逸适度,寒温适宜,养成定时排便的习惯
	根据体质、病情、耐受情况进行适当锻炼,如太极拳、保健操等
	遵医嘱按时、按量服药,尤其是止痛药物,避免成瘾
	出现胃脘痛、胁痛、泄泻、便血等情况,应及时就医治疗
	定期门诊复查、随访,平时经常测量腹围、体重、血压,并予以记录,适当控制入水量

第十二节 不 寐

不寐是因心神失养或不宁而引起经常不能获得正常睡眠为特征的一类病证。主要表现为睡眠时间、深度的不足以及不能消除疲劳、恢复体力与精力，轻者入睡困难，或寐而不酣，时寐时醒，或醒后不能再寐，重者彻夜不眠。因睡眠时间的不足或睡眠不深，醒后常见神疲乏力、头晕头痛、心悸健忘。凡以失眠为主要临床表现时，均可以参照本病护理。

一、证候分型

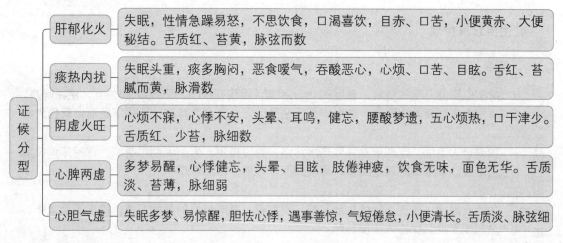

证候分型
- 肝郁化火：失眠，性情急躁易怒，不思饮食，口渴喜饮，目赤、口苦，小便黄赤、大便秘结。舌质红、苔黄，脉弦而数
- 痰热内扰：失眠头重，痰多胸闷，恶食嗳气，吞酸恶心，心烦、口苦、目眩。舌红、苔腻而黄，脉滑数
- 阴虚火旺：心烦不寐，心悸不安，头晕、耳鸣，健忘，腰酸梦遗，五心烦热，口干津少。舌质红、少苔，脉细数
- 心脾两虚：多梦易醒，心悸健忘，头晕、目眩，肢倦神疲，饮食无味，面色无华。舌质淡、苔薄，脉细弱
- 心胆气虚：失眠多梦、易惊醒，胆怯心悸，遇事善惊，气短倦怠，小便清长。舌质淡、脉弦细

二、一般护理

1. 病情观察

病情观察
- 观察患者睡眠总时数、睡眠型态及睡眠习惯等情况
- 了解是否饮用刺激性饮品，如咖啡、酒、浓茶、碳酸饮料等
- 观察患者夜尿情况

2. 饮食护理

饮食护理
- 不寐患者饮食宜清淡，少食肥甘厚味，忌食辛辣刺激食物
- 心脾两虚、心虚胆怯者，应当多食补益气血，益气安神之品，如山药、莲子、小麦、大枣、龙眼肉等
- 阴虚火旺者，应当多食养阴降火之品，如百合、莲子、海参、鸡蛋、牡蛎、淡菜等，忌食辛燥动火食物
- 肝火扰心者，出现脾胃不和，应多食消食导滞，和中安神之品，如荸荠、萝卜、山楂等

3. 用药护理

用药护理

安神定志药物宜在睡前0.5～1小时服用。如果服用酸枣仁、五味子等酸性药物时，应当避免同时服用碱性药

遵医嘱给予药物安眠，中药可用酸枣仁粉、养血安神丸、补心丹等，西药可用苯巴比妥等。但尽量不要连续服用，以免成瘾

年老、肝肾功能差的患者尤其要注意慎用巴比妥类药物及含朱砂的中药

4. 生活起居护理

生活起居护理

病室应安静，空气新鲜，温度在18～20℃，湿度在60%～70%之间为宜，避免噪声，病室内光线应柔和稍暗，色彩以天蓝色最适宜，患者入睡时，应用深色窗帘遮挡光线

搞好个人卫生，定期更衣并且热水沐浴，剪短指甲，男患者剃短胡须，保持床单位清洁平整，做好口腔清洁工作，早晚刷牙，饭前、饭后漱口

生活有规律，改变不良的生活习惯，不熬夜，养成良好的睡眠习惯，睡前不看紧张、激烈的影视。保持大小便通畅

内衣、内裤不要太紧，以感到舒适、无束缚为度。睡前用热水泡脚或洗热水浴

5. 情志护理

情志护理

向患者讲解不良情绪对睡眠的影响，使其树立治疗信心

嘱其家属及亲友劝导患者不能思虑过度

常与患者交谈，给予心理疏导，避免焦虑、恼怒、抑郁等情志刺激，排遣烦恼，保持心情舒畅，积极配合治疗

三、辨证（症）护理

辨证（症）护理	心脾两虚	饮食可多食豆类、瘦肉、猪心，可食黄芪党参粥
		可以针刺神门、三阴交、心俞、脾俞、厥阴俞，也可用耳针或耳贴，取心、脾、肾穴，皮肤针叩打"华佗夹脊穴"或是按摩背部夹脊穴，每天1次，配合皮肤针叩打时，注意局部消毒，以免引起感染
	阴虚火旺	针灸调护选取神门、心俞、肾俞、三阴交、太溪、太冲等穴，用补法
		推拿疗法推抹印堂至神庭，印堂至太阳，印堂经鼻翼至迎香、颧髎、地仓、颊车，点按翳风、风池穴，扫散头部，拿五经
		饮食调护适宜清淡，凉润的食物，多食水果蔬菜，常食百合、银耳、海参等，忌香燥、辛温之品
		睡前可用热水泡脚
	心虚胆怯	针灸调护选神门、神庭、心俞、胆俞、气海、三阴交等穴，用补法
		睡前用温开水泡脚，按摩涌泉穴
		饮食调护适宜甘润补益食物，常食茯苓、莲子、桂圆、大枣、小麦等，忌辛辣、肥甘食品，可用柏子仁粥
		做好患者思想工作，及时消除思想顾虑，给予精神安慰，应特别注意精神调养，加强意志锻炼；可用诱导催眠法
	痰热内扰	针灸调护选取神门、内关、曲池、三阴交、丰隆、公孙等穴，用泻法
		推拿疗法同"阴虚火旺"的推拿疗法
		饮食调护适宜选清淡可口食物，忌辛辣、肥甘、醇酒、厚味食品。可用合欢皮15g、陈皮10g泡水或水煎代茶饮；或炒酸枣仁20g，水煎，睡前服用
	肝郁化火	针灸调护选神门、心俞、三阴交、太冲、灵道等穴位，用泻法
		推拿疗法同"阴虚火旺"
		饮食调护宜选清淡疏利食物，常食芹菜、柑橘、萝卜、蘑菇、菊花等，忌食肥腻、辛辣食品，睡前不宜用兴奋刺激物品，可用橘叶5g，泡水代茶饮；便秘用番泻叶10g，泡水代茶饮
		给患者予心理疏导，避免焦虑、恼怒、抑郁等情志刺激，排遣烦恼，保持心情舒畅，积极配合治疗。鼓励患者在身体状况允许的情况下，经常参加活动

四、健康教育

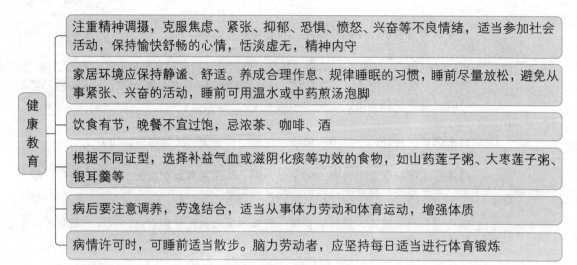

健康教育
- 注重精神调摄,克服焦虑、紧张、抑郁、恐惧、愤怒、兴奋等不良情绪,适当参加社会活动,保持愉快舒畅的心情,恬淡虚无,精神内守
- 家居环境应保持静谧、舒适。养成合理作息、规律睡眠的习惯,睡前尽量放松,避免从事紧张、兴奋的活动,睡前可用温水或中药煎汤泡脚
- 饮食有节,晚餐不宜过饱,忌浓茶、咖啡、酒
- 根据不同证型,选择补益气血或滋阴化痰等功效的食物,如山药莲子粥、大枣莲子粥、银耳羹等
- 病后要注意调养,劳逸结合,适当从事体力劳动和体育运动,增强体质
- 病情许可时,可睡前适当散步。脑力劳动者,应坚持每日适当进行体育锻炼

第十三节 胃 痛

胃痛,又称之为胃脘痛,是因寒邪、饮食、情志及脏腑功能失调导致气机郁滞,胃失濡养,以上腹胃脘部近心窝处疼痛为主要临床表现的病证。往往兼有胃脘部痞满、胀闷、嗳气、腹胀等,发病以中青年居多,常反复发作,久治难愈,与情志、气候、饮食、劳倦等有关。

西医学中的急性胃炎、慢性胃炎、消化性溃疡、胃痉挛、胃癌、胃下垂、胃神经官能症等疾病,以上腹部疼痛为主要表现时,皆可以参照本节辨证施护。

一、证候分型

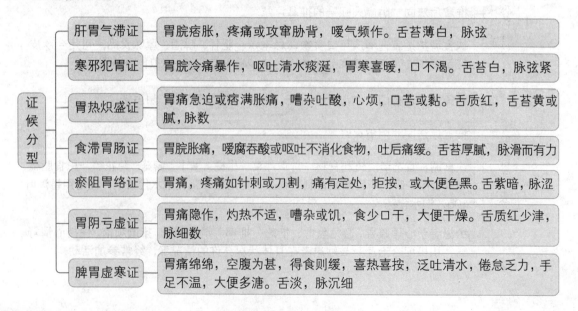

证候分型
- **肝胃气滞证**：胃脘痞胀,疼痛或攻窜胁背,嗳气频作。舌苔薄白,脉弦
- **寒邪犯胃证**：胃脘冷痛暴作,呕吐清水痰涎,胃寒喜暖,口不渴。舌苔白,脉弦紧
- **胃热炽盛证**：胃痛急迫或痞满胀痛,嘈杂吐酸,心烦,口苦或黏。舌质红,舌苔黄或腻,脉数
- **食滞胃肠证**：胃脘胀痛,嗳腐吞酸或呕吐不消化食物,吐后痛缓。舌苔厚腻,脉滑而有力
- **瘀阻胃络证**：胃痛,疼痛如针刺或刀割,痛有定处,拒按,或大便色黑。舌紫暗,脉涩
- **胃阴亏虚证**：胃痛隐作,灼热不适,嘈杂或饥,食少口干,大便干燥。舌质红少津,脉细数
- **脾胃虚寒证**：胃痛绵绵,空腹为甚,得食则缓,喜热喜按,泛吐清水,倦怠乏力,手足不温,大便多溏。舌淡,脉沉细

二、一般护理

1. 病情观察

病情观察
- 观察胃痛的诱发和缓解因素、发作规律、疼痛部位、性质、持续时间、程度及伴随症状等
- 寒邪犯胃疼痛者多胃痛暴作，疼痛剧烈而拒按，喜暖恶凉
- 脾胃阳虚之虚寒胃痛，多隐隐作痛，喜温喜按，遇冷加剧
- 热结火郁，胃气失和之胃痛，多为灼痛，痛势急迫，伴有烦渴喜饮，喜冷恶热
- 瘀阻胃络之胃痛，多痛处固定，或痛有针刺感
- 胃痛且胀，大便秘结不通者多属实
- 痛而不胀，大便溏薄者多属虚
- 拒按者多实，喜按者多虚
- 初痛者多在气，久痛者多在血
- 胃痛剧烈者密切观察神志、血压、脉搏、面色、粪色等情况，若见大便色如柏油样，考虑有邪伤胃络的可能
- 若见面色苍白、汗出肢冷、血压下降、脉搏细数，为气随血脱
- 如见腹肌紧张、压痛、反跳痛，考虑为胃穿孔，应及时报告医生，配合救治
- 未明确诊断前，勿随意使用止痛剂
- 疼痛发作时宜卧床休息，伴有呕吐或便血者，应避免活动，并给予安慰说明
- 胃脘痉挛性疼痛时可以采用紧急止痛法，即用拇指揉按双腿的足三里穴（外膝眼下3寸、胫骨外侧一横指处），直至有酸麻胀感后再持续3~5分钟，有减轻疼痛的作用
- 注意病情观察，观察疼痛部位、性质、程度、持续时间、诱发因素等。注意呕吐物和大便的频率、颜色、性质和伴随症状
- 出现胃痛突然加剧，伴呕吐、寒热，或出现呕血、黑便、面色苍白、血压下降、脉细数、时出冷汗、四肢厥冷、烦躁不安等厥脱先兆症状，应立即报告医师，采取应急处理措施

2. 饮食护理

饮食护理
- 饮食以易消化、富有营养、少量多餐为原则，忌食粗糙、辛辣、肥腻、过冷过热的食物。禁食不鲜、不洁食物；胃酸过多者，不宜食用醋、柠檬、山楂等过酸食物
- 疼痛剧烈、有呕血或便血量多时应暂禁食
- 脾胃虚寒者选用具有温中、散寒、理气作用的食品，如生姜、红糖、萝卜等
- 肝胃气滞患者宜食理气和胃解郁之品，如萝卜、柑橘、玫瑰花、合欢花等，悲伤郁怒时暂不进食，忌食南瓜、土豆等壅阻气机的食物
- 食滞肠胃者应当控制饮食，痛剧时暂禁食，待病情缓解后，再进宽中理气消食之品，如萝卜、柠檬、金橘、槟榔等；胃阴不足者宜食润燥生津之品，如牛奶、豆浆、梨、藕等
- 瘀阻胃络患者宜食行气活血之品，如山楂、刀豆、薤白等

3. 用药护理

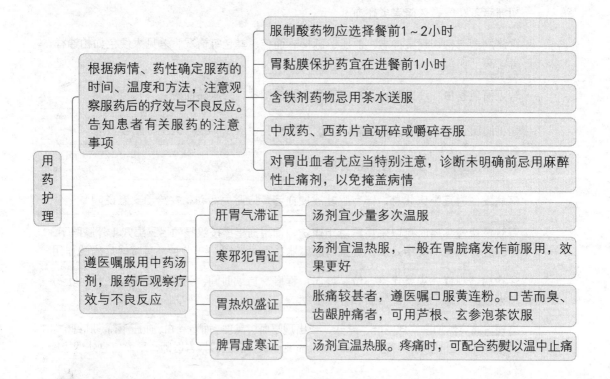

用药护理
- 根据病情、药性确定服药的时间、温度和方法，注意观察服药后的疗效与不良反应。告知患者有关服药的注意事项
  - 服制酸药物应选择餐前1~2小时
  - 胃黏膜保护药宜在进餐前1小时
  - 含铁剂药物忌用茶水送服
  - 中成药、西药片宜研碎或嚼碎吞服
  - 对胃出血者尤应当特别注意，诊断未明确前忌用麻醉性止痛剂，以免掩盖病情
- 遵医嘱服用中药汤剂，服药后观察疗效与不良反应
  - 肝胃气滞证 —— 汤剂宜少量多次温服
  - 寒邪犯胃证 —— 汤剂宜温热服，一般在胃脘痛发作前服用，效果更好
  - 胃热炽盛证 —— 胀痛较甚者，遵医嘱口服黄连粉。口苦而臭、齿龈肿痛者，可用芦根、玄参泡茶饮服
  - 脾胃虚寒证 —— 汤剂宜温热服。疼痛时，可配合药熨以温中止痛

4. 生活起居护理

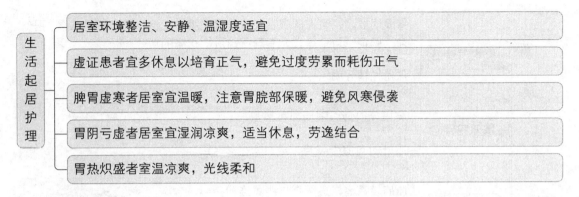

生活起居护理
- 居室环境整洁、安静、温湿度适宜
- 虚证患者宜多休息以培育正气，避免过度劳累而耗伤正气
- 脾胃虚寒者居室宜温暖，注意胃脘部保暖，避免风寒侵袭
- 胃阴亏虚者居室宜湿润凉爽，适当休息，劳逸结合
- 胃热炽盛者室温凉爽，光线柔和

5. 情志护理

情志护理
- 胃脘痛者，日常生活中要保持平和乐观心态，尽量减少不良情绪的影响，如生气、遇事急躁等，以免诱发或加重病情
- 教会患者有效的情志转移方法，培养个人的情趣爱好，如种花植草、钓鱼、练书法、音乐娱乐等
- 选择适当、舒缓的健身运动项目，以修身养性，调节情志，锻炼身体，增强体质
- 患者发病且情绪不良时，以暂不进食为宜；对出血者，应当及时给予精神安慰，稳定其情绪

6. 并发症护理

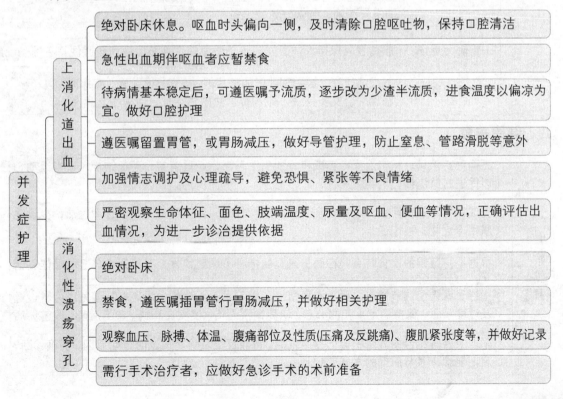

并发症护理
- 上消化道出血
  - 绝对卧床休息。呕血时头偏向一侧，及时清除口腔呕吐物，保持口腔清洁
  - 急性出血期伴呕血者应暂禁食
  - 待病情基本稳定后，可遵医嘱予流质，逐步改为少渣半流质，进食温度以偏凉为宜。做好口腔护理
  - 遵医嘱留置胃管，或胃肠减压，做好导管护理，防止窒息、管路滑脱等意外
  - 加强情志调护及心理疏导，避免恐惧、紧张等不良情绪
  - 严密观察生命体征、面色、肢端温度、尿量及呕血、便血等情况，正确评估出血情况，为进一步诊治提供依据
- 消化性溃疡穿孔
  - 绝对卧床
  - 禁食，遵医嘱插胃管行胃肠减压，并做好相关护理
  - 观察血压、脉搏、体温、腹痛部位及性质(压痛及反跳痛)、腹肌紧张度等，并做好记录
  - 需行手术治疗者，应做好急诊手术的术前准备

三、辨证（症）护理

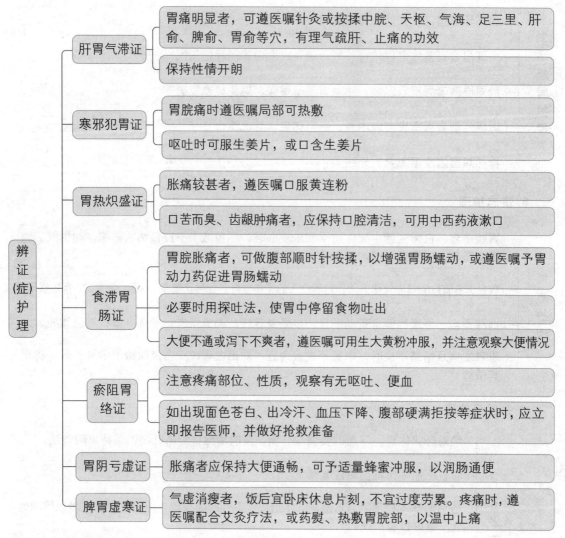

辨证（症）护理
- **肝胃气滞证**
  - 胃痛明显者，可遵医嘱针灸或按揉中脘、天枢、气海、足三里、肝俞、脾俞、胃俞等穴，有理气疏肝、止痛的功效
  - 保持性情开朗
- **寒邪犯胃证**
  - 胃脘痛时遵医嘱局部可热敷
  - 呕吐时可服生姜片，或口含生姜片
- **胃热炽盛证**
  - 胀痛较甚者，遵医嘱口服黄连粉
  - 口苦而臭、齿龈肿痛者，应保持口腔清洁，可用中西药液漱口
- **食滞胃肠证**
  - 胃脘胀痛者，可做腹部顺时针按揉，以增强胃肠蠕动，或遵医嘱予胃动力药促进胃肠蠕动
  - 必要时用探吐法，使胃中停留食物吐出
  - 大便不通或泻下不爽者，遵医嘱可用生大黄粉冲服，并注意观察大便情况
- **瘀阻胃络证**
  - 注意疼痛部位、性质，观察有无呕吐、便血
  - 如出现面色苍白、出冷汗、血压下降、腹部硬满拒按等症状时，应立即报告医师，并做好抢救准备
- **胃阴亏虚证**
  - 胀痛者应保持大便通畅，可予适量蜂蜜冲服，以润肠通便
- **脾胃虚寒证**
  - 气虚消瘦者，饭后宜卧床休息片刻，不宜过度劳累。疼痛时，遵医嘱配合艾灸疗法，或药熨、热敷胃脘部，以温中止痛

四、健康教育

健康教育
- 正确对待疾病，积极治疗，养成良好的生活习惯，起居有常，劳逸结合，适当运动，以促进血脉流畅，增强体质
- 养成良好的饮食习惯，注意饮食卫生，进食规律，勿过饥过饱，勿过冷过热，少食油腻生冷之物，戒烟酒
- 根据不同证候的饮食特点，在医护人员的指导下调整饮食，寻找适合自己的最佳食谱
- 指导患者善于调节情志，释放不良情绪，培养乐观豁达的生活态度，避免过劳、过逸及过度紧张，保持稳定平和的心态，培养愉悦心情，使气血和畅，营卫流通，改善体质
- 采取中西医结合的方法积极治疗原发病。胃痛反复发作者应及时查明原因，明确诊断，定期复诊，了解病情的发展变化

第十四节 胃 癌

胃癌与生活环境、饮食因素、胃的慢性病变刺激等有关，多因痰浊邪毒瘀血结聚胃脘、日久恶变而成。以进行性胃脘痛、食少、消瘦、便血等为常见症状，是发生于胃部的癌病类疾病。

一、证候分型

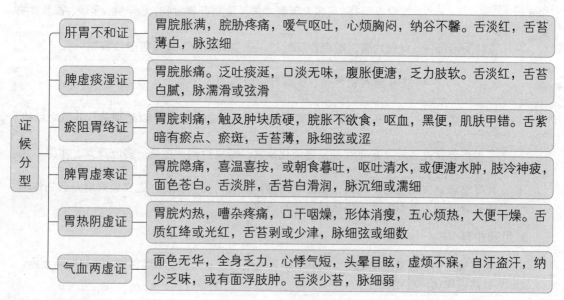

证候分型	肝胃不和证	胃脘胀满，脘胁疼痛，嗳气呕吐，心烦胸闷，纳谷不馨。舌淡红，舌苔薄白，脉弦细
	脾虚痰湿证	胃脘胀痛。泛吐痰涎，口淡无味，腹胀便溏，乏力肢软。舌淡红，舌苔白腻，脉濡滑或弦滑
	瘀阻胃络证	胃脘刺痛，触及肿块质硬，脘胀不欲食，呕血，黑便，肌肤甲错。舌紫暗有瘀点、瘀斑，舌苔薄，脉细弦或涩
	脾胃虚寒证	胃脘隐痛，喜温喜按，或朝食暮吐，呕吐清水，或便溏水肿，肢冷神疲，面色苍白。舌淡胖，舌苔白滑润，脉沉细或濡细
	胃热阴虚证	胃脘灼热，嘈杂疼痛，口干咽燥，形体消瘦，五心烦热，大便干燥。舌质红绛或光红，舌苔剥或少津，脉细弦或细数
	气血两虚证	面色无华，全身乏力，心悸气短，头晕目眩，虚烦不寐，自汗盗汗，纳少乏味，或有面浮肢肿。舌淡少苔，脉细弱

二、一般护理

1. 病情观察

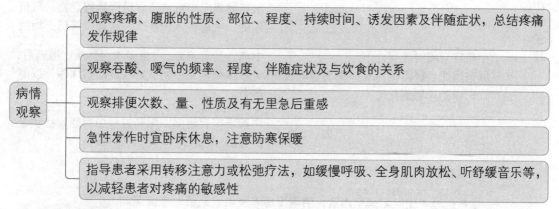

病情观察	观察疼痛、腹胀的性质、部位、程度、持续时间、诱发因素及伴随症状，总结疼痛发作规律
	观察吞酸、嗳气的频率、程度、伴随症状及与饮食的关系
	观察排便次数、量、性质及有无里急后重感
	急性发作时宜卧床休息，注意防寒保暖
	指导患者采用转移注意力或松弛疗法，如缓慢呼吸、全身肌肉放松、听舒缓音乐等，以减轻患者对疼痛的敏感性

2. 饮食护理

宜进食细软、易消化的食物，少量多餐，多吃新鲜蔬菜、水果，并可以增加优质蛋白质的摄入量，忌高盐、过硬、辛辣、煎烤之品，严禁暴饮暴食。大量呕血、梗阻者应禁食。晚期胃癌进食困难者，可鼻饲或静脉给予高能量营养。

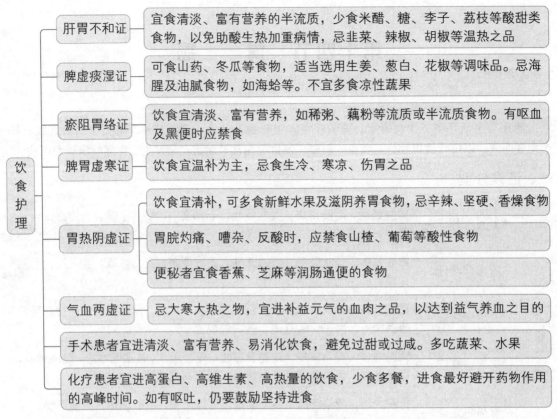

饮食护理

- 肝胃不和证 — 宜食清淡、富有营养的半流质，少食米醋、糖、李子、荔枝等酸甜类食物，以免助酸生热加重病情，忌韭菜、辣椒、胡椒等温热之品

- 脾虚痰湿证 — 可食山药、冬瓜等食物，适当选用生姜、葱白、花椒等调味品。忌海腥及油腻食物，如海蛤等。不宜多食凉性蔬果

- 瘀阻胃络证 — 饮食宜清淡、富有营养，如稀粥、藕粉等流质或半流质食物。有呕血及黑便时应禁食

- 脾胃虚寒证 — 饮食宜温补为主，忌食生冷、寒凉、伤胃之品

- 胃热阴虚证
  - 饮食宜清补，可多食新鲜水果及滋阴养胃食物，忌辛辣、坚硬、香燥食物
  - 胃脘灼痛、嘈杂、反酸时，应禁食山楂、葡萄等酸性食物
  - 便秘者宜食香蕉、芝麻等润肠通便的食物

- 气血两虚证 — 忌大寒大热之物，宜进补益元气的血肉之品，以达到益气养血之目的

- 手术患者宜进清淡、富有营养、易消化饮食，避免过甜或过咸。多吃蔬菜、水果

- 化疗患者宜进高蛋白、高维生素、高热量的饮食，少食多餐，进食最好避开药物作用的高峰时间。如有呕吐，仍要鼓励坚持进食

3. 用药护理

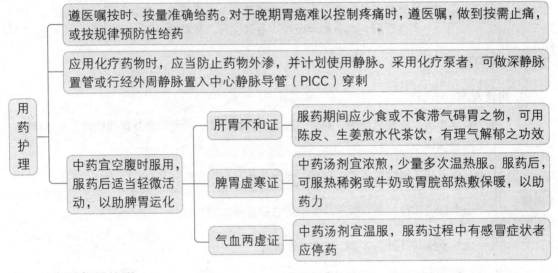

用药护理

- 遵医嘱按时、按量准确给药。对于晚期胃癌难以控制疼痛时，遵医嘱，做到按需止痛，或按规律预防性给药

- 应用化疗药物时，应当防止药物外渗，并计划使用静脉。采用化疗泵者，可做深静脉置管或行经外周静脉置入中心静脉导管（PICC）穿刺

- 中药宜空腹时服用，服药后适当轻微活动，以助脾胃运化
  - 肝胃不和证 — 服药期间应少食或不食滞气碍胃之物，可用陈皮、生姜煎水代茶饮，有理气解郁之功效
  - 脾胃虚寒证 — 中药汤剂宜浓煎，少量多次温热服。服药后，可服热稀粥或牛奶或胃脘部热敷保暖，以助药力
  - 气血两虚证 — 中药汤剂宜温服，服药过程中有感冒症状者应停药

4. 生活起居护理

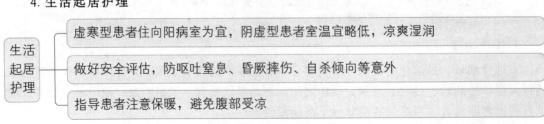

生活起居护理

- 虚寒型患者住向阳病室为宜，阴虚型患者室温宜略低，凉爽湿润
- 做好安全评估，防呕吐窒息、昏厥摔伤、自杀倾向等意外
- 指导患者注意保暖，避免腹部受凉

5. 情志护理

情志护理

- 要了解患者的痛苦和需要，从生活上予以照顾，给予患者心理安慰，减轻或消除其恐惧、绝望等心理压力，帮助建立积极乐观的应付疾病的态度
- 利用情志相胜法，克服不良的精神状态，达到调节情绪的作用

6. 并发症护理

并发症护理

- 胃出血
  - 观察大便及呕吐物的色、质、量，遵医嘱留取标本及时送检
  - 观察有无呕血的前驱症状，备好抢救器械及药品，如三腔管、负压吸引器等
- 贲门或幽门梗阻
  - 观察有无贲门或幽门梗阻症状，及时采取胃肠减压引流
  - 呕吐频繁时，遵医嘱配合针刺，达到和胃降逆、缓解胀痛之功效
- 胃穿孔
  - 观察胃痛的部位、性质、时间、程度
  - 如出现剧烈腹痛和腹膜刺激征，应考虑穿孔的可能，及时进行检查和手术

三、辨证（症）护理

辨证（症）护理

- 肝胃不和证
  - 心烦胸闷者做好心理护理，运用转移法转移患者的注意力，如看书报、听音乐等
- 脾虚痰湿证
  - 保持呼吸道通畅，痰涎壅盛者应当保持口腔清洁、无异味
- 瘀阻胃络证
  - 呕血者应当将头偏向一侧，并备好三腔管。如呕血见面色苍白、脉细数或洪大无力、呼吸微弱喘促者，应立即报告医师，做好抢救准备
  - 黑便者注意观察大便的色、质、量，及时将标本送检
  - 做好皮肤护理，保持肛周皮肤的清洁、干燥
- 脾胃虚寒证
  - 病室宜阳光充足。注意保暖
  - 胃脘隐痛者可在胃脘部置一热水袋以减轻疼痛，并注意避免烫伤
  - 若患者呕吐频繁，可指压内关、中脘等穴
- 胃热阴虚证
  - 病室宜阴凉、通风
  - 口感咽燥者应确保一定水分的摄入；便秘者宜吃香蕉、芝麻等润肠通便的食物，以保持大便通畅
- 气血两虚证
  - 自汗盗汗者，及时更换汗湿衣物及床单位，忌汗出当风
  - 注意血压、脉象、呼吸、汗出等

四、健康教育

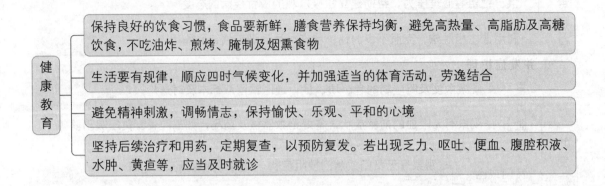

健康教育

保持良好的饮食习惯，食品要新鲜，膳食营养保持均衡，避免高热量、高脂肪及高糖饮食，不吃油炸、煎烤、腌制及烟熏食物

生活要有规律，顺应四时气候变化，并加强适当的体育活动，劳逸结合

避免精神刺激，调畅情志，保持愉快、乐观、平和的心境

坚持后续治疗和用药，定期复查，以预防复发。若出现乏力、呕吐、便血、腹腔积液、水肿、黄疸等，应当及时就诊

第十五节 呕 吐

呕吐是指由于胃失和降、气逆于上所致，是以胃内容物上逆经口而出为主要临床表现的病症。古代医家认为呕与吐有别，称"声物皆出谓之呕""物出而无声谓之吐""声出而无物谓之干呕"。但呕与吐多同时发生，很难截然分开，故一般以呕吐并称。呕吐与干呕虽有区别，但在辨证施护上大致相同，因此一并讨论。呕吐是内科常见病症，常伴有脘腹不适、恶心、纳呆、反酸嘈杂等，一年四季均可发生。

一、证候分型

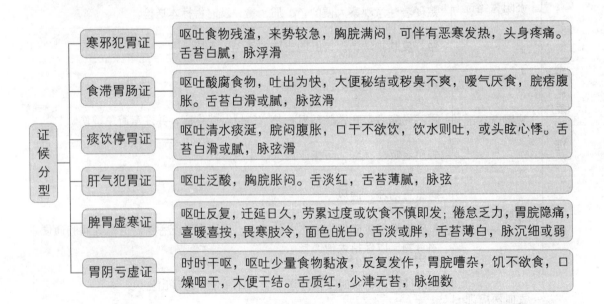

证候分型

寒邪犯胃证：呕吐食物残渣，来势较急，胸脘满闷，可伴有恶寒发热，头身疼痛。舌苔白腻，脉浮滑

食滞胃肠证：呕吐酸腐食物，吐出为快，大便秘结或秽臭不爽，嗳气厌食，脘痞腹胀。舌苔白滑或腻，脉弦滑

痰饮停胃证：呕吐清水痰涎，脘闷腹胀，口干不欲饮，饮水则吐，或头眩心悸。舌苔白滑或腻，脉弦滑

肝气犯胃证：呕吐泛酸，胸脘胀闷。舌淡红，舌苔薄腻，脉弦

脾胃虚寒证：呕吐反复，迁延日久，劳累过度或饮食不慎即发；倦怠乏力，胃脘隐痛，喜暖喜按，畏寒肢冷，面色㿠白。舌淡或胖，舌苔薄白，脉沉细或弱

胃阴亏虚证：时时干呕，呕吐少量食物黏液，反复发作，胃脘嘈杂，饥不欲食，口燥咽干，大便干结。舌质红，少津无苔，脉细数

二、一般护理

1. 病情观察

病情观察
- 观察和记录呕吐物内容、颜色、气味、次数和时间等
- 呕吐剧烈、量多，伴见皮肤干皱、眼眶下陷、舌质光红时，报告医师，配合处理
- 呕吐呈喷射状，伴剧烈头痛、项强、神志不清时，报告医师，并配合处理
- 呕吐物中带咖啡样物或鲜血时，报告医师，并配合处理
- 呕吐频繁，不断加重或呕吐物腥臭，伴有腹胀痛、拒按、无大便及矢气时，报告医师，并配合处理
- 呕吐频作、头晕头痛、烦躁不安、嗜睡、呼吸深大时，报告医师，配合处理，并配合处理

2. 饮食护理

饮食护理

- **寒邪犯胃证**：呕吐严重者可暂禁食，待呕吐减轻后给予流质、半流质，逐渐过渡到普食。若呕吐量多时，应注意补充水分，遵医嘱输液，防止损伤津液

- **食滞胃肠证**：
  - 可选用山楂、麦芽等消食化滞食品，或山楂粉、鸡内金粉温水调服
  - 食滞胀痛、嗳腐欲吐者，予以探吐法。探吐后可暂禁食一餐；待感觉胃中正常后，先进食少量流质，食后不吐，则逐渐改为半流质和软食
  - 禁忌生硬、不易消化之品和油煎厚味，并限制食量，不暴饮暴食

- **痰饮停胃证**：饮食以细软、温热之食物为宜，不宜多饮水。忌生冷、肥甘、甜腻等生痰之品

- **肝气犯胃证**：可选食疏利行气的食物，如萝卜、苹果、金橘等。口苦泛酸者，可辅以清热利湿之食物。忌酒、葱、蒜、辣椒等之辛温食品

- **脾胃虚寒证**：饮食宜温热，以营养丰富、细软之半流质或软食为主，忌生冷瓜果。可适当选食山药、桂圆、生姜、大枣、荔枝等，以健脾益胃

- **胃阴亏虚证**：饮食以细软、滋补为主。口燥咽干可饮莲子汤、绿豆汤、梨汁等，忌香燥之品，以免助热伤阴，戒除烟酒

3. 用药护理

用药护理
- 中药汤剂宜少量多次分服，避免一次服用过量而诱发呕吐
- 寒邪犯胃者中药汤剂宜热服，呕吐频作者可用鲜生姜煎汤加红糖适量热服，以温中止呕
- 痰饮内阻患者，汤药宜浓煎
- 胃阴不足者，适当增加服药的次数和量，频频饮服，使药液不断滋养胃腑，达到滋阴养胃止呕目

4. 生活起居护理

生活起居护理
- 呕吐严重者，卧床休息，不宜过多翻身，吐后不宜立即进食
- 呕吐时宜取侧卧位，轻拍其背，吐后用温水漱口
- 卧床不起神志不清者，可以将头偏向一侧
- 指导患者注意保暖，避免腹部受凉，根据气候变化及时增减衣服

5. 情志护理

情志护理
- 采用移情相制疗法，转移其注意力
- 呕吐发病与胃、脾、肝三脏关系密切，应尽量避免愤怒、惊恐等不良情绪
- 肝气犯胃者，保持心情舒畅，防止因情绪变化导致发病
- 鼓励病友间多沟通，交流疾病防治经验

6. 并发症护理

并发症护理
- 水、电解质和酸碱平衡紊乱 —— 严重呕吐可引起低钾、低钠及代谢性碱中毒，应当遵医嘱及时静脉补液、补钾、补钠，纠正碱中毒
- 食管贲门黏膜撕裂症 —— 剧烈呕吐可引起食管贲门黏膜撕裂症，导致急性上消化道出血，参见"吐血"有关章节处理

三、辨证（症）护理

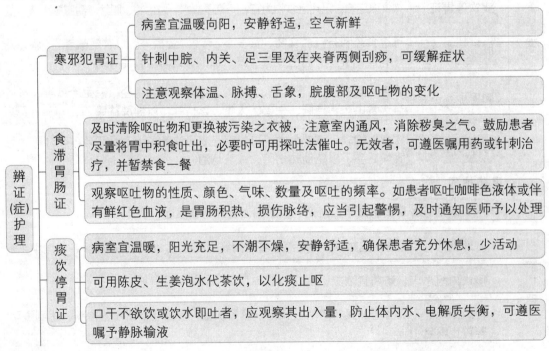

辨证(症)护理

寒邪犯胃证
- 病室宜温暖向阳，安静舒适，空气新鲜
- 针刺中脘、内关、足三里及在夹脊两侧刮痧，可缓解症状
- 注意观察体温、脉搏、舌象，脘腹部及呕吐物的变化

食滞胃肠证
- 及时清除呕吐物和更换被污染之衣被，注意室内通风，消除秽臭之气。鼓励患者尽量将胃中积食吐出，必要时可用探吐法催吐。无效者，可遵医嘱用药或针刺治疗，并暂禁食一餐
- 观察呕吐物的性质、颜色、气味、数量及呕吐的频率。如患者呕吐咖啡色液体或伴有鲜红色血液，是胃肠积热、损伤脉络，应当引起警惕，及时通知医师予以处理

痰饮停胃证
- 病室宜温暖，阳光充足，不潮不燥，安静舒适，确保患者充分休息，少活动
- 可用陈皮、生姜泡水代茶饮，以化痰止呕
- 口干不欲饮或饮水即吐者，应观察其出入量，防止体内水、电解质失衡，可遵医嘱予静脉输液

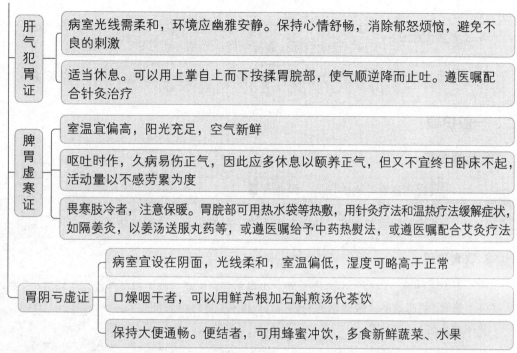

肝气犯胃证
- 病室光线需柔和，环境应幽雅安静。保持心情舒畅，消除郁怒烦恼，避免不良的刺激
- 适当休息。可以用上掌自上而下按揉胃脘部，使气顺逆降而止吐。遵医嘱配合针灸治疗

脾胃虚寒证
- 室温宜偏高，阳光充足，空气新鲜
- 呕吐时作，久病易伤正气，因此应多休息以颐养正气，但又不宜终日卧床不起，活动量以不感劳累为度
- 畏寒肢冷者，注意保暖。胃脘部可用热水袋等热敷，用针灸疗法和温热疗法缓解症状，如隔姜灸，以姜汤送服丸药等，或遵医嘱给予中药热熨法，或遵医嘱配合艾灸疗法

胃阴亏虚证
- 病室宜设在阴面，光线柔和，室温偏低，湿度可略高于正常
- 口燥咽干者，可以用鲜芦根加石斛煎汤代茶饮
- 保持大便通畅。便结者，可用蜂蜜冲饮，多食新鲜蔬菜、水果

四、健康教育

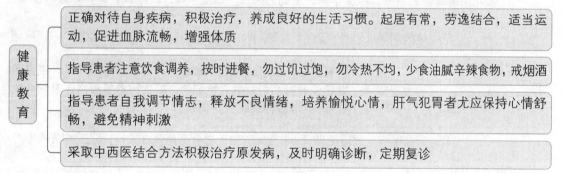

健康教育
- 正确对待自身疾病，积极治疗，养成良好的生活习惯。起居有常，劳逸结合，适当运动，促进血脉流畅，增强体质
- 指导患者注意饮食调养，按时进餐，勿过饥过饱，勿冷热不均，少食油腻辛辣食物，戒烟酒
- 指导患者自我调节情志，释放不良情绪，培养愉悦心情，肝气犯胃者尤应保持心情舒畅，避免精神刺激
- 采取中西医结合方法积极治疗原发病，及时明确诊断，定期复诊

第十六节　噎　膈

　　噎膈是因痰气交阻或痰瘀阻滞，胃失和降所致。以饮食哽噎难下，或食入即吐为主要临床表现，病位在食道和胃，涉及肝、脾、肾。食管癌可以参照本病护理。

一、证候分型

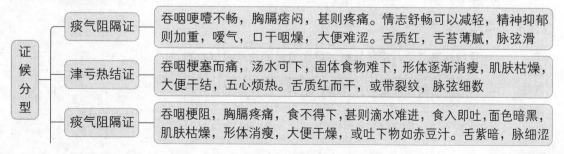

证候分型
- 痰气阻隔证：吞咽哽噎不畅，胸膈痞闷，甚则疼痛。情志舒畅可以减轻，精神抑郁则加重，嗳气，口干咽燥，大便难涩。舌质红，舌苔薄腻，脉弦滑
- 津亏热结证：吞咽梗塞而痛，汤水可下，固体食物难下，形体逐渐消瘦，肌肤枯燥，大便干结，五心烦热。舌质红而干，或带裂纹，脉弦细数
- 痰气阻隔证：吞咽梗阻，胸膈疼痛，食不得下，甚则滴水难进，食入即吐，面色暗黑，肌肤枯燥，形体消瘦，大便干燥，或吐下物如赤豆汁。舌紫暗，脉细涩

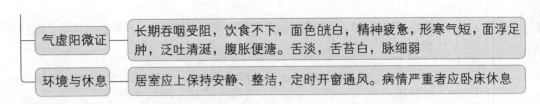

气虚阳微证 —— 长期吞咽受阻，饮食不下，面色㿠白，精神疲惫，形寒气短，面浮足肿，泛吐清涎，腹胀便溏。舌淡，舌苔白，脉细弱

环境与休息 —— 居室应上保持安静、整洁，定时开窗通风。病情严重者应卧床休息

二、一般护理

1. 病情观察

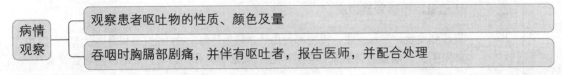

病情观察 —— 观察患者呕吐物的性质、颜色及量

病情观察 —— 吞咽时胸膈部剧痛，并伴有呕吐者，报告医师，并配合处理

2. 饮食护理

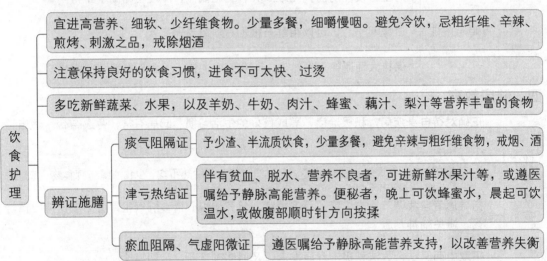

饮食护理 —— 宜进高营养、细软、少纤维食物。少量多餐，细嚼慢咽。避免冷饮，忌粗纤维、辛辣、煎烤、刺激之品，戒除烟酒

注意保持良好的饮食习惯，进食不可太快、过烫

多吃新鲜蔬菜、水果，以及羊奶、牛奶、肉汁、蜂蜜、藕汁、梨汁等营养丰富的食物

辨证施膳 —— 痰气阻隔证 —— 予少渣、半流质饮食，少量多餐，避免辛辣与粗纤维食物，戒烟、酒

辨证施膳 —— 津亏热结证 —— 伴有贫血、脱水、营养不良者，可进新鲜水果汁等，或遵医嘱给予静脉高能营养。便秘者，晚上可饮蜂蜜水，晨起可饮温水，或做腹部顺时针方向按揉

辨证施膳 —— 瘀血阻隔、气虚阳微证 —— 遵医嘱给予静脉高能营养支持，以改善营养失衡

3. 用药护理

中药汤剂宜浓煎后服下。丸、片剂应研碎后用温水送服。

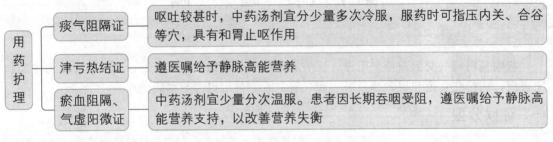

用药护理 —— 痰气阻隔证 —— 呕吐较甚时，中药汤剂宜分少量多次冷服，服药时可指压内关、合谷等穴，具有和胃止呕作用

用药护理 —— 津亏热结证 —— 遵医嘱给予静脉高能营养

用药护理 —— 瘀血阻隔、气虚阳微证 —— 中药汤剂宜少量分次温服。患者因长期吞咽受阻，遵医嘱给予静脉高能营养支持，以改善营养失衡

4. 生活起居护理

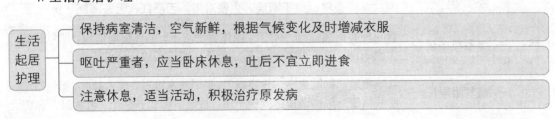

生活起居护理 —— 保持病室清洁，空气新鲜，根据气候变化及时增减衣服

呕吐严重者，应当卧床休息，吐后不宜立即进食

注意休息，适当活动，积极治疗原发病

5. 情志护理

了解患者情绪和需要，鼓励患者振奋精神，调畅情志，增强信心，配合治疗。

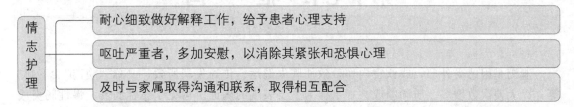

情志护理
- 耐心细致做好解释工作，给予患者心理支持
- 呕吐严重者，多加安慰，以消除其紧张和恐惧心理
- 及时与家属取得沟通和联系，取得相互配合

6. 并发症护理

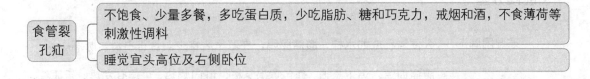

食管裂孔疝
- 不饱食、少量多餐，多吃蛋白质，少吃脂肪、糖和巧克力，戒烟和酒，不食薄荷等刺激性调料
- 睡觉宜头高位及右侧卧位

三、辨证（症）护理

观察患者进食哽噎、疼痛困难、呕吐等情况，以及呕吐物，大便的色、质、量。

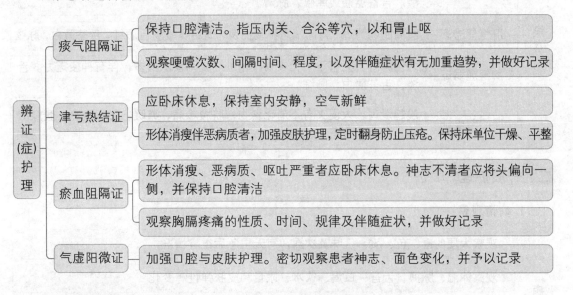

辨证（症）护理
- 痰气阻隔证
  - 保持口腔清洁。指压内关、合谷等穴，以和胃止呕
  - 观察哽噎次数、间隔时间、程度，以及伴随症状有无加重趋势，并做好记录
- 津亏热结证
  - 应卧床休息，保持室内安静，空气新鲜
  - 形体消瘦伴恶病质者，加强皮肤护理，定时翻身防止压疮。保持床单位干燥、平整
- 瘀血阻隔证
  - 形体消瘦、恶病质、呕吐严重者应卧床休息。神志不清者应将头偏向一侧，并保持口腔清洁
  - 观察胸膈疼痛的性质、时间、规律及伴随症状，并做好记录
- 气虚阳微证
  - 加强口腔与皮肤护理。密切观察患者神志、面色变化，并予以记录

四、健康教育

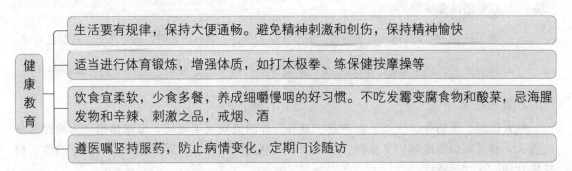

健康教育
- 生活要有规律，保持大便通畅。避免精神刺激和创伤，保持精神愉快
- 适当进行体育锻炼，增强体质，如打太极拳、练保健按摩操等
- 饮食宜柔软，少食多餐，养成细嚼慢咽的好习惯。不吃发霉变腐食物和酸菜，忌海腥发物和辛辣、刺激之品，戒烟、酒
- 遵医嘱坚持服药，防止病情变化，定期门诊随访

第十七节　泄　泻

泄泻是因感受外邪，或饮食内伤，致使脾失健运、传导失司所致，又称"腹泻""下利"等。以大便次数增多、质稀溏或甚如水样为主要表现的病证。可见于急性肠炎、慢性肠炎或肠功能紊乱等疾病。

一、证候分型

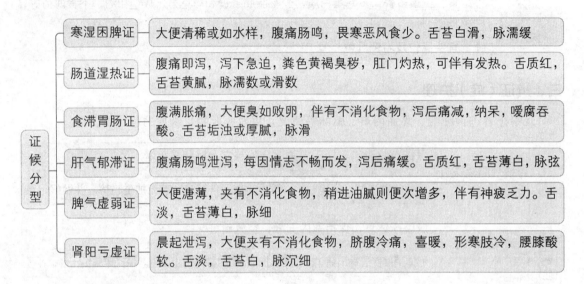

证候分型

寒湿困脾证	大便清稀或如水样，腹痛肠鸣，畏寒恶风食少。舌苔白滑，脉濡缓
肠道湿热证	腹痛即泻，泻下急迫，粪色黄褐臭秽，肛门灼热，可伴有发热。舌质红，舌苔黄腻，脉濡数或滑数
食滞胃肠证	腹满胀痛，大便臭如败卵，伴有不消化食物，泻后痛减，纳呆，嗳腐吞酸。舌苔垢浊或厚腻，脉滑
肝气郁滞证	腹痛肠鸣泄泻，每因情志不畅而发，泻后痛缓。舌质红，舌苔薄白，脉弦
脾气虚弱证	大便溏薄，夹有不消化食物，稍进油腻则便次增多，伴有神疲乏力。舌淡，舌苔薄白，脉细
肾阳亏虚证	晨起泄泻，大便夹有不消化食物，脐腹冷痛，喜暖，形寒肢冷，腰膝酸软。舌淡，舌苔白，脉沉细

二、一般护理

1. 病情观察

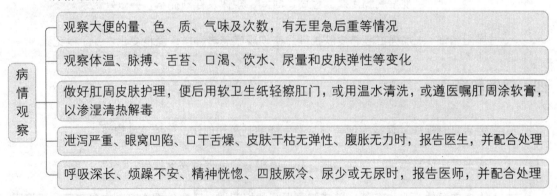

病情观察

- 观察大便的量、色、质、气味及次数，有无里急后重等情况
- 观察体温、脉搏、舌苔、口渴、饮水、尿量和皮肤弹性等变化
- 做好肛周皮肤护理，便后用软卫生纸轻擦肛门，或用温水清洗，或遵医嘱肛周涂软膏，以渗湿清热解毒
- 泄泻严重、眼窝凹陷、口干舌燥、皮肤干枯无弹性、腹胀无力时，报告医生，并配合处理
- 呼吸深长、烦躁不安、精神恍惚、四肢厥冷、尿少或无尿时，报告医师，并配合处理

2. 饮食护理

进食清淡、易消化、少渣、高热量、富有营养的流质或半流质，多吃热粥。为确保水分的摄入，遵医嘱口服电解质平衡液。忌肥肉、乳制品、粗粮及辛辣、生冷、刺激、油炸、粗纤维食物，戒烟、酒。

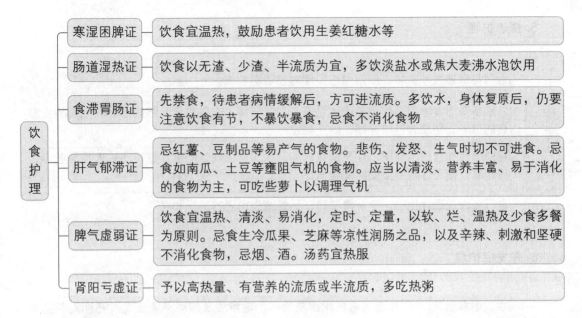

饮食护理	寒湿困脾证	饮食宜温热，鼓励患者饮用生姜红糖水等
	肠道湿热证	饮食以无渣、少渣、半流质为宜，多饮淡盐水或焦大麦沸水泡饮用
	食滞胃肠证	先禁食，待患者病情缓解后，方可进流质。多饮水，身体复原后，仍要注意饮食有节，不暴饮暴食，忌食不消化食物
	肝气郁滞证	忌红薯、豆制品等易产气的食物。悲伤、发怒、生气时切不可进食。忌食如南瓜、土豆等壅阻气机的食物。应当以清淡、营养丰富、易于消化的食物为主，可吃些萝卜以调理气机
	脾气虚弱证	饮食宜温热、清淡、易消化，定时、定量，以软、烂、温热及少食多餐为原则。忌食生冷瓜果、芝麻等凉性润肠之品，以及辛辣、刺激和坚硬不消化食物，忌烟、酒。汤药宜热服
	肾阳亏虚证	予以高热量、有营养的流质或半流质，多吃热粥

3. 用药护理

中药汤剂一般温服，服药后注意观察效果和不良反应。

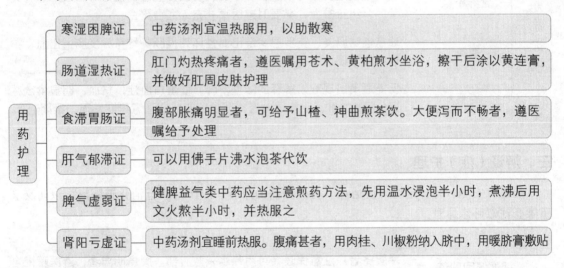

用药护理	寒湿困脾证	中药汤剂宜温热服用，以助散寒
	肠道湿热证	肛门灼热疼痛者，遵医嘱用苍术、黄柏煎水坐浴，擦干后涂以黄连膏，并做好肛周皮肤护理
	食滞胃肠证	腹部胀痛明显者，可给予山楂、神曲煎茶饮。大便泻而不畅者，遵医嘱给予处理
	肝气郁滞证	可以用佛手片沸水泡茶代饮
	脾气虚弱证	健脾益气类中药应当注意煎药方法，先用温水浸泡半小时，煮沸后用文火熬半小时，并热服之
	肾阳亏虚证	中药汤剂宜睡前热服。腹痛甚者，用肉桂、川椒粉纳入脐中，用暖脐膏敷贴

4. 生活起居护理

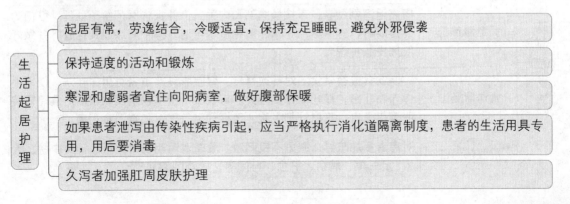

生活起居护理	起居有常，劳逸结合，冷暖适宜，保持充足睡眠，避免外邪侵袭
	保持适度的活动和锻炼
	寒湿和虚弱者宜住向阳病室，做好腹部保暖
	如果患者泄泻由传染性疾病引起，应当严格执行消化道隔离制度，患者的生活用具专用，用后要消毒
	久泻者加强肛周皮肤护理

5. 情志护理

情志护理	泄泻与情志关系密切，所以情志护理对患者影响很大
	注意多做患者思想工作，关心体贴患者，从精神上安慰患者，鼓励患者树立起战胜疾病的信心，使患者性格开朗，防止郁怒
	帮助患者熟悉病房环境、作息就餐时间及病房有关规章制度，缩短医护人员与患者之间距离，使之愉快的接受并配合治疗
	进行各种护理操作时，应解释清楚，尽量减少患者的恐惧和痛苦

6. 并发症护理

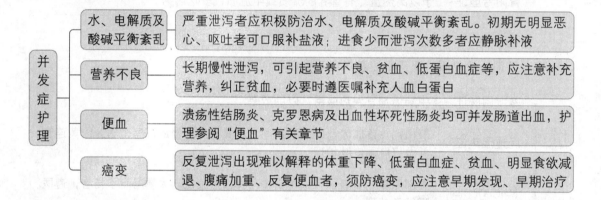

并发症护理	水、电解质及酸碱平衡紊乱	严重泄泻者应积极防治水、电解质及酸碱平衡紊乱。初期无明显恶心、呕吐者可口服补盐液；进食少而泄泻次数多者应静脉补液
	营养不良	长期慢性泄泻，可引起营养不良、贫血、低蛋白血症等，应注意补充营养，纠正贫血，必要时遵医嘱补充人血白蛋白
	便血	溃疡性结肠炎、克罗恩病及出血性坏死性肠炎均可并发肠道出血，护理参阅"便血"有关章节
	癌变	反复泄泻出现难以解释的体重下降、低蛋白血症、贫血、明显食欲减退、腹痛加重、反复便血者，须防癌变，应注意早期发现、早期治疗

三、辨证（症）护理

病室宜安静，每日定时开窗通风。有传染病的患者，应严格执行消化道隔离，以防交叉感染。注意卧床休息。

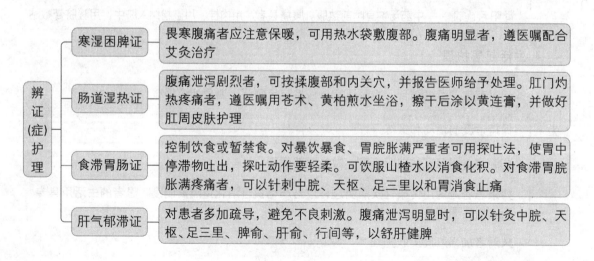

辨证（症）护理	寒湿困脾证	畏寒腹痛者应注意保暖，可用热水袋敷腹部。腹痛明显者，遵医嘱配合艾灸治疗
	肠道湿热证	腹痛泄泻剧烈者，可按揉腹部和内关穴，并报告医师给予处理。肛门灼热疼痛者，遵医嘱用苍术、黄柏煎水坐浴，擦干后涂以黄连膏，并做好肛周皮肤护理
	食滞胃肠证	控制饮食或暂禁食。对暴饮暴食、胃脘胀满严重者可用探吐法，使胃中停滞物吐出，探吐动作要轻柔。可饮服山楂水以消食化积。对食滞胃脘胀满疼痛者，可以针刺中脘、天枢、足三里以和胃消食止痛
	肝气郁滞证	对患者多加疏导，避免不良刺激。腹痛泄泻明显时，可以针灸中脘、天枢、足三里、脾俞、肝俞、行间等，以舒肝健脾

四、健康教育

健康教育

- 起居有常，慎防外邪侵袭。注意调畅情志，避免思虑忧愁伤脾，保持心情舒畅，切忌烦躁郁怒
- 养成良好的饮食卫生习惯，饮食有节，以清淡、易消化、富有营养的食物为主；注意饮食卫生，不食生冷瓜果及不洁食物，不饮生水
- 向患者及家属介绍相关保健知识，如泄泻不止，出现口渴、皮肤弹性下降、尿量减少、高热、心悸、烦躁等症状，应立即就医
- 加强锻炼，增强体质，可以选择太极拳、八段锦、五禽戏等健身运动，使脾气旺盛，促进血脉流畅

第十八节　悬　饮

悬饮是指肺气不足，外邪乘虚侵袭，肺失宣通，胸络郁滞，气不布津，以致饮停胸胁，以咳唾胸胁引痛，或见胁肋饱满为主要临床表现。病位在胸胁。结核性渗出性胸膜炎、胸肺肿瘤病参照本病护理。

一、证候分型

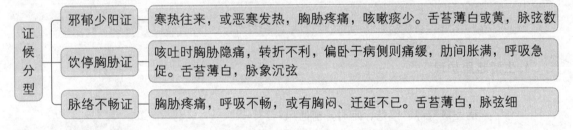

证候分型

- 邪郁少阳证 —— 寒热往来，或恶寒发热，胸胁疼痛，咳嗽痰少。舌苔薄白或黄，脉弦数
- 饮停胸胁证 —— 咳吐时胸胁隐痛，转折不利，偏卧于病侧则痛缓，肋间胀满，呼吸急促。舌苔薄白，脉象沉弦
- 脉络不畅证 —— 胸胁疼痛，呼吸不畅，或有胸闷、迁延不已。舌苔薄白，脉弦细

二、一般护理

1.病情观察

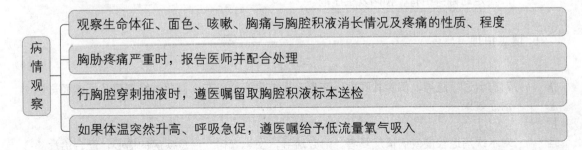

病情观察

- 观察生命体征、面色、咳嗽、胸痛与胸腔积液消长情况及疼痛的性质、程度
- 胸胁疼痛严重时，报告医师并配合处理
- 行胸腔穿刺抽液时，遵医嘱留取胸腔积液标本送检
- 如果体温突然升高、呼吸急促，遵医嘱给予低流量氧气吸入

2. 饮食护理

宜食性偏温、富有营养、易消化之品。发热时宜食性偏凉、清淡食物。不宜过食辛辣、刺激、煎炸、肥甘、油腻之品。适当限制水分，忌生冷之品。

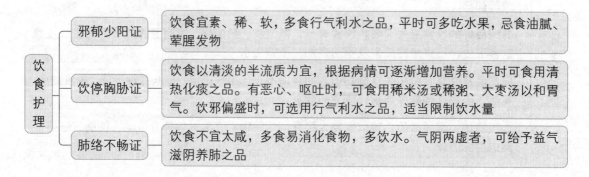

饮食护理
- 邪郁少阳证：饮食宜素、稀、软，多食行气利水之品，平时可多吃水果，忌食油腻、荤腥发物
- 饮停胸胁证：饮食以清淡的半流质为宜，根据病情可逐渐增加营养。平时可食用清热化痰之品。有恶心、呕吐时，可食用稀米汤或稀粥、大枣汤以和胃气。饮邪偏盛时，可选用行气利水之品，适当限制饮水量
- 肺络不畅证：饮食不宜太咸，多食易消化食物，多饮水。气阴两虚者，可给予益气滋阴养肺之品

3. 用药护理

中药汤剂通常宜温热，分次频服，服药后观察效果与不良反应。

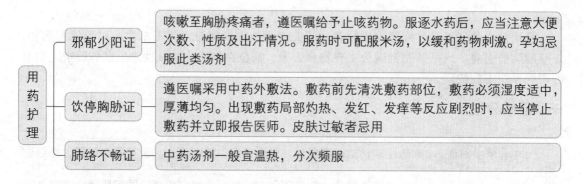

用药护理
- 邪郁少阳证：咳嗽至胸胁疼痛者，遵医嘱给予止咳药物。服逐水药后，应当注意大便次数、性质及出汗情况。服药时可配服米汤，以缓和药物刺激。孕妇忌服此类汤剂
- 饮停胸胁证：遵医嘱采用中药外敷法。敷药前先清洗敷药部位，敷药必须湿度适中，厚薄均匀。出现敷药局部灼热、发红、发痒等反应剧烈时，应当停止敷药并立即报告医师。皮肤过敏者忌用
- 肺络不畅证：中药汤剂一般宜温热，分次频服

4. 生活起居护理

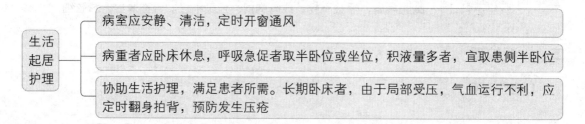

生活起居护理
- 病室应安静、清洁，定时开窗通风
- 病重者应卧床休息，呼吸急促者取半卧位或坐位，积液量多者，宜取患侧半卧位
- 协助生活护理，满足患者所需。长期卧床者，由于局部受压，气血运行不利，应定时翻身拍背，预防发生压疮

5. 情志护理

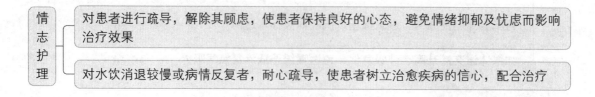

情志护理
- 对患者进行疏导，解除其顾虑，使患者保持良好的心态，避免情绪抑郁及忧虑而影响治疗效果
- 对水饮消退较慢或病情反复者，耐心疏导，使患者树立治愈疾病的信心，配合治疗

6.并发症护理

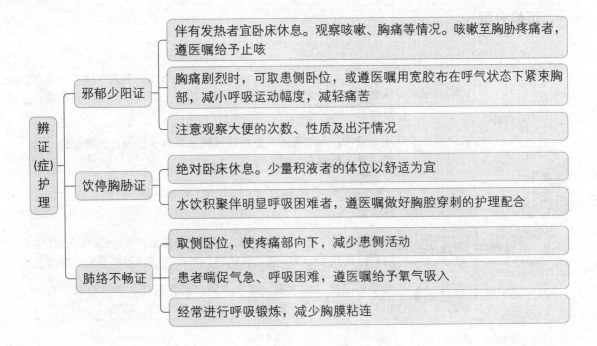

急性脓胸
- 病室保持整洁、安静，每日定时开窗通风。急性期卧床休息
- 饮食给予高蛋白、高热量、易消化的半流质或软食
- 行胸腔穿刺抽液术时，做好穿刺前准备工作，穿刺中加强观察，如出现剧烈咳嗽、气急、心慌、出冷汗等应暂停抽液，遵医嘱及时处理。穿刺后注意观察是否咯血、呼吸困难，发现异常情况应及时报告医生
- 去枕平卧位、保暖、吸氧、建立静脉通道，做好输液、输血等抢救准备，并配合治疗原发病。控制活动量，减少机体消耗，遵医嘱给予氧气吸入，以缓解缺氧症状
- 观察生命体征的变化，注意痰液的色、质、量，以了解感染控制情况。遵医嘱及时留取痰标本送检
- 保持胸腔闭式引流管通畅，记录引流液的色、质、量，防止引流管滑脱。按医嘱及时给药，注意观察水、电解质平衡情况，如有异常及时报告医师

三、辨证（症）护理

病室应当安静、清洁，定时开窗通风。注意观察体温、呼吸、咳嗽、面色，以及胸痛的性质、程度与胸腔积液的消长情况等。确诊为活动性肺结核者，应当做好呼吸道隔离及相关消毒隔离措施。

辨证（症）护理
- 邪郁少阳证
  - 伴有发热者宜卧床休息。观察咳嗽、胸痛等情况。咳嗽至胸胁疼痛者，遵医嘱给予止咳
  - 胸痛剧烈时，可取患侧卧位，或遵医嘱用宽胶布在呼气状态下紧束胸部，减小呼吸运动幅度，减轻痛苦
  - 注意观察大便的次数、性质及出汗情况
- 饮停胸胁证
  - 绝对卧床休息。少量积液者的体位以舒适为宜
  - 水饮积聚伴明显呼吸困难者，遵医嘱做好胸腔穿刺的护理配合
- 肺络不畅证
  - 取侧卧位，使疼痛部向下，减少患侧活动
  - 患者喘促气急、呼吸困难，遵医嘱给予氧气吸入
  - 经常进行呼吸锻炼，减少胸膜粘连

四、健康教育

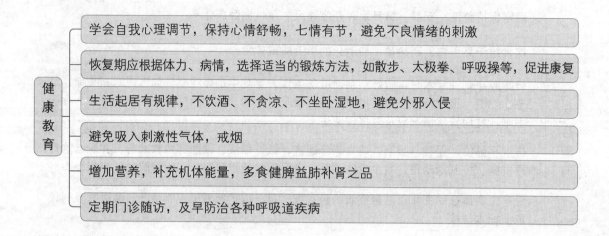

健康教育

- 学会自我心理调节，保持心情舒畅，七情有节，避免不良情绪的刺激
- 恢复期应根据体力、病情，选择适当的锻炼方法，如散步、太极拳、呼吸操等，促进康复
- 生活起居有规律，不饮酒、不贪凉、不坐卧湿地，避免外邪入侵
- 避免吸入刺激性气体，戒烟
- 增加营养，补充机体能量，多食健脾益肺补肾之品
- 定期门诊随访，及早防治各种呼吸道疾病

第十九节 便 秘

便秘是指大便秘结不通，排便间隔时间延长，或有便意而排出困难的一种病证。西医为习惯性便秘，或是暂时性肠蠕动功能失调的便秘，以及因其他疾病而并发的便秘，均属本证范畴。

一、证候分型

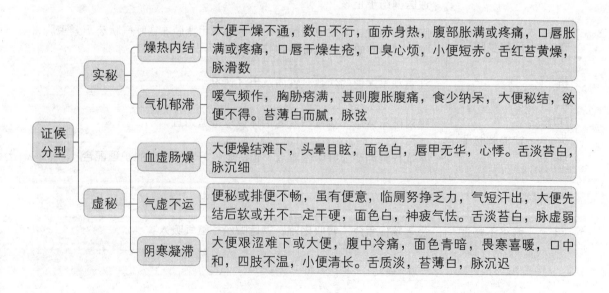

证候分型

- 实秘
  - 燥热内结：大便干燥不通，数日不行，面赤身热，腹部胀满或疼痛，口唇胀满或疼痛，口唇干燥生疮，口臭心烦，小便短赤。舌红苔黄燥，脉滑数
  - 气机郁滞：嗳气频作，胸胁痞满，甚则腹胀腹痛，食少纳呆，大便秘结，欲便不得。苔薄白而腻，脉弦
- 虚秘
  - 血虚肠燥：大便燥结难下，头晕目眩，面色白，唇甲无华，心悸。舌淡苔白，脉沉细
  - 气虚不运：便秘或排便不畅，虽有便意，临厕努挣乏力，气短汗出，大便先结后软或并不一定干硬，面色白，神疲气怯。舌淡苔白，脉虚弱
  - 阴寒凝滞：大便艰涩难下或大便，腹中冷痛，面色青暗，畏寒喜暖，口中和，四肢不温，小便清长。舌质淡，苔薄白，脉沉迟

二、一般护理

1. 病情观察

病情观察
- 观察病证的特点，分辨实秘还是虚秘
- 注意患者的伴随症状，老年患者排便时勿过度用力努责，以免诱发心绞痛诸症
- 观察肠结与便秘的不同，注意类证的鉴别

2. 用药护理

用药护理
- 遵医嘱用通便药物时，便通即止，以免太过
- 中药汤剂一般温服，服药后应注意观察大便次数、性状和量
- 便秘患者不宜长期使用泻药，避免造成对泻药的依赖
- 肠道实热者中药汤剂宜偏凉服用，也可用番泻叶或生大黄泡水代茶饮，汤药以饭前空腹及临睡前服用为佳
- 脾虚气弱者平时宜服用补气药，如党参茶、黄精茶等
- 阴虚肠燥者多用滋阴通便药物，中药汤剂温服，适当增加服药次数和数量，频频饮服，达到润肠通便的目的

3. 生活起居护理

生活起居护理
- 居室整洁，温湿度适宜，提供舒适隐蔽的排便环境
- 培养定时排便的习惯。鼓励患者适量运动，指导进行腹部按摩和提肛训练，避免久坐少动
- 保持肛周皮肤清洁，有肛门疾病者可在便后用1:5000高锰酸钾溶液或五倍子、苦参、花椒煎水坐浴，肛裂者坐浴后可用黄连膏外敷

4. 情志护理

情志护理
- 七情内伤是便秘致病因素之一。便秘患者因病久痛苦，情志多忧而与病证互为因果，形成恶性循环
- 向患者解释情志不和、肝气郁结等易导致大便干结
- 指导患者采用自我调适情志的方法，保持心情舒畅，创造舒适的生活和工作环境，避免情志所伤

三、辨证（症）护理

1. 燥热内结证

<table>
<tr><td rowspan="7">燥热内结证</td><td>实证便秘者居住的病室应凉爽通风，湿度偏高，并保持病室安静，光线柔和，避免强光和噪音的刺激</td></tr>
<tr><td>饮食宜清淡，偏凉润为主，禁忌辛辣厚味，烟酒油腻</td></tr>
<tr><td>鼓励患者多饮白开水或果汁，以泻热而通利小便</td></tr>
<tr><td>热邪熏蒸于上，口臭、口舌生疮者，应注意做好口腔护理</td></tr>
<tr><td>针刺天枢、脾俞、胃俞、大肠俞、足三里、龟尾等穴（强刺激），可以调节胃肠功能而通便</td></tr>
<tr><td>服泻药后应注意患者排便的次数及大便量，观察有无腹痛和泻下不止的情况，如有腹痛难奈，腹泻严重时应立即停药，并请医生处理</td></tr>
<tr><td>用肥皂水灌肠通便时，应注意患者有无胸闷、腹痛、腹胀等反应，必要时中止灌肠</td></tr>
</table>

2. 气机郁滞证

<table>
<tr><td rowspan="6">气机郁滞证</td><td>对患者关心体贴，了解其心理活动，予以劝导；并应做好家属工作，避免不良环境的恶性刺激，尽量使之心情舒畅</td></tr>
<tr><td>指导患者养成每日定时排便的习惯，不论有无便意，均按时去厕所作排便动作</td></tr>
<tr><td>鼓励患者在病情和体力允许的情况下，尽量多运动，如散步、打太极拳等，促进气机通畅</td></tr>
<tr><td>宜多食新鲜水果蔬菜和有疏利作用的食品，如香菇、大蒜、洋葱、芦根、竹笋、萝卜等，禁忌甜黏生冷油腻不易消化之品</td></tr>
<tr><td>可在便前热敷腹部或艾灸天枢、关元、气海等穴</td></tr>
<tr><td>腹胀时可用肛管排气，腹中胀痛时不可盲目用大量肥皂水灌肠</td></tr>
</table>

3. 血虚肠燥证

<table>
<tr><td rowspan="5">血虚肠燥证</td><td>患者应注意保暖，充分休息，以养心血；注意病室温暖、安静，勿使受到突然刺激，如巨响、惊吓、震动等，以免加重患者心悸、眩晕</td></tr>
<tr><td>饮食以易消化，补益为主，如饴糖、大枣、花生、莲子、羊肉、甲鱼、海参、芝麻、桑葚、荔枝等，并尽可能的补充一些油脂</td></tr>
<tr><td>大便时应选用坐便器，不宜用力过猛，防止因大便不下而引起虚脱；病情严重者，应有人陪同，预防跌伤</td></tr>
<tr><td>指导患者饮用有通便作用的饮料，如蜂蜜水，或用番泻叶3～6g泡水饮</td></tr>
<tr><td>虚证患者，在病情允许的情况下，可作腹部肌肉锻炼，以加强腹肌，有助于排便</td></tr>
</table>

4. 气虚不运证

気虚不运证

- 排便无力时可按摩腹部，在腹壁由右下腹顺结肠方向，向上、向下推，反复按摩10～15分钟
- 可用温热疗法，如腹部热敷、艾灸、熨贴等
- 鼓励适当锻炼，如做扩胸运动等，促使气血运行
- 保持心情愉快，防止因气滞而加重病情
- 大便难下时，勿蹲之过久，以预防中气下陷，必要时用开塞露或甘油栓注入肛门，或用液体石蜡30～50ml保留灌肠，以润肠通便

5. 阴寒凝滞证

阴寒凝滞证

- 病室应温暖向阳，注意防寒保暖
- 本证多年老体虚患者，应限制活动量，勿使过劳
- 注意保持肛门部清洁，便后用温水清洗
- 饮食应营养丰富、高热量之补益之物，如牛羊肉、鸡蛋、牛奶、胡萝卜、鲫鱼、鲜虾等
- 鼓励患者多晒太阳，适当运动

四、健康教育

健康教育

- 生活起居有规律，加强身体锻炼，保持心情舒畅。指导及协助患者或家属做腹部按摩、床上翻身等活动
- 向患者讲明不良生活方式和饮食习惯、运动量不足、滥用药物、精神因素等与便秘的关系，指导养成定时排便的习惯，排便时尽量提供隐蔽条件，并保证充足的时间
- 加强饮食调养。多吃蔬菜、小米、粗粮等含纤维素多的食物，多食瓜果，多饮水，常服蜂蜜、牛奶，忌食辛辣之品，戒烟酒

第二十节 胁 痛

胁痛是指一侧或者两侧胁肋部位疼痛，常因饮食失调、情志不遂导致气机郁滞、脉络失和、疏泄不利而发生。病位多在肝、胆、经络，临床辨证可以分血瘀气滞、肝胆湿热等证。西医学中的肋间神经痛、胸膜炎、肝炎、胆囊炎、胆石症、胆道蛔虫症等，均可以参照本病护理。

一、证候分型

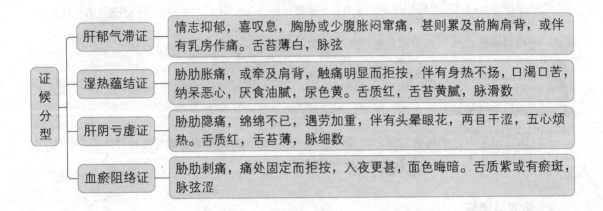

证候分型
- 肝郁气滞证：情志抑郁，喜叹息，胸胁或少腹胀闷窜痛，甚则累及前胸肩背，或伴有乳房作痛。舌苔薄白，脉弦
- 湿热蕴结证：胁肋胀痛，或牵及肩背，触痛明显而拒按，伴有身热不扬，口渴口苦，纳呆恶心，厌食油腻，尿色黄。舌质红，舌苔黄腻，脉滑数
- 肝阴亏虚证：胁肋隐痛，绵绵不已，遇劳加重，伴有头晕眼花，两目干涩，五心烦热。舌质红，舌苔薄，脉细数
- 血瘀阻络证：胁肋刺痛，痛处固定而拒按，入夜更甚，面色晦暗。舌质紫或有瘀斑，脉弦涩

二、一般护理

1. 病情观察

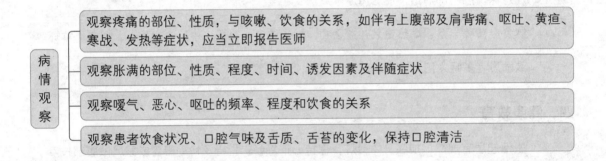

病情观察
- 观察疼痛的部位、性质，与咳嗽、饮食的关系，如伴有上腹部及肩背痛、呕吐、黄疸、寒战、发热等症状，应当立即报告医师
- 观察胀满的部位、性质、程度、时间、诱发因素及伴随症状
- 观察嗳气、恶心、呕吐的频率、程度和饮食的关系
- 观察患者饮食状况、口腔气味及舌质、舌苔的变化，保持口腔清洁

2. 饮食护理

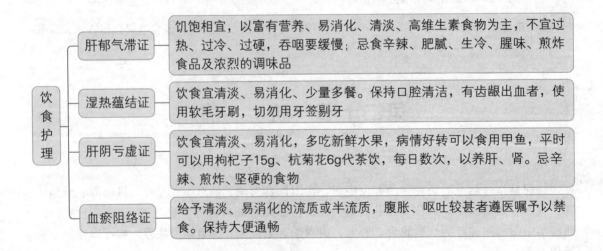

饮食护理
- 肝郁气滞证：饥饱相宜，以富有营养、易消化、清淡、高维生素食物为主，不宜过热、过冷、过硬，吞咽要缓慢；忌食辛辣、肥腻、生冷、腥味、煎炸食品及浓烈的调味品
- 湿热蕴结证：饮食宜清淡、易消化、少量多餐。保持口腔清洁，有齿龈出血者，使用软毛牙刷，切勿用牙签剔牙
- 肝阴亏虚证：饮食宜清淡、易消化，多吃新鲜水果，病情好转可以食用甲鱼，平时可以用枸杞子15g、杭菊花6g代茶饮，每日数次，以养肝、肾。忌辛辣、煎炸、坚硬的食物
- 血瘀阻络证：给予清淡、易消化的流质或半流质，腹胀、呕吐较甚者遵医嘱予以禁食。保持大便通畅

3. 用药护理

用药护理
- 胆囊炎急性发作禁食期间禁口服药
- 抗生素等口服药应在饭后服用，以减少胃肠道不适，并定时进行药敏试验，以根据药敏试验结果调整抗生素的使用
- 中药汤剂宜温服，服药期间禁辛辣、油腻食物，中西药物不宜同时服用。服用中药攻下逐水药时，需监测电解质情况，记录24小时出入量
- 肝经郁热证致便秘者可遵医嘱服用润肠片
- 阴虚气滞证，中药汤剂宜偏凉服用
- 长期服用清热利胆理气之药者，平时多饮水或金钱草泡水饮

4. 生活起居护理

生活起居护理
- 病室安静、整洁、空气清新，温湿度适宜
- 急性发作时，宜卧床休息

5. 情志护理

情志护理
- 加强巡视，多与患者沟通，并指导家属经常陪伴、鼓励患者，给予精神安慰
- 患者应保持情绪稳定，避免抑郁、恼怒等。针对患者的抑郁情绪，经常沟通疏导，帮助其调畅情志，以利于疾病的转归
- 疼痛剧烈时以移情祛病法帮助患者缓解病痛
- 急躁时学会自控，遇事冷静，不急于求成

6. 并发症护理

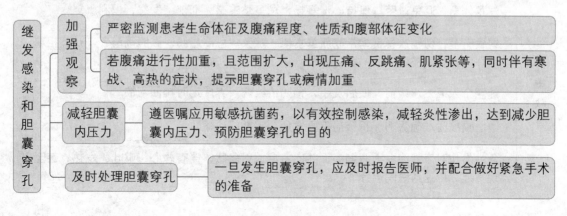

继发感染和胆囊穿孔
- 加强观察
  - 严密监测患者生命体征及腹痛程度、性质和腹部体征变化
  - 若腹痛进行性加重，且范围扩大，出现压痛、反跳痛、肌紧张等，同时伴有寒战、高热的症状，提示胆囊穿孔或病情加重
- 减轻胆囊内压力
  - 遵医嘱应用敏感抗菌药，以有效控制感染，减轻炎性渗出，达到减少胆囊内压力、预防胆囊穿孔的目的
- 及时处理胆囊穿孔
  - 一旦发生胆囊穿孔，应及时报告医师，并配合做好紧急手术的准备

三、辨证（症）护理

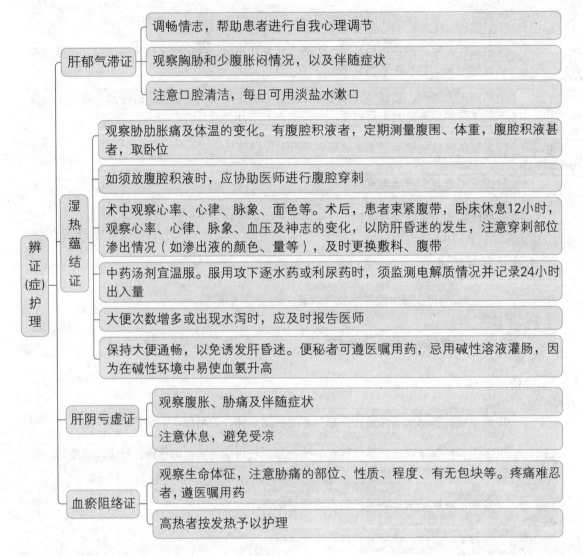

辨证（症）护理

肝郁气滞证
- 调畅情志，帮助患者进行自我心理调节
- 观察胸胁和少腹胀闷情况，以及伴随症状
- 注意口腔清洁，每日可用淡盐水漱口

湿热蕴结证
- 观察胁肋胀痛及体温的变化。有腹腔积液者，定期测量腹围、体重，腹腔积液甚者，取卧位
- 如须放腹腔积液时，应协助医师进行腹腔穿刺
- 术中观察心率、心律、脉象、面色等。术后，患者束紧腹带，卧床休息12小时，观察心率、心律、脉象、血压及神志的变化，以防肝昏迷的发生，注意穿刺部位渗出情况（如渗出液的颜色、量等），及时更换敷料、腹带
- 中药汤剂宜温服。服用攻下逐水药或利尿药时，须监测电解质情况并记录24小时出入量
- 大便次数增多或出现水泻时，应及时报告医师
- 保持大便通畅，以免诱发肝昏迷。便秘者可遵医嘱用药，忌用碱性溶液灌肠，因为在碱性环境中易使血氨升高

肝阴亏虚证
- 观察腹胀、胁痛及伴随症状
- 注意休息，避免受凉

血瘀阻络证
- 观察生命体征，注意胁痛的部位、性质、程度、有无包块等。疼痛难忍者，遵医嘱用药
- 高热者按发热予以护理

四、健康教育

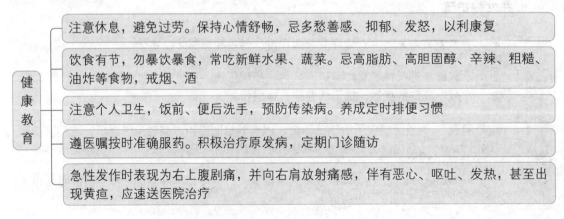

健康教育
- 注意休息，避免过劳。保持心情舒畅，忌多愁善感、抑郁、发怒，以利康复
- 饮食有节，勿暴饮暴食，常吃新鲜水果、蔬菜。忌高脂肪、高胆固醇、辛辣、粗糙、油炸等食物，戒烟、酒
- 注意个人卫生，饭前、便后洗手，预防传染病。养成定时排便习惯
- 遵医嘱按时准确服药。积极治疗原发病，定期门诊随访
- 急性发作时表现为右上腹剧痛，并向右肩放射痛感，伴有恶心、呕吐、发热，甚至出现黄疸，应速送医院治疗

第二十一节 黄 疸

　　黄疸是以目睛黄、皮肤黏膜黄、小便发黄为特征的一组症状，多由于外感湿热、疫毒、内伤、酒食或脾虚湿困、血瘀气滞等所致。一般按病之新旧缓急与黄色的明暗等分为阳黄、急黄与阴黄。黄疸为肝胆病变的常见症状，胰的病变、血液病等病也可出现黄疸。多见于急性病毒性肝炎、慢性病毒性肝炎、胆囊炎、胆结石、脂肪肝、药物性肝炎等肝胆系统疾病。黄疸是以目黄、身黄、小便黄为主要症状的一种病证，其中以目睛黄染尤为本病的重要特征。

一、证候分型

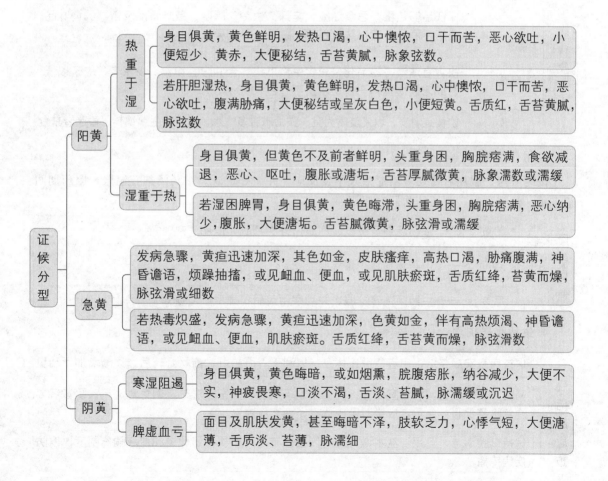

証候分型

- **阳黄**
  - **热重于湿**
    - 身目俱黄，黄色鲜明，发热口渴，心中懊侬，口干而苦，恶心欲吐，小便短少、黄赤，大便秘结，舌苔黄腻，脉象弦数。
    - 若肝胆湿热，身目俱黄，黄色鲜明，发热口渴，心中懊侬，口干而苦，恶心欲吐，腹满胁痛，大便秘结或呈灰白色，小便短黄。舌质红，舌苔黄腻，脉弦数
  - **湿重于热**
    - 身目俱黄，但黄色不及前者鲜明，头重身困，胸脘痞满，食欲减退，恶心、呕吐，腹胀或溏垢，舌苔厚腻微黄，脉象濡数或濡缓
    - 若湿困脾胃，身目俱黄，黄色晦滞，头重身困，胸脘痞满，恶心纳少，腹胀，大便溏垢。舌苔腻微黄，脉弦滑或濡缓
- **急黄**
  - 发病急骤，黄疸迅速加深，其色如金，皮肤瘙痒，高热口渴，胁痛腹满，神昏谵语，烦躁抽搐，或见衄血、便血，或见肌肤瘀斑，舌质红绛，苔黄而燥，脉弦滑或细数
  - 若热毒炽盛，发病急骤，黄疸迅速加深，色黄如金，伴有高热烦渴、神昏谵语，或见衄血、便血，肌肤瘀斑。舌质红绛，舌苔黄而燥，脉弦滑数
- **阴黄**
  - **寒湿阻遏**
    - 身目俱黄，黄色晦暗，或如烟熏，脘腹痞胀，纳谷减少，大便不实，神疲畏寒，口淡不渴，舌淡、苔腻，脉濡缓或沉迟
  - **脾虚血亏**
    - 面目及肌肤发黄，甚至晦暗不泽，肢软乏力，心悸气短，大便溏薄，舌质淡、苔薄，脉濡细

二、一般护理

1. 病情观察

病情观察

- 密切观察黄疸部位、色泽、程度，体温、血压、舌脉、大小便以及有无呕吐、腹胀、腹腔积液、神昏等情况

- 24小时尿量少于500ml或黄疸急骤加深时，报告医师，并配合处理

- 言语不清、神昏谵语，或四肢震颤时，报告医师，并配合处理。呕血、便血或高热烦渴、恶心呕吐时，报告医师，并配合处理

2. 饮食护理

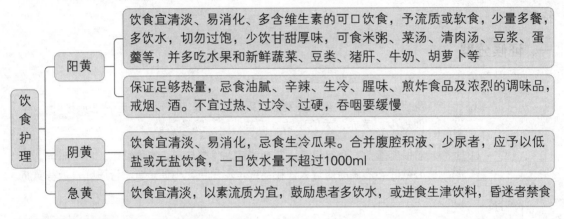

饮食护理

- **阳黄**
  - 饮食宜清淡、易消化、多含维生素的可口饮食，予流质或软食，少量多餐，多饮水，切勿过饱，少饮甘甜厚味，可食米粥、菜汤、清肉汤、豆浆、蛋羹等，并多吃水果和新鲜蔬菜、豆类、猪肝、牛奶、胡萝卜等
  - 保证足够热量，忌食油腻、辛辣、生冷、腥味、煎炸食品及浓烈的调味品，戒烟、酒。不宜过热、过冷、过硬，吞咽要缓慢

- **阴黄**
  - 饮食宜清淡、易消化，忌食生冷瓜果。合并腹腔积液、少尿者，应予以低盐或无盐饮食，一日饮水量不超过1000ml

- **急黄**
  - 饮食宜清淡，以素流质为宜，鼓励患者多饮水，或进食生津饮料，昏迷者禁食

3. 用药护理

按时服药，服用后密切观察疗效及不良反应，并做好记录。中药汤剂宜温服，服药期间禁辛辣、油腻食物，中西药勿同时服用。

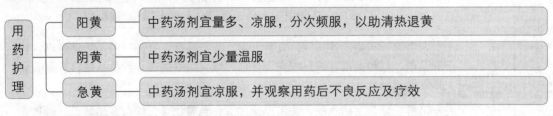

用药护理

- **阳黄** —— 中药汤剂宜量多、凉服，分次频服，以助清热退黄

- **阴黄** —— 中药汤剂宜少量温服

- **急黄** —— 中药汤剂宜凉服，并观察用药后不良反应及疗效

4. 生活起居护理

生活起居护理

- 保持病室安静整洁，患者需卧床休息，以利于养肝护肝，症状好转后，逐渐增加活动量

- 阳黄热重于湿者，病室宜偏凉；阳黄湿重于热者，病室宜温热，避免对流风；阴黄者要注意防寒保暖；急黄者应绝对卧床休息，病室应凉爽

- 保持口腔清洁，可用淡盐水漱口。有传染性者应严格执行消化道和血液隔离制度，以防疾病传播

- 加强皮肤护理，汗出者及时更衣，保持床单清洁，预防压疮

- 黄疸重者常皮肤瘙痒，局部可涂冰硼水止痒，避免搔抓，以免皮肤破损引起感染

5. 情志护理

中医学认为"怒伤肝""思伤脾"，暴怒和忧思过度都会导致肝胆及脾胃气机的郁滞，使其功能失常而出现胸胁胀闷、腹胀、嗳气、纳呆等各种表现，会诱发或加重各种肝病，如急、慢性肝炎，肝硬化等的症状，对患者病情恢复极为不利。所以，要关心、安慰患者，调畅情志，避免七情过极。劝导患者善于控制情绪，勿抑郁、大怒，保持乐观的心情和良好的心态，坚定战胜疾病的信心，积极配合治疗，才有利于疾病的康复。

情志护理	对有抑郁的患者	应增加与患者交谈时间，随时了解患者的心理活动，以热情、友好、诚恳的态度鼓励患者说出所关心的问题并耐心解答，给予精神上安慰和支持
	对缺乏疾病知识的患者	应当根据其所患病毒性肝炎和临床特点，介绍疾病相关知识、预后、隔离意义及主要护理治疗措施，指导患者看一些有关肝病的科普文章，多与病友交谈也是了解肝病的重要渠道
	对有消极悲观情绪的患者	要理解患者的处境，多与其沟通，并进行疏导和劝解，表示保持良好的心态是战胜疾病之本
		与患者及家属取得联系，配合安排让亲友探视的时间，让其家属了解肝病患者易生气、急躁的特点，宽容理解患者，使其保持生活和心理上的愉快

6. 并发症护理

并发症护理	上消化道出血	应绝对卧床，暂时给予禁食
		呕血患者取侧卧位或头偏向一侧，保持呼吸道通畅
		大量出血时血块阻塞气道，可引起窒息，应当及时吸出口腔分泌物，保持气道通畅，做好氧疗护理
		密切观察生命体征，注意保暖，同时注意观察患者的意识、颈静脉充盈度、面色、肢端皮温和末梢血管充盈情况、尿量及中心静脉压等变化，发现异常及时报告医师
		做好输液、输血等抢救工作
	肝性脑病	应绝对卧床，将头侧向一边，吸氧，保持呼吸道通畅
		严密观察患者的意识和神志，加强巡视，患者出现躁动、抽搐时，应当采用约束带、床栏等保持措施，防止坠床
		记录和观察24小时液体出入量，有腹腔积液者，每天测量腹围
		去除和避免各种诱发因素，密切观察病情变化，观察其他合并症的发生。对出血、感染、肝肾综合征、脑水肿、脑疝等要及时诊断，及时抢救
		饮食给予高热量、高维生素、易消化的流质或半流质。发病开始数天内禁食蛋白质，患者神志清楚后可逐步增加蛋白质饮食
		加强基础护理，防止压疮的发生。保持排便通畅，禁用肥皂水灌肠

三、辨证（症）护理

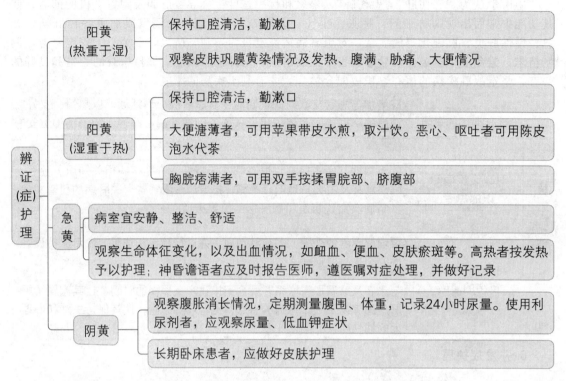

辨证(症)护理
- 阳黄（热重于湿）
  - 保持口腔清洁，勤漱口
  - 观察皮肤巩膜黄染情况及发热、腹满、胁痛、大便情况
- 阳黄（湿重于热）
  - 保持口腔清洁，勤漱口
  - 大便溏薄者，可用苹果带皮水煎，取汁饮。恶心、呕吐者可用陈皮泡水代茶
  - 胸脘痞满者，可用双手按揉胃脘部、脐腹部
- 急黄
  - 病室宜安静、整洁、舒适
  - 观察生命体征变化，以及出血情况，如衄血、便血、皮肤瘀斑等。高热者按发热予以护理；神昏谵语者应及时报告医师，遵医嘱对症处理，并做好记录
- 阴黄
  - 观察腹胀消长情况，定期测量腹围、体重，记录24小时尿量。使用利尿剂者，应观察尿量、低血钾症状
  - 长期卧床患者，应做好皮肤护理

四、健康教育

健康教育
- 慎起居，要有规律，适劳逸，防过劳
- 调畅情志。遵医嘱按时服药
- 注意休息、保证睡眠，病情轻者可适当活动，危重患者需绝对卧床休息
- 在病情允许下，适当进行体育锻炼，以不感到疲劳为宜，劳逸结合，每日早起和临睡前擦双侧涌泉穴5分钟，方法是用手掌小鱼肌快速摩擦穴位或用拇指指腹或手掌小鱼肌顺时针按揉穴位，这样能起到强身健体的作用
- 对e抗原阳性者，采取预防传染的方法，如毛巾、脸盆、剪子、刷子、剃刀、指甲刀等患者都应专用
- 病室宜安静、整洁、定时通风，确诊病毒性肝炎者，必须按照规定严格执行消化道隔离制度
- 做好皮肤护理。如有瘙痒时，遵医嘱予以止痒搽剂外涂，并修剪指甲，劝导患者勿用手搔抓。经常用温水擦洗。禁用碱性肥皂，保持皮肤清洁
- 保持口腔清洁，食后应漱口。有齿龈出血者，要用软毛牙刷，切勿用牙签剔牙。保持大便通畅
- 按时服药，避免感冒等各种感染的不良刺激。一旦出现黄疸，须就诊查明病因

第二十二节 臌 胀

臌胀是因肝脾受伤、疏运失常、气血交阻、水气内停所致，以腹满胀大为主要临床表现。病位在肝、脾，久则及肾。肝硬化腹腔积液等可以参照本病护理。

一、证候分型

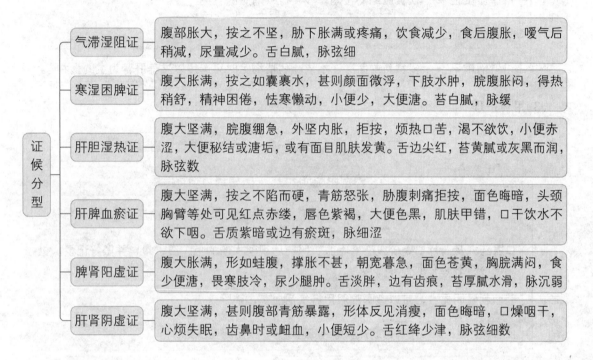

证候分型

气滞湿阻证	腹部胀大，按之不坚，胁下胀满或疼痛，饮食减少，食后腹胀，嗳气后稍减，尿量减少。舌白腻，脉弦细
寒湿困脾证	腹大胀满，按之如囊裹水，甚则颜面微浮，下肢水肿，脘腹胀闷，得热稍舒，精神困倦，怯寒懒动，小便少，大便溏。苔白腻，脉缓
肝胆湿热证	腹大坚满，脘腹绷急，外坚内胀，拒按，烦热口苦，渴不欲饮，小便赤涩，大便秘结或溏垢，或有面目肌肤发黄。舌边尖红，苔黄腻或灰黑而润，脉弦数
肝脾血瘀证	腹大坚满，按之不陷而硬，青筋怒张，胁腹刺痛拒按，面色晦暗，头颈胸臂等处可见红点赤缕，唇色紫褐，大便色黑，肌肤甲错，口干饮水不欲下咽。舌质紫暗或边有瘀斑，脉细涩
脾肾阳虚证	腹大胀满，形如蛙腹，撑胀不甚，朝宽暮急，面色苍黄，胸脘满闷，食少便溏，畏寒肢冷，尿少腿肿。舌淡胖，边有齿痕，苔厚腻水滑，脉沉弱
肝肾阴虚证	腹大坚满，甚则腹部青筋暴露，形体反见消瘦，面色晦暗，口燥咽干，心烦失眠，齿鼻时或衄血，小便短少。舌红绛少津，脉弦细数

二、一般护理

1.病情观察

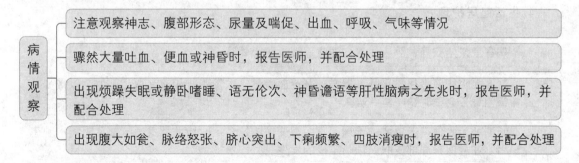

病情观察

- 注意观察神志、腹部形态、尿量及喘促、出血、呼吸、气味等情况
- 骤然大量吐血、便血或神昏时，报告医师，并配合处理
- 出现烦躁失眠或静卧嗜睡、语无伦次、神昏谵语等肝性脑病之先兆时，报告医师，并配合处理
- 出现腹大如瓮、脉络怒张、脐心突出、下痢频繁、四肢消瘦时，报告医师，并配合处理

2.饮食护理

饮食宜营养丰富，易消化、高糖、高蛋白、低脂肪、低盐或是无盐软食，少量多餐，避免粗糙、坚硬食物，忌生冷、油腻、辛辣、煎炸食物和咖啡等，戒烟、酒。伴严重腹腔积液

者，遵医嘱严格限制摄水量和盐的摄入。血氨升高后肝功能不全昏迷患者，限制蛋白质的摄入。

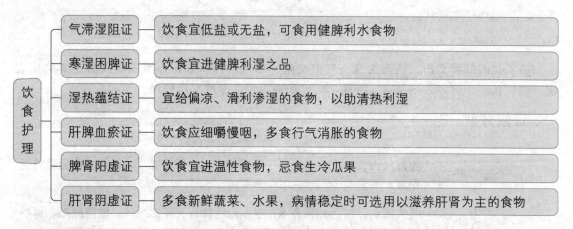

气滞湿阻证 —— 饮食宜低盐或无盐，可食用健脾利水食物

寒湿困脾证 —— 饮食宜进健脾利湿之品

湿热蕴结证 —— 宜给偏凉、滑利渗湿的食物，以助清热利湿

饮食护理

肝脾血瘀证 —— 饮食应细嚼慢咽，多食行气消胀的食物

脾肾阳虚证 —— 饮食宜进温性食物，忌食生冷瓜果

肝肾阴虚证 —— 多食新鲜蔬菜、水果，病情稳定时可选用以滋养肝肾为主的食物

3. 用药护理

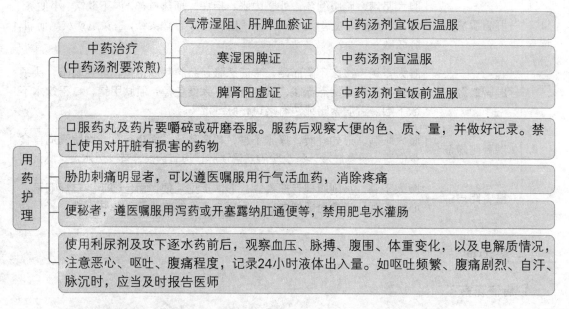

中药治疗
(中药汤剂要浓煎)

气滞湿阻、肝脾血瘀证 —— 中药汤剂宜饭后温服

寒湿困脾证 —— 中药汤剂宜温服

脾肾阳虚证 —— 中药汤剂宜饭前温服

用药护理

口服药丸及药片要嚼碎或研磨吞服。服药后观察大便的色、质、量，并做好记录。禁止使用对肝脏有损害的药物

胁肋刺痛明显者，可以遵医嘱服用行气活血药，消除疼痛

便秘者，遵医嘱服用泻药或开塞露纳肛通便等，禁用肥皂水灌肠

使用利尿剂及攻下逐水药前后，观察血压、脉搏、腹围、体重变化，以及电解质情况，注意恶心、呕吐、腹痛程度，记录24小时液体出入量。如呕吐频繁、腹痛剧烈、自汗、脉沉时，应当及时报告医师

4. 生活起居护理

生活起居护理

病室宜整洁安静，卧床休息，注意保暖，防止外感

轻度腹腔积液者尽量平卧，以增加肝肾血流量，大量腹腔积液者取半卧位，以减少呼吸困难，必要时给予氧气吸入

长期卧床者保持床单清洁干燥，宜经常变换体位，定时协助翻身，背部及阴囊水肿患者，注意保护局部皮肤，预防压疮的发生

指导患者养成良好的卫生习惯，做好口腔护理，禁止抠鼻、剔牙，防止出血

躁动不安时，床边加护栏。保持大便通畅

5. 情志护理

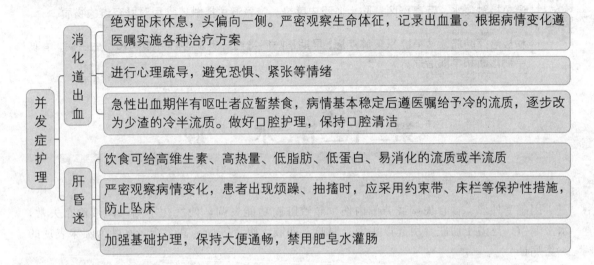

情志护理	本病多迁延不愈，反复发作给患者带来烦恼痛苦、悲观失望，如果兼七情刺激更加重病状，因此应向患者说明本病和情志的关系
	消除患者易怒、烦躁、忧虑、恐惧心理，鼓励其积极配合治疗
	指导患者进行自我情志调适

6. 并发症护理

并发症护理	消化道出血	绝对卧床休息，头偏向一侧。严密观察生命体征，记录出血量。根据病情变化遵医嘱实施各种治疗方案
		进行心理疏导，避免恐惧、紧张等情绪
		急性出血期伴有呕吐者应暂禁食，病情基本稳定后遵医嘱给予冷的流质，逐步改为少渣的冷半流质。做好口腔护理，保持口腔清洁
	肝昏迷	饮食可给高维生素、高热量、低脂肪、低蛋白、易消化的流质或半流质
		严密观察病情变化，患者出现烦躁、抽搐时，应采用约束带、床栏等保护性措施，防止坠床
		加强基础护理，保持大便通畅，禁用肥皂水灌肠

三、辨证（症）护理

病室宜安静、整洁，定时开窗通风。使患者安心静养，睡眠充足。

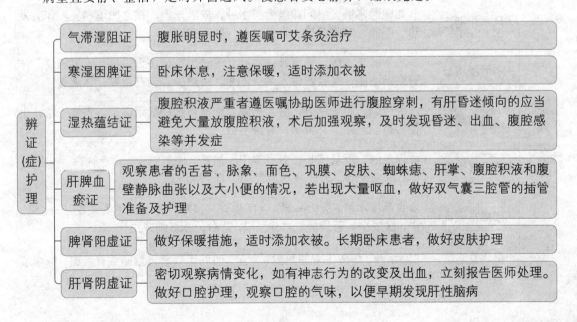

辨证(症)护理	气滞湿阻证	腹胀明显时，遵医嘱可艾条灸治疗
	寒湿困脾证	卧床休息，注意保暖，适时添加衣被
	湿热蕴结证	腹腔积液严重者遵医嘱协助医师进行腹腔穿刺，有肝昏迷倾向的应当避免大量放腹腔积液，术后加强观察，及时发现昏迷、出血、腹腔感染等并发症
	肝脾血瘀证	观察患者的舌苔、脉象、面色、巩膜、皮肤、蜘蛛痣、肝掌、腹腔积液和腹壁静脉曲张以及大小便的情况，若出现大量呕血，做好双气囊三腔管的插管准备及护理
	脾肾阳虚证	做好保暖措施，适时添加衣被。长期卧床患者，做好皮肤护理
	肝肾阴虚证	密切观察病情变化，如有神志行为的改变及出血，立刻报告医师处理。做好口腔护理，观察口腔的气味，以便早期发现肝性脑病

四、健康教育

健康教育

- 生活起居有常，注意防寒保暖，保证充足的休息和睡眠。病情允许可适度进行体育锻炼，如太极拳等，以增强抗病能力，加速病体康复
- 改变不良饮食习惯，宜低盐或无盐饮食。保证营养，多进食水果、蔬菜及富含维生素的食品。戒烟、酒
- 注意情志调节，解除思想顾虑，树立同疾病做斗争的信心，避免抑郁恼怒，保持乐观的情绪
- 避免接触疫水，远离疫区，防止血吸虫感染。注意避免接触或食用对肝有毒的物质
- 积极治疗胁痛、黄疸、积聚等疾患，早期预防病毒性肝炎及各种传染病和寄生虫病，争取早期诊断和早期治疗

第二十三节　水　　肿

因感受外邪、饮食失调或劳倦内伤，导致脏腑功能失调，使气化不利，津液输布失常，水液潴留，泛溢于肌肤，引起以头面、眼睑、四肢、腹背等局部甚至全身水肿为临床表现的一类病证。

一、证候分型

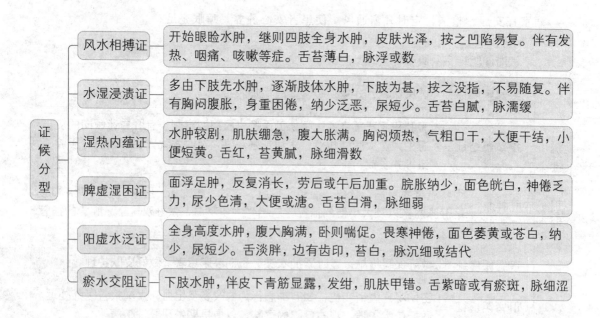

证候分型

- 风水相搏证：开始眼睑水肿，继则四肢全身水肿，皮肤光泽，按之凹陷易复。伴有发热、咽痛、咳嗽等症。舌苔薄白，脉浮或数
- 水湿浸渍证：多由下肢先水肿，逐渐肢体水肿，下肢为甚，按之没指，不易随复。伴有胸闷腹胀，身重困倦，纳少泛恶，尿短少。舌苔白腻，脉濡缓
- 湿热内蕴证：水肿较剧，肌肤绷急，腹大胀满。胸闷烦热，气粗口干，大便干结，小便短黄。舌红，苔黄腻，脉细滑数
- 脾虚湿困证：面浮足肿，反复消长，劳后或午后加重。脘胀纳少，面色㿠白，神倦乏力，尿少色清，大便或溏。舌苔白滑，脉细弱
- 阳虚水泛证：全身高度水肿，腹大胸满，卧则喘促。畏寒神倦，面色萎黄或苍白，纳少，尿短少。舌淡胖，边有齿印，苔白，脉沉细或结代
- 瘀水交阻证：下肢水肿，伴皮下青筋显露，发绀，肌肤甲错。舌紫暗或有瘀斑，脉细涩

二、一般护理

1. 病情观察

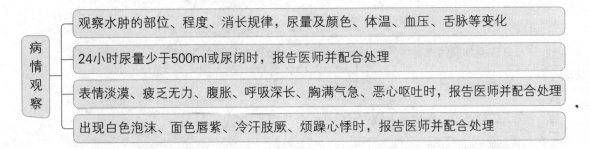

病情观察
- 观察水肿的部位、程度、消长规律，尿量及颜色、体温、血压、舌脉等变化
- 24小时尿量少于500ml或尿闭时，报告医师并配合处理
- 表情淡漠、疲乏无力、腹胀、呼吸深长、胸满气急、恶心呕吐时，报告医师并配合处理
- 出现白色泡沫、面色唇紫、冷汗肢厥、烦躁心悸时，报告医师并配合处理

2. 饮食护理

饮食宜清淡、易消化，富营养，低盐或无盐饮食，少食多餐，忌辛辣、鱼、虾、海腥等发物，以防水肿复起；依据24小时出入量严格控制进水量。阳水证者，可以给予清热利水之品；阴水证者，饮食宜富于营养。

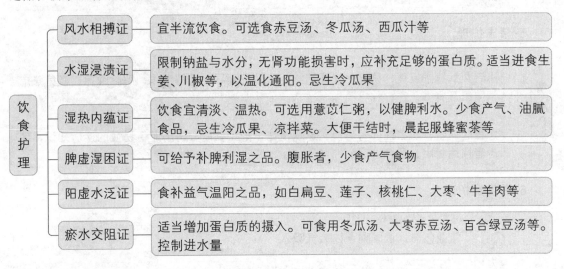

饮食护理
- 风水相搏证 —— 宜半流饮食。可选食赤豆汤、冬瓜汤、西瓜汁等
- 水湿浸渍证 —— 限制钠盐与水分，无肾功能损害时，应补充足够的蛋白质。适当进食生姜、川椒等，以温化通阳。忌生冷瓜果
- 湿热内蕴证 —— 饮食宜清淡、温热。可选用薏苡仁粥，以健脾利水。少食产气、油腻食品，忌生冷瓜果、凉拌菜。大便干结时，晨起服蜂蜜茶等
- 脾虚湿困证 —— 可给予补脾利湿之品。腹胀者，少食产气食物
- 阳虚水泛证 —— 食补益气温阳之品，如白扁豆、莲子、核桃仁、大枣、牛羊肉等
- 瘀水交阻证 —— 适当增加蛋白质的摄入。可食用冬瓜汤、大枣赤豆汤、百合绿豆汤等。控制进水量

3. 用药护理

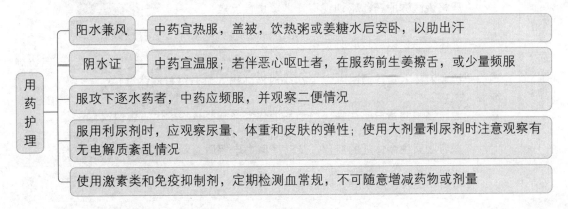

用药护理
- 阳水兼风 —— 中药宜热服，盖被，饮热粥或姜糖水后安卧，以助出汗
- 阴水证 —— 中药宜温服；若伴恶心呕吐者，在服药前生姜擦舌，或少量频服
- 服攻下逐水药者，中药应频服，并观察二便情况
- 服用利尿剂时，应观察尿量、体重和皮肤的弹性；使用大剂量利尿剂时注意观察有无电解质紊乱情况
- 使用激素类和免疫抑制剂，定期检测血常规，不可随意增减药物或剂量

4. 生活起居护理

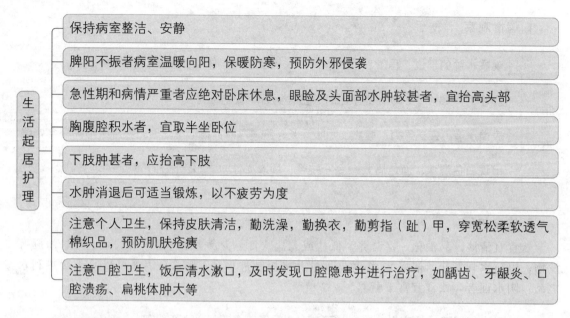

生活起居护理
- 保持病室整洁、安静
- 脾阳不振者病室温暖向阳，保暖防寒，预防外邪侵袭
- 急性期和病情严重者应绝对卧床休息，眼睑及头面部水肿较甚者，宜抬高头部
- 胸腹腔积水者，宜取半坐卧位
- 下肢肿甚者，应抬高下肢
- 水肿消退后可适当锻炼，以不疲劳为度
- 注意个人卫生，保持皮肤清洁，勤洗澡，勤换衣，勤剪指（趾）甲，穿宽松柔软透气棉织品，预防肌肤疮痍
- 注意口腔卫生，饭后清水漱口，及时发现口腔隐患并进行治疗，如龋齿、牙龈炎、口腔溃疡、扁桃体肿大等

5. 情志护理

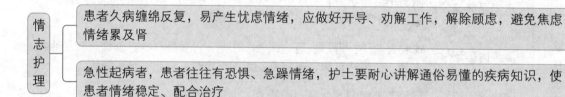

情志护理
- 患者久病缠绵反复，易产生忧虑情绪，应做好开导、劝解工作，解除顾虑，避免焦虑情绪累及肾
- 急性起病者，患者往往有恐惧、急躁情绪，护士要耐心讲解通俗易懂的疾病知识，使患者情绪稳定、配合治疗

6. 并发症护理

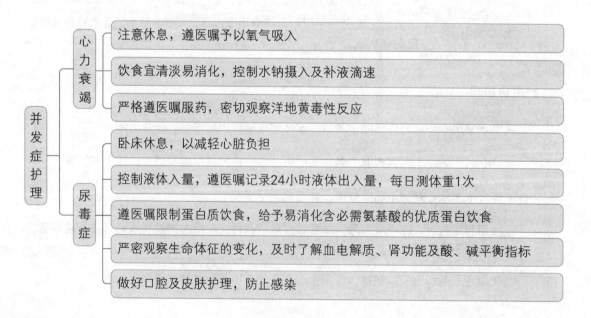

并发症护理

心力衰竭
- 注意休息，遵医嘱予以氧气吸入
- 饮食宜清淡易消化，控制水钠摄入及补液滴速
- 严格遵医嘱服药，密切观察洋地黄毒性反应

尿毒症
- 卧床休息，以减轻心脏负担
- 控制液体入量，遵医嘱记录24小时液体出入量，每日测体重1次
- 遵医嘱限制蛋白质饮食，给予易消化含必需氨基酸的优质蛋白饮食
- 严密观察生命体征的变化，及时了解血电解质、肾功能及酸、碱平衡指标
- 做好口腔及皮肤护理，防止感染

三、辨证（症）护理

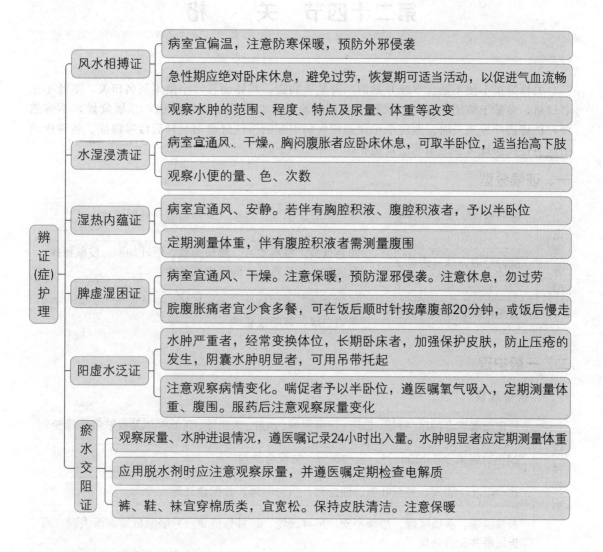

- **辨证（症）护理**
  - **风水相搏证**
    - 病室宜偏温，注意防寒保暖，预防外邪侵袭
    - 急性期应绝对卧床休息，避免过劳，恢复期可适当活动，以促进气血流畅
    - 观察水肿的范围、程度、特点及尿量、体重等改变
  - **水湿浸渍证**
    - 病室宜通风、干燥。胸闷腹胀者应卧床休息，可取半卧位，适当抬高下肢
    - 观察小便的量、色、次数
  - **湿热内蕴证**
    - 病室宜通风、安静。若伴有胸腔积液、腹腔积液者，予以半卧位
    - 定期测量体重，伴有腹腔积液者需测量腹围
  - **脾虚湿困证**
    - 病室宜通风、干燥。注意保暖，预防湿邪侵袭。注意休息，勿过劳
    - 脘腹胀痛者宜少食多餐，可在饭后顺时针按摩腹部20分钟，或饭后慢走
  - **阳虚水泛证**
    - 水肿严重者，经常变换体位，长期卧床者，加强保护皮肤，防止压疮的发生，阴囊水肿明显者，可用吊带托起
    - 注意观察病情变化。喘促者予以半卧位，遵医嘱氧气吸入，定期测量体重、腹围。服药后注意观察尿量变化
  - **瘀水交阻证**
    - 观察尿量、水肿进退情况，遵医嘱记录24小时出入量。水肿明显者应定期测量体重
    - 应用脱水剂时应注意观察尿量，并遵医嘱定期检查电解质
    - 裤、鞋、袜宜穿棉质类，宜宽松。保持皮肤清洁。注意保暖

四、健康教育

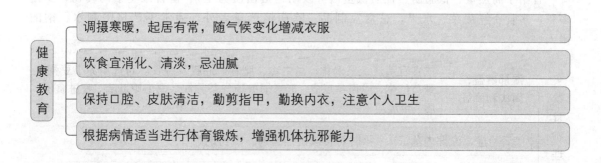

- **健康教育**
  - 调摄寒暖，起居有常，随气候变化增减衣服
  - 饮食宜消化、清淡，忌油腻
  - 保持口腔、皮肤清洁，勤剪指甲，勤换内衣，注意个人卫生
  - 根据病情适当进行体育锻炼，增强机体抗邪能力

第二十四节 关 格

关格是指小便不通、呕吐并见的一种危重病症。具体而言，小便不利名曰关，呕吐不止名曰格，多见于癃闭、淋证、水肿等病证的晚期，亦可见于急性疾病，总属危候，不容迟疑，护理治疗须当及时。西医学泌尿系统疾病引起的慢性肾衰竭、肾后性尿毒症、各种疾病引起急性疾病皆可参照本病辨证施护。

一、证候分型

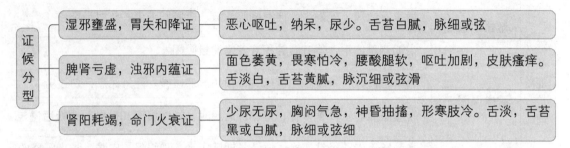

证候分型	湿邪壅盛，胃失和降证	恶心呕吐，纳呆，尿少。舌苔白腻，脉细或弦
	脾肾亏虚，浊邪内蕴证	面色萎黄，畏寒怕冷，腰酸腿软，呕吐加剧，皮肤瘙痒。舌淡白，舌苔黄腻，脉沉细或弦滑
	肾阳耗竭，命门火衰证	少尿无尿，胸闷气急，神昏抽搐，形寒肢冷。舌淡，舌苔黑或白腻，脉细或弦细

二、一般护理

1. 病情观察

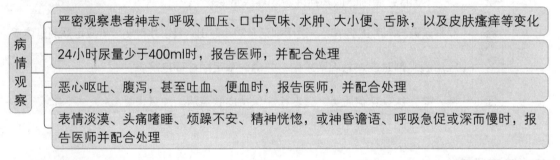

病情观察	严密观察患者神志、呼吸、血压、口中气味、水肿、大小便、舌脉，以及皮肤瘙痒等变化
	24小时尿量少于400ml时，报告医师，并配合处理
	恶心呕吐、腹泻，甚至吐血、便血时，报告医师，并配合处理
	表情淡漠、头痛嗜睡、烦躁不安、精神恍惚，或神昏谵语、呼吸急促或深而慢时，报告医师并配合处理

2. 饮食护理

宜给予高热量、低脂肪、优质低蛋白（以动物蛋白质为主）、富含维生素的食物，少量多餐，多食新鲜蔬菜、水果，忌食豆制品。除病情严重者外，通常不严格限制水、钠的摄入。

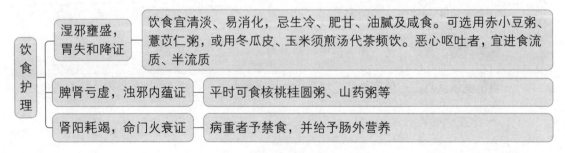

饮食护理	湿邪壅盛，胃失和降证	饮食宜清淡、易消化，忌生冷、肥甘、油腻及咸食。可选用赤小豆粥、薏苡仁粥，或用冬瓜皮、玉米须煎汤代茶频饮。恶心呕吐者，宜进食流质、半流质
	脾肾亏虚，浊邪内蕴证	平时可食核桃桂圆粥、山药粥等
	肾阳耗竭，命门火衰证	病重者予禁食，并给予肠外营养

3. 用药护理

用药护理
- 中药汤剂宜浓煎，少量频服
- 应用大黄煎剂灌肠治疗时，观察用药后疗效及不良反应。并注意保护肛门周围皮肤

4. 生活起居护理

生活起居护理
- 病室宜安静、整洁、空气流通
- 脾肾阳虚者，病室向阳，避免潮湿阴冷
- 重者卧床休息，轻者适当活动

5. 情志护理

情志护理
- 劝导、安慰患者，生活上多关心，避免恼怒、抑郁等不良情绪刺激，以免疾病反复或加重
- 如出现恶心、呕吐时，可以与患者聊天，或者听音乐转移注意力，安慰患者放松心情

6. 并发症护理

并发症护理

急性左心衰竭
- 协助患者取坐位，两腿下垂，以减少静脉回流。必要时，可加止血带于四肢，轮流结扎3个肢体，每5分钟换一肢体，均每一肢体扎15分钟，放松5分钟
- 加压高流量给氧，6~8L/min，可流经25%~30%乙醇后吸入，加压可以削减肺泡内液体渗出，乙醇能减低肺泡泡沫的表面张力，从而改善通气
- 快速建立静脉通道，遵医嘱正确使用镇定、强心利尿、血管扩张剂、氨茶碱、皮质激素等药物，同时观察其疗效和不良反应

高血压
- 急性期绝对卧床休息或半卧位，给予吸氧，保持呼吸道通畅，开放静脉通道
- 控制食量和总热量，控制钠盐及动物脂肪的摄入
- 发现患者血压急剧升高，同时出现头痛、呕吐等症状时，应考虑发生高血压危象的可能，并立即通知医师，准备快速降压药物、脱水剂等，如患者抽搐、躁动，应当注意安全

三、辨证（症）护理

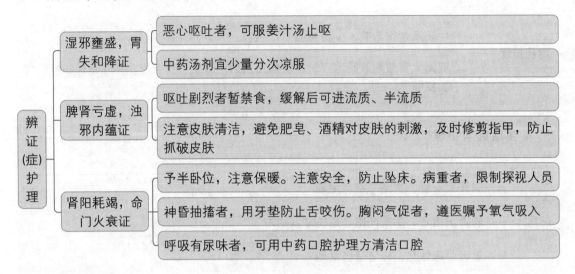

辨证（症）护理
- 湿邪壅盛，胃失和降证
  - 恶心呕吐者，可服姜汁汤止呕
  - 中药汤剂宜少量分次凉服
- 脾肾亏虚，浊邪内蕴证
  - 呕吐剧烈者暂禁食，缓解后可进流质、半流质
  - 注意皮肤清洁，避免肥皂、酒精对皮肤的刺激，及时修剪指甲，防止抓破皮肤
- 肾阳耗竭，命门火衰证
  - 予半卧位，注意保暖。注意安全，防止坠床。病重者，限制探视人员
  - 神昏抽搐者，用牙垫防止舌咬伤。胸闷气促者，遵医嘱予氧气吸入
  - 呼吸有尿味者，可用中药口腔护理方清洁口腔

四、健康教育

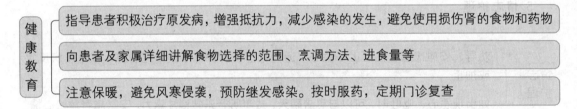

健康教育
- 指导患者积极治疗原发病，增强抵抗力，减少感染的发生，避免使用损伤肾的食物和药物
- 向患者及家属详细讲解食物选择的范围、烹调方法、进食量等
- 注意保暖，避免风寒侵袭，预防继发感染。按时服药，定期门诊复查

第二十五节　淋　　证

淋证是因肾、膀胱气化失司，水道不利所致，以小便频急、淋沥不尽、尿道涩痛、小腹拘急、痛引腰腹为主要临床表现的一类病证。病位在膀胱和肾。急慢性感染、结石、结核、肿瘤及乳糜尿、急慢性前列腺炎、前列腺肥大等可以参照本病护理。

一、证候分型

1. 热淋

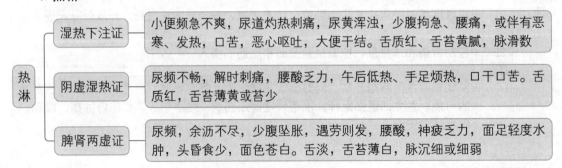

热淋
- 湿热下注证
  - 小便频急不爽，尿道灼热刺痛，尿黄浑浊，少腹拘急、腰痛，或伴有恶寒、发热，口苦，恶心呕吐，大便干结。舌质红、舌苔黄腻；脉滑数
- 阴虚湿热证
  - 尿频不畅，解时刺痛，腰酸乏力，午后低热、手足烦热，口干口苦。舌质红，舌苔薄黄或苔少
- 脾肾两虚证
  - 尿频，余沥不尽，少腹坠胀，遇劳则发，腰酸，神疲乏力，面足轻度水肿，头昏食少，面色苍白。舌淡，舌苔薄白，脉沉细或细弱

2. 石淋

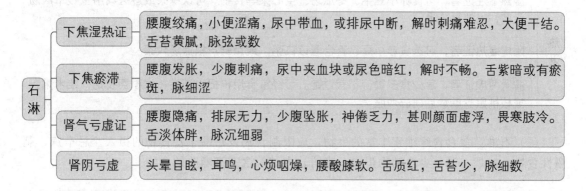

石淋

- 下焦湿热证：腰腹绞痛，小便涩痛，尿中带血，或排尿中断，解时刺痛难忍，大便干结。舌苔黄腻，脉弦或数
- 下焦瘀滞：腰腹发胀，少腹刺痛，尿中夹血块或尿色暗红，解时不畅。舌紫暗或有瘀斑，脉细涩
- 肾气亏虚证：腰腹隐痛，排尿无力，少腹坠胀，神倦乏力，甚则颜面虚浮，畏寒肢冷。舌淡体胖，脉沉细弱
- 肾阴亏虚：头晕目眩，耳鸣，心烦咽燥，腰酸膝软。舌质红，舌苔少，脉细数

3. 血淋

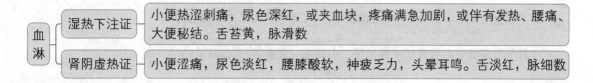

血淋

- 湿热下注证：小便热涩刺痛，尿色深红，或夹血块，疼痛满急加剧，或伴有发热、腰痛、大便秘结。舌苔黄，脉滑数
- 肾阴虚热证：小便涩痛，尿色淡红，腰膝酸软，神疲乏力，头晕耳鸣。舌淡红，脉细数

4. 膏淋

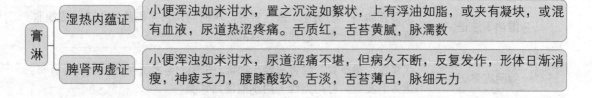

膏淋

- 湿热内蕴证：小便浑浊如米泔水，置之沉淀如絮状，上有浮油如脂，或夹有凝块，或混有血液，尿道热涩疼痛。舌质红，舌苔黄腻，脉濡数
- 脾肾两虚证：小便浑浊如米泔水，尿道涩痛不堪，但病久不断，反复发作，形体日渐消瘦，神疲乏力，腰膝酸软。舌淡，舌苔薄白，脉细无力

二、一般护理

1. 病情观察

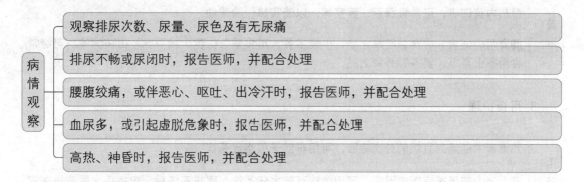

病情观察

- 观察排尿次数、尿量、尿色及有无尿痛
- 排尿不畅或尿闭时，报告医师，并配合处理
- 腰腹绞痛，或伴恶心、呕吐、出冷汗时，报告医师，并配合处理
- 血尿多，或引起虚脱危象时，报告医师，并配合处理
- 高热、神昏时，报告医师，并配合处理

2. 饮食护理

（1）热淋：饮食宜清淡，多食水果、蔬菜，多饮水。忌辛辣、油腻及刺激性食物，戒烟、酒。

热淋	湿热下注证者，可食赤小豆粥、冬瓜汤、空心菜等食物。可饮绿茶或遵医嘱用金钱草煎汤代茶，以清热通淋
	阴虚湿热证者，可选食赤小豆、百合薏苡仁粥，或用鲜芦根煎汤代茶
	脾肾两虚证者，宜少食多餐，不宜过饱。可经常食用枸杞山药粥、大枣荔枝粥、粟米粥，或核桃黑芝麻炒后研碎冲服

（2）石淋：多食含纤维素丰富的事物，应限制含钙及草酸丰富食物的摄入。忌辛辣、刺激性食物，戒烟、酒。少食动物蛋白、脂肪、内脏等含有高嘌呤的食物。

石淋	下焦湿热证者，鼓励患者大量饮水。饮食宜偏凉，平时可选薏苡仁、赤小豆粥等清热利湿之品，多食粗纤维食物，以及新鲜的水果、蔬菜
	下焦瘀滞证者，忌食生冷、油腻之品。可用水煎山楂冲红糖热服
	肾气亏虚证者，可食核桃粳米粥、山药粥、党参等

（3）血淋：宜给予高热量、高维生素的易消化食物。鼓励多饮水、茶等，以增加尿量，冲洗尿道。必要时给予静脉输液，以保证摄入水量。忌辛辣之品。戒烟、酒。

| 血淋 | 湿热下注证 | 饮食宜清淡、易消化，富含营养。平时可用白茅根煎汤代茶，或饮服藕汁以清热止血。忌油炸之食品 |
| | 肾阴虚热证 | 饮食宜少量多餐。禁食海鲜、咖啡、牛肉、羊肉及辛辣刺激性等食物。遇劳而发者，可用菟丝子用水煎汤后顿服 |

（4）膏淋：宜低脂、低蛋白、素食为主，多食新鲜蔬菜、水果，多饮水，忌油腻、辛辣食物。

| 膏淋 | 湿热内蕴证者，可常食绿豆、荠菜等，以清实热、除湿浊 |
| | 脾肾两虚证者，饮食忌肥厚之品，少食多餐，可食薏苡仁粥、扁豆粥、山药粥等。可经常食用冬虫夏草、银杏等补肾之品 |

3. 用药护理

用药护理	热淋者中药汤剂宜饭前分次凉服，可用车前子煎水代茶饮
	石淋者中药汤剂宜饭前温服，可用金钱草煎水代茶饮，服排石汤后，应将每次尿液排在容器中，以便观察有无结石排出，并按医嘱留取标本送检
	血淋者中药汤剂宜在饭后1～2小时温服，可用白茅根煎水代茶饮。膏淋者中药汤剂宜饭后服用

4. 生活起居护理

生活起居护理

- 急性期患者应注意卧床休息，慢性期一般不宜从事重体力劳动和剧烈活动
- 石淋患者宜多运动，适当做跳跃运动，以利砂石排出
- 注意个人卫生，保持外阴部清洁卫生，每天可用温开水或洁尔阴等清洗会阴部，穿棉质内裤，不穿紧身裤

5. 情志护理

情志护理

- 耐心疏导患者正确对待疾病，积极配合治疗
- 排尿涩痛或绞痛者，应予安慰，消除患者的恐惧、紧张心理
- 气淋者应情志调畅，劝慰开导，避免抑郁伤脾，暴怒伤肝，勿劳累
- 劳淋勿忧思劳倦，纵欲无度，树立信心，配合治疗及护理

6. 并发症护理

（1）热淋

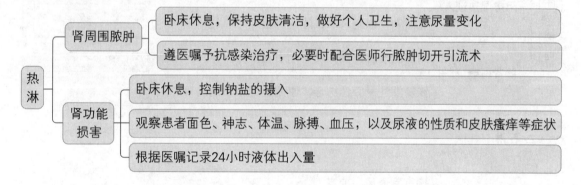

热淋

- 肾周围脓肿
  - 卧床休息，保持皮肤清洁，做好个人卫生，注意尿量变化
  - 遵医嘱予抗感染治疗，必要时配合医师行脓肿切开引流术
- 肾功能损害
  - 卧床休息，控制钠盐的摄入
  - 观察患者面色、神志、体温、脉搏、血压，以及尿液的性质和皮肤瘙痒等症状
  - 根据医嘱记录24小时液体出入量

（2）石淋

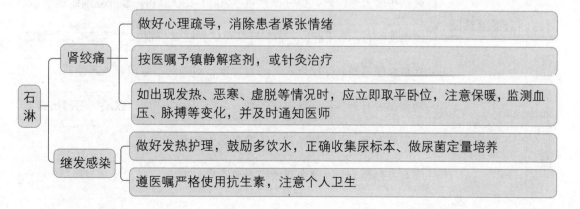

石淋

- 肾绞痛
  - 做好心理疏导，消除患者紧张情绪
  - 按医嘱予镇静解痉剂，或针灸治疗
  - 如出现发热、恶寒、虚脱等情况时，应立即取平卧位，注意保暖，监测血压、脉搏等变化，并及时通知医师
- 继发感染
  - 做好发热护理，鼓励多饮水，正确收集尿标本、做尿菌定量培养
  - 遵医嘱严格使用抗生素，注意个人卫生

（3）血淋

血淋

- 避免过度劳累，做好口腔及皮肤护理。若患者皮肤瘙痒明显，可用温水或苏打水擦洗，避免擦伤皮肤及抓痕
- 在低蛋白饮食基础上多采用高淀粉饮食，限制植物蛋白的摄入，补充优质蛋白质
- 除高血钾患者外，一般可以任意选用水果、蔬菜以促进食欲
- 烹调时注意品种多样化，同时注意食品的色、香、味。治疗期间，如患者有恶心，应分次少量进餐

（4）膏淋：同"血淋"并发症护理。

三、辨证（症）护理

1. 热淋

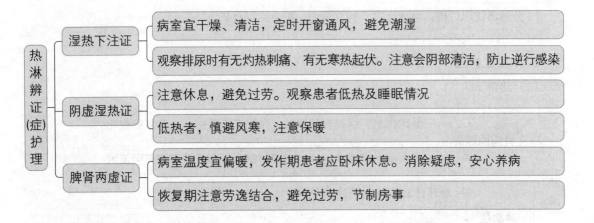

热淋辨证（症）护理

- 湿热下注证
  - 病室宜干燥、清洁，定时开窗通风，避免潮湿
  - 观察排尿时有无灼热刺痛、有无寒热起伏。注意会阴部清洁，防止逆行感染
- 阴虚湿热证
  - 注意休息，避免过劳。观察患者低热及睡眠情况
  - 低热者，慎避风寒，注意保暖
- 脾肾两虚证
  - 病室温度宜偏暖，发作期患者应卧床休息。消除疑虑，安心养病
  - 恢复期注意劳逸结合，避免过劳，节制房事

2. 石淋

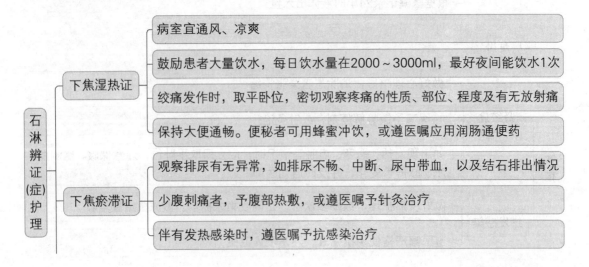

石淋辨证（症）护理

- 下焦湿热证
  - 病室宜通风、凉爽
  - 鼓励患者大量饮水，每日饮水量在2000～3000ml，最好夜间能饮水1次
  - 绞痛发作时，取平卧位，密切观察疼痛的性质、部位、程度及有无放射痛
  - 保持大便通畅。便秘者可用蜂蜜冲饮，或遵医嘱应用润肠通便药
- 下焦瘀滞证
  - 观察排尿有无异常，如排尿不畅、中断、尿中带血，以及结石排出情况
  - 少腹刺痛者，予腹部热敷，或遵医嘱予针灸治疗
  - 伴有发热感染时，遵医嘱予抗感染治疗

```
                ┌─────────────────────────────────────────────────────────────────────────┐
        ┌───────┤ 注意休息及保暖，慎避风寒。伴有神疲乏力或头晕目眩者，应避免剧烈的运动，      │
  ┌─────┤ 肾气亏 │ 多卧床休息                                                                 │
  │     │ 虚证   ├─────────────────────────────────────────────────────────────────────────┤
  │     └───────┤ 观察患者尿中排石情况。肾绞痛剧烈者，应观察患者血压、脉搏，并及时报告      │
  │             │ 医师                                                                      │
  │             └─────────────────────────────────────────────────────────────────────────┘
  │     ┌─────────────────────────────────────────────────────────────────────────┐
  └─────┤ 肾阴亏虚证参照"肾气亏虚证"护理                                            │
        └─────────────────────────────────────────────────────────────────────────┘
```

3. 血淋

```
                        ┌─────────────────────────────────────────────────────────────────────────┐
                ┌───────┤ 病室空气新鲜，避免潮湿环境                                               │
                │       ├─────────────────────────────────────────────────────────────────────────┤
        ┌───────┤ 湿热   │ 有明显尿痛、下腹部抽痛及排尿困难者，宜卧床休息，用石榴皮煎汤局部熏洗     │
        │       │ 下注证 ├─────────────────────────────────────────────────────────────────────────┤
  血淋   │       └───────┤ 疼痛满急加剧时，应观察疼痛等情况，遵医嘱予解痉镇痛剂，并做好进一步     │
  辨证   ┤               │ 处理                                                                      │
  (症)   │               └─────────────────────────────────────────────────────────────────────────┘
  护理   │       ┌─────────────────────────────────────────────────────────────────────────┐
        │       ┌───────┤ 注意休息，避免过劳                                                       │
        └───────┤ 肾阴   │                                                                           │
                │ 虚热证 ├─────────────────────────────────────────────────────────────────────────┤
                └───────┤ 注意培养良好的个人卫生习惯，如热水淋浴、保持会阴部清洁、勤换内衣       │
                        │ 裤等                                                                      │
                        └─────────────────────────────────────────────────────────────────────────┘
```

4. 膏淋

```
                        ┌─────────────────────────────────────────────────────────────────────────┐
                ┌───────┤ 注意观察尿液的变化，尿中有无夹带血块或血丝                               │
        ┌───────┤ 湿热   │                                                                           │
        │       │ 内蕴证 ├─────────────────────────────────────────────────────────────────────────┤
  膏淋   │       └───────┤ 尿量少者，应多饮水或清凉饮料，增加尿量，以助湿热排出                     │
  辨证   ┤               └─────────────────────────────────────────────────────────────────────────┘
  (症)   │       ┌─────────────────────────────────────────────────────────────────────────┐
  护理   │       ┌───────┤ 久病不愈，焦虑、忧郁，应避免情志过伤，安心休养                           │
        └───────┤ 脾肾   │                                                                           │
                │ 两虚证 ├─────────────────────────────────────────────────────────────────────────┤
                └───────┤ 注意保暖，卧床者加强生活护理和皮肤护理                                   │
                        └─────────────────────────────────────────────────────────────────────────┘
```

四、健康教育

```
        ┌─────────────────────────────────────────────────────────────────────────┐
        ┤ 起居有常，动静结合，避免过劳。避免各种外邪入侵和湿热内生的因素。宜淋浴，浴具自 │
        │ 备，避免交叉感染                                                           │
        ├─────────────────────────────────────────────────────────────────────────┤
        ┤ 注意饮食宜忌，多食新鲜蔬菜、水果。草酸钙结石者不宜进食含草酸、钙较高的食物   │
        ├─────────────────────────────────────────────────────────────────────────┤
        ┤ 磷酸钙结石者宜控制磷摄入量。磷酸镁胺结石者禁食磷酸盐及镁剂                   │
        ├─────────────────────────────────────────────────────────────────────────┤
  健康   ┤ 尿酸结石者宜低钙饮食，少食含嘌呤高的食物                                   │
  教育   ┤                                                                           │
        ├─────────────────────────────────────────────────────────────────────────┤
        ┤ 保证每日饮水量在2000ml以上                                                 │
        ├─────────────────────────────────────────────────────────────────────────┤
        ┤ 调节情志，释放不良情绪，培养愉悦心情，则气血和畅，营卫流通，有利于体质的改善 │
        ├─────────────────────────────────────────────────────────────────────────┤
        ┤ 加强锻炼，保证足够的活动量，提高防御能力，防止复发                           │
        ├─────────────────────────────────────────────────────────────────────────┤
        ┤ 积极治疗消渴、痨瘵等原发病，减少不必要的侵入性泌尿道检查，以避免感染，防止淋证 │
        │ 的发生                                                                      │
        └─────────────────────────────────────────────────────────────────────────┘
```

第二十六节　癃　闭

癃闭是由于肾和膀胱气化失司而导致尿量减少，排尿困难，甚则小便闭塞不通为主要临床表现的病证。小便不利，点滴而短少，病势较缓者为"癃"；小便闭塞，点滴不通，病势较急者为"闭"。癃与闭虽有区别，但都是指排尿困难，两者只是在程度上有差别，因此总称为癃闭。西医学中的膀胱括约肌痉挛、尿路肿瘤、尿道狭窄、前列腺增生症等引起的尿潴留，及肾功能不全引起的少尿、无尿症，均可以参照本节辨证施护。

一、证候分型

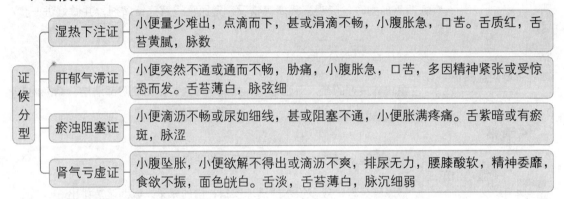

证候分型

- 湿热下注证：小便量少难出，点滴而下，甚或涓滴不畅，小腹胀急，口苦。舌质红，舌苔黄腻，脉数
- 肝郁气滞证：小便突然不通或通而不畅，胁痛，小腹胀急，口苦，多因精神紧张或受惊恐而发。舌苔薄白，脉弦细
- 瘀浊阻塞证：小便滴沥不畅或尿如细线，甚或阻塞不通，小便胀满疼痛。舌紫暗或有瘀斑，脉涩
- 肾气亏虚证：小腹坠胀，小便欲解不得出或滴沥不爽，排尿无力，腰膝酸软，精神委靡，食欲不振，面色㿠白。舌淡，舌苔薄白，脉沉细弱

二、一般护理

1. 病情观察

病情观察

- 观察小腹膨胀、全身水肿、尿量、尿色、尿液性质及次数等情况，详细记录24小时尿量，如一天尿量少于50ml或伴有全身严重症状者，为危重征象，当及时救治
- 注意观察排尿不畅是否伴有血块、砂石
- 若排尿点滴不畅、热赤而闭，或欲尿而不得出、尿细如丝或闭塞不通者，必要时行诱导排尿
- 不习惯床上排尿者，可协助坐起排尿，或遵医嘱予留置导尿并做好导管护理
- 液体输入本着"量出为入，调整平衡"的原则进行

2. 饮食护理

饮食宜清淡。除膀胱湿热者之外，适当限制水量。

饮食护理

- 湿热下注证，宜食偏凉、滑利渗湿之物，忌辛辣、肥甘助火之品
- 肝郁气滞证，适当限制水量的摄入
- 瘀浊阻塞证，可以用桃仁、肉桂熬粥，分次服用
- 肾气亏虚证，多选补肾之品，如莲子桂圆粥、枸杞子粥等忌食生冷、油腻、硬固之物

3. 用药护理

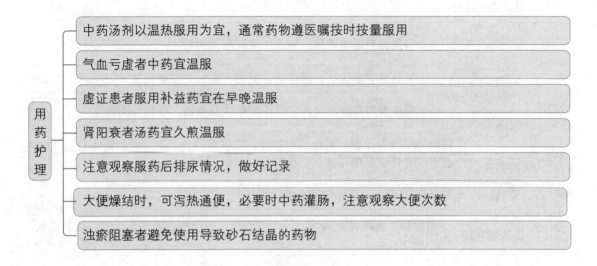

用药护理
- 中药汤剂以温热服用为宜，通常药物遵医嘱按时按量服用
- 气血亏虚者中药宜温服
- 虚证患者服用补益药宜在早晚温服
- 肾阳衰者汤药宜久煎温服
- 注意观察服药后排尿情况，做好记录
- 大便燥结时，可泻热通便，必要时中药灌肠，注意观察大便次数
- 浊瘀阻塞者避免使用导致砂石结晶的药物

4. 生活起居护理

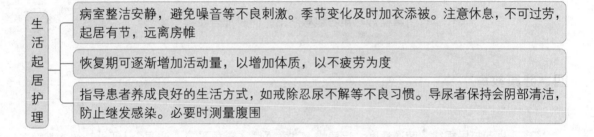

生活起居护理
- 病室整洁安静，避免噪音等不良刺激。季节变化及时加衣添被。注意休息，不可过劳，起居有节，远离房帷
- 恢复期可逐渐增加活动量，以增加体质，以不疲劳为度
- 指导患者养成良好的生活方式，如戒除忍尿不解等不良习惯。导尿者保持会阴部清洁，防止继发感染。必要时测量腹围

5. 情志护理

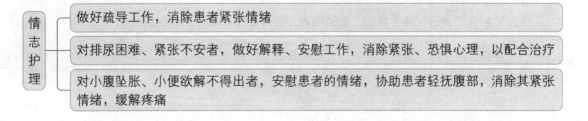

情志护理
- 做好疏导工作，消除患者紧张情绪
- 对排尿困难、紧张不安者，做好解释、安慰工作，消除紧张、恐惧心理，以配合治疗
- 对小腹坠胀、小便欲解不得出者，安慰患者的情绪，协助患者轻抚腹部，消除其紧张情绪，缓解疼痛

6. 并发症护理

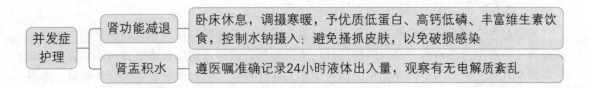

并发症护理
- 肾功能减退：卧床休息，调摄寒暖，予优质低蛋白、高钙低磷、丰富维生素饮食，控制水钠摄入。避免搔抓皮肤，以免破损感染
- 肾盂积水：遵医嘱准确记录24小时液体出入量，观察有无电解质紊乱

三、辨证（症）护理

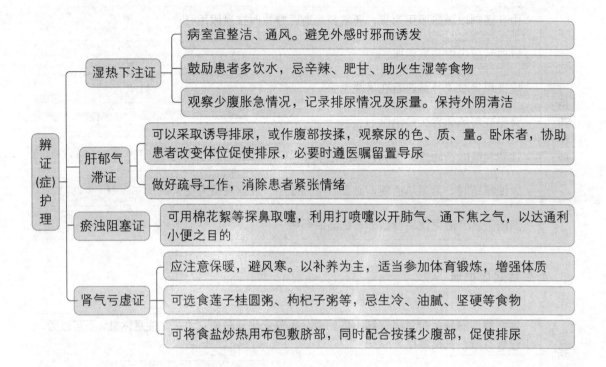

辨证（症）护理
- 湿热下注证
  - 病室宜整洁、通风。避免外感时邪而诱发
  - 鼓励患者多饮水，忌辛辣、肥甘、助火生湿等食物
  - 观察少腹胀急情况，记录排尿情况及尿量。保持外阴清洁
- 肝郁气滞证
  - 可以采取诱导排尿，或作腹部按揉，观察尿的色、质、量。卧床者，协助患者改变体位促使排尿，必要时遵医嘱留置导尿
  - 做好疏导工作，消除患者紧张情绪
- 瘀浊阻塞证
  - 可用棉花絮等探鼻取嚏，利用打喷嚏以开肺气、通下焦之气，以达通利小便之目的
- 肾气亏虚证
  - 应注意保暖，避风寒。以补养为主，适当参加体育锻炼，增强体质
  - 可选食莲子桂圆粥、枸杞子粥等，忌生冷、油腻、坚硬等食物
  - 可将食盐炒热用布包敷脐部，同时配合按揉少腹部，促使排尿

四、健康教育

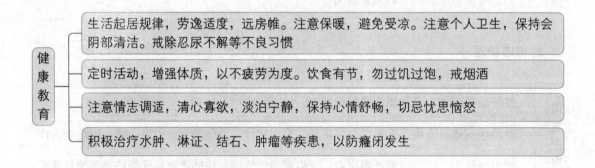

健康教育
- 生活起居规律，劳逸适度，远房帏。注意保暖，避免受凉。注意个人卫生，保持会阴部清洁。戒除忍尿不解等不良习惯
- 定时活动，增强体质，以不疲劳为度。饮食有节，勿过饥过饱，戒烟酒
- 注意情志调适，清心寡欲，淡泊宁静，保持心情舒畅，切忌忧思恼怒
- 积极治疗水肿、淋证、结石、肿瘤等疾患，以防癃闭发生

第二十七节 风　　温

　　风温是由于感受风热病邪所致，以肺卫表热证为初起证候特征的急性外感热病。病位以肺经为主。肺卫之邪内传，可以顺传气分，壅阻肺气，或传入阳明，或直接内陷心营。本病一年四季均可发生，春冬两季多见。西医学的大叶性肺炎、病毒性肺炎、流行性感冒、急性支气管炎、冬春季节的上呼吸道感染等可以参照本病护理。

一、证候分型

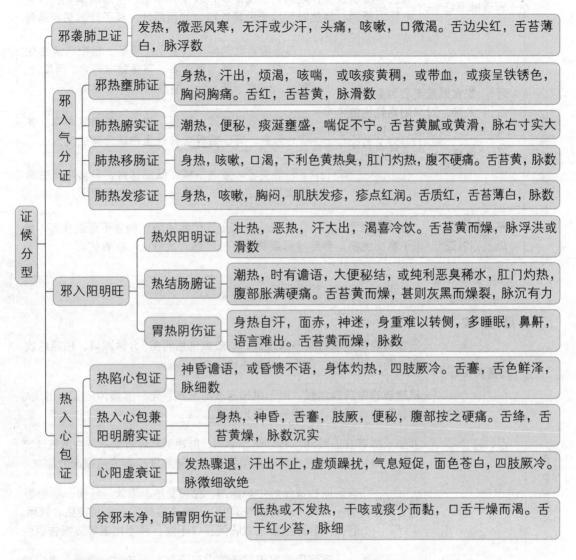

证候分型

- 邪袭肺卫证：发热，微恶风寒，无汗或少汗，头痛，咳嗽，口微渴。舌边尖红，舌苔薄白，脉浮数
- 邪入气分证
  - 邪热壅肺证：身热，汗出，烦渴，咳喘，或咳痰黄稠，或带血，或痰呈铁锈色，胸闷胸痛。舌红，舌苔黄，脉滑数
  - 肺热腑实证：潮热，便秘，痰涎壅盛，喘促不宁。舌苔黄腻或黄滑，脉右寸实大
  - 肺热移肠证：身热，咳嗽，口渴，下利色黄热臭，肛门灼热，腹不硬痛。舌苔黄，脉数
  - 肺热发疹证：身热，咳嗽，胸闷，肌肤发疹，疹点红润。舌质红，舌苔薄白，脉数
- 邪入阳明旺
  - 热炽阳明证：壮热，恶热，汗大出，渴喜冷饮。舌苔黄而燥，脉浮洪或滑数
  - 热结肠腑证：潮热，时有谵语，大便秘结，或纯利恶臭稀水，肛门灼热，腹部胀满硬痛。舌苔黄而燥，甚则灰黑而燥裂，脉沉有力
  - 胃热阴伤证：身热自汗，面赤，神迷，身重难以转侧，多睡眠，鼻鼾，语言难出。舌苔黄而燥，脉数
- 热入心包证
  - 热陷心包证：神昏谵语，或昏愦不语，身体灼热，四肢厥冷。舌謇，舌色鲜泽，脉细数
  - 热入心包兼阳明腑实证：身热，神昏，舌謇，肢厥，便秘，腹部按之硬痛。舌绛，舌苔黄燥，脉数沉实
  - 心阳虚衰证：发热骤退，汗出不止，虚烦躁扰，气息短促，面色苍白，四肢厥冷。脉微细欲绝
  - 余邪未净，肺胃阴伤证：低热或不发热，干咳或痰少而黏，口舌干燥而渴。舌干红少苔，脉细

二、一般护理

1. 病情观察

病情观察

- 密切观察生命体征、神志、咳嗽、胸痛、汗出，痰的性状、颜色、气味及量
- 热入心包，神昏、谵语等症时，报告医师，配合处理
- 邪陷正脱、体温骤降、汗出肢冷、面色苍白时，报告医师，配合处理
- 邪热内陷、津气枯竭、皮肤等部位出现斑疹或瘀斑连成大片、色紫时，立即报告医师，配合处理

2. 饮食护理

饮食护理

- **邪袭肺卫证** — 宜进半流质饮食，如米粥、面汤等，以营养丰富、少渣易消化、少量多餐为原则。高热时可给予大量饮料，如西瓜汁、橘子汁、菊花晶等

- **邪入气分证** — 饮食以素流质为主。辛入肺，过辛则易耗伤肺气，故烟酒、辛辣、过甜过咸、刺激性食品均应禁忌
  - 肺热盛者，宜选梨子、萝卜、橘子、枇杷等清热化痰之食。高热烦渴喜饮者，可多饮凉开水、西瓜汁、梨汁、汽水、萝卜汁、甘蔗汁、绿豆汤等
  - 肺热发疹者忌辛辣、海腥、牛肉、羊肉等发物。发疹时忌鱼、虾、蟹等含异性蛋白成分高的成分
  - 下利热臭者，宜进低糖、低脂饮食，多食润燥生津的清凉之品，忌生冷瓜果，以免助湿留邪

- **邪入阳明证，热入心包证** — 宜进食清淡、易消化的流质。可多饮荸荠清汤，神昏不能进食者，给予鼻饲流质。参照"邪袭肺卫证""邪入气分证"饮食护理

- **余邪未净，肺胃阴伤证** — 以清淡、易消化饮食为宜，注意食物营养及宜忌

3. 用药护理

用药护理

- **邪袭肺卫证**
  - 辛凉解表药煎煮时间不宜过久，一般煮沸后再煎5分钟即可，稍凉后饮服。药后以汗出、热降、脉静为佳
  - 银翘散等中药宜温服，用于风热客表而发热、无汗者最为适宜。出现咳嗽者可用桑菊饮，以降肺气而止咳

- **邪入气分证** — 邪热壅肺者宜温服麻杏石甘汤等中药，肺热腑实者宜温服宣白承气汤等中药，肺热移肠者方用葛根黄芩黄连汤，肺热发疹者方用银翘散加减

- **邪入阳明证**
  - **热炽阳明证** — 宜温服白虎汤等中药汤剂，观察发热、渴饮、汗出、脉象等情况。表证未解者当慎用，里热未盛或病非阳明实热者禁用。若出现脉浮弦而细或脉沉、口不渴、汗不出者等应报告医生
  - **热结肠腑证** — 宜服用调胃承气汤等中药汤剂。因药性偏温燥，津伤甚者当慎用
  - **胃热阴伤证** — 宜服用竹叶石膏汤等中药汤剂。方中人参有益气生津之效，若气阴耗伤较重，可用西洋参替代，以补益气阴

- **热入心包证**
  - **热陷心包证** — 宜服用清宫汤等中药汤剂
  - **热入心包兼阳明腑实证** — 宜服用牛黄承气汤等中药汤剂
  - **心阳虚衰证** — 服用参附汤等中药汤剂，对阳气暴脱者尤为适用；配合使用生脉注射液，有益气敛津固脱之效

- **余邪未净，肺胃阴伤证** — 服用沙参麦冬汤等中药汤剂，并观察用药后疗效和不良反应

4. 生活起居护理

生活起居护理
- 风温初期，注意保暖防寒；邪入营血者，有条件安置单人病室，避免强光刺激
- 发热期卧床休息，多饮温开水
- 气息喘促不能平卧者给予半卧位，并遵医嘱吸氧
- 汗出过多者，用毛巾擦干，及时更换湿衣和床单

5. 情志护理

饮食护理
- 风温之邪常在"温风过暖"的条件下形成，在正气有亏时发病。故应向患者进行健康宣教，尤其是卫生保健知识
- 病情较重者，应给予关心、体贴，加强情志调护，以消除其紧张、恐惧等不良情绪，有助于培补元气、固其根本

6. 并发症护理

并发症护理

肺脓肿、胸膜炎或脓胸
- 室内宜通风凉爽。高热者注意口腔卫生，遵医嘱给予物理降温，配合针灸退热
- 鼓励咳嗽，促进排痰。咳痰不畅者可协助拍背，或采取体位引流，以助排痰，或遵医嘱予以超声雾化给药等，以稀释痰液
- 高热烦渴喜饮者，可鼓励多饮西瓜汁、梨汁、绿豆汤等，每日至少3000ml，或遵医嘱静脉输液，每日尿量保持在1500ml以上
- 密切观察高热、烦躁、汗出、咳嗽、咳痰、胸闷、胸痛等变化，注意痰液色、质、量、气味、痰中带血等情况，以及胸痛的部位、性质及伴随症状
- 出现并发症者，遵医嘱给予抗感染、降温、化痰等治疗，局部外敷中药药膏（如红宝膏）、拔罐或理疗等，有助于病灶的吸收

感染性休克
- 病情严重者应绝对卧床，注意休息与保暖，加强情志调护，避免不良因素的刺激
- 密切观察高热、寒战、咳嗽咳痰、胸痛、大汗肢冷等变化，以及生命体征、神志、面色、尿量、舌苔、脉象等情况
- 遵医嘱使用抗感染、降温、化痰、镇静、支持等治疗，加强对症护理
- 如患者出现面色苍白、高热、烦躁、神昏、四肢湿冷、尿量减少、血压下降、脉细弱等，应立即报告医师，遵医嘱给氧、保暖，开放静脉输液通路，准确记录出入液量等，配合急救

三、辨证（症）护理

辨证（症）护理

邪袭肺卫证

- 发热、头痛者应卧床休息，注意防寒保暖，避免汗出当风。高热恶寒者，不宜采用冷敷降温，以免邪闭不达，由卫入气
- 有咳嗽者，应保持室内空气流通，经常开窗通风，以避免不良环境因素的刺激
- 注意观察肺卫表热之证的变化，警惕汗出身热不降、体温继续升高等病邪入气分之症象。如出现胸闷胸痛、咯喘，咳痰黄稠或带血，或痰呈铁锈色等，应及时报告医生进行处理

邪入气分证

- 发热或伴有胸闷胸痛者应卧床休息，保证充足的睡眠，注意保暖。身热、汗出时应注意避风保暖，及时更换下净衣服，切勿受凉或直接吹风，以防复感外邪
- 咳喘者可取半卧位或坐位，或遵医嘱吸氧。痰涎壅盛者鼓励多饮水，保持口腔清洁卫生，用清热解毒漱口液漱口，以湿润口腔、去垢除臭。必要时协助拍背，鼓励咳痰，留取痰标本及时送验
- 便秘、肛门灼热或下利热臭者，应保持肛周清洁，便后清洗肛门及周围皮肤，勤换内裤。鼓励多饮水或清凉饮料，多吃新鲜的水果蔬菜。遵医嘱配合苦寒清热止利等治疗
- 身热、肌肤发疹、疹点红润者，每日可用热水毛巾擦身，保持皮肤清洁，勿过度搔抓皮肤，勿用热水烫洗或肥皂等碱性物刺激患处，勤洗澡换衣，内衣裤宜宽松、透气
- 密切观察邪入气分之证的变化，如身热、口渴、汗出、咯喘、便秘、咳痰（色黄质稠，或带血，或痰呈铁锈色）、腹痛、下利热臭，肛门灼热、肌肤发疹等。若出现邪入阳明之象，应及时报告医生处理，防止变生他证

邪入阳明证

- 病室注意通风，室温不宜过高。壮热、潮热或身热白汗者，勿汗出当风，做好发热护理
- 腹部胀满硬痛或纯利稀臭者，宜卧床休息，保证睡眠，并注意饮食卫生，做好排便护理
- 观察患者身热、自汗、面赤、壮热、潮热，或恶热、大汗、口渴喜冷饮、苔黄燥甚则灰黑燥裂等病情变化。若出现神迷、身重难以转侧、多睡眠、鼻鼾、语言难出等胃热阴伤之证，应及时报告医生，以防止变生他证
- 参照"邪袭肺卫证""邪入气分证"的辨证（症）护理

热入心包证

- 神昏或昏愦不语、虚烦躁扰者，应绝对卧床，加强安全防护，做好基础护理
- 身体灼热、四肢厥冷者，应注意四肢保暖，使用取暖器、热水袋时应防止烫伤等意外。保持情绪稳定，避免紧张、焦虑等不良情绪的影响
- 密切观察患者神昏谵语或昏愦不语、身热、肢厥、舌謇、便秘、腹部按之硬痛等症情变化。若出现发热骤退、汗出不止、气息短促、面色苍白、四肢厥冷、脉微细欲绝等心阳虚衰之证，应及时报告医生，以防止变生他证
- 参照"邪袭肺卫证""邪入气分证""邪入阳明证"的辨证（症）护理

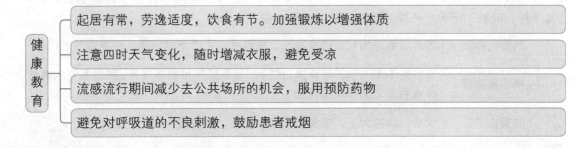

余邪未净，肺胃阴伤证	恢复期应注意休息，适当活动，保证充足的睡眠，有助于体内正气的恢复
	调畅情志，消除其疑虑、担忧等不良心理
	注意体温、呼吸、血压、神志、二便、舌苔、脉象等情况，观察低热、下咳或痰黏、口舌干燥而渴等变化，以判断肺胃阴伤、清涤未净余邪之象的转归情况

四、健康教育

健康教育	起居有常，劳逸适度，饮食有节。加强锻炼以增强体质
	注意四时天气变化，随时增减衣服，避免受凉
	流感流行期间减少去公共场所的机会，服用预防药物
	避免对呼吸道的不良刺激，鼓励患者戒烟

第二十八节　肺热病

肺热病是因风热邪犯肺，邪壅肺气，肺失清肃所致，以发热、咳嗽、胸痛为主要临床表现。相当于急性肺部炎性病变。

一、证候分型

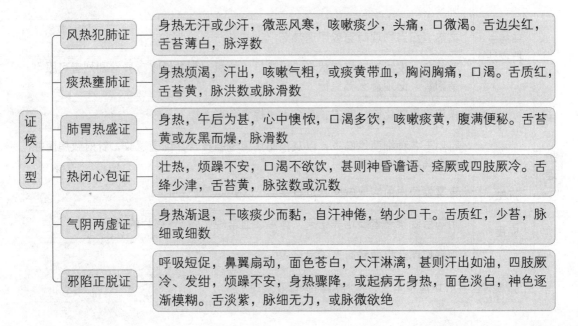

证候分型	风热犯肺证	身热无汗或少汗，微恶风寒，咳嗽痰少，头痛，口微渴。舌边尖红，舌苔薄白，脉浮数
	痰热壅肺证	身热烦渴，汗出，咳嗽气粗，或痰黄带血，胸闷胸痛，口渴。舌质红，舌苔黄，脉洪数或脉滑数
	肺胃热盛证	身热，午后为甚，心中懊恼，口渴多饮，咳嗽痰黄，腹满便秘。舌苔黄或灰黑而燥，脉滑数
	热闭心包证	壮热，烦躁不安，口渴不欲饮，甚则神昏谵语、痉厥或四肢厥冷。舌绛少津，舌苔黄，脉弦数或沉数
	气阴两虚证	身热渐退，干咳痰少而黏，自汗神倦，纳少口干。舌质红，少苔，脉细或细数
	邪陷正脱证	呼吸短促，鼻翼扇动，面色苍白，大汗淋漓，甚则汗出如油，四肢厥冷、发绀，烦躁不安，身热骤降，或起病无身热，面色淡白，神色逐渐模糊。舌淡紫，脉细无力，或脉微欲绝

二、一般护理

1. 病情观察

病情观察 ─┬─ 密切观察患者的生命体征、神志，观察咳嗽、胸痛、汗出情况

　　　　 └─ 观察痰的颜色、性状、气味及量

2. 饮食护理

饮食上给予高热量、高蛋白、高维生素，以及易消化的流质、半流质或软食，鼓励多饮水、清凉饮料，多食新鲜水果和蔬菜。热退后选用瘦肉、鱼、鸡肉等食品。提倡少食多餐，忌食辛辣、油腻、坚硬、煎炸、厚味之品，戒烟、酒。

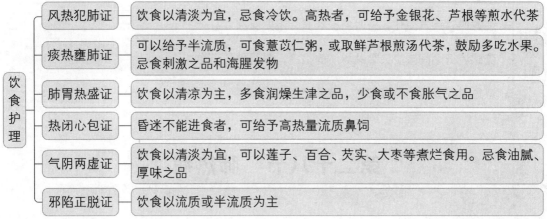

饮食护理 ─┬─ 风热犯肺证 ── 饮食以清淡为宜，忌食冷饮。高热者，可给予金银花、芦根等煎水代茶

　　　　 ├─ 痰热壅肺证 ── 可以给予半流质，可食薏苡仁粥，或取鲜芦根煎汤代茶，鼓励多吃水果。忌食刺激之品和海腥发物

　　　　 ├─ 肺胃热盛证 ── 饮食以清凉为主，多食润燥生津之品，少食或不食胀气之品

　　　　 ├─ 热闭心包证 ── 昏迷不能进食者，可给予高热量流质鼻饲

　　　　 ├─ 气阴两虚证 ── 饮食以清淡为宜，可以莲子、百合、芡实、大枣等煮烂食用。忌食油腻、厚味之品

　　　　 └─ 邪陷正脱证 ── 饮食以流质或半流质为主

3. 用药护理

中医学认为风为阳，温亦为阳，两阳相劫，必伤阴液。而肺为多气少血之脏，因此把住气分关是治疗关键。治疗基本原则为宣肺透邪，顾护阴液。

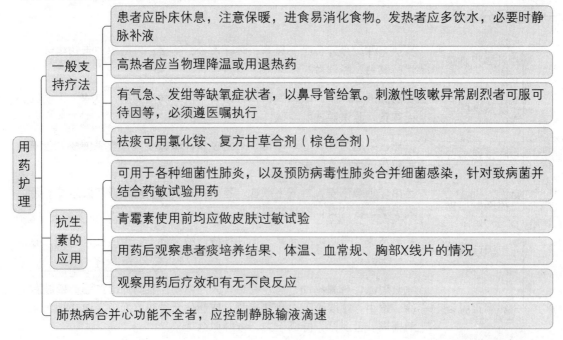

用药护理 ─┬─ 一般支持疗法 ─┬─ 患者应卧床休息，注意保暖，进食易消化食物。发热者应多饮水，必要时静脉补液

　　　　 │　　　　　　　├─ 高热者应当物理降温或用退热药

　　　　 │　　　　　　　├─ 有气急、发绀等缺氧症状者，以鼻导管给氧。刺激性咳嗽异常剧烈者可服可待因等，必须遵医嘱执行

　　　　 │　　　　　　　└─ 祛痰可用氯化铵、复方甘草合剂（棕色合剂）

　　　　 ├─ 抗生素的应用 ─┬─ 可用于各种细菌性肺炎，以及预防病毒性肺炎合并细菌感染，针对致病菌并结合药敏试验用药

　　　　 │　　　　　　　├─ 青霉素使用前均应做皮肤过敏试验

　　　　 │　　　　　　　├─ 用药后观察患者痰培养结果、体温、血常规、胸部X线片的情况

　　　　 │　　　　　　　└─ 观察用药后疗效和有无不良反应

　　　　 └─ 肺热病合并心功能不全者，应控制静脉输液滴速

4. 生活起居护理

生活起居护理
- 注意保暖防寒，避免强光刺激
- 发热期卧床休息，多饮温开水
- 气息喘促不能平卧者给予半卧位，并遵医嘱吸氧
- 汗出过多者，用毛巾擦干，及时更换湿衣和床单

5. 情志护理

情志护理
- 此病为急症，特别是老年患者，缺乏典型临床表现，起病隐袭、病情进展快，应告知患者疾病的有关知识，引起患者及家属的重视，尽力配合，从而降低患者治疗后心理不适
- 根据患者不同的心理变化，主动细致的做好思想工作，解除患者不良情绪，从而使患者心情坦然，精神愉快，心情舒畅，气机条达，气血调和，脏腑气血功能旺盛，使治疗达到满意的疗效
- 引导患者说出内心想法，了解患者对疾病的心理反应，给予耐心详细的解释和疏导，指导患者合理安排生活，减少外来因素的刺激，保持情绪稳定

6. 并发症护理

并发症护理

肺脓肿
- 病室空气清新，避免烟尘等刺激性气味，禁止吸烟。患者咳出痰液恶臭味时，室内可以使用芳香消毒剂，有条件者可以给予单人房间
- 急性期和咯血时应卧床休息，咳而喘急者取半卧位，恢复期适当下床活动
- 多食水果和清凉食物，如梨、萝卜等，亦可食薏苡仁粥、豆浆等
- 中药汤剂宜热服，服后盖被安卧，并进热饮或热粥，以助药力
- 观察咳嗽、咳痰的情况。根据肺部病位不同行体位引流以助排痰。如见大量咯血，应警惕血块阻塞气道，需及时吸痰，立即报告医师处理，并做好气管插管或气管切开准备工作
- 痰多有腥臭味者，应做好口腔护理，可予以生理盐水或中西药液于咳痰后、餐前、餐后、晨起、睡前漱口。遵医嘱及时、准确留取痰标本

胸膜炎
- 病室环境清洁、舒适、安静，保持室内空气新鲜。若为金黄色葡萄球菌、铜绿假单胞菌感染者，应做好呼吸道隔离
- 发热期间应卧床休息，注意保暖。胸痛明显者，可采取患侧卧位
- 发热急性期解表药宜温服，鼓励患者多饮水、热粥或稍加衣被，使微微汗出。同时注意观察汗出及体温的变化情况
- 高热者，给予流质或半流质，多食水果等润肺化痰之品
- 老年患者伴神志烦躁或神志模糊者，要防止坠床，必要时使用约束带、床栏保护

休克
- 观察有无休克早期症状，如烦躁不安、反应迟钝、血压下降、四肢厥冷、尿量减少等，应及时报告医师，并遵医嘱配合处理

三、辨证（症）护理

辨证(症)护理

风热犯肺证
- 饮食宜清淡，忌食冷饮
- 中药汤剂宜温服，药后切忌汗出当风，及时用干毛巾擦干，并观察出汗和体温情况
- 观察患者出汗、咳嗽及神志等情况。高热者绝对卧床休息，可予以金银花、芦根等煎水代茶

痰热壅肺证
- 高热者可给予半流质，可食薏苡仁粥，或取鲜芦根煎汤代茶，鼓励多吃水果。忌食刺激之品和海腥发物
- 发热时，可遵医嘱针刺大椎、曲池、丰隆、肺俞
- 中药汤剂宜偏凉服
- 观察体温、脉象、咳嗽及咯痰的色、质、量、气味等情况

肺胃热盛证
- 病室以凉爽为宜
- 饮食以清凉为主，多食润燥、生津之品，少食或不食胀气之品
- 中药汤剂多有清热通腑之效，服药后应注意观察大便次数、量、性质等情况
- 观察腹胀、排便及全身症状。如腹胀明显时，可顺时针方向按揉腹部5～10分钟，每日2次，或遵医嘱配合针灸治疗

热闭心包证
- 加强口腔护理，常用中西药液漱口，避免继发感染，增进食欲。因昏迷不能进食者，可以给予鼻饲高热量流质，做好鼻饲护理
- 密切观察神志、脉象等变化，并予以记录。高热神昏者，使用床栏保护。遵医嘱配合针灸治疗

气阴两虚证
- 饮食以清淡为宜，可以莲子、百合、芡实、红枣等煮烂食用。忌食油腻厚味之品
- 大量出汗者，可以黄芪、浮小麦、大枣同煮代茶频频饮用

邪陷正脱证
- 饮食以流质或半流质为宜，必要时应予喂食，防止呛咳、窒息
- 密切观察神志、瞳孔等变化。昏迷者应保持呼吸道通畅，头偏向一侧；痰壅者，必要时予吸痰。若出现脱证危象，应及时报告医师，并做好抢救准备

四、健康教育

健康教育
- 保持心情舒畅，乐观开朗，避免情绪过激
- 生活起居要有规律，避免过度疲劳、受凉、酗酒、吸烟。预防外感，感冒应及时治疗
- 饮食有节，富有营养，多食蔬菜、水果，忌食辛辣、刺激之品
- 加强体育锻炼，如慢跑、打太极拳、练呼吸操等，以增强体质
- 感冒流行或冬春季节要注意保持室内空气流通，少去公共场所，防治上呼吸道感染

第二十九节 消 渴

消渴是因先天禀赋不足，复因饮食不节、情志失调等导致机体阴虚燥热，出现以多饮、多食、多尿、形体消瘦等为主要临床表现的病证。根据本证"三多"症状的主次，可以分为上消、中消、下消。消渴多发于中年以后，病情初起多形体肥丰，日久渐之肌肉消瘦，疲乏无力，并可出现多种并发症，严重危害人体健康。

一、证候分型

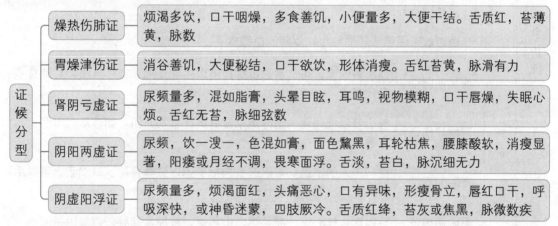

证候分型
- 燥热伤肺证：烦渴多饮，口干咽燥，多食善饥，小便量多，大便干结。舌质红，苔薄黄，脉数
- 胃燥津伤证：消谷善饥，大便秘结，口干欲饮，形体消瘦。舌红苔黄，脉滑有力
- 肾阴亏虚证：尿频量多，混如脂膏，头晕目眩，耳鸣，视物模糊，口干唇燥，失眠心烦。舌红无苔，脉细弦数
- 阴阳两虚证：尿频，饮一溲一，色混如膏，面色黧黑，耳轮枯焦，腰膝酸软，消瘦显著，阳痿或月经不调，畏寒面浮。舌淡，苔白，脉沉细无力
- 阴虚阳浮证：尿频量多，烦渴面红，头痛恶心，口有异味，形瘦骨立，唇红口干，呼吸深快，或神昏迷蒙，四肢厥冷。舌质红绛，苔灰或焦黑，脉微数疾

二、一般护理

1. 病情观察

病情观察
- 注意观察饮水量、进食量及种类、尿量及体重等变化，并做好记录
- 密切注意有无低血糖等并发症的发生，若患者出现心慌、头晕、汗出过多、面色苍白、饥饿、软弱无力、视物模糊等症状应立即进食高糖食物，如糖水、糖块等
- 注意观察有无并发症的早期征象，若见烦渴、头痛呕吐、呼吸深快、目眶内陷、唇舌干红、息深而长、烦躁不安、口有烂苹果气味等阴津耗伤征象，为酮症酸中毒；若见四肢麻木应考虑周围神经病变

2. 饮食护理

控制饮食是治疗的关键。对于中、轻度者，做好饮食宣教，劝导其改正不良的饮食习惯，自觉配合饮食治疗。

饮食护理
- 饮食要求
  - 合理控制饮食总热量，均衡营养。糖类（碳水化合物）、脂肪、蛋白质比例要恰当，适当增加碳水化合物和膳食纤维，限制脂肪与饱和脂肪酸。可少食多餐，避免一次进食过量
  - 有计划地更换食品，以免患者感到进食单调乏味。当患者出现饥饿感时可以增加蔬菜及豆制品等副食
  - 严格定时进食，对使用胰岛素治疗患者尤应注意。检查每次进餐情况，如有剩余，必须计算实际进食量，供医师在治疗中参考
  - 饮食清淡、低脂、少油，多吃新鲜的蔬菜，如萝卜、黄豆、杏、菠菜等，多食粗纤维食物，如荞麦、燕麦等，多吃全谷物、香菇、黄瓜、大豆及豆类制品、荞麦面、玉米面、燕麦面、高粱米、绿豆、海带、菠菜、芹菜、韭菜、豆芽、萝卜、白菜等
  - 宜选含糖量较低、果汁丰富、酸味较浓、凉爽可口、有助消化的水果，如鸭梨、广柑、橘子、苹果、李子等。不食含糖量较高的水果，如葡萄等
  - 忌辛辣、刺激、芳香、辛燥、助火之物，少食或不食油炸食品。戒烟、酒、浓茶及咖啡等
  - 通过饮茶保健法辅助治疗，以降低血糖水平
- 辨证施膳
  - 燥热伤肺证：烦渴多饮者，可选食苦瓜蚌肉汤以生津止渴，或鲜芦根、甘蔗芽煎汤代茶饮
  - 胃燥津伤证：善饥者以低热量的新鲜蔬菜或豆类等食物充饥，如苦瓜、山药、葫芦等
  - 肾阴亏虚证：控制摄入的水量。可以选食枸杞子粥以滋养肾阴。口渴者，可以用枸杞子或决明子煎汤代茶饮
  - 阴阳两虚证：可以选食桂心汤、韭菜粥、山药粥，或炖食猪腰，以滋阴益阳
- 对消渴病有益的食物
  - 洋葱：性味辛温。含有刺激胰岛素合成和分泌的物质，有辅助治疗作用
  - 南瓜：甘温无毒。含有能抑制葡萄糖吸收的果糖，与人体内多余的胆固醇结合而避免胆固醇过高，有补中益气、预防动脉硬化的功效
  - 黄瓜：性味甘凉。甘甜爽脆，有除热止渴的作用
  - 苦瓜：性味苦寒。所含的苦瓜皂苷，有明显降血糖、刺激胰岛素释放的功能。脾胃虚寒者慎服

3. 用药护理

用药护理

用药原则
- 遵医嘱按时用药，给药途径、时间、剂量准确，定时进食，不可随意增减或变换药物。胰岛素应餐前半小时注射，未及时进食或进食过少，或运动强度增加，则会诱发低血糖反应
- 注意观察血糖变化，以了解药物治疗的效果，并预防低血糖的发生
- 中药汤剂宜温服，丸药用温水送服，或用水浸化后服用
- 肺胃热盛者，可以服用白虎加人参汤，渴甚者宜服玉泉丸；气阴两虚者，可饮生脉饮；脾虚者，宜服七味白术散；肾阴亏损者，可服六味地黄丸；阴阳两虚者，可长期服用肾气丸

用药注意事项

口服降糖药(磺脲类：格列齐特、格列喹酮)	应当餐前半小时服用。注意观察有无低血糖、水肿、胃肠道等不良反应，以及肝、肾功能异常等情况
双胍类（二甲双胍）	餐前服药。用药期间应观察胃肠道不良反应，如恶心、呕吐、食欲下降、腹泻、腹痛、口干苦有金属味等
$\alpha-$葡萄糖苷酶抑制剂（阿卡波糖）	在就餐时与第一口饭同时嚼碎服下。常见的胃肠道反应有腹胀等
胰岛素增敏剂（罗格列酮、吡格列酮）	部分患者可出现头痛、乏力、腹泻、贫血、红细胞减少、肝毒性作用、体重增加、水肿等，应加强病情观察
餐时血糖调节剂[瑞格列奈(诺和龙)]	餐时服药，有低血糖、头痛、头晕、消化道症状等

胰岛素类药物
- 应低温保存。使用时剂量换算要准确，抽吸时避免振荡。两种胰岛素合用时，先抽吸正规胰岛素，后抽吸鱼精蛋白锌胰岛素，并充分混匀
- 经常更换注射部位，并严格消毒，以防感染

观察用药疗效，防止不良反应	早期可有思维活动改变，继而出现头晕、饥饿、颤抖、自汗、视物模糊、面色苍白、心悸、心动过速等交感神经兴奋症状。后期则有中枢神经系统症状，如烦躁、定向失常、语无伦次、喜怒无常，严重者抽风或癫痫样发作、昏迷等
发生低血糖反应的急救措施	立即给予含糖食物或果汁10～15g，10分钟后症状如缓解或血糖仍低者，可再给含碳水化合物的食物10g或快速静注50%葡萄糖注射液20～40ml，继以静滴10%葡萄糖注射液维持血糖

4. 生活起居护理

生活起居护理
- 患者应慎起居，劳逸结合，不宜食后即卧或终日久坐
- 合理安排有规律的体育锻炼，保持一定的日运动量，以不感到疲劳为度。寒冷季节应注意保暖，以免血行瘀滞
- 衣服鞋袜穿着要宽松，寒冷季节要注意四肢末端保暖
- 保持皮肤和会阴部的清洁，以减轻瘙痒和痈疖的发生
- 肾阴亏虚或阴阳两虚者注意休息，以恢复正气

5. 情志护理

中医学认为情志创伤是主要原因之一，情志因素也就是现代医学所说的心理因素，包括忧伤、思虑、愤怒等，这些心理变化会造成肝气郁结、肝郁化火，导致患者多饮，肾阴受损。调节情志可消除内郁之火，解除消渴病诱发因素，是怡养消渴病的重要内容之一。

情志护理

- 给予心理疏导与安慰，纠正患者对此病的错误认识，讲清楚消渴并非不治之症，以解除其精神压力，消除久病忧虑之情，克服心理失衡状态，树立战胜疾病的信心，并积极配合治疗和护理，以达到最佳效果
- 医护人员态度要热情，提供优质服务，向患者主动诚恳地解释有关问题，恰当说明病情，介绍糖尿病知识，增加患者自我调适的能力
- 采取移情、鼓励、暗示等方法，避免太过或不及的情志变化，解除焦虑或抑郁情绪，保持平和的心态
- 调动患者的主观能动性，保持心情愉悦，以利于稳定血糖，减少并发症的发生发展，提高生活质量，使消渴患者能够与健康人有同样的生活乐趣

6. 并发症护理

并发症护理

胸痹
- 注意休息与保暖，适当活动，避免劳累、受寒。养成良好的生活习惯
- 避免诱发因素，如保持心情愉快，避免七情所伤；保持大便通畅，排便勿努责
- 低盐、低脂饮食，少量多餐，少食辛辣、刺激、甜腻食品
- 监测血糖、血压、血脂、心电图等指标，观察心悸、胸痛的发作时间、性质、程度及伴随症状，若出现胸痛剧烈、心悸怔忡、气短、唇紫、手足冷等真心痛之证，应当立即报告医师，遵医嘱予氧气吸入，做好抢救准备，必要时行24小时心电监护

水肿
- 注意休息，减少活动，做好皮肤护理，防止皮肤损伤、压疮等
- 以优质低蛋白质、低盐饮食为宜，严重水肿者予无盐饮食。忌食辛辣、刺激之品和海腥类发物
- 控制24小时液体出入量，观察气促、呼吸困难、咳嗽、咳痰等情况，定期监测血、尿微量蛋白指标，以了解早期肾功能情况
- 遵医嘱使用利尿、脱水剂或口服中药逐水汤剂时，注意观察药物不良反应

脱疽
- 急性期绝对卧床休息，防止损伤患肢。春冬季注意肢体保暖，不宜长时间室外停留
- 安慰患者，消除悲观、紧张情绪，鼓励其树立起战胜疾病的信心。指导患者做下肢运动，以促进下肢的血液循环，提高足部感觉功能
- 饮食清淡、高蛋白，营养均衡，不宜食生冷、辛辣刺激性食物，戒烟、酒
- 穿着柔软、舒适，每天要换袜，穿鞋前应检查鞋内有无砂石粒、钉子等杂物，避免皮肤意外伤害
- 寒冬时切忌用热水袋、暖水壶或电热毯保温，绝对不能用热水泡足而造成烫伤，足洗净后，应用毛巾轻轻擦干，包括足趾缝间，切勿用粗布用力摩擦而造成皮肤擦伤
- 每天生理盐水清创，如有溃腐出脓者可以用红油膏、九一丹提脓祛腐，然后用生肌膏生肌收口

三、辨证（症）护理

辨证(症)护理

燥热伤肺证
- 病室整洁安静、空气流通、温度湿度适宜
- 生活规律，慎防风寒外感。注意个人卫生，观察有无泌尿道、皮肤、肺部感染，女性有无外阴部皮肤瘙痒
- 控制饮食量，定期测量体重，做好自我血糖监测
- 适当运动，多食粗纤维蔬菜，经常按揉腹部以促进肠蠕动，保持大便通畅，必要时遵医嘱服用麻仁丸等润肠通便药物

胃燥津伤证
- 病室环境适宜，使患者舒适，有助休息与睡眠，以保持心情舒畅
- 注意饮食卫生，加强饮食教育，认识自觉遵守饮食规定的重要性，戒烟、酒
- 定期监测体重、糖化血红蛋白等指标。经常观察皮肤情况，保持皮肤清洁、滋润
- 生活起居有规律，根据身体情况进行适当运动，避免袜紧、鞋硬，并注意安全

肾阴亏虚证
- 做好个人卫生工作，避免过度紧张，劳逸结合，注意休息，保证睡眠质量，节制房事
- 失眠心烦者，做好心理疏导，必要时遵医嘱服用镇静安眠药
- 定期检查皮肤、血压、血脂、眼底情况，注意观察并发症的出现，如皮肤瘙痒、视物模糊、眩晕等。询问有无四肢麻木刺痛等周围神经炎表现
- 观察记录尿液色、质、量变化，定期检查肾功能及尿微量蛋白指标，以了解肾脏受损情况

阴阳两虚证
- 减少活动，活动时注意安全，严重者卧床休息，定时更换体位使患者舒适
- 定期测体重，观察消瘦进展程度
- 加强病情观察，观察尿液色、质、量，准确记录，防止水肿、酮症酸中毒等并发症出现
- 注意保暖，定时给予擦身或沐浴，加强皮肤观察，防止压疮发生

阴虚阳浮证
- 绝对卧床休息，做好各项抢救准备
- 快速建立静脉通路，遵医嘱用胰岛素治疗，抽吸胰岛素时剂量必须准确
- 密切观察生命体征、神志、瞳孔，以及尿液色、质、量及口腔气味的变化，配合医师做好血糖、酮体的监测，并及时、准确记录
- 做好口腔护理和皮肤护理，预防压疮和继发感染。女性患者应保持外阴部清洁

四、健康教育

健康教育

帮助患者（或家属）掌握有关糖尿病治疗的知识，树立战胜疾病的信心。给予心理疏导与安慰，帮助患者正确应对各种应激，避免精神创伤，保持良好心态，乐观开朗，保持身心健康

指导患者和家属正确掌握测量血糖、尿糖的方法及其有关事项。定期监测血糖、尿糖，以了解药物治疗的效果，控制和预防并发症，为医师提供调整治疗方案的依据

加强饮食教育，认识自觉遵守饮食规定的重要性。掌握饮食治疗的具体措施和要求，遵医嘱制定每日热量供应分配原则，按照规定热量定时进食，避免偏食、过食与绝食，保持正常体重

采用营养均衡的清淡食品，使菜谱多样化，多食蔬菜，忌食辛辣、刺激、肥甘、油腻之品。坚决戒烟、酒

掌握体育锻炼的具体方法和注意事项，根据年龄、身体条件和病情的不同，选择合适的运动方式，注意运动的规律性、稳定性和持续性，避免外伤。注意劳逸结合，适当休息，避免过度劳累

遵从医师处方，按时服药，定时进食，不可以随意增减药物或变换药物。指导患者观察药物疗效、不良反应，教会患者预防、识别低血糖反应和酮症酸中毒的方法，帮助其掌握低血糖反应的处理方法

帮助患者及其家属学会胰岛素的正确注射技术方法，掌握用药方案、用药剂量、计算单位、注射部位、注射时间和注射后观察

注意个人卫生，保持皮肤、口腔、外阴等清洁卫生。预防感染，有炎症、损伤者及时治疗

做好足部护理，每日清洗双脚，并保持清洁、干燥，避免袜紧、鞋硬，以免影响局部的血液循环。积极治疗足癣，预防"糖尿病足"

定时起床、定时进餐、定时运动、定时睡眠，尽可能减少外出就餐和宴会，如外出旅行或增加劳动强度时应当随身携带糖果、饼干，预防低血糖

定期门诊复查，及时取得医师指导。外出时应当随身携带治疗卡及家属联系卡

第三十节 头 痛

头痛即指由于外感与内伤，致使脉络绌急或失养，清窍不利所引起的以患者自觉头部疼痛为特征的一种常见病证，也是一个常见症状，可发生在多种急、慢性疾病中，有时亦是某些相关疾病加重或恶化的先兆。西医学中的感染性发热性疾病、高血压、颅内疾患、神经官能性头痛、偏头痛等多种疾病，皆可参见本节辨证施护。

一、证候分型

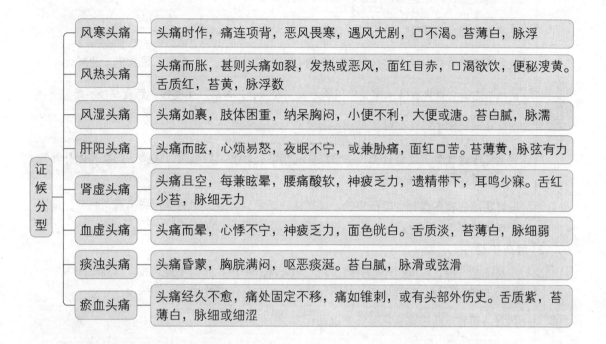

证候分型
- 风寒头痛 —— 头痛时作，痛连项背，恶风畏寒，遇风尤剧，口不渴。苔薄白，脉浮
- 风热头痛 —— 头痛而胀，甚则头痛如裂，发热或恶风，面红目赤，口渴欲饮，便秘溲黄。舌质红，苔黄，脉浮数
- 风湿头痛 —— 头痛如裹，肢体困重，纳呆胸闷，小便不利，大便或溏。苔白腻，脉濡
- 肝阳头痛 —— 头痛而眩，心烦易怒，夜眠不宁，或兼胁痛，面红口苦。苔薄黄，脉弦有力
- 肾虚头痛 —— 头痛且空，每兼眩晕，腰痛酸软，神疲乏力，遗精带下，耳鸣少寐。舌红少苔，脉细无力
- 血虚头痛 —— 头痛而晕，心悸不宁，神疲乏力，面色㿠白。舌质淡，苔薄白，脉细弱
- 痰浊头痛 —— 头痛昏蒙，胸脘满闷，呕恶痰涎。苔白腻，脉滑或弦滑
- 瘀血头痛 —— 头痛经久不愈，痛处固定不移，痛如锥刺，或有头部外伤史。舌质紫，苔薄白，脉细或细涩

二、一般护理

1. 病情观察

病情观察
- 观察疼痛的部位、性质、程度、发作时间，与气候、饮食、情志、劳倦等的关系
- 风寒头痛者，多头痛剧烈且痛连项背；风热者，头胀痛如裂；风湿者，头痛如裹
- 头胀痛兼见目眩者，多为肝阳上亢；瘀血头痛者，多为刺痛、钝痛，痛处固定不移；夹痰者，常见昏痛、胀痛
- 阴虚而致的头痛，其疼痛性质多表现为空痛、隐痛；气血亏虚所致的头痛常头痛绵绵；肝肾阴虚所致的头痛则为头痛且空
- 头痛发有停时，多为内伤头痛
- 风热者观察发热与头痛的关系。痰浊伴眩晕较甚者，变动体位时动作宜缓慢，随时观察病情变化
- 密切观察神志、瞳孔、血压、呼吸、脉搏、面色、四肢活动等变化，如出现异常，应及时采取措施

2. 饮食护理

<table>
<tr><td rowspan="7">饮食护理</td><td>根据辨证施食，戒烟酒、浓茶、咖啡、肥甘厚腻等</td></tr>
<tr><td>外感头痛膳食应清淡，慎用补虚之品</td></tr>
<tr><td>风寒头痛者宜食有助于疏风散寒的食物，如生姜、葱白、大蒜等，忌食生冷油腻之品</td></tr>
<tr><td>风热头痛者宜食具有清热泻火作用的食物，如绿豆、苦瓜、生梨等，忌食辛辣、香燥之品</td></tr>
<tr><td>风湿头痛者忌生冷、油腻、甘甜之类等助湿生痰之品</td></tr>
<tr><td>气血亏虚者饮食应注意营养，多食血肉有情滋补之品，如瘦肉、蛋类、奶类等以补养气血，忌食辛辣、生冷之品</td></tr>
<tr><td>肝肾阴虚者宜多食补肾填精食物，如核桃、芝麻、黑豆、甲鱼等，忌辛辣、刺激、烟酒助湿生痰之品</td></tr>
</table>

3. 用药护理

<table>
<tr><td rowspan="5">用药护理</td><td>中药汤剂一般宜温服，外感头痛多用疏散外邪的中药，汤药不宜久煎，以温热服为好，服药后稍加衣被，并进适当的热饮料或热粥，助其微微汗出，以助药力</td></tr>
<tr><td>风湿头痛者服药后宜食薏苡仁粥以助药力</td></tr>
<tr><td>治疗内伤头痛的多为补益药，汤剂宜久煎，以利于有效成分的析出，宜空腹服药</td></tr>
<tr><td>瘀血头痛痛有定处者，可用全蝎粉、蜈蚣粉冲服</td></tr>
<tr><td>肾阴不足者可以服六味地黄丸，以补肝益肾；肾阳不足者可服金匮肾气丸，以温阳补肾；瘀血阻络者可用血府逐瘀汤，以活血理气，通络止痛</td></tr>
</table>

4. 生活起居护理

<table>
<tr><td rowspan="4">生活起居护理</td><td>病室设施应安静、整洁、空气新鲜</td></tr>
<tr><td>风热头痛者室温不宜过高，光线应柔和；风湿头痛者病室应温暖、干燥；风寒头痛者病室应温暖，恶风严重时可用屏风遮挡</td></tr>
<tr><td>头痛重者需卧床休息，待疼痛缓解后方可下床活动</td></tr>
<tr><td>平时应保证睡眠充足，避免用脑过度，酌情进行体育锻炼，注意劳逸结合，养成起居规律的生活习惯。肾虚、血虚伴有头晕者，外出需有人陪同，防跌倒</td></tr>
</table>

5. 情志护理

<table>
<tr><td rowspan="4">情志护理</td><td>情志变化可诱发或加重头痛，头痛患者常伴有恼怒、忧伤等负性情绪</td></tr>
<tr><td>指导患者消除不良情绪，保持心情舒畅，以积极的态度和行为配合治疗</td></tr>
<tr><td>血虚头痛者睡前应放松，避免不愉快的交谈和情绪激动，卧时枕头不宜过高</td></tr>
<tr><td>积极疏导患者，使其了解情志调摄对疾病康复的重要性</td></tr>
</table>

三、辨证（症）护理

1. 外感头痛

外感头痛

风寒头痛
- 外感头痛常兼有恶寒发热，应定时测量体温，观察体温与头痛的关系
- 一般患者经治疗后体温逐渐下降，头痛也随之缓解；如果身热已退，表证已除，而头痛不见减轻，或身热持续不退，头痛如裂，甚至神识不清，应视为危症重症
- 病室设施应安静、整洁、空气新鲜、避免对流风，风寒头痛者，病室应温暖，恶风严重可用屏风遮挡
- 饮食以清淡、疏散、化湿、易消化为原则，食勿过饱。忌食肥腻、黏滑及烟酒刺激等物。此外，酸性食品收敛，亦应禁食
- 风寒头痛者可选用辛味食品，如豆豉、胡椒、红糖生姜水、白米粥等，可助祛邪外出

风热头痛
- 发热者宜卧床休息，病室空气流通，避免直接吹风
- 饮食宜清淡、易消化，多食新鲜蔬菜和水果，多饮菊花水、鲜芦根水、绿豆汤、藕粉等，忌食辛辣、油腻、荤腥食品
- 发热重时可针刺大椎、曲池或点刺放血以散热

风湿头痛
- 病室空气流通、干燥
- 饮食宜清淡、易消化，忌食油腻、甘甜及生冷物品

2. 内伤头痛

内伤头痛

肝阳头痛
- 病室应安静，光线偏暗，凉爽通风
- 饮食宜清淡、易消化，忌肥甘厚腻、辛辣刺激食品，忌烟酒
- 关心、安慰患者，消除患者精神负担，避免不良精神刺激

血虚头痛
- 卧床休息，缓解期适当的轻微活动
- 饮食宜多用血肉有情之品，如甲鱼、牛肉、鸡蛋、豆类等，忌辛辣、发散之品，禁生冷
- 疼痛剧烈时可配合针灸或推拿

痰浊头痛
- 病室保持干燥，避免潮湿
- 加强饮食调护，多食清淡、易消化食品，可选用山药、莲子、黑木耳、乳类、瘦肉等补脾益胃食品，忌食生冷、油腻、肥甘、辛辣食物，禁烟酒

瘀血头痛
- 注意观察病情，定时测量生命体征，注意神志和瞳孔变化
- 注意头部保暖，用布或毛巾裹扎
- 饮食宜清淡疏利之品，如川芎花茶、川芎酒等

肾虚头痛
- 加强食疗，多食营养丰富、补肾填精药膳食品，如核桃、黑芝麻、甲鱼、紫河车、海狗肾等，忌辛辣、酒类
- 注意避免劳累，尤应节制或禁房事

四、健康教育

健
康
教
育
- 慎起居，劳逸结合，保证充足睡眠。加强锻炼，增强体质
- 加强饮食调养，根据辨证指导患者及家属进行辨证施食
- 怡养性情，保持乐观情绪，勿忧思、郁怒
- 生活中注意安全避免外伤。饭后勿急跑或做其他剧烈活动。指导患者了解头痛发生原因、护治方法等，积极治疗原发病

第三十一节　痛　风

痛风是因饮食失宜，脾肾不足，外邪痹阻，痰瘀沉积于关节周围，以第一跖趾关节、足背、足跟、踝、指、腕等小关节红肿剧痛反复发作，关节畸形，形成"痛风石"为主要表现的肢体痹病类疾病。

一、证候分型

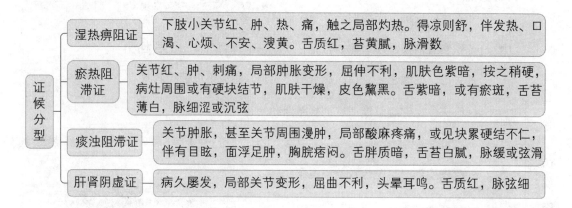

证
候
分
型
- 湿热痹阻证：下肢小关节红、肿、热、痛，触之局部灼热。得凉则舒，伴发热、口渴、心烦、不安、溲黄。舌质红，苔黄腻，脉滑数
- 瘀热阻滞证：关节红、肿、刺痛，局部肿胀变形，屈伸不利，肌肤色紫暗，按之稍硬，病灶周围或有硬块结节，肌肤干燥，皮色黧黑。舌紫暗，或有瘀斑，舌苔薄白，脉细涩或沉弦
- 痰浊阻滞证：关节肿胀，甚至关节周围漫肿，局部酸麻疼痛，或见块累硬结不仁，伴有目眩，面浮足肿，胸脘痞闷。舌胖质暗，舌苔白腻，脉缓或弦滑
- 肝肾阴虚证：病久屡发，局部关节变形，屈曲不利，头晕耳鸣。舌质红，脉弦细

二、一般护理

1. 病情观察

病
情
观
察
- 观察受累关节红肿热痛的变化、范围、程度。观察关节活动情况，有无关节僵硬及畸形
- 观察全身情况，定时测量血压，遵医嘱定期检查肾功能，如有异常及时报告医师
- 急性期，可将患肢抬高以减轻疼痛。病重卧床者，应协助做好皮肤护理。保持床单及皮肤的清洁、干燥

2. 饮食护理

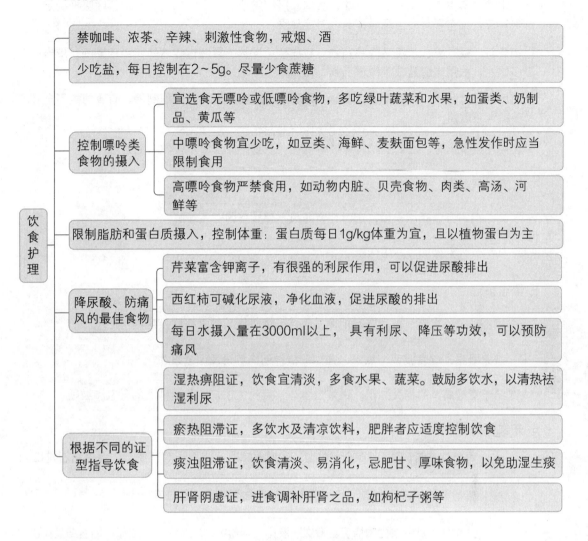

饮食护理

- 禁咖啡、浓茶、辛辣、刺激性食物，戒烟、酒
- 少吃盐，每日控制在2～5g。尽量少食蔗糖
- 控制嘌呤类食物的摄入
  - 宜选食无嘌呤或低嘌呤食物，多吃绿叶蔬菜和水果，如蛋类、奶制品、黄瓜等
  - 中嘌呤食物宜少吃，如豆类、海鲜、麦麸面包等，急性发作时应当限制食用
  - 高嘌呤食物严禁食用，如动物内脏、贝壳食物、肉类、高汤、河鲜等
- 限制脂肪和蛋白质摄入，控制体重：蛋白质每日1g/kg体重为宜，且以植物蛋白为主
- 降尿酸、防痛风的最佳食物
  - 芹菜富含钾离子，有很强的利尿作用，可以促进尿酸排出
  - 西红柿可碱化尿液，净化血液，促进尿酸的排出
  - 每日水摄入量在3000ml以上，具有利尿、降压等功效，可以预防痛风
- 根据不同的证型指导饮食
  - 湿热痹阻证，饮食宜清淡，多食水果、蔬菜。鼓励多饮水，以清热祛湿利尿
  - 瘀热阻滞证，多饮水及清凉饮料，肥胖者应适度控制饮食
  - 痰浊阻滞证，饮食清淡、易消化，忌肥甘、厚味食物，以免助湿生痰
  - 肝肾阴虚证，进食调补肝肾之品，如枸杞子粥等

3. 用药护理

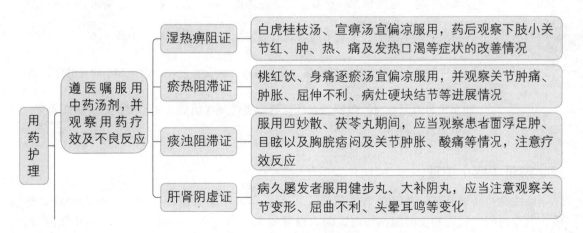

用药护理

- 遵医嘱服用中药汤剂，并观察用药疗效及不良反应
  - 湿热痹阻证：白虎桂枝汤、宣痹汤宜偏凉服用，药后观察下肢小关节红、肿、热、痛及发热口渴等症状的改善情况
  - 瘀热阻滞证：桃红饮、身痛逐瘀汤宜偏凉服用，并观察关节肿痛、肿胀、屈伸不利、病灶硬块结节等进展情况
  - 痰浊阻滞证：服用四妙散、茯苓丸期间，应当观察患者面浮足肿、目眩以及胸脘痞闷及关节肿胀、酸痛等情况，注意疗效反应
  - 肝肾阴虚证：病久屡发者服用健步丸、大补阴丸，应当注意观察关节变形、屈曲不利、头晕耳鸣等变化

秋水仙碱毒性大，有恶心、呕吐、腹泻、肝细胞损害、骨髓抑制、脱发、呼吸抑制等不良反应，如有异常应当及时停药，对症处理

丙磺舒、磺吡酮、苯溴马隆等药物可致皮疹、发热、胃肠道症状等，用药期间，应当多饮水，服用碳酸氢钠等碱性药物

使用别嘌醇药物，可有皮疹、发热、胃肠道反应及肝损、骨髓抑制等，有肾功能不全者应减半量服用

使用外敷膏药时，注意皮肤有无过敏情况。严重者应当停药，做对症处理

4. 生活起居护理

| 生活起居护理 | 病室宜温暖、干燥，定时开窗通风，保持室内空气新鲜 |
| | 急性发作期应卧床休息 |

5. 情志护理

情志护理	应主动关心患者，生活要有规律，保持心情舒畅，树立战胜疾病的信心
	避免紧张、过度疲劳、焦虑、强烈的精神创伤等诱发因素发生
	给予宣教痛风的相关知识，讲解饮食与疾病的关系，并予精神上的安慰和鼓励

6. 并发症护理

并发症护理	肾结石	每日饮水量应达到3000ml以上，或遵医嘱服用排石汤等药物，以促进结石排出
		指导有效的排石方法，如改变体位、叩击腰背部、运动等
		注意排尿及尿液性质情况。每次尿液排在容器中，以观察有无血尿、结石结晶排出
	痛风性肾病	症状较重者应卧床休息，必要时用床栏保护，并加强巡视，防止坠床
		保持皮肤清洁卫生。生活不能自理者应协助做好皮肤及口腔护理
		观察生命体征、神志、关节疼痛、皮肤肿痛、尿量等变化，记录24小时液体出入量
		观察患者有无贫血、电解质紊乱、酸碱失衡及肾功能改变情况，如有病情变化，及时通知医师

三、辨证（症）护理

急性期抬高患肢，以减轻疼痛。病重卧床者，应做好皮肤护理。观察疼痛的部位、性质、发作时间与间隔和夜间因剧痛而惊醒，以及受累关节有无红、肿、热、痛和功能障碍、痛风石等表现。

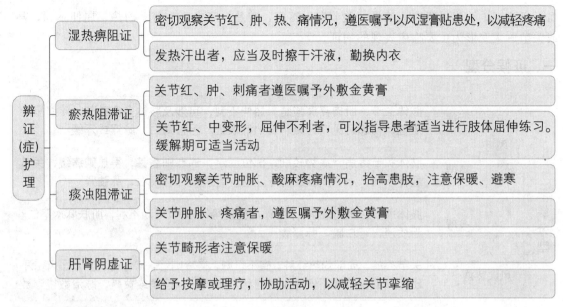

辨证(症)护理

湿热痹阻证
- 密切观察关节红、肿、热、痛情况，遵医嘱予以风湿膏贴患处，以减轻疼痛
- 发热汗出者，应当及时擦干汗液，勤换内衣

瘀热阻滞证
- 关节红、肿、刺痛者遵医嘱予外敷金黄膏
- 关节红、中变形，屈伸不利者，可以指导患者适当进行肢体屈伸练习。缓解期可适当活动

痰浊阻滞证
- 密切观察关节肿胀、酸麻疼痛情况，抬高患肢，注意保暖、避寒
- 关节肿胀、疼痛者，遵医嘱予外敷金黄膏

肝肾阴虚证
- 关节畸形者注意保暖
- 给予按摩或理疗，协助活动，以减轻关节挛缩

四、健康教育

健康教育

- 告知患者及家属应保持乐观情绪，避免情绪波动，生活起居规律，必须终身耐心坚持疗养
- 加强身体锻炼，注意劳逸结合。运动量通常以中等运动为宜，禁剧烈运动
- 50岁左右的患者运动后心率能达到110~120次/分，以少量出汗为宜。每日早晚各30分钟。每周3~5次。如运动后出现疼痛超过1~2小时，应暂时停止运动。避免劳累或受凉
- 饮食有节，忌高嘌呤食物，如动物内脏、鱼、禽、肉类、油脂、干豆类、硬果等酸性食物，严禁饮酒。可常服饮食疗法，如冬瓜粳米粥（加食盐）、淡竹叶粳米粥（加白糖）等
- 要保护关节，使用大块肌肉，如果能肩部负重者不用手提，能手臂者不用手指。交替完成轻重不同的工作，并经常改变姿势
- 急性发作时卧床休息，抬高患肢，避免受累关节负重。若手、腕或肘关节受侵犯时应制动，可减轻疼痛
- 缓解期多沐浴，能促进局部的血液循环。居室宜通风、干爽。春冬季应注意防寒保暖，冬季应戴手套、穿棉靴，且鞋袜宜宽大、松软
- 严格遵医嘱服药，切忌自行停药或加服其他药物。定期门诊复查随访，复查血尿酸

第三十二节 痹 证

痹证是由于人体正气不足，卫外不固，感受风、寒、湿、热等外邪，致使经络痹阻，气

血运行不畅，引起以肌肉、筋骨、关节发生疼痛、酸楚、麻木、重着、灼热、屈伸不利，甚或关节肿大变形为主要临床表现的病证。

一、证候分型

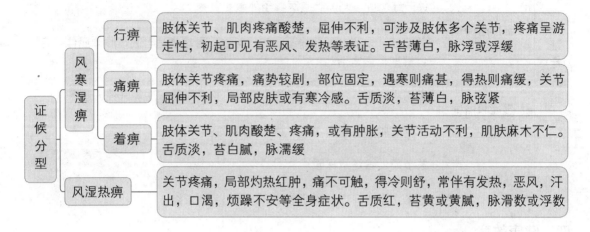

证候分型	风寒湿痹	行痹	肢体关节、肌肉疼痛酸楚，屈伸不利，可涉及肢体多个关节，疼痛呈游走性，初起可见有恶风、发热等表证。舌苔薄白，脉浮或浮缓
		痛痹	肢体关节疼痛，痛势较剧，部位固定，遇寒则痛甚，得热则痛缓，关节屈伸不利，局部皮肤或有寒冷感。舌质淡，苔薄白，脉弦紧
		着痹	肢体关节、肌肉酸楚、疼痛，或有肿胀，关节活动不利，肌肤麻木不仁。舌质淡，苔白腻，脉濡缓
	风湿热痹		关节疼痛，局部灼热红肿，痛不可触，得冷则舒，常伴有发热，恶风，汗出，口渴，烦躁不安等全身症状。舌质红，苔黄或黄腻，脉滑数或浮数

二、一般护理

1. 病情观察

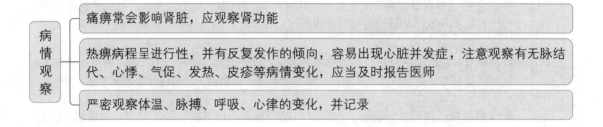

病情观察	痛痹常会影响肾脏，应观察肾功能
	热痹病程呈进行性，并有反复发作的倾向，容易出现心脏并发症，注意观察有无脉结代、心悸、气促、发热、皮疹等病情变化，应当及时报告医师
	严密观察体温、脉搏、呼吸、心律的变化，并记录

2. 饮食护理

饮食应当以高热量、高蛋白、高维生素、易消化的食物为主，并含有丰富维生素 A、B 族维生素、维生素 C，忌食刺激、辛辣、生冷、肥甘厚腻的食品。痹证急性期特别是兼有发热时的饮食应当以清淡为主，久病偏虚时可适当滋补。

饮食护理	风寒湿痹者，适宜食温热食物。行痹者可多吃豆豉、蚕蛹、荆芥粥等以祛风除湿
	痛痹者可多食羊肉、狗肉、乌头粥等，并可多用姜、椒等；着痹者可常服薏苡仁、扁豆、赤小豆、茯苓粥、车前草等健脾祛湿之品
	酒类性热而又能通经活络，可以适量饮用，如五加皮酒、国公酒、木瓜酒、蛇酒等
	风湿热痹者，应当忌辛辣、煎炒等食物和烟酒，适宜多食蔬菜、瓜果或果汁等清凉饮料，如丝瓜、苋菜、冬瓜、菱、藕、香蕉、西瓜、绿豆汤等

3. 用药护理

用药护理
- 中药煎剂适宜温服或热服。如用全蝎、蜈蚣等药性峻猛、不良反应较大的虫类药物，可以研末转入胶囊内吞服。寒湿痹痛者可每天饮一小杯药酒，以助温经通络
- 应用生川乌、草乌、附子等有毒性的药物
  - 应当从小剂量开始，逐渐增加，并须先煎30～60分钟，再与其他药物合煎或与甘草同煎，以缓解毒性
  - 药煎好后取汁加入白蜜，分2次温服
  - 服药后要加强巡视，观察有无不良反应；如发现患者唇舌发麻、头晕心悸、脉迟、呼吸困难、血压下降等症状时，则为中毒表现，应当立即停药，并及时配合医师进行抢救
- 应用祛风利湿药或抗风湿药
  - 应在饭后服用，可减轻胃部症状。应当观察不良反应，如恶心、呕吐、厌食、胃痛、胃出血等，有溃疡病及新近出血患者禁用水杨酸制剂
  - 同时水杨酸制剂一般不与碳酸氢钠同服，因碳酸氢钠可减少水杨酸钠在胃内的吸收，并增加排泄

4. 生活起居护理

生活起居护理
- 本病发生多与气候和生活环境有关，故应防风、防寒、防湿，避免长久居住暑湿之地
- 痛痹患者尤应注意保暖，可在痛处加护套，避免风寒湿之邪侵入人体
- 热痹者虽不畏寒，但也不宜直接吹风，劳动或运动后不可乘身热汗出入水洗浴等
- 患者应加强个体调摄，养成良好的生活习惯。关节肿胀、疼痛及发热患者需卧床休息
- 长期卧床患者，应注意定时更换体位，将罹患关节保持功能位置，在疼痛缓解后，协助患者进行功能锻炼，脊柱变形者宜睡硬板床，保持衣被清洁干燥，汗多者及时擦干，更换衣被
- 生活不能自理的卧床患者，应当经常协助其活动肢体，适时变换卧位，受压部位用软垫保护，防止压疮发生
- 病情稳定，疼痛减轻后，应当鼓励和协助患者进行肢体运动，循序渐进，以加强肢体功能锻炼，恢复关节功能

5. 情志护理

情志护理
- 痹证病程缠绵，行动不便。不仅治疗时间较长，还需一段较长的卧床休息时间
- 患者容易产生悲观情绪，对生活失去信心，应积极给予情志疏导，消除悲观、忧伤情绪，增强治疗信心，积极配合治疗，避免因情而影响病情

三、辨证（症）护理

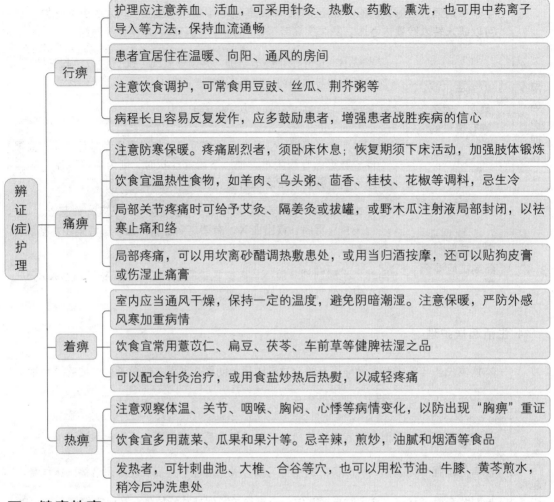

辨证(症)护理

行痹
- 护理应注意养血、活血，可采用针灸、热敷、药敷、熏洗，也可用中药离子导入等方法，保持血流通畅
- 患者宜居住在温暖、向阳、通风的房间
- 注意饮食调护，可常食用豆豉、丝瓜、荆芥粥等
- 病程长且容易反复发作，应多鼓励患者，增强患者战胜疾病的信心

痛痹
- 注意防寒保暖。疼痛剧烈者，须卧床休息；恢复期须下床活动，加强肢体锻炼
- 饮食宜温热性食物，如羊肉、乌头粥、茴香、桂枝、花椒等调料，忌生冷
- 局部关节疼痛时可给予艾灸、隔姜灸或拔罐，或野木瓜注射液局部封闭，以祛寒止痛和络
- 局部疼痛，可以用坎离砂醋调热敷患处，或用当归酒按摩，还可以贴狗皮膏或伤湿止痛膏

着痹
- 室内应当通风干燥，保持一定的温度，避免阴暗潮湿。注意保暖，严防外感风寒加重病情
- 饮食宜常用薏苡仁、扁豆、茯苓、车前草等健脾祛湿之品
- 可以配合针灸治疗，或用食盐炒热后热熨，以减轻疼痛

热痹
- 注意观察体温、关节、咽喉、胸闷、心悸等病情变化，以防出现"胸痹"重证
- 饮食宜多用蔬菜、瓜果和果汁等。忌辛辣，煎炒，油腻和烟酒等食品
- 发热者，可针刺曲池、大椎、合谷等穴，也可以用松节油、牛膝、黄芩煎水，稍冷后冲洗患处

四、健康教育

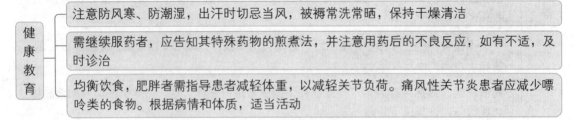

健康教育
- 注意防风寒、防潮湿，出汗时切忌当风，被褥常洗常晒，保持干燥清洁
- 需继续服药者，应告知其特殊药物的煎煮法，并注意用药后的不良反应，如有不适，及时诊治
- 均衡饮食，肥胖者需指导患者减轻体重，以减轻关节负荷。痛风性关节炎患者应减少嘌呤类的食物。根据病情和体质，适当活动

第三十三节 痿 病

痿病是由邪热伤津，或气阴不足，而致经脉失养，以肢体软弱无力、经脉弛缓，甚则肌肉萎缩或瘫痪为主要表现的肢体病证。西医之多发性神经炎、急性脊髓炎、进行性肌萎缩、重症肌无力、周期性瘫痪、肌营养不良症，以及表现为软瘫的中枢神经系统感染性疾病后遗症等，皆可归入中医学的痿病范畴。

一、证候分型

证候分型

肺热伤津证	发热多汗，热退后突然出现肢体软弱无力，皮肤干燥，心烦口渴，呛咳咽干，大便干，尿短黄。舌质红，苔黄，脉细数
湿热浸淫证	肢体逐渐出现痿软无力，下肢为重，或兼见微肿，麻木不仁，或发热，小便赤涩热痛。舌质红，苔黄腻，脉濡数
脾胃虚弱证	起病缓慢，渐见下肢痿软无力，时好时差，甚则肌肉萎缩，神倦，气短自汗，食少便溏，面色少华。舌淡苔白，脉细缓
瘀阻脉络证	四肢痿弱无力，手足麻木不仁，肌肤甲错，时有拘挛痛感。舌质紫暗，苔薄白，脉细涩
肝肾亏虚证	病久肢体痿软不用，肌肉萎缩，形销骨立，腰膝酸软，头晕耳鸣，或二便失禁。舌质红绛，少苔，脉细数

二、一般护理

1. 病情观察

病情观察

- 注意观察痿证发生的时间、部位、程度及病情的进展情况
- 观察患者肢体自主运动的能力是否减退或丧失；肢体活动度和肌张力有无减退以及肌肉是否出现萎缩和萎缩的程度；皮肤感觉、浅反射有无减弱或消失等，从而判断病情轻重和转归趋向
- 若痿证患者出现溲短、便干，或气短、颜面虚浮，或目眩、脱发、咽干、耳鸣、遗精、遗尿等全身各脏腑的伴发症状，是热邪伤津或气虚，或肝肾精血亏损的表现，属痿之重症，应当积极护治
- 若在较短时间内见下肢痿软明显加重，上延至腹部、胸部肌肉，甚至出现呼吸困难、呼吸肌麻痹等情况，说明病情危急，应进行抢救

2. 饮食护理

饮食以高蛋白、多维生素、富于营养为原则，均衡膳食，五味得当，不偏嗜，不暴饮暴食。一般以低糖、含钾丰富的新鲜食品为主，如瘦肉、蛋、鱼、豆类、水果及新鲜蔬菜等。

饮食护理

- 痿病初发属实者，饮食宜清淡，多食瓜果蔬菜，忌食油腻厚味；痿病日久属虚者，饮食宜多食骨汤、蛋类、瘦肉、栗子、核桃等补养之品
- 脾虚者，可食黄芪粥、山药、扁豆羹、银耳等补脾益气之品
- 肝肾亏虚者，宜食补益肝肾之品，如生地黄鸡、牛骨髓面、鹿茸酒等
- 湿热浸淫者，宜食薏苡仁粥、赤小豆粥、木瓜汤等清热利湿之品
- 肺热伤津者，宜食干葛粥、百合杏仁粥、五汁饮、秋梨膏等清肺润燥之品
- 气虚血瘀者，宜食如桃仁粥、山楂等养血活血之品
- 及时评估患者的营养状态、吞咽功能、食欲状况，与患者共同制定或调整进食计划，并选择合适的进食方式，必要时给予鼻饲饮食

3. 用药护理

用药护理
- 中药汤剂以饭前或空腹温服为佳，服药期间忌油腻、生冷、辛辣、炙烤的食物
- 观察药物疗效及不良反应，指导患者遵医嘱正确服药
- 实证者，护治当祛邪为主，予以清热、利湿、润燥等方法；虚证者，护治当补养为主，予以健脾益气、滋养肝肾等方法；若虚实夹杂，则宜分清主次兼顾护治，如兼瘀、夹痰者，酌配祛瘀、化痰、通络等方法

4. 生活起居护理

生活起居护理
- 病室宜整洁、安静。室内应当有防护设施，以利患者活动和防止跌倒
- 生活不能自理者，应当做好照护。下肢腰背痿软者，要注意皮肤干燥，定时翻身，保持肢体功能位置，防止垂足
- 恢复期，协助和指导家属做被动肢体活动和肢体按摩，鼓励患者做主动运动，逐步增加运动量
- 对于感觉迟钝或失去知觉的肢体不宜使用热水袋，以免烫伤。长期卧床患者要防止压疮、坠积性肺炎等并发症的发生

5. 情志护理

情志护理
- 关心患者，使之正确对待疾病，坚强面对人生
- 劝导家属重视患者，经常探视，创造温馨氛围，增强其治病信心

6. 并发症护理

并发症护理

尿潴留
- 便量少，点滴而出，甚则排尿困难，闭塞不通，提示并发癃闭，可以采取小腹膀胱区按摩或热敷；亦可针刺足三里、中极、三阴交、阴陵泉等穴，强刺激，反复捻转提插；体虚者可灸关元、气海等穴
- 如小腹胀满特甚，扣触膀胱区呈浊音，服药、针灸等治疗无效者，当用导尿管导尿

呼吸、吞咽困难
- 喘息急迫，饮食吞咽无力，提示并发呼吸、吞咽肌麻痹，若呼吸急促、吞咽困难，经治疗无效、症状逐渐加重者系呼吸麻痹及吞咽迷走神经麻痹，病情凶险，可致呼吸衰竭，应严密观察呼吸变化，随时清除口腔及呼吸道分泌物，保持呼吸道通畅
- 必要时需请五官科、神经科急会诊，行气管插管或气管切开，并使用人工呼吸机维持呼吸功能

三、辨证（症）护理

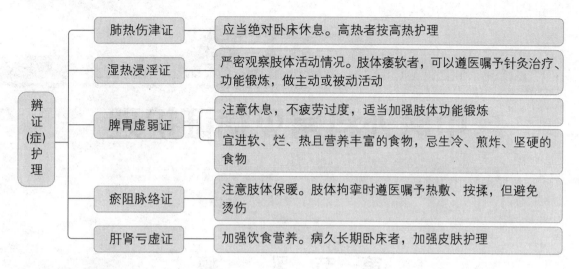

辨证（症）护理
- 肺热伤津证 —— 应当绝对卧床休息。高热者按高热护理
- 湿热浸淫证 —— 严密观察肢体活动情况。肢体痿软者，可以遵医嘱予针灸治疗、功能锻炼，做主动或被动活动
- 脾胃虚弱证
  - 注意休息，不疲劳过度，适当加强肢体功能锻炼
  - 宜进软、烂、热且营养丰富的食物，忌生冷、煎炸、坚硬的食物
- 瘀阻脉络证 —— 注意肢体保暖。肢体拘挛时遵医嘱予热敷、按揉，但避免烫伤
- 肝肾亏虚证 —— 加强饮食营养。病久长期卧床者，加强皮肤护理

四、健康教育

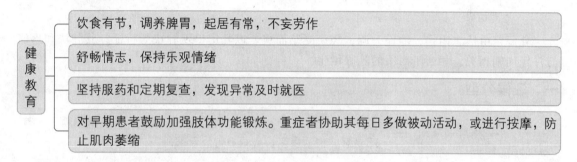

健康教育
- 饮食有节，调养脾胃，起居有常，不妄劳作
- 舒畅情志，保持乐观情绪
- 坚持服药和定期复查，发现异常及时就医
- 对早期患者鼓励加强肢体功能锻炼。重症者协助其每日多做被动活动，或进行按摩，防止肌肉萎缩

第三章

中医外科常见病证护理

第一节　乳　癖

乳癖是由情志内伤、冲任失调、痰瘀凝结而成，以乳房出现肿块为特征，其肿块和疼痛与月经周期相关。相当于西医的乳腺增生。

一、证候分型

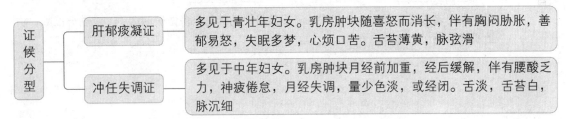

证候分型	肝郁痰凝证	多见于青壮年妇女。乳房肿块随喜怒而消长，伴有胸闷胁胀，善郁易怒，失眠多梦，心烦口苦。舌苔薄黄，脉弦滑
	冲任失调证	多见于中年妇女。乳房肿块月经前加重，经后缓解，伴有腰酸乏力，神疲倦怠，月经失调，量少色淡，或经闭。舌淡，舌苔白，脉沉细

二、一般护理

1. 病情观察

病情观察	观察证候特点，注意肿块位置、范围、增大速度、是否单发、质地、表面是否光滑、是否与周围组织分界不清、活动度等
	乳房肿块疼痛有无规律，与情志及月经周期的关系，观察服药后肿块变化情况

2. 饮食护理

饮食护理	向患者介绍合理的膳食结构，忌肥甘厚味、辛辣刺激食物
	少吃高脂肪、高蛋白食物，以免雌激素、催乳素含量增高
	少饮酒，常饮绿茶，多食五谷杂粮、新鲜蔬菜、水果，肝郁痰凝者应多吃陈皮或佛手片等，以起到疏肝理气的作用

3. 用药护理

用药护理	行中药治疗的患者，应当禁食生冷油、腥发、辛辣等食物。有急性病变的患者，应先行治疗急性病
	活血化瘀药物在月经期暂停服用。妊娠期禁服行气活血中药，避免流产
	中药局部外敷可用阳和解凝膏掺黑退消或桂麝散盖贴；或以生附子或鲜蟾蜍皮外敷；或用大黄粉醋调敷。外敷中药若出现过敏反应应立即停用

4. 生活起居护理

生活起居护理	生活起居有规律，合理安排工作学习与休息，注意劳逸结合
	乳房疼痛者，可用胸罩托起，以减轻疼痛
	减少外界刺激，保持环境安静，避免噪声干扰
	保持乳房清洁、干燥。伴月经失调者应嘱其及时治疗，调节情志，疏通经脉

5. 情志护理

用药护理	做好患者的心理疏导，保持情志舒畅，加强与患者的沟通，使患者保持开朗、乐观的情绪，积极配合治疗
	手术前做好患者的心理护理和各项健康教育，说明手术的重要性，以及术前、术中、术后可能出现的情况与配合方法，以稳定患者情绪，配合手术治疗

6. 并发症护理

癌变	按中医外科一般护理常规进行
	观察乳房肿块的大小、多少、质地、活动度；观察乳房肿胀与月经的关系；观察月经的周期和量
	定期自我体检或去医院检查，如有病变可能即行手术或病理活检
	行手术者观察伤口有无渗血渗液，胸带或绑带加压包扎切口，松紧适宜。观察患侧皮肤色泽、温度、脉搏，以及患者有无气胸的征兆及胸闷、呼吸窘迫等

三、辨证（症）护理

1. 肝郁痰凝证

肝郁痰凝证	保持良好的心理素质，忌发怒、郁闷，保证充足的睡眠时间
	多食营养丰富食物

2. 冲任失调证

冲任失调证	嘱咐患者积极治疗月经不调症
	忌生冷、酸类食物，中药汤剂宜温服

3. 术前护理

术前护理
- 做好心理护理及各项健康教育，以及手术配合要求
- 了解患者健康情况，完善各项术前辅助检查，测量生命体征并记录
- 遵医嘱做好血型鉴定、交叉配血试验、药物皮肤敏感试验
- 协助患者做好个人卫生（沐浴、剃须、剪指甲等）、呼吸道准备（有效咳嗽及深呼吸）、胃肠道准备（遵医嘱口服泻药或灌肠）、排尿练习等
- 保证患者充足的休息。乳房肿块胀痛者，宜取舒适的体位，避免局部受挤压

手术日晨护理
- 做好手术区域的皮肤准备。根据疾病及手术需要，协助医师对手术部位进行标记
- 测量生命体征，嘱患者排空大小便，对女性患者关心有无月经来潮
- 患者个人物品（义齿、发夹、眼镜、手表、首饰等）取下交由家属保管。有异常情况应及时通知医师，做好护理记录
- 遵医嘱术前用药，一般在术前半小时完成
- 备好病历、影像资料、胸带及术中用药等，与手术室护士安全交接

4. 术后护理

术后护理
- 了解患者手术情况，与手术室安全交接
- 正确连接各种输液管、引流导管和氧气管，妥善固定，保持通畅
- 密切观察并记录体温、脉搏、呼吸、血压及疼痛情况。观察切口有无渗血、渗液，敷料有无潮湿
- 使用胸带时松紧适度（以不影响患者的呼吸为准），观察、记录引流液颜色、性质和量，如有异常及时通知医师
- 及时、正确执行术后医嘱。做好疼痛、发热、恶心呕吐、呃逆以及尿潴留等常见术后反应的护理
- 保持病室环境安静舒适，减少不必要的干扰，保证充分休息
- 根据医嘱给予饮食指导，行局麻或小手术患者术后即可进食，全麻患者当日禁食，第2天起进流质，以后逐渐过渡到半流质、普食
- 特级、一级护理患者予以床上沐浴、擦身（打开腹带保持伤口以外的皮肤清洁）。留置导尿管者行会阴护理。协助床上翻身、叩背，防止呼吸道、泌尿道感染以及压疮等并发症
- 正确评估患者的疼痛情况。指导患者床上翻身、抬臀、屈曲伸展下肢，以促进胃肠道蠕动和预防深静脉血栓形成，指导患者早期下床活动，避免患者进行扩胸运动、上肢上举等

四、健康教育

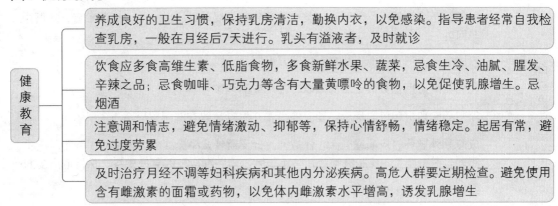

健康教育

养成良好的卫生习惯，保持乳房清洁，勤换内衣，以免感染。指导患者经常自我检查乳房，一般在月经后7天进行。乳头有溢液者，及时就诊

饮食应多食高维生素、低脂食物，多食新鲜水果、蔬菜，忌食生冷、油腻、腥发、辛辣之品；忌食咖啡、巧克力等含有大量黄嘌呤的食物，以免促使乳腺增生。忌烟酒

注意调和情志，避免情绪激动、抑郁等，保持心情舒畅，情绪稳定。起居有常，避免过度劳累

及时治疗月经不调等妇科疾病和其他内分泌疾病。高危人群要定期检查。避免使用含有雌激素的面霜或药物，以免体内雌激素水平增高，诱发乳腺增生

第二节　乳　痈

乳痈是因乳汁瘀积、肝郁胃热、热毒入侵乳房所致，以乳房部结块肿胀疼痛、溃后脓出稠厚为主要临床表现。病位在乳房。急性化脓性乳腺炎可以参照本病护理。

一、证候分型

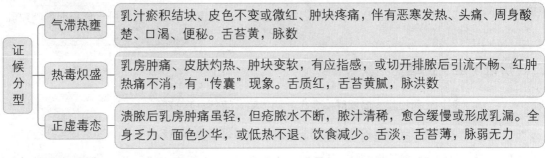

证候分型

气滞热壅

乳汁瘀积结块、皮色不变或微红、肿块疼痛，伴有恶寒发热、头痛、周身酸楚、口渴、便秘。舌苔黄，脉数

热毒炽盛

乳房肿痛、皮肤灼热、肿块变软，有应指感，或切开排脓后引流不畅、红肿热痛不消，有"传囊"现象。舌质红，舌苔黄腻，脉洪数

正虚毒恋

溃脓后乳房肿痛虽轻，但疮脓水不断，脓汁清稀，愈合缓慢或形成乳漏。全身乏力、面色少华，或低热不退、饮食减少。舌淡，舌苔薄，脉弱无力

二、一般护理

1.病情观察

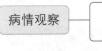

病情观察

注意观察患乳肿胀范围、皮肤色泽、疼痛程度，有无肿块、触痛，全身有无寒热

观察溃后脓液的量、色、质、气味及疮口有无乳汁排出

2.饮食护理

饮食护理

饮食以清淡、有营养、易消化为佳，多食蔬菜水果、豆制品、瘦肉、鸡蛋等，忌食肥甘厚味及生冷、辛辣之品

气滞热壅者可选用蒲公英薄荷饮以加强理气清热、通乳消肿之功

正虚邪恋者应多食高营养、易消化之品，如黄芪粥、黑鱼山药汤、当归牛肉汤等以补益气血

3. 用药护理

用药护理
- 局部给予清热解毒、消肿止痛类中草药外敷；局部红、肿、热、痛严重者，可服中药回乳
- 内服中药汤剂宜温服，热毒炽盛者宜凉服
- 乳痈初期可用金黄散或玉露散以冷开水或醋调敷
- 外敷药物如引起过敏反应，即应停用，并用青黛散香油调敷局部
- 成脓期外敷药时应暴露乳头，保持乳汁分泌通畅，尽量减少上肢活动，用乳罩托起患乳，避免牵拉，使脓液畅流，防止袋脓。溃脓期应及时更换敷料，保持疮周皮肤清洁

4. 生活起居护理

生活起居护理
- 病室宜安静，光线柔和，温湿度适宜，定期通风，保持室内空气新鲜
- 产妇产后常因气虚汗出过多，故应经常淋浴，及时更换内衣，并注意避免外邪侵袭

5. 情志护理

情志护理
- 乳痈患者多因产后气血不足，体质虚弱，加之患部疼痛，不能正常授乳而情绪急躁，注意调节患者的情绪，消除其焦虑情绪
- 严重感染或脓肿形成者，劝导患者解除烦恼，注意情志调理，避免肝气郁积而影响泌乳和排乳

三、辨证（症）护理

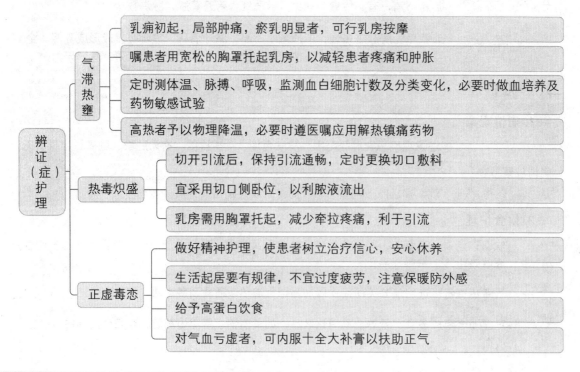

辨证（症）护理
- 气滞热壅
  - 乳痈初起，局部肿痛，瘀乳明显者，可行乳房按摩
  - 嘱患者用宽松的胸罩托起乳房，以减轻患者疼痛和肿胀
  - 定时测体温、脉搏、呼吸，监测血白细胞计数及分类变化，必要时做血培养及药物敏感试验
  - 高热者予以物理降温，必要时遵医嘱应用解热镇痛药物
- 热毒炽盛
  - 切开引流后，保持引流通畅，定时更换切口敷料
  - 宜采用切口侧卧位，以利脓液流出
  - 乳房需用胸罩托起，减少牵拉疼痛，利于引流
- 正虚毒恋
  - 做好精神护理，使患者树立治疗信心，安心休养
  - 生活起居要有规律，不宜过度疲劳，注意保暖防外感
  - 给予高蛋白饮食
  - 对气血亏虚者，可内服十全大补膏以扶助正气

四、健康教育

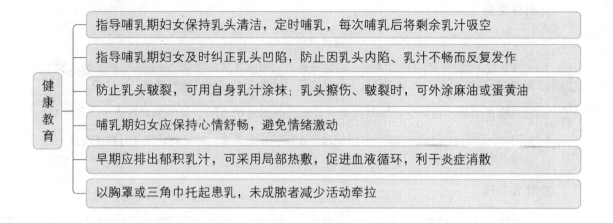

健康教育
- 指导哺乳期妇女保持乳头清洁，定时哺乳，每次哺乳后将剩余乳汁吸空
- 指导哺乳期妇女及时纠正乳头凹陷，防止因乳头内陷、乳汁不畅而反复发作
- 防止乳头皲裂，可用自身乳汁涂抹；乳头擦伤、皲裂时，可外涂麻油或蛋黄油
- 哺乳期妇女应保持心情舒畅，避免情绪激动
- 早期应排出郁积乳汁，可采用局部热敷，促进血液循环，利于炎症消散
- 以胸罩或三角巾托起患乳，未成脓者减少活动牵拉

第三节　脱　疽

脱疽是因外感寒湿邪毒，致寒凝络痹，血行不畅，阳气无法达于四肢末端，使经脉闭塞而发病。或饮食失节，过食膏粱厚味，辛辣炙煿，致火毒蕴结、气血凝滞，情志失调、吸烟、骤冻也可以诱发本病。其特点是好发于四肢末节，下肢多于上肢。初起时患肢末端发凉、怕冷、酸痛、麻木，间歇性跛行，继而出现夜间痛，疼痛可剧烈难忍，后期患肢出现坏死、趾（指）节脱落、疮口经久不愈。相当于"血栓闭塞性脉管炎""闭塞性动脉硬化症"和"糖尿病性足坏疽"等。

一、证候分型

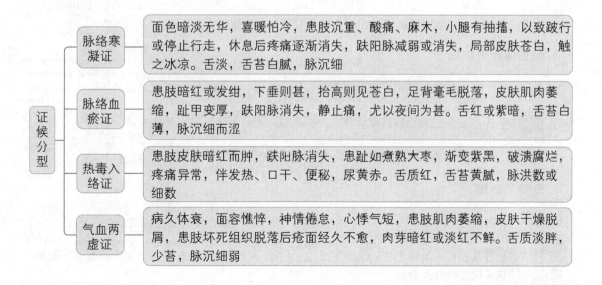

证候分型

- **脉络寒凝证**：面色暗淡无华，喜暖怕冷，患肢沉重、酸痛、麻木，小腿有抽搐，以致跛行或停止行走，休息后疼痛逐渐消失，趺阳脉减弱或消失，局部皮肤苍白，触之冰凉。舌淡，舌苔白腻，脉沉细

- **脉络血瘀证**：患肢暗红或发绀，下垂则甚，抬高则见苍白，足背毫毛脱落，皮肤肌肉萎缩，趾甲变厚，趺阳脉消失，静止痛，尤以夜间为甚。舌红或紫暗，舌苔白薄，脉沉细而涩

- **热毒入络证**：患肢皮肤暗红而肿，趺阳脉消失，患趾如煮熟大枣，渐变紫黑，破溃腐烂，疼痛异常，伴发热、口干、便秘，尿黄赤。舌质红，舌苔黄腻，脉洪数或细数

- **气血两虚证**：病久体衰，面容憔悴，神情倦怠，心悸气短，患肢肌肉萎缩，皮肤干燥脱屑，患肢坏死组织脱落后疮面经久不愈，肉芽暗红或淡红不鲜。舌质淡胖，少苔，脉沉细弱

二、一般护理

1. 病情观察

病情观察
- 观察早、中期患者间歇性跛行的距离及发作频率
- 观察患趾（指）有无坏死、溃疡、脓腐颜色、气味以及皮肤色泽，冷热变化和局部毛发干枯情况，观察患肢肌肉是否萎缩，血脉是否流通并比较两侧肢体动脉搏动的情况
- 注意腹主动脉、髂动脉、股腘动脉及胫后动脉的搏动情况，警惕突发性高位广泛坏疽
- 若间歇性跛行突发症状加重，并出现肢体剧痛，皮色苍白，发凉时，应及时报告医师，遵医嘱采取紧急措施

2. 饮食护理

饮食护理
- 饮食应根据病情而定。高热坏死严重者，应当进食流质及高蛋白饮食
- 脾胃功能良好的，如血栓闭塞性脉管炎患者，应给予普食，多食瘦肉、豆制品以及新鲜蔬菜
- 对于老年消化功能较好的患者，如闭塞性动脉硬化症患者，宜予流质饮食
- 糖尿病伴有下肢供血不足的患者，要注意控制糖类的摄入，多食豆制品、瘦肉等高蛋白食物
- 脱疽患者不宜食生冷、辛辣、刺激性食物，更不可饮酒、吸烟

3. 用药护理

用药护理
- 中药汤剂一般温服，一般在饭后1小时或空腹时服用效果更佳，观察用药后疗效及不良反应
- 糖尿病、高血压者应督促其按时服药，不随意中断，严格掌握用药剂量和用药时间，定时检测血糖和血压，发现异常，及时报告医师

4. 生活起居护理

生活起居护理
- 生活起居护理病室宜安静，阳光充足，光线柔和，注意适当通风换气
- 急性期绝对卧床休息，抬高患肢，不宜行走，防止损伤病足
- 冬春季节注意保暖，不宜在户外长时间停留。禁用冷水泡足

5. 情志护理

情志护理
- 患者因久病难愈，疼痛难忍，且有截趾（肢）的可能，常悲观失望或烦躁易怒
- 应经常安慰、鼓励患者，消除其悲观、紧张心理，说明情志不畅对疾病的影响，鼓励患者树立战胜疾病的信心

6. 并发症护理

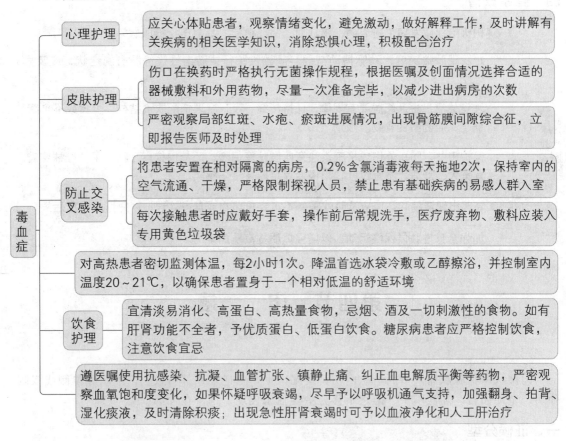

毒血症

- **心理护理** — 应关心体贴患者，观察情绪变化，避免激动，做好解释工作，及时讲解有关疾病的相关医学知识，消除恐惧心理，积极配合治疗

- **皮肤护理**
  - 伤口在换药时严格执行无菌操作规程，根据医嘱及创面情况选择合适的器械敷料和外用药物，尽量一次准备完毕，以减少进出病房的次数
  - 严密观察局部红斑、水疱、瘀斑进展情况，出现骨筋膜间隙综合征，立即报告医师及时处理

- **防止交叉感染**
  - 将患者安置在相对隔离的病房，0.2%含氯消毒液每天拖地2次，保持室内的空气流通、干燥，严格限制探视人员，禁止患有基础疾病的易感人群入室
  - 每次接触患者时应戴好手套，操作前后常规洗手，医疗废弃物、敷料应装入专用黄色垃圾袋

- 对高热患者密切监测体温，每2小时1次。降温首选冰袋冷敷或乙醇擦浴，并控制室内温度20~21℃，以确保患者置身于一个相对低温的舒适环境

- **饮食护理** — 宜清淡易消化、高蛋白、高热量食物，忌烟、酒及一切刺激性的食物。如有肝肾功能不全者，予优质蛋白、低蛋白饮食。糖尿病患者应严格控制饮食，注意饮食宜忌

- 遵医嘱使用抗感染、抗凝、血管扩张、镇静止痛、纠正血电解质平衡等药物，严密观察血氧饱和度变化，如果怀疑呼吸衰竭，尽早予以呼吸机通气支持，加强翻身、拍背、湿化痰液，及时清除积痰；出现急性肝肾衰竭时可予以血液净化和人工肝治疗

三、辨证（症）护理

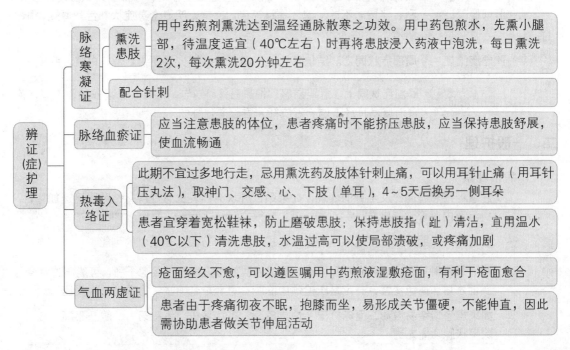

辨证（症）护理

- **脉络寒凝证**
  - **熏洗患肢** — 用中药煎剂熏洗达到温经通脉散寒之功效。用中药包煎水，先熏小腿部，待温度适宜（40℃左右）时再将患肢浸入药液中泡洗，每日熏洗2次，每次熏洗20分钟左右
  - 配合针刺

- **脉络血瘀证** — 应当注意患肢的体位，患者疼痛时不能挤压患肢，应当保持患肢舒展，使血流畅通

- **热毒入络证**
  - 此期不宜过多地行走，忌用熏洗药及肢体针刺止痛，可以用耳针止痛（用耳针压丸法），取神门、交感、心、下肢（单耳），4~5天后换另一侧耳朵
  - 患者宜穿着宽松鞋袜，防止磨破患肢；保持患肢指（趾）清洁，宜用温水（40℃以下）清洗患肢，水温过高可以使局部溃破，或疼痛加剧

- **气血两虚证**
  - 疮面经久不愈，可以遵医嘱用中药煎液湿敷疮面，有利于疮面愈合
  - 患者由于疼痛彻夜不眠，抱膝而坐，易形成关节僵硬，不能伸直，因此需协助患者做关节伸屈活动

四、健康教育

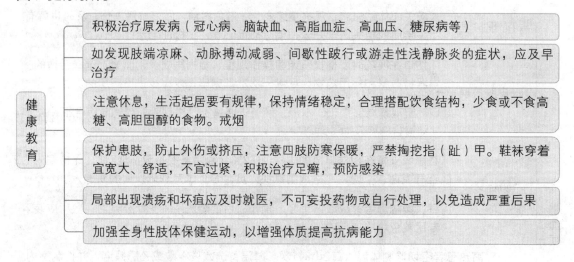

健康教育
- 积极治疗原发病（冠心病、脑缺血、高脂血症、高血压、糖尿病等）
- 如发现肢端凉麻、动脉搏动减弱、间歇性跛行或游走性浅静脉炎的症状，应及早治疗
- 注意休息，生活起居要有规律，保持情绪稳定，合理搭配饮食结构，少食或不食高糖、高胆固醇的食物。戒烟
- 保护患肢，防止外伤或挤压，注意四肢防寒保暖，严禁掏挖指（趾）甲。鞋袜穿着宜宽大、舒适，不宜过紧，积极治疗足癣，预防感染
- 局部出现溃疡和坏疽应及时就医，不可妄投药物或自行处理，以免造成严重后果
- 加强全身性肢体保健运动，以增强体质提高抗病能力

第四节　肉　瘿

　　肉瘿（甲状腺腺瘤）多因情志内伤，痰湿内生，上逆于颈部所致。以甲状腺单侧或双侧肿块、坚硬如石、高低不平、推之不移为主要临床表现。病位在颈部。

一、证候分型

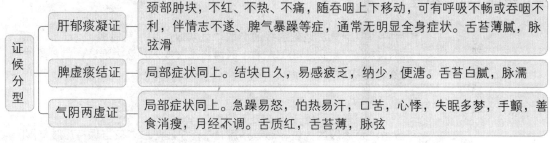

证候分型
- 肝郁痰凝证：颈部肿块，不红、不热、不痛，随吞咽上下移动，可有呼吸不畅或吞咽不利，伴情志不遂、脾气暴躁等症，通常无明显全身症状。舌苔薄腻，脉弦滑
- 脾虚痰结证：局部症状同上。结块日久，易感疲乏，纳少，便溏。舌苔白腻，脉濡
- 气阴两虚证：局部症状同上。急躁易怒，怕热易汗，口苦，心悸，失眠多梦，手颤，善食消瘦，月经不调。舌质红，舌苔薄，脉弦

二、一般护理

1. 病情观察

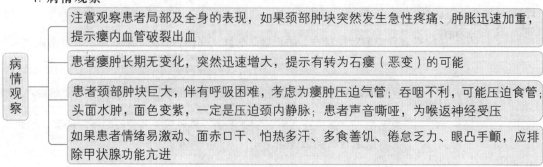

病情观察
- 注意观察患者局部及全身的表现，如果颈部肿块突然发生急性疼痛、肿胀迅速加重，提示瘿内血管破裂出血
- 患者瘿肿长期无变化，突然迅速增大，提示有转为石瘿（恶变）的可能
- 患者颈部肿块巨大，伴有呼吸困难，考虑为瘿肿压迫气管；吞咽不利，可能压迫食管；头面水肿，面色变紫，一定是压迫颈内静脉；患者声音嘶哑，为喉返神经受压
- 如果患者情绪易激动、面赤口干、怕热多汗、多食善饥、倦怠乏力、眼凸手颤，应排除甲状腺功能亢进

2. 饮食护理

宜高蛋白、高热量、高维生素饮食，正餐之间要加餐，鼓励多饮水，忌鱼腥发物。

饮食护理	肝郁痰凝证	宜食清淡的流质或半流质，避免生硬食物
	脾虚痰结证	给予高热量、高蛋白、高糖和高B族维生素饮食，多饮水，禁用浓茶、咖啡等饮料
	气阴两虚证	平时宜增加营养，忌饮食过饱，以免消化不良，引起食滞腹胀

3. 用药护理

用药护理	肝郁痰凝证	中药汤剂宜餐后温服，观察药物反应
	脾虚痰结证	使用外敷药时，须注意药物的过敏反应
	气阴两虚证	服用中药汤剂一般需1~3个月后始见疗效，鼓励患者坚持服药

4. 情志护理

情志护理	建立良好的护患关系，常与患者沟通，引导患者与康复病友交流
	参加适宜的娱乐活动，保持良好的心态
	树立战胜疾病的信心，以配合治疗和护理，避免不良环境、语言的刺激

5. 并发症护理

并发症护理	术后出血	发现切口有鲜血流出、紧张、呼吸困难等症状时，立即报告医生采取紧急措施，立即压迫或拆除缝合线，清除积血或是迅速将患者送至手术室进行止血处理
	呼吸困难	在轻度呼吸困难时给氧及雾化吸入（庆大霉素8万U，糜蛋白酶4U，地塞米松5mg），严重时，紧急情况下行气管切开
	手足抽搐	甲状旁腺受损导致血钙降低引起
		轻者面部或手足强直感或麻木感，重者面肌及手足抽搐，每日发作数次
		临床常用50%葡萄糖40ml+10%葡萄糖酸钙20ml静脉注射，或遵医嘱用药
	甲状腺危象	常在手术后12~36小时发生，表现为高热、大汗、脉快（每分钟超过120次），应当立即降温、给氧、迅速建立静脉通道，并报告医师对症处理
	术后呛咳	患者失去喉部反射性咳嗽引起误咽，造成饮食时呛咳。此时应指导患者采取半卧位缓慢下咽
	术后声音嘶哑	术中损伤喉返神经造成，单侧损伤可在发音时无明显症状，但大多能引起声音嘶哑，多在3~6个月恢复
		两侧损伤时，可造成严重的呼吸困难，甚至窒息，也可使患者失声。必要时协助医生实施气管切开。同时认真做好解释及安慰工作

三、辨证（症）护理

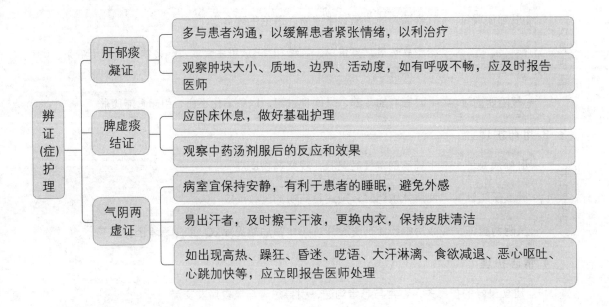

辨证
(症)
护理
- 肝郁痰凝证
  - 多与患者沟通，以缓解患者紧张情绪，以利治疗
  - 观察肿块大小、质地、边界、活动度，如有呼吸不畅，应及时报告医师
- 脾虚痰结证
  - 应卧床休息，做好基础护理
  - 观察中药汤剂服后的反应和效果
- 气阴两虚证
  - 病室宜保持安静，有利于患者的睡眠，避免外感
  - 易出汗者，及时擦干汗液，更换内衣，保持皮肤清洁
  - 如出现高热、躁狂、昏迷、呓语、大汗淋漓、食欲减退、恶心呕吐、心跳加快等，应立即报告医师处理

四、健康教育

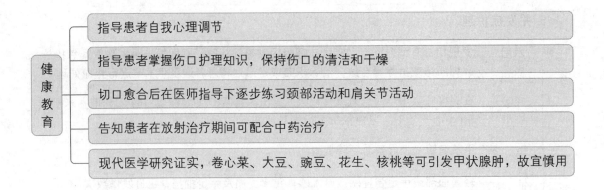

健康教育
- 指导患者自我心理调节
- 指导患者掌握伤口护理知识，保持伤口的清洁和干燥
- 切口愈合后在医师指导下逐步练习颈部活动和肩关节活动
- 告知患者在放射治疗期间可配合中药治疗
- 现代医学研究证实，卷心菜、大豆、豌豆、花生、核桃等可引发甲状腺肿，故宜慎用

第五节 窦 道

　　窦道是指一种管道由深部组织通向体表，只有外口而无内口相同的病理性盲管，属中医"漏"的范畴。其临床特点是局部疮口，脓水淋漓不尽，病程经过缓慢，较难愈合，或是愈合后又易复溃，通常不与体内有腔脏器相通。瘘管可以参照本病护理。

一、证候分型

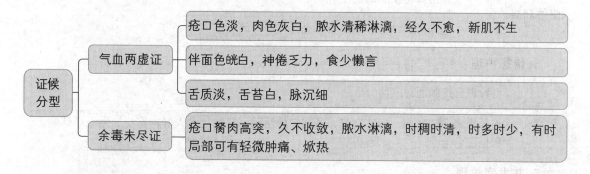

证候分型
- 气血两虚证
  - 疮口色淡，肉色灰白，脓水清稀淋漓，经久不愈，新肌不生
  - 伴面色㿠白，神倦乏力，食少懒言
  - 舌质淡，舌苔白，脉沉细
- 余毒未尽证
  - 疮口胬肉高突，久不收敛，脓水淋漓，时稠时清，时多时少，有时局部可有轻微肿痛、焮热

二、一般护理

1. 病情观察

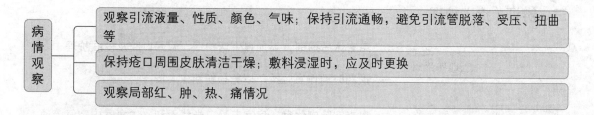

病情观察
- 观察引流液量、性质、颜色、气味；保持引流通畅，避免引流管脱落、受压、扭曲等
- 保持疮口周围皮肤清洁干燥；敷料浸湿时，应及时更换
- 观察局部红、肿、热、痛情况

2. 饮食护理

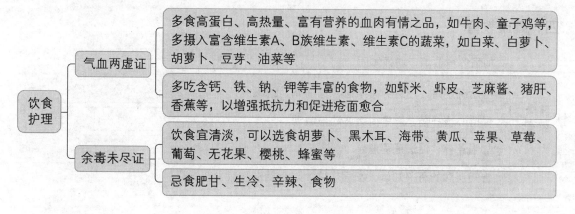

饮食护理
- 气血两虚证
  - 多食高蛋白、高热量、富有营养的血肉有情之品，如牛肉、童子鸡等，多摄入富含维生素A、B族维生素、维生素C的蔬菜，如白菜、白萝卜、胡萝卜、豆芽、油菜等
  - 多吃含钙、铁、钠、钾等丰富的食物，如虾米、虾皮、芝麻酱、猪肝、香蕉等，以增强抵抗力和促进疮面愈合
- 余毒未尽证
  - 饮食宜清淡，可以选食胡萝卜、黑木耳、海带、黄瓜、苹果、草莓、葡萄、无花果、樱桃、蜂蜜等
  - 忌食肥甘、生冷、辛辣、食物

3. 用药护理

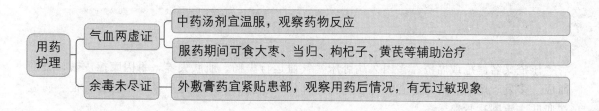

用药护理
- 气血两虚证
  - 中药汤剂宜温服，观察药物反应
  - 服药期间可食大枣、当归、枸杞子、黄芪等辅助治疗
- 余毒未尽证
  - 外敷膏药宜紧贴患部，观察用药后情况，有无过敏现象

4. 生活起居护理

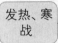

生活起居护理 ——

- 保持窦道皮肤清洁干燥
- 注意劳逸结合，避免重体力劳动

5. 情志护理

情志护理 ——

- 引导患者正确面对生活
- 引导患者多与家属、病友交流，多到户外活动，接触社会人群，逐步加强心理认知，积极配合治疗

6. 并发症护理

发热、寒战 ——

- 及时用清凉血药
- 遵医嘱用抗生素治疗

三、辨证（症）护理

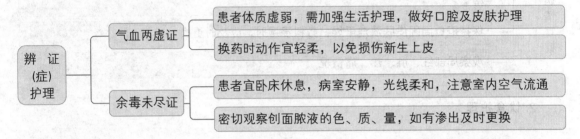

辨证（症）护理 ——

- 气血两虚证
  - 患者体质虚弱，需加强生活护理，做好口腔及皮肤护理
  - 换药时动作宜轻柔，以免损伤新生上皮
- 余毒未尽证
  - 患者宜卧床休息，病室安静，光线柔和，注意室内空气流通
  - 密切观察创面脓液的色、质、量，如有渗出及时更换

四、健康教育

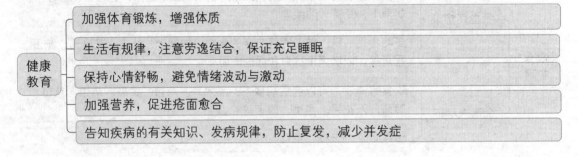

健康教育 ——

- 加强体育锻炼，增强体质
- 生活有规律，注意劳逸结合，保证充足睡眠
- 保持心情舒畅，避免情绪波动与激动
- 加强营养，促进疮面愈合
- 告知疾病的有关知识、发病规律，防止复发，减少并发症

第六节 压 疮

　　压疮又名褥疮或席疮。多因久病卧床，气血运行失畅，肌肤失养，每因摩擦皮破，染毒而成。多发于尾骶、肘踝、背脊等容易受压部位，以皮肤破溃、疮口经久不愈为特征。病位在肌肤，重则达骨骼。

一、证候分型

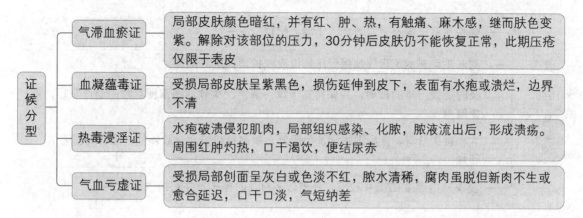

证候分型	气滞血瘀证	局部皮肤颜色暗红，并有红、肿、热，有触痛、麻木感，继而肤色变紫。解除对该部位的压力，30分钟后皮肤仍不能恢复正常，此期压疮仅限于表皮
	血凝蕴毒证	受损局部皮肤呈紫黑色，损伤延伸到皮下，表面有水疱或溃烂，边界不清
	热毒浸淫证	水疱破溃侵犯肌肉，局部组织感染、化脓，脓液流出后，形成溃疡。周围红肿灼热，口干渴饮，便结尿赤
	气血亏虚证	受损局部创面呈灰白或色淡不红，脓水清稀，腐肉虽脱但新肉不生或愈合延迟，口干口淡，气短纳差

二、一般护理

1. 病情观察

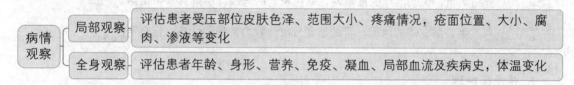

| 病情观察 | 局部观察 | 评估患者受压部位皮肤色泽、范围大小、疼痛情况，疮面位置、大小、腐肉、渗液等变化 |
| | 全身观察 | 评估患者年龄、身形、营养、免疫、凝血、局部血流及疾病史，体温变化 |

2. 饮食护理

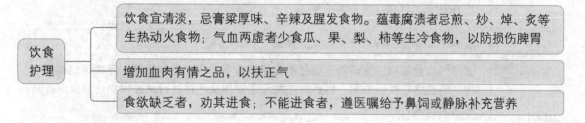

饮食护理	饮食宜清淡，忌膏粱厚味、辛辣及腥发食物。蕴毒腐溃者忌煎、炒、焯、炙等生热动火食物；气血两虚者少食瓜、果、梨、柿等生冷食物，以防损伤脾胃
	增加血肉有情之品，以扶正气
	食欲缺乏者，劝其进食；不能进食者，遵医嘱给予鼻饲或静脉补充营养

3. 用药护理

保持创面敷料清洁、干燥、平整，如有外渗及污染及时更换，并遵医嘱使用内服、外注药物。

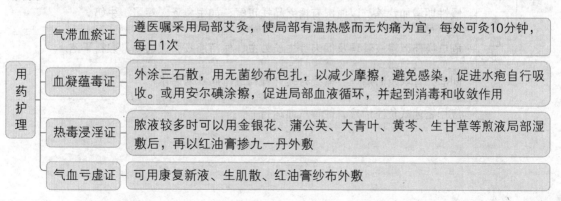

用药护理	气滞血瘀证	遵医嘱采用局部艾灸，使局部有温热感而无灼痛为宜，每处可灸10分钟，每日1次
	血凝蕴毒证	外涂三石散，用无菌纱布包扎，以减少摩擦，避免感染，促进水疱自行吸收。或用安尔碘涂擦，促进局部血液循环，并起到消毒和收敛作用
	热毒浸淫证	脓液较多时可以用金银花、蒲公英、大青叶、黄芩、生甘草等煎液局部湿敷后，再以红油膏掺九一丹外敷
	气血亏虚证	可用康复新液、生肌散、红油膏纱布外敷

4. 生活起居护理

生活起居护理
- 保持患者皮肤及被服清洁、干燥、松软、卫生
- 对长期卧床的患者应加强受压部位皮肤护理，定时翻身
- 及时更换污染的被褥，并保持其干燥、清洁、柔软；递拿便盆时，动作宜轻，避免摩擦
- 大小便失禁者，便后温水清洗会阴部，以爽身粉或六一散外扑，保持局部清洁、干燥
- 夏季室内温度在18～22℃，汗出较多时及时擦干，并更换内衣裤

5. 情志护理

情志护理
- 介绍病情，说明治疗的重要性，取得患者的合作，缓解其紧张情绪
- 向患者讲解发病的原因，帮助患者分散注意力，消除忧虑，配合治疗

6. 并发症护理

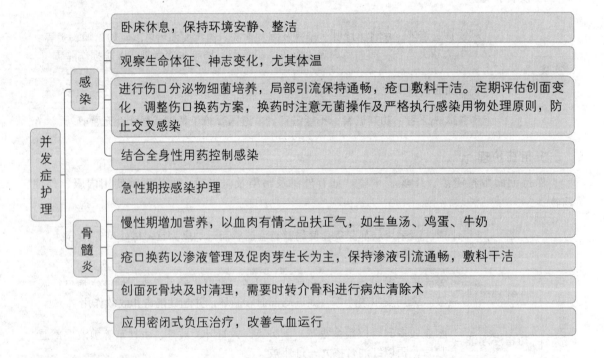

并发症护理

感染
- 卧床休息，保持环境安静、整洁
- 观察生命体征、神志变化，尤其体温
- 进行伤口分泌物细菌培养，局部引流保持通畅，疮口敷料干洁。定期评估创面变化，调整伤口换药方案，换药时注意无菌操作及严格执行感染用物处理原则，防止交叉感染
- 结合全身性用药控制感染

骨髓炎
- 急性期按感染护理
- 慢性期增加营养，以血肉有情之品扶正气，如生鱼汤、鸡蛋、牛奶
- 疮口换药以渗液管理及促肉芽生长为主，保持渗液引流通畅，敷料干洁
- 创面死骨块及时清理，需要时转介骨科进行病灶清除术
- 应用密闭式负压治疗，改善气血运行

三、辨证（症）护理

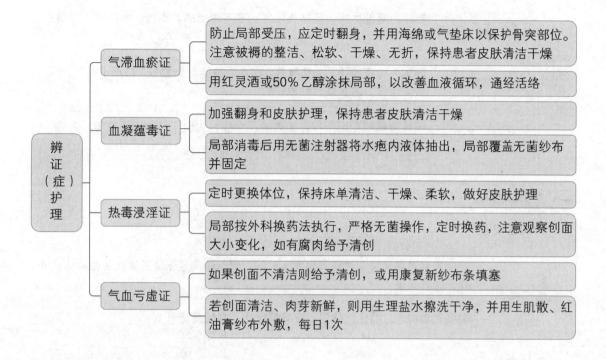

辨证（症）护理
- 气滞血瘀证
  - 防止局部受压，应定时翻身，并用海绵或气垫床以保护骨突部位。注意被褥的整洁、松软、干燥、无折，保持患者皮肤清洁干燥
  - 用红灵酒或50%乙醇涂抹局部，以改善血液循环，通经活络
- 血凝蕴毒证
  - 加强翻身和皮肤护理，保持患者皮肤清洁干燥
  - 局部消毒后用无菌注射器将水疱内液体抽出，局部覆盖无菌纱布并固定
- 热毒浸淫证
  - 定时更换体位，保持床单清洁、干燥、柔软，做好皮肤护理
  - 局部按外科换药法执行，严格无菌操作，定时换药，注意观察创面大小变化，如有腐肉给予清创
- 气血亏虚证
  - 如果创面不清洁则给予清创，或用康复新纱布条填塞
  - 若创面清洁、肉芽新鲜，则用生理盐水擦洗干净，并用生肌散、红油膏纱布外敷，每日1次

四、健康教育

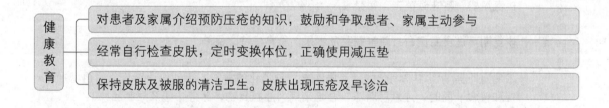

健康教育
- 对患者及家属介绍预防压疮的知识，鼓励和争取患者、家属主动参与
- 经常自行检查皮肤，定时变换体位，正确使用减压垫
- 保持皮肤及被服的清洁卫生。皮肤出现压疮及早诊治

第七节　肠　痈

　　肠痈多因饮食不节，湿热内阻、情志不调、六淫入侵以致肠道传化失司，气血瘀滞、糟粕积滞化热生脓而发病。病位在肠。以转移性右下腹痛为主要临床表现。阑尾炎可以参照本病护理。

一、证候分型

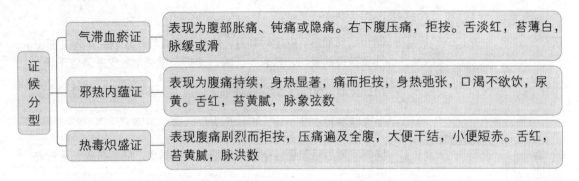

证候分型	气滞血瘀证	表现为腹部胀痛、钝痛或隐痛。右下腹压痛，拒按。舌淡红，苔薄白，脉缓或滑
	邪热内蕴证	表现为腹痛持续，身热显著，痛而拒按，身热弛张，口渴不欲饮，尿黄。舌红，苔黄腻，脉象弦数
	热毒炽盛证	表现腹痛剧烈而拒按，压痛遍及全腹，大便干结，小便短赤。舌红，苔黄腻，脉洪数

二、一般护理

1. 病情观察

病情观察	严密观察腹痛部位、性质、程度、时间，腹部肌肉紧张度的变化及生命体征变化，做好记录
	观察患者神志、血压、体温、呼吸等变化，并做好记录

2. 饮食护理

饮食护理	瘀滞化热者，宜进食流质或半流质
	热毒炽盛、呕吐频繁者，暂禁食
	恢复期可进食高蛋白、新鲜蔬菜及水果，忌食生冷之品
	术后宜吃些清淡、易消化的半流质饮食，易消化的食物，待创伤逐渐恢复后再增加软饭和普食。同时，注意忌着凉，忌吃辛辣、油腻食物，暂停牛奶及豆制品

3. 用药护理

用药护理	中药汤剂宜多次温服，并观察腹痛是否减轻，体温是否下降
	服用通里攻下药时，应注意大便情况。泻下太过者应报告医师处理，并鼓励患者多饮水
	呕吐不止者，服中药前，可先行结合针灸或按摩待缓解后，再频频服之。对于服药即吐者，可在服药前先饮少许生姜汁，以达引药下行之目的
	服药时间应斟酌，急性期以每次4~6小时为宜；若病情较缓和时，可每次6~8小时。如病情危急、一时无煎煮条件者，可用开水浸泡中药20分钟即可频频饮之，并随饮随加水，也会取得预期效果

4. 生活起居护理

生活起居护理

- 卧床休息，取半卧位。禁食者予以口腔护理，保持口腔清洁
- 手术治疗者，做好术前术后护理

5. 情志护理

情志护理

- 向患者介绍病情，耐心做好解释工作，使之情绪稳定，气机调畅，主动配合治疗，促进早日康复
- 多与患者及家属沟通，向其讲解手术的术式及预后效果，解除家属心中的顾虑，树立战胜疾病的信心

6. 并发症护理

并发症护理

- 腹腔脓肿
  - 采取适当的体位：术后患者血压平稳后给予半坐卧位，以利于腹腔内渗液积聚于盆腔或引流，避免形成腹腔脓肿
  - 保持引流管通畅：妥善固定引流管，防止受压、扭曲、堵塞等，确保有效引流，防止因引流不畅而致积液或脓肿
  - 控制感染：遵医嘱应用足量、敏感的抗生素，以控制感染、促进脓肿局限或吸收
  - 加强观察：
    - 术前应当密切观察患者的腹部症状和体征变化，尤其加强对非手术治疗患者的观察和随访，为治疗提供依据
    - 术后密切观察患者的体温变化，若术后5~7天体温下降又升高，且伴腹痛、腹胀、腹肌紧张或腹部包块等，常提示腹腔感染或脓肿
  - 及时处理腹腔脓肿：腹腔脓肿一经确诊，应积极配合医师做好超声引导下穿刺抽脓、冲洗或置管引流，必要时遵医嘱做好手术切开引流的准备
- 腹膜炎
  - 定时测量体温、脉搏、血压及呼吸，密切观察患者腹部症状和体征，尤其注意腹痛的变化（部位、性质、时间等）
  - 观察期伺禁食，禁用止痛剂（吗啡等）；避免增加肠内压力，如使用泻药及灌肠等，以免掩盖病情，贻误诊治
  - 一旦出现腹痛加剧或腹痛突然减轻，腹部触诊有压痛、腹肌紧张呈板状腹、全身症状加剧，应及时报告医生，并配合急救处理，做好手术准备
- 切口感染
  - 切口的护理：定期更换切口敷料，切口部位渗液较多时，应及时更换被渗液污染的敷料，保持切口处敷料清洁和干燥
  - 合理应用抗生素：对化脓、坏疽或穿孔的阑尾炎患者，应根据脓液或渗液细菌培养和药物敏感试验结果应用敏感抗生素
  - 加强观察：注意观察手术切口情况，若术后2~3天，切口部位出现红肿、压痛、波动感，且伴体温升高，应考虑切口感染
  - 及时处理切口感染：一旦出现切口感染，应配合医师做好穿刺抽出脓液，或拆除缝线放出脓液及放置引流条等，定期伤口换药，及时更换被渗液浸湿的敷料，保持敷料清洁、干燥

三、辨证（症）护理

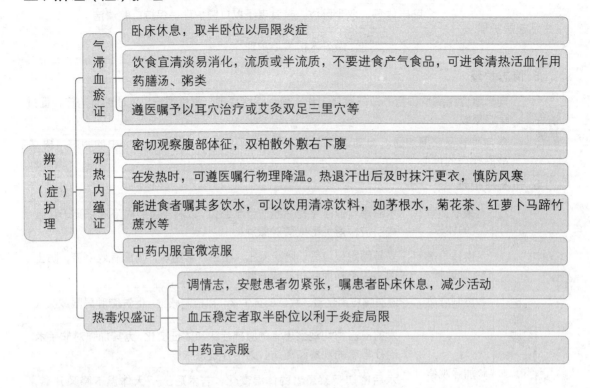

辨证（症）护理
- 气滞血瘀证
  - 卧床休息，取半卧位以局限炎症
  - 饮食宜清淡易消化，流质或半流质，不要进食产气食品，可进食清热活血作用药膳汤、粥类
  - 遵医嘱予以耳穴治疗或艾灸双足三里穴等
- 邪热内蕴证
  - 密切观察腹部体征，双柏散外敷右下腹
  - 在发热时，可遵医嘱行物理降温。热退汗出后及时抹汗更衣，慎防风寒
  - 能进食者嘱其多饮水，可以饮用清凉饮料，如茅根水，菊花茶、红萝卜马蹄竹蔗水等
  - 中药内服宜微凉服
- 热毒炽盛证
  - 调情志，安慰患者勿紧张，嘱患者卧床休息，减少活动
  - 血压稳定者取半卧位以利于炎症局限
  - 中药宜凉服

四、健康教育

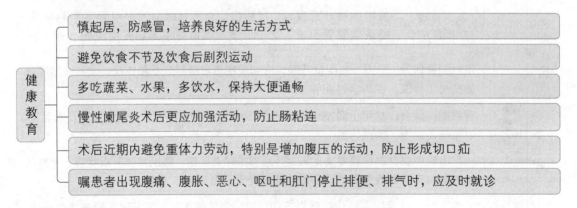

健康教育
- 慎起居，防感冒，培养良好的生活方式
- 避免饮食不节及饮食后剧烈运动
- 多吃蔬菜、水果，多饮水，保持大便通畅
- 慢性阑尾炎术后更应加强活动，防止肠粘连
- 术后近期内避免重体力劳动，特别是增加腹压的活动，防止形成切口疝
- 嘱患者出现腹痛、腹胀、恶心、呕吐和肛门停止排便、排气时，应及时就诊

第八节 烧 伤

烧伤是因热毒之气炽盛，腐烂皮肉，甚至火毒内攻，可见不同脏腑兼证，是平时和战时最常见的伤害性疾病之一。西医的热力烧伤、化学烧伤、电子烧伤、放射物烧伤皆可参照本节辨证施护。

一、证候分型

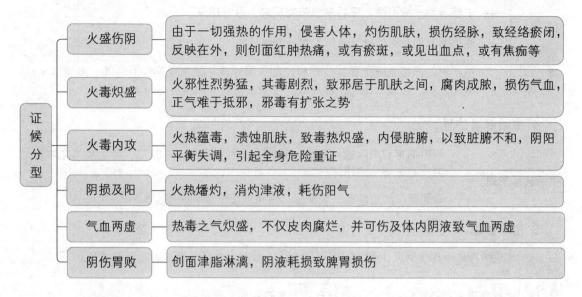

证候分型		
	火盛伤阴	由于一切强热的作用，侵害人体，灼伤肌肤，损伤经脉，致经络瘀闭，反映在外，则创面红肿热痛，或有瘀斑，或见出血点，或有焦痂等
	火毒炽盛	火邪性烈势猛，其毒剧烈，致邪居于肌肤之间，腐肉成脓，损伤气血，正气难于抵邪，邪毒有扩张之势
	火毒内攻	火热蕴毒，溃蚀肌肤，致毒热炽盛，内侵脏腑，以致脏腑不和，阴阳平衡失调，引起全身危险重证
	阴损及阳	火热燔灼，消灼津液，耗伤阳气
	气血两虚	热毒之气炽盛，不仅皮肉腐烂，并可伤及体内阴液致气血两虚
	阴伤胃败	创面津脂淋漓，阴液耗损致脾胃损伤

二、一般护理

1. 病情观察

严密观察创面深浅、大小，注意有无水疱、红斑、出血、焦痂、坏死、脓苔，以及神志、寒热、食欲、舌象、脉象等变化，做好记录。如果有下列情况时，应当及时报告医师，积极配合抢救。

病情观察	
	患者躁动不安，意识模糊，持续高热，食欲突然减退，舌质红，苔黄或舌质绛，少苔，脉滑或细数
	患者烦躁不安，口干，尿少，面色苍白，神疲肢冷，血压下降，脉微细而数
	创面出现绿色脓苔，或散在性白色霉斑，或片状坏死，或痂下积脓，或光面如镜
	烧伤后期患者精神萎顿、呼吸急促、身凉，或指尖发冷、四肢或舌体震颤，舌质淡嫩、脉虚大无力、重按无根、或微细

2. 饮食护理

饮食护理	
	患者口渴，可以选用烧伤饮料，如银花甘草汤、乌梅汤、山楂汤、绿豆汤等果汁，切忌单纯喝水
	能进食者，应鼓励进食，多食蔬菜、水果、禽蛋、瘦肉、牛奶等，以增加营养和维持人体需要；忌食辛辣炙烤、肥甘厚味
	不能进食的患者，可鼻饲牛奶、蛋汤、肉汤等营养丰富的食品，并酌情由静脉补充液体及营养

3. 用药护理

用药护理
- 中药汤剂一般温服，服后观察药物反应，做好记录
- 遵医嘱准确及时的补充液体，保持静脉通畅
- 换药时，严格遵守无菌操作规程，动作要轻柔，注意观察创面色泽、渗液情况，有无水疱、红斑、出血、坏死等。按要求将换下敷料进行无害化处理

4. 生活起居护理

生活起居护理
- 保持病室空气流通、清洁、安静、舒适，温度28～32℃，湿度70%左右。避免患者受凉或出汗
- 勤翻身，防止创面长期受压，保持创面干燥和完整

5. 情志护理

情志护理
- 烧伤患者心理压力大，根据不同心理变化，做好患者的心理安慰与解释工作
- 树立患者战胜疾病的信心，做好自我形象改变的心理准备

三、辨证（症）护理

辨证（症）护理

火盛伤阴
- 按医嘱禁食或流质饮食。可进食者用鲜芦根、鲜石斛、金银花煎水代茶饮，以清热生津，切忌单纯喝水
- 烦躁者床边设护栏；便秘者可遵医嘱给予通便口服液或开塞露塞肛或按医嘱用中药灌肠
- 高热者可给予针刺大椎、曲池、合谷穴，无效者可给予物理降温
- 汗湿后及时更换衣被。同时注意补充水分，防止虚脱。严密观察患者病情变化，每4小时测量1次生命体征，并做好记录

火毒炽盛
- 参见"火盛伤阴"护理相关处理
- 创面感染化脓，分泌物增多者，宜用大黄、黄连、黄柏煎汤淋洗或冷湿敷，并勤换敷料，保持创面清洁、干燥

火毒内攻
- 严密观察患者的生命体征及病情变化。尿少时可遵医嘱给予利尿饮料、利尿药或车前草煎剂口服或鼻饲
- 烦躁者床边设护栏，防止坠床。痰多时，鼓励患者咳嗽，必要时给予吸痰，保持呼吸道通畅。抽搐时可用拇指按压或针刺人中、合谷、十宣、涌泉等穴位
- 鼓励进食，如进食困难，可插管鼻饲，由鼻饲管内灌入高热量、高维生素、高蛋白及清热解毒的流质及饮料
- 保持二便通畅，减少热毒蕴结，如有便秘可用开塞露通便或用等渗盐水灌肠

阴损及阳
- 参见"火盛伤阴"护理措施的相关内容
- 本型多需留置胃管，从胃管中注入药物及营养液，如米汤、豆浆、牛奶等，可用鲜茅根或鲜石斛煎水注入以养阴生津

气血两虚
- 病室安静舒适，一旦汗出及时擦干，更换内衣，以防感外邪
- 患者处于恢复阶段，应当增加营养，可给予肉类、蛋类、鱼类、蔬果类等高蛋白、高热量食物

阴伤胃败
- 调理饮食，增进食欲，与患者共同制订食谱。饮食宜进健脾理气、易消化之品
- 平时食用佛手柑粥加水煮粥食用，具有健脾养胃、理气消食之功效。或食白扁豆山药粥，适用于脾胃虚弱、食少呃逆便溏证
- 胃脘部不适，局部热敷或用艾条灸足三里、中脘，以温中、散寒、止痛。口干津少者，可用芦根100g煎水代茶，或荸荠数只加水煎煮代茶，有清热生津功效

四、健康教育

健康教育
- 保持心情舒畅，尤其是面部烧伤的患者，避免情志过激和自卑，树立正确的人生观，恢复自信心
- 久病初愈、体质虚弱，宜适当卧床休息，生活起居有常，注意保暖，以免吹风受凉、感冒发热而影响康复
- 注意饮食调摄，合理安排，增进食欲，促进康复。指导患者多食肉类、奶制品、鱼、蛋类、蔬菜、水果，忌食辛辣炙烤、肥腻之品
- 病后体弱，常予温阳补气、健脾养胃中药内服，中药煎剂宜文火久煎，温服
- 凡关节部位烧伤，且有功能障碍者，指导和帮助患者坚持功能锻炼，减少因瘢痕增生引起的功能障碍
- 嘱患者生活中注意加强自我保护意识，避免发生烫伤，尤其夏季洗澡时应先放冷水、再放热水；教育小孩不能玩火，远离火源、热源等；开展防火、灭火和自救、互救的预防教育工作

第四章

中医妇产科常见病证护理

第一节 痛　经

　　痛经是因情志所伤、六淫为害、导致冲任受阻，或因精血不足、胞脉失于濡养所致，以经期或经行前后周期性出现小腹疼痛或痛引腰骶，甚至剧痛昏厥为主要表现的疾病。病位在胞宫。

一、证候分型

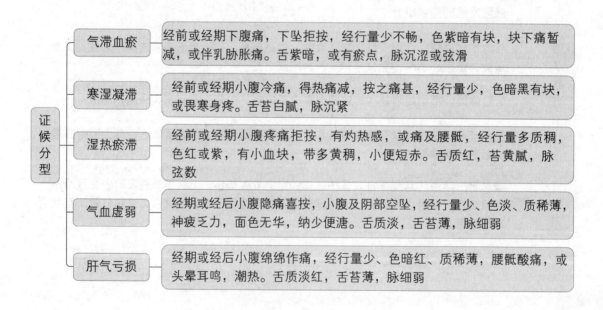

证候分型

气滞血瘀　经前或经期下腹痛，下坠拒按，经行量少不畅，色紫暗有块，块下痛暂减，或伴乳胁胀痛。舌紫暗，或有瘀点，脉沉涩或弦滑

寒湿凝滞　经前或经期小腹冷痛，得热痛减，按之痛甚，经行量少，色暗黑有块，或畏寒身疼。舌苔白腻，脉沉紧

湿热瘀滞　经前或经期小腹疼痛拒按，有灼热感，或痛及腰骶，经行量多质稠，色红或紫，有小血块，带多黄稠，小便短赤。舌质红，苔黄腻，脉弦数

气血虚弱　经期或经后小腹隐痛喜按，小腹及阴部空坠，经行量少、色淡、质稀薄，神疲乏力，面色无华，纳少便溏。舌质淡，舌苔薄，脉细弱

肝气亏损　经期或经后小腹绵绵作痛，经行量少、色暗红、质稀薄，腰骶酸痛，或头晕耳鸣，潮热。舌质淡红，舌苔薄，脉细弱

二、一般护理

1. 病情观察

病情观察

- 观察月经的周期、经量及色、质情况。如排出血块，伴有腹痛剧烈者，应留取标本（块状物）送病检

- 经期保持外阴部清洁，加强会阴部护理。勤换内裤及消毒经垫（或卫生巾），每日早晚用温水清洗外阴或遵医嘱给予会阴抹洗

- 观察腹痛时间、部位、性质、程度及神色、出汗、舌象、脉象、血压等变化，若腹痛剧烈，面色苍白，冷汗淋漓，手足厥冷，甚至昏厥时，应立即平卧，注意保暖，并及时报告医师

2. 饮食护理

饮食护理

- 饮食宜清淡、易消化、富有营养之食品，忌辛辣、煎炸、燥热食物

- 经前、经期忌生冷、寒凉、酸涩性食物，以防收敛、凝滞气血

- 气血瘀滞者，经前、经期可遵医嘱服益母草汤或赤砂糖汤

- 寒湿凝滞者也可选食生姜红糖汤

- 湿热瘀滞者可选偏凉性的食物，如西瓜等

- 气血亏虚者经前、经后可遵医嘱服当归养血膏或羊肉当归汤

- 肝肾亏损者可选食甲鱼、黑鱼、猪肝等

3. 用药护理

用药护理

- 遵医嘱按时、准确给药。原发性痛经可于经前5~7日开始服药

- 根据医嘱按时服药，中药汤剂宜温服或热服

- 化瘀止痛药宜经前服用，补益类药宜在饭前服用。如有恶心、呕吐者，中药汤剂宜少量多次频饮，或遵医嘱先饮少量生姜汁

- 痛经剧烈者，遵医嘱给予镇静、镇痛药物

4. 生活起居护理

生活起居护理

- 保持病室安静、整洁、空气清新，温湿度适宜

- 保证充足的睡眠，劳逸结合，经期注意防寒保暖，以免因寒而滞。寒凝血瘀者应避免淋雨、寒冷刺激及剧烈运动，以免耗伤正气

- 行经期间绝对禁止房事。注意个人卫生及外阴清洁，勤换卫生垫及内裤

- 坚持周期性治疗，积极治疗原发病

5．情志护理

| 情志护理 | 加强情志调摄，使之心情舒畅，避免患者产生紧张、恐惧心理，使肝气调达、气血调和 |
| | 向患者讲解与疾病相关的知识，以增强其信心，积极配合治疗 |

三、辨证（症）护理

1．气滞血瘀

气滞血瘀
- 保持环境整洁、舒适、安静，温湿度适宜，光线柔和、偏暗
- 饮食宜清淡、富含营养。经期或经前期忌食生冷、辛辣、寒凉、酸涩等食物
- 中药汤剂宜温服，通常在月经来临前3~5天口服中药，每天1剂，连服3~5天，睡前服用
- 安定情绪，保持心情舒畅，使肝气条达，疼痛可减
- 腹痛剧烈时应卧床休息，注意腹部保暖，可做腹部热敷
- 腹痛时可针刺止痛，选穴中极、三阴交、气海、内关等，用泻法，宜针灸并用；或用麝香痛经膏外贴上述穴位，痛经发作时贴敷，1~3天更换1次，痛经消失后除去
- 预防痛经措施：可于经前3~5天耳针子宫、神门、内分泌、肝、肾；或于经前3天起按摩小腹以促进气血畅行，缓解疼痛
- 平时加强锻炼，既可增强体质，又有利于气血通畅

2．寒凝血瘀

寒凝血瘀
- 室内温度可适当偏温，适当降低湿度。注意下腹部的保暖，也可用热水袋或药袋热熨小腹部，以助温通局部气血。切忌淋雨、涉水
- 经期饮食以温性食物为主
- 中药汤剂宜温热服，以温经散寒、行血止痛
- 安慰患者，宣讲女性生理卫生知识，消除患者焦虑、恐惧与紧张心理
- 艾灸气海、关元、三阴交等穴以达到温阳祛寒、流通血脉、缓解疼痛的目的

3. 肾气亏损

肾气亏损

- 病室环境适宜安静，避免噪声的刺激，保证患者有足够的睡眠
- 加强营养，多食肉、鱼、蛋、猪肝、乳制品以及新鲜蔬菜和水果
- 中药宜饭前温服
- 情志护理经期应避免精神刺激，调畅情志，保持心情舒畅
- 针灸命门、肾俞、关元或针刺太溪等补益肝肾之穴位
- 已婚妇女，应节制房事，注意经期卫生

4. 湿热瘀阻

湿热瘀阻

- 室温宜偏低，室内凉爽、通风，光线宜柔和。衣被适中，不可过厚
- 饮食宜清淡，适宜进凉性食物
- 中药汤剂适宜在经前5~7天开始服用，偏温凉服
- 加强心理护理，注意情志疏导，以疏肝解郁
- 针灸调护可选取带脉、中极、三阴交、足临泣、血海等穴，用泻法。或以王不留行压耳穴、神门、脾、肝、内生殖器等
- 按摩手法，如施一指禅推法或按揉法于膈俞、肝俞、肾俞等穴，施按揉法或摩法于章门、日月、期门、归来、气冲、关元、气海等穴，按揉三阴交、阴陵泉、血海等穴
- 注意小腹疼痛的时间、部位，行经的色、质、量及平素带下的色、质、味等
- 大便干结者应多饮温水，可行顺时针摩腹部以促进肠蠕动，减轻腹胀
- 湿热瘀阻患者如呕吐痰涎时可指压内关、合谷、足三里等穴，或口含生姜片止呕，或背部刮痧，以脾胃俞为主。呕吐后用温开水漱口，保持口腔清洁
- 经前及经期小腹疼痛，忌用热敷

5. 气血虚弱

气血虚弱	室内温度可适当偏温，空气流通，安排光线充足朝南的房间，注意休息和保暖，防止外感邪气
	饮食宜选用补益气血的食物。加强营养，多食肉、鱼、蛋、乳制品以及新鲜蔬菜和水果。经后宜服滋阴养血之品；还可常服当归生姜羊肉汤以温阳补血。忌食生冷、寒凉、酸涩食物
	补益气血中药宜饭前热服，亦可服益母草膏、红糖水或益母草煮鸡蛋以助经血顺利排出，缓解疼痛
	安慰患者，宣讲女性生理卫生知识，消除患者焦虑、恐惧与紧张心理
	针刺可选取关元、命门、足三里、三阴交等穴，用补法并可用灸法。亦可用按摩手法以缓解疼痛
	经期、经后局部热敷或热熨，以温暖子宫，使气血调畅。亦可用黄芪、当归、白芍、川芎、小茴香、艾叶等研末，以黄酒调敷脐部
	嘱患者加强体育锻炼，增强体质

四、健康教育

健康教育	掌握月经生理知识，消除患者对月经的焦虑和恐惧，保持愉快的心情
	注意饮食调摄，虚证适当进补。饮食宜温热，勿过食生冷瓜果、冷饮及酸、辣等刺激性食物
	月经来潮前3~5天，应避免剧烈运动或重体力劳动，勿淋雨湿身。经期勿下冷水、游泳，注意保暖，忌坐卧潮湿、阴冷之地。夏季睡眠不宜贪凉
	生活规律、劳逸结合，睡眠充足。适当进行体育锻炼，如打太极拳、慢跑等。经期禁房事、盆浴和不必要的妇科检查
	严格遵从医嘱，坚持周期性治疗，定期门诊随访

第二节 崩 漏

崩漏是因血热、脾虚、肾虚、血瘀等导致冲任损伤，不能约制经血所致的一种月经病。量多如注者为"崩"，量少淋漓不净者为"漏"，两者常交替出现。其病因多端，病变非一脏一腑，常是多种原因相互影响，因果相干，气血同病，多脏受累。病位在胞宫，与脾、肾关系密切。以月经周期紊乱、经量不定、出血如崩似漏、经期长短不一为主要临床表现。相当于"功能性子宫出血"。

一、证候分型

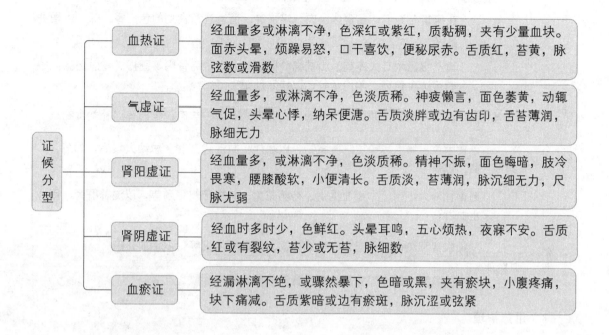

	血热证	经血量多或淋漓不净，色深红或紫红，质黏稠，夹有少量血块。面赤头晕，烦躁易怒，口干喜饮，便秘尿赤。舌质红，苔黄，脉弦数或滑数
证候分型	气虚证	经血量多，或淋漓不净，色淡质稀。神疲懒言，面色萎黄，动辄气促，头晕心悸，纳呆便溏。舌质淡胖或边有齿印，舌苔薄润，脉细无力
	肾阳虚证	经血量多，或淋漓不净，色淡质稀。精神不振，面色晦暗，肢冷畏寒，腰膝酸软，小便清长。舌质淡，苔薄润，脉沉细无力，尺脉尤弱
	肾阴虚证	经血时多时少，色鲜红。头晕耳鸣，五心烦热，夜寐不安。舌质红或有裂纹，苔少或无苔，脉细数
	血瘀证	经漏淋漓不绝，或骤然暴下，色暗或黑，夹有瘀块，小腹疼痛，块下痛减。舌质紫暗或边有瘀斑，脉沉涩或弦紧

二、一般护理

1. 病情观察

	密切观察阴道流血的色、质、量、气味及有无块状组织物排出，必要时保留经垫（或卫生巾），以估计出血量；同时保持外阴清洁，每日用温水清洗外阴，并勤换消毒经垫（或卫生巾）及内裤
病情观察	暴崩不止者，观察患者的神志、面色、血压、汗出、舌苔、脉象的变化，注意有无失血亡阳先兆证候，做好输液、输血等抢救准备
	做好诊断刮宫术前准备及术后病情观察，并做好记录

2. 饮食护理

饮食品种要杂，易消化、富含营养与铁质；注意荤素混合食用，以互补长短；可适量选食石榴、莲子肉、芡实、榛子、胡桃肉、藕、龟肉等，以补脾肾固经血。忌辛辣、刺激、煎炸、生冷等食品，如山楂、桃子、鲨鱼、蟹、酒、酒酿等有活血作用，不宜食用。

饮食护理

血热证
- 饮食宜清淡，多食新鲜的蔬菜、水果，多饮水及清凉饮料。忌食温燥之品，如煎炸食品
- 口干喜饮、便秘尿赤者，宜食清热、凉血之品如荷叶粥、藕粉粥等

气虚证
- 在病情允许下，多食鱼、肉、鸡蛋等，适当注意食物的色、香、味，以增进食欲
- 可选食黑木耳大枣粥、山药粥、桂圆、大枣、乌骨鸡等固摄、养血之品；冬季可选食狗肉、羊肉汤等，以祛寒助阳

肾阳虚证
- 饮食宜热服，并加强饮食营养，选食大枣汤、羊肉、狗肉等温补类食物

肾阴虚证
- 可食甲鱼、黑木耳等滋阴类食物，以藕汁、梨汁代茶饮。忌动火食品，如葱、姜、椒等
- 选食甘麦大枣粥、大枣血糯粥、芍药花粥、枸杞子鸡蛋汤等，以滋补肝肾、固冲止血

血瘀证
- 饮食宜热饮，可选食山楂红糖粥、桃仁粳米粥等，以活血化瘀
- 忌滋腻、酸冷等食品，如滋膏类补品、糯米甜腻之品等

3. 用药护理

用药护理
- 采用性激素治疗时，遵医嘱指导患者按时按量服药，不得私自更改用量。解释可能出现恶心、毛发增多、声音嘶哑、痤疮等不良反应，停药后可自行消退
- 告之患者亦不可将撤退出血后的止血认为是病已治愈，强调应遵守医嘱，按时随诊，调整周期，预防再次出血
- 服清热固经汤剂时宜偏凉服；注意观察服药后阴道出血情况
- 服用活血化瘀、通利血脉之剂时，宜在餐前热服。服用回阳救逆之药时，应观察生命体征
- 一般中药汤剂宜热服，忌食生冷，服药后注意休息、保暖，避免重体力劳动

4. 生活起居护理

生活起居护理
- 居室宜保持安静、整洁，温湿度适宜
- 崩漏出血期，应卧床休息，防止因活动、劳累而引起更多的出血，防止因眩晕而跌仆或昏倒，必要时可取头低足高位
- 肾阳虚、血瘀者注意避风寒
- 重视经期个人卫生，尽量避免或减少宫腔手术。加强锻炼，防止复发
- 如因虚汗出，须及时擦干，以防感受风寒

5. 情志护理

| 情志护理 | 加强心理调摄，对患者多关心体贴，精心护理，消除不良刺激 |
| | 适当运用放松疗法，减轻患者对疾病的恐惧和紧张 |

6. 并发症护理

并发症护理

失血亡阳虚脱
- 患者应绝对卧床休息，不宜起床就厕或外出，以防晕厥、跌倒；必要时取去枕平卧位或头低足高位，注意保暖，床栏防护
- 遵医嘱给予低流量、持续氧气吸入，迅速建立静脉输液通路，做好输液、输血等抢救准备
- 密切观察心率、心律、血压等生命体征，注意阴道出血期的量、色、质及病情变化，采取对症措施防止并发症的发生，并做好护理记录

服用参附汤等回阳救逆药
- 应密切观察生命体征、神志、肢体末梢循环，以及出血量、尿量等病情变化，以掌握用药疗效、病情转归等情况
- 服药后患者手足渐温、神清、呼吸均匀等阳气来复之征，提示疗效显著，可通知医师另行调理；如半小时后未见阳气来复之征，可以遵医嘱连服两剂

失血亡阳虚脱
- 如出现神昏面白、大汗淋漓、四肢冰冷、气短喘促、心率加快、血压下降、尿量减少、脉浮大无根或沉伏不见等危重证候，应立即报告医师，及时抢救，遵医嘱给予快速输血、输液以补充血容量，并进行抗感染、纠正酸中毒、升压等治疗
- 床边心电监护，留置导尿，准确记录24小时出入液量等
- 患者应卧床休息，减少剧烈运动；严重者如头晕目眩、倦怠无力、心悸怔忡等，应绝对卧床，尽量少搬动

贫血
- 遵医嘱给予止血、补充血容量等治疗，必要时建立有效的静脉输液通道，为进一步输血、输液、给药等做好准备
- 加强饮食营养，可进食红枣、赤豆、桂圆、核桃等补益之品
- 观察面色、血压、呼吸、心律、心率，以及发热、阴道出血、血液生化指标等情况

邪毒感染
- 卧床休息，注意保暖。有发热、下腹疼痛拒按者，应调畅情志，寒暖适宜，并落实发热、腹痛等对症护理，避免邪毒由表入里。
- 保持会阴部清洁卫生，勤换经垫及内裤。带下黏稠、色黄气秽或五色并见者，注意会阴部清洗，洗漱用物经常洗晒
- 遵医嘱给予抗感染治疗，避免诱发因素，并观察发热、汗出、腹痛、带下等变化

三、辨证（症）护理

辨证（症）护理

血热证

- 病室宜通风、凉爽、安静，使患者感到舒适
- 患者宜注意休息，衣被适中；血崩者要绝对卧床。必要时去枕平卧，慎防风寒外感
- 烦躁易怒者，给予调畅情志，消除不良因素的影响
- 观察经血的色、质、量，以及有无烦躁易怒、口干喜饮、便秘尿赤等伴随征象。腹痛拒按者，禁用热敷及艾灸

气虚证

- 神疲懒言者宜多休息，每晚睡前温水泡脚可有助于睡眠。伴有头晕、心悸、动辄气促者应静卧少动，出血量多时则应绝对静卧，以免发生晕倒等意外
- 体虚怕冷、便溏者，要注意保暖。也可采取腹部暖敷，尤其是伴有气虚便溏者，更要注意大便的次数、性质及量
- 观察经血的色、质、量，以及有无动辄气促、头晕心悸、纳呆便溏等伴随征象

肾阳虚证

- 病室宜温暖，避免受寒。注意腹部保暖，尤其对经血量多伴有便溏的患者，小腹冷感时可用热水袋热敷，温度以个体能承受为宜
- 患者宜保证充足的睡眠。经血量多时应静卧休养
- 观察面色、肢体温度及经血色、质、量，以及有无畏寒、腰膝酸软、小便清长等伴随征象

肾阴虚证

- 五心烦热、汗出较多者，应及时擦干汗液，注意保暖，保持皮肤、被褥清洁干燥，以防外邪入侵而加重病情
- 头晕耳鸣、经血量多时宜注意休息，以减少肾阴耗伤，有助于止血调经
- 夜寐不安者可以于睡前饮热牛奶、热水泡脚、穴位按摩等促进睡眠
- 观察经血的色、质、量，以及有无头晕耳鸣、五心烦热、夜寐不安等伴随征象

血瘀证

- 患者宜卧床静养，少活动。注意保暖，少腹可暖敷
- 小腹疼痛拒按、经漏夹有瘀块者，可予腹部热敷，注意防止烫伤。腹痛较重者，可遵医嘱予元胡粉1.5g冲服，或针刺关元、足三里、三阴交等穴位
- 观察腹痛的部位、性质，出血颜色、量及黏稠度，注意阴道排出物中有无黏液或其他肉样组织

四、健康教育

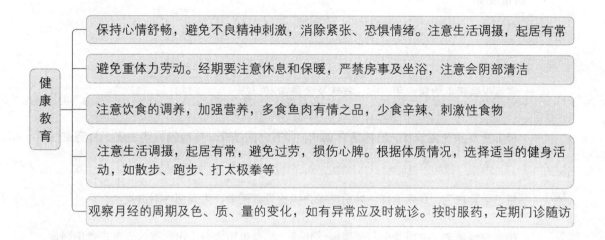

健康教育

- 保持心情舒畅，避免不良精神刺激，消除紧张、恐惧情绪。注意生活调摄，起居有常
- 避免重体力劳动。经期要注意休息和保暖，严禁房事及坐浴，注意会阴部清洁
- 注意饮食的调养，加强营养，多食鱼肉有情之品，少食辛辣、刺激性食物
- 注意生活调摄，起居有常，避免过劳，损伤心脾。根据体质情况，选择适当的健身活动，如散步、跑步、打太极拳等
- 观察月经的周期及色、质、量的变化，如有异常应及时就诊。按时服药，定期门诊随访

第三节　带　下　病

带下病是因湿热、湿毒或脾虚、肾虚等所致。以带下量明显增多或色、质、气味异常为主要临床表现。病位在前阴、胞宫，带脉。阴道炎、盆腔炎、宫颈炎、宫颈癌等均可以参照本病护理。

一、证候分型

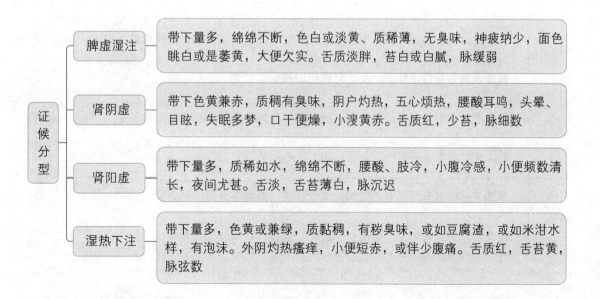

证候分型

- 脾虚湿注：带下量多，绵绵不断，色白或淡黄、质稀薄，无臭味，神疲纳少，面色㿠白或是萎黄，大便欠实。舌质淡胖，苔白或白腻，脉缓弱
- 肾阴虚：带下色黄兼赤，质稠有臭味，阴户灼热，五心烦热，腰酸耳鸣，头晕、目眩，失眠多梦，口干便燥，小溲黄赤。舌质红，少苔，脉细数
- 肾阳虚：带下量多，质稀如水，绵绵不断，腰酸、肢冷，小腹冷感，小便频数清长，夜间尤甚。舌淡，舌苔薄白，脉沉迟
- 湿热下注：带下量多，色黄或兼绿，质黏稠，有秽臭味，或如豆腐渣，或如米泔水样，有泡沫。外阴灼热瘙痒，小便短赤，或伴少腹痛。舌质红，舌苔黄，脉弦数

二、一般护理

1. 病情观察

病情观察

- 注意观察带下的量、色、质、气味及全身情况
- 带下呈灰黄色泡沫状，质稀薄有臭味，伴有外阴瘙痒，经检查见滴虫者，为滴虫性阴道炎
- 带下呈乳白色，豆腐渣样，外阴奇痒，镜检见真菌者，为真菌性阴道炎
- 带下湿黄质稀，有时带血，伴阴道烧灼感，检查见阴道有小出血点，为老年性阴道炎
- 如出现高热、寒战、头痛、食欲减退，甚至恶心呕吐、腹胀腹泻、腹痛拒按、下腹部扪及包块等为重症患者，应立即报告医生
- 如发现有外阴糜烂、溃疡或全身皮疹等，应警惕性病的可能

2. 饮食护理

饮食护理

- 饮食宜清淡、易消化、富有营养，忌肥甘厚味及甜腻食品，以免留湿生痰
- 脾虚者宜多食健脾除湿之品，可选用山药薏苡仁粥
- 肾阳虚者可多食温补助阳之品，如羊肉、狗肉、禽蛋、芡实、金樱子等
- 阴虚夹湿者宜食滋阴利湿之品，如土茯苓煲龟
- 湿热下注者宜食绿豆薏苡仁粥，或饮绿茶、新鲜果汁等
- 湿毒蕴结者宜食冬瓜、薏苡仁、扁豆、蕺菜、新鲜蔬菜水果等

3．用药护理

用药护理

- 中药汤剂宜文火久煎
- 汤药通常宜饭后温服，补益药物宜饭前温服，体内有虚热、湿热或湿毒者，中药汤剂宜偏凉服，服药后观察有无不良反应
- 可配合使用外治法，如保留灌肠、阴道塞药或涂布中药
- 阴道局部瘙痒者，可以用黄柏、白鲜皮、蛇床子等中药煎汤坐浴、熏洗
- 忌用刺激性药物或热水清洗外阴。行经期间暂停中药灌洗阴道、坐浴和塞药治疗
- 阴部干涩者，可用紫草油外擦

4．生活起居护理

生活起居护理

- 居室宜整洁，温湿度适宜；劳逸结合，加强锻炼，增强体质
- 保持外阴清洁，尤其是经期、产后，应当保持干燥，每日用温水清洗，勤换内裤
- 湿热下注、热毒蕴结者室内宜通风凉爽
- 湿热下注、阴虚夹湿者勿久居湿地，以免加重病情

5．情志护理

情志护理

- 带下病多由湿热蕴结而致，病程迁延，易反复发作，患者易产生抑郁、恼怒等负性情绪
- 关心理解患者，帮助其正确认识疾病，传授疾病的相关知识及防护措施，采取有效的方法解除忧虑情绪，积极配合治疗和护理

6. 并发症护理

并发症护理

盆腔炎

- 观察有无发热、下腹部疼痛、腰骶部酸痛、带下增多等症状以及血常规中白细胞计数是否升高,妇科检查有无宫颈、宫体、附件触诊明显疼痛等

- 指导患者注意保暖,发热出汗期避免吹空调或直接当风。加强饮食营养,坚持锻炼,增强体质

- 杜绝各种感染途径。勤换内裤,不穿紧身、化纤质地内裤。每日清洗外阴,做到专人专盆。妇科检查、操作等应严格遵循无菌操作原则,避免致病菌侵入

- 遵医嘱配合治疗、对症用药

宫颈炎、阴道炎

- 保持外阴清洁,注意个人卫生,不可使用刺激性肥皂或药物,避免外阴皮肤黏膜擦破、肿痛、溃烂

- 遵医嘱给予甲硝唑(灭滴灵)口服用药,200~250mg/次,每日3次,7~10天为一个疗程,连用2~3个疗程。病情顽固者可配合阴道塞药,甲硝唑1片,每日或隔日1次,10次为一个疗程。甲硝唑可致胎儿畸形,孕妇禁用

- 不宜经常用各种药液清洗阴道,以免破坏阴道内的正常菌群

- 滴虫性阴道炎可间接传播,即通过浴池、浴盆、浴巾、游泳池、厕所、衣物、医疗器械、敷料等媒介传播。应当落实消毒隔离措施,患者不应到公共浴室、浴(泳)池,使用过的物品、器具应当灭菌、消毒或曝晒

- 杜绝各种感染途径。勤换内裤,不穿紧身、化纤质地内裤。每日清洗外阴,做到专人专盆。妇科检查、操作等应当严格遵循无菌操作原则,避免致病菌侵入

- 遵医嘱配合治疗、对症用药

月经异常

- 月经期应注意休息及营养;经量过多时宜卧床休息

- 避免不良刺激,如保持精神愉快,冷热适宜,经期不宜涉水、游泳,注意经期卫生

- 行经前及经期宜少吃寒凉、生冷、辛辣之品。经期量多者,宜进食富含铁质及蛋白质的饮食

- 积极治疗原发病,可遵医嘱采用中、西医药物对症治疗和调理

- 注意月经来潮时间(月经先期、后期或先后无定期),每次经血量(过多、过少、崩漏),经期是否延长等变化

- 观察经期伴随症状,如痛经、乳房胀痛、发热、泄泻、头痛、身痛、吐衄、口糜等,以及神志、面色、汗出、腹部体征、二便、脉象等变化,必要时做妇科检查或B超检查、实验室检查等,以排除其他器质性病变

图解实用中医科临床护理

三、辨证（症）护理

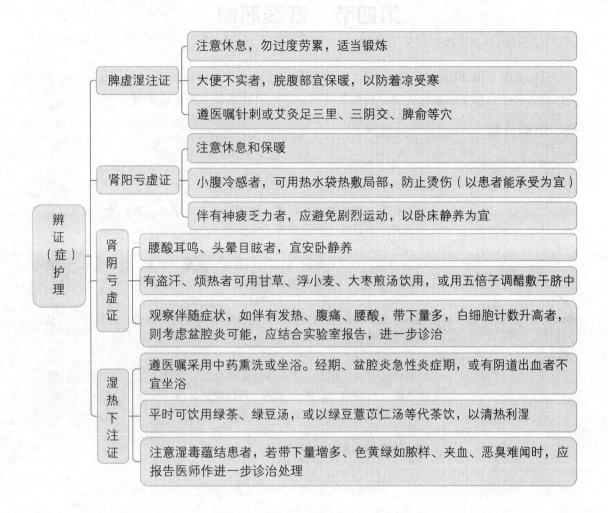

辨证（症）护理

脾虚湿注证
- 注意休息，勿过度劳累，适当锻炼
- 大便不实者，脘腹部宜保暖，以防着凉受寒
- 遵医嘱针刺或艾灸足三里、三阴交、脾俞等穴

肾阳亏虚证
- 注意休息和保暖
- 小腹冷感者，可用热水袋热敷局部，防止烫伤（以患者能承受为宜）
- 伴有神疲乏力者，应避免剧烈运动，以卧床静养为宜

肾阴亏虚证
- 腰酸耳鸣、头晕目眩者，宜安卧静养
- 有盗汗、烦热者可用甘草、浮小麦、大枣煎汤饮用，或用五倍子调醋敷于脐中
- 观察伴随症状，如伴有发热、腹痛、腰酸，带下量多，白细胞计数升高者，则考虑盆腔炎可能，应结合实验室报告，进一步诊治

湿热下注证
- 遵医嘱采用中药熏洗或坐浴。经期、盆腔炎急性炎症期，或有阴道出血者不宜坐浴
- 平时可饮用绿茶、绿豆汤，或以绿豆薏苡仁汤等代茶饮，以清热利湿
- 注意湿毒蕴结者，若带下量增多、色黄绿如脓样、夹血、恶臭难闻时，应报告医师作进一步诊治处理

四、健康教育

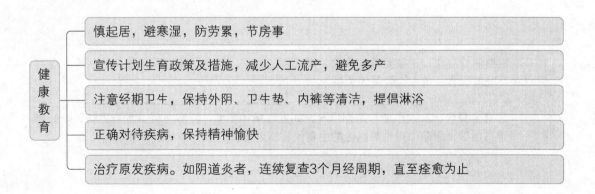

健康教育
- 慎起居，避寒湿，防劳累，节房事
- 宣传计划生育政策及措施，减少人工流产，避免多产
- 注意经期卫生，保持外阴、卫生垫、内裤等清洁，提倡淋浴
- 正确对待疾病，保持精神愉快
- 治疗原发疾病。如阴道炎者，连续复查3个月经周期，直至痊愈为止

第四节　妊娠恶阻

妊娠恶阻是因冲脉之气上逆、胃失和降所致，以妊娠早期出现严重的恶心呕吐、厌食，甚则食入即吐为主要的临床表现。病位在冲脉。妊娠呕吐可以参照本病护理。

一、证候分型

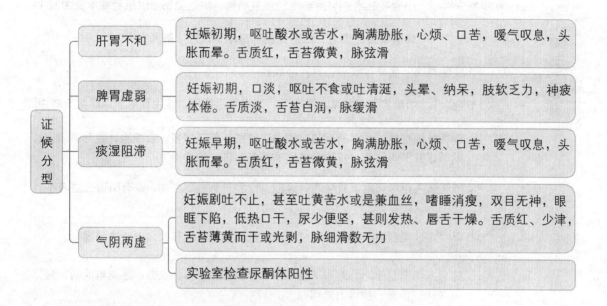

证候分型		
	肝胃不和	妊娠初期，呕吐酸水或苦水，胸满胁胀，心烦、口苦，嗳气叹息，头胀而晕。舌质红，舌苔微黄，脉弦滑
	脾胃虚弱	妊娠初期，口淡，呕吐不食或吐清涎，头晕、纳呆，肢软乏力，神疲体倦。舌质淡，舌苔白润，脉缓滑
	痰湿阻滞	妊娠早期，呕吐酸水或苦水，胸满胁胀，心烦、口苦，嗳气叹息，头胀而晕。舌质红，舌苔微黄，脉弦滑
	气阴两虚	妊娠剧吐不止，甚至吐黄苦水或是兼血丝，嗜睡消瘦，双目无神，眼眶下陷，低热口干，尿少便坚，甚则发热、唇舌干燥。舌质红、少津，舌苔薄黄而干或光剥，脉细滑数无力
		实验室检查尿酮体阳性

二、一般护理

1. 病情观察

病情观察	观察病情变化，记录呕吐的次数，呕吐物的性状、颜色、量以及伴随的症状等，观察呕吐与饮食、情志、劳倦的关系
	注意全身症状及大小便和腹部情况，如发现精神萎靡，呼吸急促，反应迟钝，呕吐物混有血液，尿酮体阳性等酮症酸中毒的临床表现，应当立即报告医生及时处理

图解实用中医科临床护理

2. 饮食护理

饮
食
护
理

- 注意饮食调理

- 饮食宜软、烂、热、少渣，以富营养、易消化、少食多餐为原则，经常调换品种，也可根据患者的喜好选择食物

- 忌生冷、肥甘、油腻、辛辣、煎炸、香燥、硬固食物，忌烟、酒、茶等刺激性食物

- 可多吃一些酸味或咸味的食物，调味可口

- 鼓励患者进食，以扶助正气

- 脾胃亏虚者宜食健脾益气的食物，如鱼类、瘦肉、桂圆、莲子、大枣、山药、牛奶、鸡蛋等，可食生姜鸡肉汤、参芪粥等

- 肝胃失和者应清肝和胃，宜食水果蔬菜，如金橘、橙子、苹果、柚子、萝卜等，可饮佛手柑粥、梅花粥、砂仁粥等

3. 用药护理

用
药
护
理

- 汤药宜浓煎，少量频服。切忌大量药液吞服，以免药入即吐

- 药液温热随患者喜恶，喜热者温服，喜饮冷者凉服

- 可用生姜和药兑服；或以生姜汁涂舌面或漱口后再服药，或服药后再含生姜片，可有效减少呕恶

4. 生活起居护理

生
活
起
居
护
理

- 病室环境宜清洁、安静，温湿度适宜

- 注意生活有规律，剧吐者，宜卧床休息

- 妊娠初期嗅觉过敏，有"恶闻食气"的现象，病房或家庭内要清除一切诱发呕吐的因素，并随时清除呕吐物，避免恶性刺激

- 注意口腔护理，由于胃气上逆，呕吐酸水及苦水后，口中苦涩无味，故每次呕吐后应用温开水或盐开水漱口，以保持口腔清洁

5. 情志护理

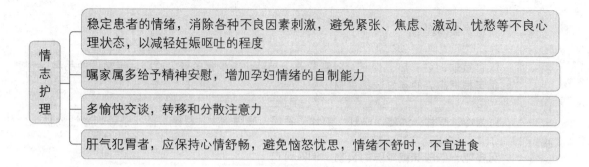

情志护理	稳定患者的情绪，消除各种不良因素刺激，避免紧张、焦虑、激动、忧愁等不良心理状态，以减轻妊娠呕吐的程度
	嘱家属多给予精神安慰，增加孕妇情绪的自制能力
	多愉快交谈，转移和分散注意力
	肝气犯胃者，应保持心情舒畅，避免恼怒忧思，情绪不舒时，不宜进食

三、辨证（症）护理

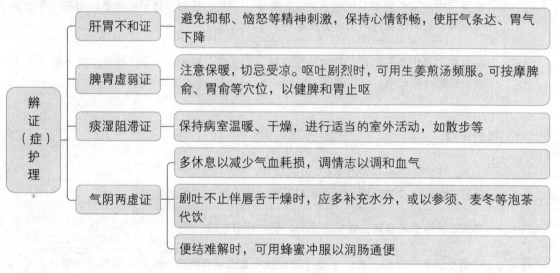

辨证（症）护理	肝胃不和证	避免抑郁、恼怒等精神刺激，保持心情舒畅，使肝气条达、胃气下降
	脾胃虚弱证	注意保暖，切忌受凉。呕吐剧烈时，可用生姜煎汤频服。可按摩脾俞、胃俞等穴位，以健脾和胃止呕
	痰湿阻滞证	保持病室温暖、干燥，进行适当的室外活动，如散步等
	气阴两虚证	多休息以减少气血耗损，调情志以调和血气
		剧吐不止伴唇舌干燥时，应多补充水分，或以参须、麦冬等泡茶代饮
		便结难解时，可用蜂蜜冲服以润肠通便

四、健康教育

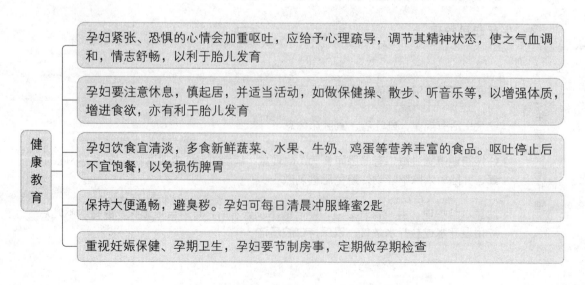

健康教育	孕妇紧张、恐惧的心情会加重呕吐，应给予心理疏导，调节其精神状态，使之气血调和，情志舒畅，以利于胎儿发育
	孕妇要注意休息，慎起居，并适当活动，如做保健操、散步、听音乐等，以增强体质，增进食欲，亦有利于胎儿发育
	孕妇饮食宜清淡，多食新鲜蔬菜、水果、牛奶、鸡蛋等营养丰富的食品。呕吐停止后不宜饱餐，以免损伤脾胃
	保持大便通畅，避臭秽。孕妇可每日清晨冲服蜂蜜2匙
	重视妊娠保健、孕期卫生，孕妇要节制房事，定期做孕期检查

第五节 胎漏、胎动不安

在妊娠期阴道少量出血，时下时止者，或淋漓不断，而无腰酸、腹痛、小腹下坠者，称"胎漏"；若妊娠期间仅有腰酸，腹部胀坠作痛，或是伴有少量出血者，称"胎动不安"。病位在下焦胞宫，其病因为冲任气血不调、胎元失固所致。胎漏、胎动不安是堕胎、小产的先兆，多发生在妊娠早、中期，相当于西医学中的"先兆流产"等疾病。

一、证候分型

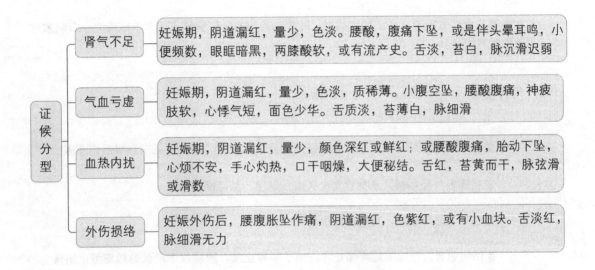

证候分型	肾气不足	妊娠期，阴道漏红，量少，色淡。腰酸，腹痛下坠，或是伴头晕耳鸣，小便频数，眼眶暗黑，两膝酸软，或有流产史。舌淡，苔白，脉沉滑迟弱
	气血亏虚	妊娠期，阴道漏红，量少，色淡，质稀薄。小腹空坠，腰酸腹痛，神疲肢软，心悸气短，面色少华。舌质淡，苔薄白，脉细滑
	血热内扰	妊娠期，阴道漏红，量少，颜色深红或鲜红；或腰酸腹痛，胎动下坠，心烦不安，手心灼热，口干咽燥，大便秘结。舌红，苔黄而干，脉弦滑或滑数
	外伤损络	妊娠外伤后，腰腹胀坠作痛，阴道漏红，色紫红，或有小血块。舌淡红，脉细滑无力

二、一般护理

1. 病情观察

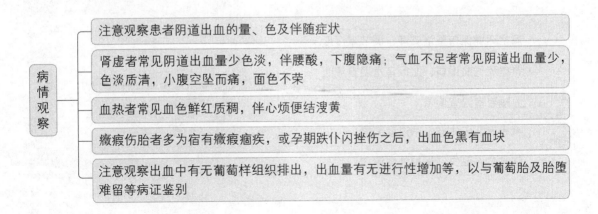

病情观察	注意观察患者阴道出血的量、色及伴随症状
	肾虚者常见阴道出血量少色淡，伴腰酸，下腹隐痛；气血不足者常见阴道出血量少，色淡质清，小腹空坠而痛，面色不荣
	血热者常见血色鲜红质稠，伴心烦便结溲黄
	癥瘕伤胎者多为宿有癥瘕瘤疾，或孕期跌仆闪挫伤之后，出血色黑有血块
	注意观察出血中有无葡萄样组织排出，出血量有无进行性增加等，以与葡萄胎及胎堕难留等病证鉴别

2. 饮食护理

饮食护理

- 饮食宜清淡、富营养、易消化

- 虚证患者可选用补血益气、固冲安胎的食物，如蛋、鱼、牛肉、瘦猪肉、牛奶、大枣、桂圆等

- 肾虚者宜食补肾之品，如淮山菊、黑芝麻、猪腰、核桃等

- 气血虚弱者宜食血肉有情之品，如桂圆、大枣煮瘦肉汤、鱼汤、鸡汤等，少食寒凉生冷之品，以免损伤脾阳，影响气血生化

- 血热者宜食清热凉血之品，如西瓜、甘蔗汁、藕汁、生地汁、鲜旱莲草汁等，忌烟酒、煎烤、辛辣刺激之品

- 血瘀者宜食理气行滞之品，如金橘饼、陈皮茶或阳春砂仁蜜等，忌食辛辣酸涩、有刺激性及壅阻气机之品

3. 用药护理

用药护理

- 虚证汤剂宜饭前空腹温服，血瘀证汤剂宜饭后温服，血热证汤剂宜饭后偏凉服

- 安胎药多为补益剂，汤剂宜文火久煎，温服，服后静卧少动

- 服药时如恶心欲呕，可服姜汁少许

- 跌仆伤胎者，可以实施疼痛护理，给予镇静止痛，腰腹以下严禁贴敷伤湿止痛膏

- 孕期下血，需及时就诊，不可擅自用药

4. 生活起居护理

生活起居护理

- 病室环境保持整洁安静，调节温湿度

- 肾虚及气血虚弱、血瘀者室温宜偏暖

- 血热者室温宜偏凉

- 嘱患者卧床休息，忌过度劳累

- 注意个人卫生，保持外阴清洁

图解实用中医科临床护理

5. 情志护理

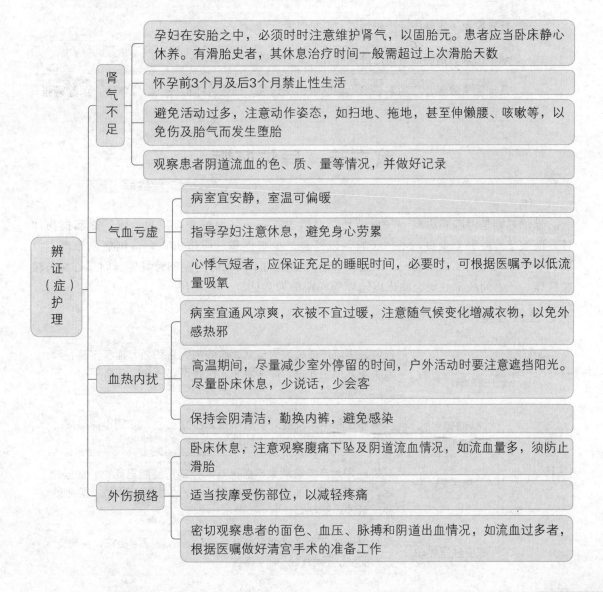

情志护理
- 宣教本病的相关知识，介绍本病的治护措施及预后，告知患者安胎与情志的重要关系，多予安慰和鼓励，克服急躁情绪，安心静养
- 脾虚者，避免过思伤脾，保持心情舒畅；血热者，学会养心神，畅情志，调节生活，保持健康的心理状态，以避免情志化火的发生
- 血瘀者，应当向患者解释气机调达对健康的作用。指导患者自我控制情绪的方法

三、辨证（症）护理

绝对卧床休息，直到阴道流血停止 3～5 天后，方可下床活动，但不能过度劳累，以免伤胎；保持外阴的清洁，勤换内裤；保证充足睡眠，不能过于贪睡，以免导致气滞；各项操作应当轻柔，避免灌肠、阴道检查等，以免加重出血。

辨证（症）护理
- 肾气不足
  - 孕妇在安胎之中，必须时时注意维护肾气，以固胎元。患者应当卧床静心休养。有滑胎史者，其休息治疗时间一般需超过上次滑胎天数
  - 怀孕前3个月及后3个月禁止性生活
  - 避免活动过多，注意动作姿态，如扫地、拖地，甚至伸懒腰、咳嗽等，以免伤及胎气而发生堕胎
  - 观察患者阴道流血的色、质、量等情况，并做好记录
- 气血亏虚
  - 病室宜安静，室温可偏暖
  - 指导孕妇注意休息，避免身心劳累
  - 心悸气短者，应保证充足的睡眠时间，必要时，可根据医嘱予以低流量吸氧
- 血热内扰
  - 病室宜通风凉爽，衣被不宜过暖，注意随气候变化增减衣物，以免外感热邪
  - 高温期间，尽量减少室外停留的时间，户外活动时要注意遮挡阳光。尽量卧床休息，少说话，少会客
  - 保持会阴清洁，勤换内裤，避免感染
- 外伤损络
  - 卧床休息，注意观察腹痛下坠及阴道流血情况，如流血量多，须防止滑胎
  - 适当按摩受伤部位，以减轻疼痛
  - 密切观察患者的面色、血压、脉搏和阴道出血情况，如流血过多者，根据医嘱做好清宫手术的准备工作

四、健康教育

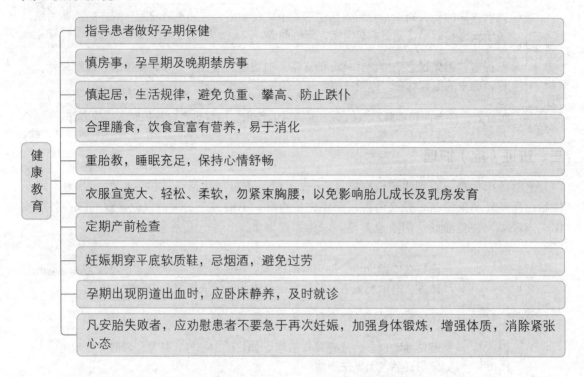

健康教育
- 指导患者做好孕期保健
- 慎房事,孕早期及晚期禁房事
- 慎起居,生活规律,避免负重、攀高、防止跌仆
- 合理膳食,饮食宜富有营养,易于消化
- 重胎教,睡眠充足,保持心情舒畅
- 衣服宜宽大、轻松、柔软,勿紧束胸腰,以免影响胎儿成长及乳房发育
- 定期产前检查
- 妊娠期穿平底软质鞋,忌烟酒,避免过劳
- 孕期出现阴道出血时,应卧床静养,及时就诊
- 凡安胎失败者,应劝慰患者不要急于再次妊娠,加强身体锻炼,增强体质,消除紧张心态

第六节　异位妊娠

异位妊娠是因脏腑虚弱、气血劳伤,或情志不畅、气血郁滞,或风、湿、热邪损伤冲任,而致孕后凝聚于少腹,不达子宫,以停经、少腹疼痛、阴道出血,甚则痛剧晕厥、血脱、昏不识人为主要临床表现。因受精卵着床部位的不同,分为输卵管妊娠、卵巢妊娠、腹腔妊娠、子宫间质部妊娠,临床以输卵管妊娠最为常见。

一、证候分型

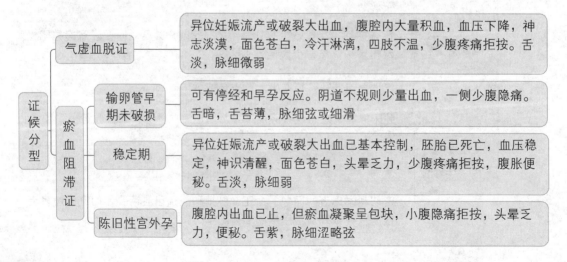

证候分型
- 气虚血脱证：异位妊娠流产或破裂大出血,腹腔内大量积血,血压下降,神志淡漠,面色苍白,冷汗淋漓,四肢不温,少腹疼痛拒按。舌淡,脉细微弱
- 瘀血阻滞证
  - 输卵管早期未破损：可有停经和早孕反应。阴道不规则少量出血,一侧少腹隐痛。舌暗,舌苔薄,脉细弦或细滑
  - 稳定期：异位妊娠流产或破裂大出血已基本控制,胚胎已死亡,血压稳定,神识清醒,面色苍白,头晕乏力,少腹疼痛拒按,腹胀便秘。舌淡,脉细弱
  - 陈旧性宫外孕：腹腔内出血已止,但瘀血凝聚呈包块,小腹隐痛拒按,头晕乏力,便秘。舌紫,脉细涩略弦

图解实用中医科临床护理

二、一般护理

1. 病情观察

病情观察

- 观察腹痛腹胀、阴道出血、阴道排出物、肛门有无坠胀感以及面色、神志、血压、汗出等情况，做好阴道后穹穿刺的准备
- 出现下腹剧痛、面色苍白、四肢厥冷、血压下降时，应做好手术及抢救准备
- 出现恶心呕吐、烦躁不安、冷汗淋漓、脉微欲绝时，报告医师，做好手术及抢救准备

2. 饮食护理

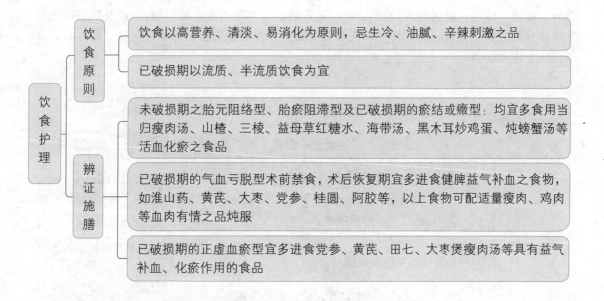

饮食护理

饮食原则
- 饮食以高营养、清淡、易消化为原则，忌生冷、油腻、辛辣刺激之品
- 已破损期以流质、半流质饮食为宜

辨证施膳
- 未破损期之胎元阻络型、胎瘀阻滞型及已破损期的瘀结或癥型：均宜多食用当归瘦肉汤、山楂、三棱、益母草红糖水、海带汤、黑木耳炒鸡蛋、炖螃蟹汤等活血化瘀之食品
- 已破损期的气血亏脱型术前禁食，术后恢复期宜多进食健脾益气补血之食物，如淮山药、黄芪、大枣、党参、桂圆、阿胶等，以上食物可配适量瘦肉、鸡肉等血肉有情之品炖服
- 已破损期的正虚血瘀型宜多进食党参、黄芪、田七、大枣煲瘦肉汤等具有益气补血、化瘀作用的食品

3. 用药护理

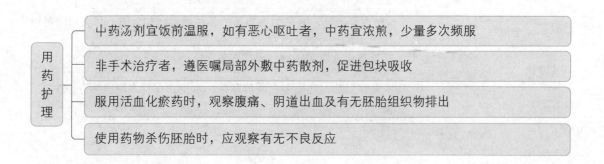

用药护理

- 中药汤剂宜饭前温服，如有恶心呕吐者，中药宜浓煎，少量多次频服
- 非手术治疗者，遵医嘱局部外敷中药散剂，促进包块吸收
- 服用活血化瘀药时，观察腹痛、阴道出血及有无胚胎组织物排出
- 使用药物杀伤胚胎时，应观察有无不良反应

4. 生活起居护理

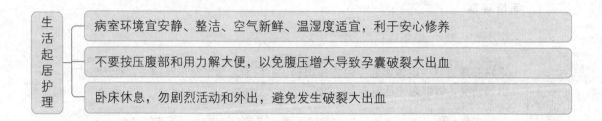

生活起居护理
- 病室环境宜安静、整洁、空气新鲜、温湿度适宜，利于安心修养
- 不要按压腹部和用力解大便，以免腹压增大导致孕囊破裂大出血
- 卧床休息，勿剧烈活动和外出，避免发生破裂大出血

5. 情志护理

安慰患者，解释病情，消除不良精神刺激，调节情绪。

三、辨证（症）护理

病室宜安静、舒适。患者卧床休息，保持会阴部清洁。注意生命体征等变化，密切观察腹痛（部位、性质、时间等）、腹胀、肛门坠胀感、大小便（色、质、量），以及阴道出血和分泌物（色、质、量及气味）情况，在必要时保留蜕膜样组织物，并及时送检，做好后穹窿穿刺、手术等准备。

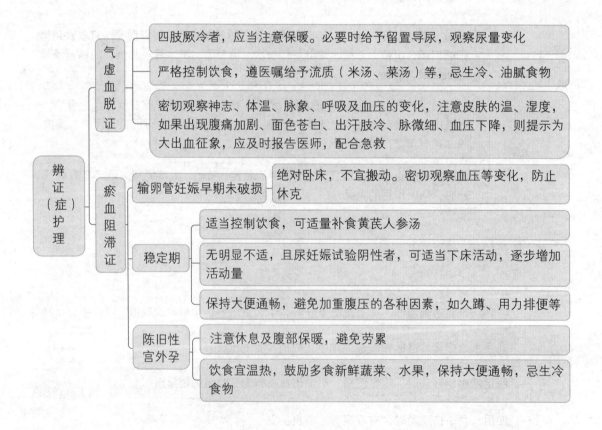

辨证（症）护理
- 气虚血脱证
  - 四肢厥冷者，应当注意保暖。必要时给予留置导尿，观察尿量变化
  - 严格控制饮食，遵医嘱给予流质（米汤、菜汤）等，忌生冷、油腻食物
  - 密切观察神志、体温、脉象、呼吸及血压的变化，注意皮肤的温、湿度，如果出现腹痛加剧、面色苍白、出汗肢冷、脉微细、血压下降，则提示为大出血征象，应及时报告医师，配合急救
- 瘀血阻滞证
  - 输卵管妊娠早期未破损
    - 绝对卧床，不宜搬动。密切观察血压等变化，防止休克
  - 稳定期
    - 适当控制饮食，可适量补食黄芪人参汤
    - 无明显不适，且尿妊娠试验阴性者，可适当下床活动，逐步增加活动量
    - 保持大便通畅，避免加重腹压的各种因素，如久蹲、用力排便等
  - 陈旧性宫外孕
    - 注意休息及腹部保暖，避免劳累
    - 饮食宜温热，鼓励多食新鲜蔬菜、水果，保持大便通畅，忌生冷食物

四、健康教育

健 康 教 育	治疗盆腔炎、子宫内膜异位症等，预防异位妊娠的发生。注意经期和性生活卫生，减少炎症发生
	指导患者选择避孕方法，做好避孕工作，减少人工流产及引产次数。叮嘱定期门诊复查
	妊娠失败者，嘱与下次受孕时间不得太近。再次妊娠后，注意是否为异位妊娠，如出现腹痛、阴道出血时及时就诊

第七节 产后发热

产后发热因产后感染邪毒、正邪交争，或是外邪袭表、营卫不和或阴血骤虚、阳气浮散等所致。产褥期内出现高热寒战，或发热持续不退，伴有腹痛及阴道分泌物的量、色、质、气味等异常改变为主要临床表现。其病位在胞宫。产褥感染可以参照本病护理。

一、证候分型

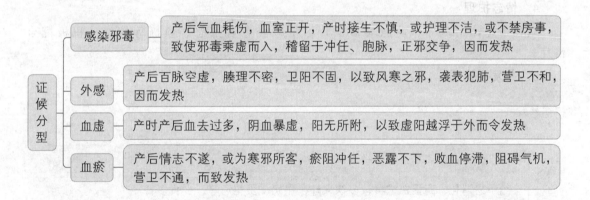

证 候 分 型	感染邪毒	产后气血耗伤，血室正开，产时接生不慎，或护理不洁，或不禁房事，致使邪毒乘虚而入，稽留于冲任、胞脉，正邪交争，因而发热
	外感	产后百脉空虚，腠理不密，卫阳不固，以致风寒之邪，袭表犯肺，营卫不和，因而发热
	血虚	产时产后血去过多，阴血暴虚，阳无所附，以致虚阳越浮于外而令发热
	血瘀	产后情志不遂，或为寒邪所客，瘀阻冲任，恶露不下，败血停滞，阻碍气机，营卫不通，而致发热

二、一般护理

1. 病情观察

病 情 观 察	观察体温、神志、面色、血压、汗出、腹痛、恶露等变化
	出现神昏谵语、面色苍白、脉微而数、烦躁不安、表情呆滞、手足不温、血压下降时，应报告医师，并配合处理

2. 饮食护理

饮食护理 — 饮食以易消化而富有营养为宜，如瘦肉汤、蛋汤、牛奶等

— 忌食辛辣油腻食物。热病初愈、脾胃功能较差者，饮食仍宜稀软清淡

— 感染邪毒，高热口渴时，可给予鲜果汁，以清热解毒

3. 用药护理

用药护理 — 中药汤剂宜温服，高热时可凉服，注意药后体温的变化

— 热厥甚者，遵医嘱口服清心开窍药时，指导用凉开水将药调匀后喂服，并观察热退情况

4. 情志护理

调畅情志，用疏导、劝慰等方法，尽量减轻患者郁怒、烦恼等情绪，积极配合治疗。

5. 并发症护理

急性盆腔炎 — 急性期应卧床休息，取半坐卧位

— 给予易消化、高蛋白饮食，多饮果汁、牛奶、蛋花汤等，少食多餐

— 密切观察体温、脉搏、呼吸、腹痛、排尿等情况，并做好详细记录

— 形成脓肿或脓肿破裂造成盆腔腹膜炎，应做好术前准备及有关药物的过敏试验

三、辨证（症）护理

```
                    ┌─ 保持室内通风凉爽，衣被不可过厚，卧床休息，取半卧位，以利恶露排出
                    │
                    │  饮食营养丰富，易于消化、清淡，忌油腻、辛辣之品，鼓励患者多饮水，
                    │  选绿豆汤、鲜果汁、西瓜水等补充体液，并且起到清热解毒的作用
                    │
              感     │  中药汤剂宜温服，高热时可凉服。体温过高者给予物理降温；若壮热不退，
              染  ───┤  神昏谵语者，可服安宫牛黄丸或紫雪丹；若病情危重者，应选用中西医结
              邪     │  合治疗
              毒     │
              型     ├─ 调畅情志，做好心理护理
                    │
                    ├─ 可针刺带脉、中极、三阴交、足临泣等穴，用泻法
                    │
                    │  严密观察病情变化，如见高热、神昏谵语或面色苍白、四肢厥冷、汗出脉
                    └─ 微等危候，应及时报告医生采取紧急抢救措施

                    ┌─ 保持室内温、湿度适宜，卧床休息，注意防寒保暖。取半卧位，以利恶露排
                    │  出。发热恶风时避免直接吹风，衣被适中
                    │
                    ├─ 饮食宜清淡，多饮清凉饮料，如果汁、西瓜汁、温开水等；忌食油腻温燥食物
              外     │
              感  ───┼─ 服药后适宜多饮热开水、热汤、热粥，以助微汗，祛邪外出
              型     │
                    ├─ 中药汤剂宜热服。若药后无汗，再服生姜红糖汤，以助汗出。汗后及时更衣，
  辨                 │  防止受凉
  证                 │
  （                 ├─ 加强情志护理，保持心情舒畅
  症  ───────────────┤
  ）                 └─ 可针刺风池、大椎、曲池、外关、合谷等穴，用泻法
  护
  理                 ┌─ 保持室内安静、空气新鲜，阳光充足，温、湿度适宜。产后体虚，宜适当卧床
                    │  休息，应避免感受风寒，勿当风坐卧，衣被不可过厚
                    │
                    ├─ 产后保持心情舒畅，预防悲观、抑郁等不良情绪影响产后的康复
              血     │
              虚  ───┤  饮食宜选用高蛋白、高热量、高维生素、富含钙铁、易消化的食物，多食补养
              型     ├─ 之品，如乌鸡蒸阿胶、当归羊肉汤等
                    │
                    ├─ 忌油腻、辛辣动火刺激之品
                    │
                    └─ 针灸调护可选取关元、膈俞、三阴交等穴，用补法

              血     ┌─ 室内舒适，温、湿度适宜，注意休息、避风保暖；取半卧位，以利恶露排出
              瘀  ───┤
              型     └─ 饮食可选山楂茶。忌食生冷酸涩刺激食物
```

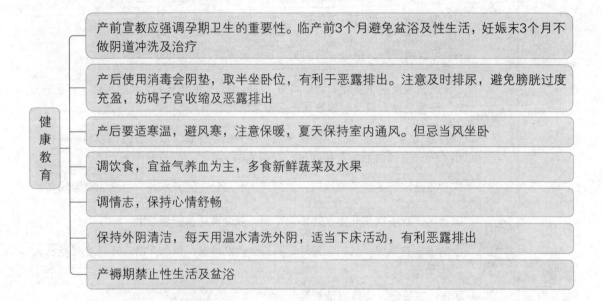

中药汤剂宜温服。恶露不畅，夹有瘀块，可给予益母草膏20ml开水冲服

调畅情志，忌急躁、恼怒，以免因气滞而加重血瘀

热敷或艾灸少腹部，以温经止痛

针灸调护可选取中极、次髎、地机等穴，用泻法或平补平泻法

四、健康教育

健康教育

产前宣教应强调孕期卫生的重要性。临产前3个月避免盆浴及性生活，妊娠末3个月不做阴道冲洗及治疗

产后使用消毒会阴垫，取半坐卧位，有利于恶露排出。注意及时排尿，避免膀胱过度充盈，妨碍子宫收缩及恶露排出

产后要适寒温，避风寒，注意保暖，夏天保持室内通风。但忌当风坐卧

调饮食，宜益气养血为主，多食新鲜蔬菜及水果

调情志，保持心情舒畅

保持外阴清洁，每天用温水清洗外阴，适当下床活动，有利恶露排出

产褥期禁止性生活及盆浴

第八节　产后恶露不绝

产后恶露不绝主要是因血热、气虚、血瘀、气血运行失常，或感染邪毒所致。以产后恶露持续3周以上，仍淋漓不尽为主要临床表现。病位在胞宫。子宫复旧不良，子宫轻度感染、胎盘、胎膜残留可以参照本病护理。

一、证候分型

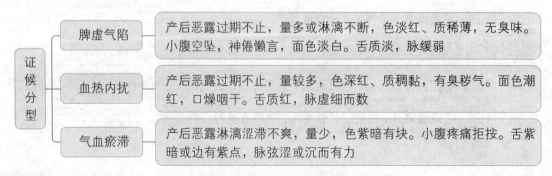

证候分型

脾虚气陷：产后恶露过期不止，量多或淋漓不断，色淡红、质稀薄，无臭味。小腹空坠，神倦懒言，面色淡白。舌质淡，脉缓弱

血热内扰：产后恶露过期不止，量较多，色深红、质稠黏，有臭秽气。面色潮红，口燥咽干。舌质红，脉虚细而数

气血瘀滞：产后恶露淋漓涩滞不爽，量少，色紫暗有块。小腹疼痛拒按。舌紫暗或边有紫点，脉弦涩或沉而有力

图解实用中医科临床护理

二、一般护理

1．病情观察

> 病情观察
> - 病情观察观察患者恶露的量、色、质、味等情况，根据恶露的性状辨别寒热虚实
> - 观察患者的面色、神情、汗出、二便、腹痛、体温、脉象、舌象等，如出现下腹痛剧、发热及阴道流出物增多、臭秽等应当及时报告医生协助诊断
> - 若出现大出血时，应做好输液、输血及刮宫手术的准备

2．饮食护理

> 饮食护理
> - 饮食宜营养丰富，尤其是高蛋白食物，有利于产褥期机体恢复
> - 忌食生冷及辛辣油腻之品

3．用药护理

> 用药护理
> - 严格遵医嘱按时、准确给药
> - 中药汤剂宜温服，药后观察恶露、腹痛改善情况
> - 血瘀者可在服中药汤剂后加服红糖水

4．生活起居护理

> 生活起居护理
> - 慎起居，避免感受风寒，夏天注意通风换气，冬天注意保暖
> - 加强早期妊娠检查及妊娠期营养调护，提倡住院分娩
> - 产后注意适当休息，注意产褥卫生。污染的衣被要及时更换，保持外阴清洁，勤换消毒卫生垫，内裤要勤洗勤换，日光下暴晒，严防邪毒内侵
> - 喂奶前、后要用温水清洗乳头，保持乳头清洁
> - 禁房事，忌盆浴，以防外邪入侵胞宫

5．情志护理

> 情志护理
> - 因恶露不绝易使患者产生思虑、抑郁等情绪，应鼓励患者倾诉，并耐心倾听
> - 多与患者交流，及时向患者解释有关疾病的知识及防护措施
> - 了解其生活起居、饮食、睡眠、情志等情况，加强情志疏导

6. 并发症护理

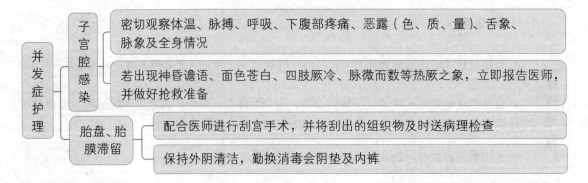

并发症护理
- 子宫腔感染
  - 密切观察体温、脉搏、呼吸、下腹部疼痛、恶露（色、质、量）、舌象、脉象及全身情况
  - 若出现神昏谵语、面色苍白、四肢厥冷、脉微而数等热厥之象，立即报告医师，并做好抢救准备
- 胎盘、胎膜滞留
  - 配合医师进行刮宫手术，并将刮出的组织物及时送病理检查
  - 保持外阴清洁，勤换消毒会阴垫及内裤

三、辨证（症）护理

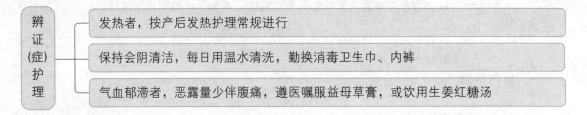

辨证（症）护理
- 发热者，按产后发热护理常规进行
- 保持会阴清洁，每日用温水清洗，勤换消毒卫生巾、内裤
- 气血郁滞者，恶露量少伴腹痛，遵医嘱服益母草膏，或饮用生姜红糖汤

四、健康教育

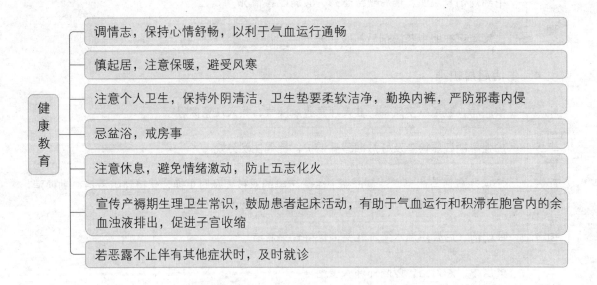

健康教育
- 调情志，保持心情舒畅，以利于气血运行通畅
- 慎起居，注意保暖，避受风寒
- 注意个人卫生，保持外阴清洁，卫生垫要柔软洁净，勤换内裤，严防邪毒内侵
- 忌盆浴，戒房事
- 注意休息，避免情绪激动，防止五志化火
- 宣传产褥期生理卫生常识，鼓励患者起床活动，有助于气血运行和积滞在胞宫内的余血浊液排出，促进子宫收缩
- 若恶露不止伴有其他症状时，及时就诊

第五章

中医儿科常见病证护理

第一节　肺炎喘嗽

　　肺炎喘嗽是小儿时期常见的肺系疾病之一，临床以发热、咳嗽、痰壅、气急、鼻扇为主要症状，重者可见张口抬肩、呼吸困难、面色苍白、口唇青紫等症。"热、咳、痰、喘"是肺炎喘嗽的典型症状。本病一年四季均可发生，尤以冬、春两季为多。好发于婴幼儿，年龄越小，发病率越高，病情越重。本病如果治疗及时得当，通常预后良好。西医学中的小儿肺炎等可以参照本证治疗护理。

一、证候分型

证候分型		
	风寒闭肺	恶寒发热，无汗，呛咳不爽，呼吸气急，痰白而稀，口不渴，咽不红。舌质不红，舌苔薄白或白腻，脉浮紧，指纹浮红
	风热闭肺	发热恶风，咳嗽气急，痰多，痰黏稠或黄，口渴咽红。舌红，苔薄白或黄，脉浮数
		重症则见高热烦躁，咳嗽微喘，气急鼻扇，喉中痰响，面色赤红，便干尿黄。舌红苔黄，脉滑数，指纹紫滞
	痰热闭肺	发热烦躁，咳嗽喘促，呼吸困难，气急鼻扇，喉间痰鸣，口唇发绀，面赤唇红，胸闷胀满。泛吐痰。舌质红，舌苔黄，脉象弦滑
	毒热闭肺	高热持续，咳嗽剧烈，气急鼻扇，甚致喘憋，涕泪具无，鼻孔干燥如烟煤，面赤唇红，烦躁口渴，溲赤便秘，舌红而干，舌苔黄腻，脉滑数
	阴虚肺热	病程较长，低热盗汗，干咳无痰，面色潮红。舌质红少津，舌苔花剥，苔少或无苔，脉细数
	肺脾气虚	低热起伏不定，面色少华，动则汗出，咳嗽无力，纳差便溏，神疲乏力。舌质偏淡，舌苔薄白，脉细无力

二、一般护理

1. 病情观察

病情观察	观察体温、呼吸、咳嗽、痰喘、腹部胀气、神色、汗出、二便和重症患儿的生命体征
	出现面色灰暗、烦躁不安、肢冷汗出、呼吸急促、脉细微时，应报告医师，并配合处理
	出现体温骤降或超高热，心率超过140次/分或间歇脉时，应报告医师，并配合处理

2. 饮食护理

饮食护理	风寒闭肺、风热闭肺、痰热闭肺、毒热闭肺者	饮食宜清淡易消化的半流质饮食
	阴虚肺热者	指导患儿多饮水，可食用牛奶、鸡蛋、瘦肉、鱼类及蔬菜
	肺脾气虚者	饮食可食用牛奶、鸡蛋、瘦肉、鱼类及蔬菜，脾虚大便稀溏者可食山药、大枣等温补食物，肺虚不足者可食梨汁、橘子汁以助养肺生津止渴

3. 用药护理

用药护理	风寒闭肺者，中药宜温服或频服，药后可给予热粥、热汤以助药性，使微汗出
	风热和痰热闭肺者，中药宜温凉频服
	使用抗生素治疗时，根据医嘱用足够药量。应用前详细寻问有无过敏史及其他过敏情况，提供医师参考，用药前需做过敏试验。用药过程中认真观察和了解其反应
	使用退热及镇静剂要根据医嘱、体重用药。体温在38.5℃以下不宜使用退热剂

4. 生活起居护理

生活起居护理	保持良好、安静的休养环境，室内空气新鲜，避免烟尘刺激，温度18～22℃，湿度55%～60%。尽量使患儿安静，以减少氧的消耗
	穿衣盖被适中，不宜过暖。及时更换汗湿的衣服，防止复感
	感冒流行期间勿去公共场所，防止感受外邪
	遵医嘱使用药物降温，出汗较多时，要及时补充水分，防止发生虚脱

5. 情志护理

情志护理	多与患儿交流、接触，减轻患儿不安情绪，避免不良刺激
	鼓励年长患儿表达内心感受，针对性给予心理支持
	指导家长掌握排解不良情绪的方法，如音乐疗法、谈心释放法、转移法等

三、辨证（症）护理

辨证（症）护理

风寒闭肺

- 避风寒，注意为患儿保暖，避免直接吹风，并注意卧床休息
- 恶寒严重者，可用热水袋保暖，尤应注意背部的保暖。发热可用温开水擦身，亦可针刺大椎、曲池等穴，切忌大汗，禁用冷敷法
- 饮食宜清淡，易于消化的半流质为宜，忌食生冷油腻、辛辣之品

风热闭肺

- 室温宜凉爽，高热时多饮水，供给足量液体，每4小时测量体温1次
- 咳剧时可以用金银花、枇杷叶泡水频饮，痰多黏稠，不易排出时雾化吸入，亦可以用雪梨炖冰糖饮之，以清热化痰，或用中药生麻黄、杏仁、薄荷煎水后做蒸汽吸入，约20分钟后，再做体位引流，促进痰液排出
- 饮食宜清淡，易于消化，忌食辛辣、油腻之品，以防助热生痰

痰热闭肺

- 壮热烦躁者，可使用退热剂，必要时针刺十宣放血，亦可用青蒿酊擦浴
- 痰多者，可以用川贝粉、冰糖置生梨中炖服。呼吸困难、气急鼻扇、口唇发绀的患儿，应立即给予氧气吸入，保持呼吸道通畅，定时变换体位，拍击背部，促进痰液排出
- 饮食以清淡为宜，可给豆浆、牛奶、藕粉、果汁及荸荠汁等

毒热闭肺

- 体温在39℃以上者，给冰敷、酒精浴、温水浴等，30分钟后测量体温并记录，亦可针刺大椎、风池穴或点刺放血，同时应注意水分的补充，可以太子参、鲜芦根煎水代茶频服
- 保持大便通畅。便秘者可以用番泻叶3~5g泡水代茶饮，或用开塞露润导，或用生大黄泡水以通腑泄热
- 绝对卧床休息，密切观察体温情况，注意口腔护理，可用金银花、甘草煎水，凉后漱口，每天2~3次。发生严重的气急喘鸣时，应取半坐位并吸氧，并用生麻黄煎水频服

阴虚肺热

- 盗汗多者，可以用干毛巾擦干，并及时更换内衣，避免受凉
- 干咳可用百部、百合、杏仁、麦冬煎水频饮，潮热可用青蒿或地骨皮煎水饮，以滋阴退热
- 配合食疗，常食百合粥、贝母粥、山药莲子粥、杏仁饮等进行调补，多食新鲜蔬菜和水果，忌用煎炸坚硬之品

肺脾气虚

- 低热患儿应多休息，避免活动量过大；自汗患儿可以用黄芪、浮小麦、麻黄根泡水频饮
- 咳甚患儿可用黄芪、紫菀、款冬花泡水频饮；便溏患儿可热敷腹部，或常食芡实粥
- 饮食宜清淡、易消化软食，常食人参粥、黄芪粥、山药粥、竹沥粥、白芥子粥等

四、健康教育

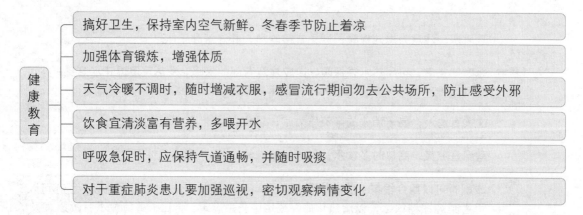

健康教育
- 搞好卫生，保持室内空气新鲜。冬春季节防止着凉
- 加强体育锻炼，增强体质
- 天气冷暖不调时，随时增减衣服，感冒流行期间勿去公共场所，防止感受外邪
- 饮食宜清淡富有营养，多喂开水
- 呼吸急促时，应保持气道通畅，并随时吸痰
- 对于重症肺炎患儿要加强巡视，密切观察病情变化

第二节　哮　喘

　　哮喘是小儿时期的常见肺系疾病，是一种反复发作的痰鸣气喘疾病。哮指声响言，喘指气息言，哮必兼喘，故通称哮喘。临床以发作时喘促气急，喉间痰鸣，呼气延长，严重者以不能平卧、呼吸困难、张口抬肩、摇身撷肚、唇口青紫为特征。常在清晨或夜间发作或加剧。本病有明显的遗传倾向，初发年龄以1～6岁多见。西医学中的喘息性支气管炎、支气管哮喘等皆可参照本证治疗护理。

一、证候分型

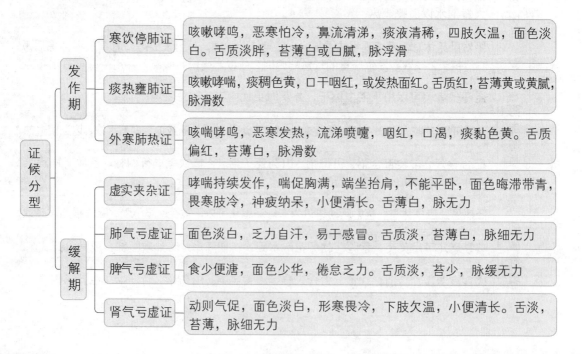

证候分型
- 发作期
  - 寒饮停肺证：咳嗽哮鸣，恶寒怕冷，鼻流清涕，痰液清稀，四肢欠温，面色淡白。舌质淡胖，苔薄白或白腻，脉浮滑
  - 痰热壅肺证：咳嗽哮喘，痰稠色黄，口干咽红，或发热面红。舌质红，苔薄黄或黄腻，脉滑数
  - 外寒肺热证：咳喘哮鸣，恶寒发热，流涕喷嚏，咽红，口渴，痰黏色黄。舌质偏红，苔薄白，脉滑数
- 缓解期
  - 虚实夹杂证：哮喘持续发作，喘促胸满，端坐抬肩，不能平卧，面色晦滞带青，畏寒肢冷，神疲纳呆，小便清长。舌薄白，脉无力
  - 肺气亏虚证：面色淡白，乏力自汗，易于感冒。舌质淡，苔薄白，脉细无力
  - 脾气亏虚证：食少便溏，面色少华，倦怠乏力。舌质淡，苔少，脉缓无力
  - 肾气亏虚证：动则气促，面色淡白，形寒畏冷，下肢欠温，小便清长。舌淡，苔薄，脉细无力

图解实用中医科临床护理

二、一般护理

1. 病情观察

病情观察

- 密切观察哮喘发作的时间及特点、咳痰难易、痰色、痰量、神志、面色、汗出、体温、舌脉及哮喘发作与季节、气候、饮食和精神等因素的关系，以及伴随症状
- 突然出现呼吸急促，张口抬肩，胸部满闷，不能平卧时，立即报告医师，配合处理
- 哮喘持续发作、汗出肢冷、面青唇紫、烦躁不安、神昏时，立即报告医师，并配合处理
- 夜间喘甚、咳稀泡沫痰、心悸尿少、水肿时，立即报告医师，配合处理
- 服用含麻黄的汤药后，心率明显增快，血压升高时，立即报告医师，配合处理
- 患者主诉鼻、咽、眼部发痒，咳嗽、流鼻涕等，报告医师，配合处理
- 出现痰热闭阻、喘息不止、咳痰不利、神志恍惚、烦躁不安、嗜睡时，立即报告医师配合处理

2. 饮食护理

饮食护理

寒饮停肺证	忌食生冷、寒性瓜果及冷饮
痰热壅肺证	痰多黄腻者，可多饮水或梨汁等
外寒肺热证	高热口渴患儿宜多饮水，避免汗出当风而复感外邪
虚实夹杂证	饮食宜清淡，忌食海腥、油腻食物，可食枇杷、橘子、梨、莲子、百合、大枣、核桃、蜂蜜等
肺气亏虚证	饮食宜温补。可食用百合汤、莲心汤、太子参大枣汤等
脾气亏虚证	可食用山药粥、黄芪粥等调理脾胃，饮食不宜过硬、过饱、过冷，忌甜腻、厚味食物
肾气亏虚证	饮食可增加补肾的食物，如黑芝麻、核桃肉等

3. 用药护理

用药护理

- 中药汤剂一般宜温服，寒哮宜热服
- 哮喘发作有规律者，可在发作前1~2小时服药以缓解症状，服药后观察其效果和不良反应
- 对喘证患儿慎用镇静药

第五章　中医儿科常见病证护理　　　199

4．生活起居护理

生活起居护理
- 居室宜空气流通、阳光充足。冬季要保暖，夏季要凉爽通风。避免接触特殊气味
- 饮食宜清淡而富有营养，忌进生冷油腻、辛辣以及海鲜鱼虾等可能引起过敏的食物
- 注意呼吸、心率、脉象变化，防止哮喘大发作的发生

5．情志护理

情志护理
- 患儿哮喘发作、烦躁不安时给予心理支持和安慰，消除紧张和恐惧心理，避免情绪波动
- 帮助患儿树立战胜疾病的信心

6．并发症护理

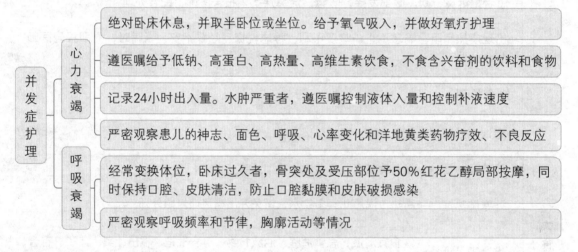

并发症护理

心力衰竭
- 绝对卧床休息，并取半卧位或坐位。给予氧气吸入，并做好氧疗护理
- 遵医嘱给予低钠、高蛋白、高热量、高维生素饮食，不食含兴奋剂的饮料和食物
- 记录24小时出入量。水肿严重者，遵医嘱控制液体入量和控制补液速度
- 严密观察患儿的神志、面色、呼吸、心率变化和洋地黄类药物疗效、不良反应

呼吸衰竭
- 经常变换体位，卧床过久者，骨突处及受压部位予50%红花乙醇局部按摩，同时保持口腔、皮肤清洁，防止口腔黏膜和皮肤破损感染
- 严密观察呼吸频率和节律，胸廓活动等情况

三、辨证（症）护理

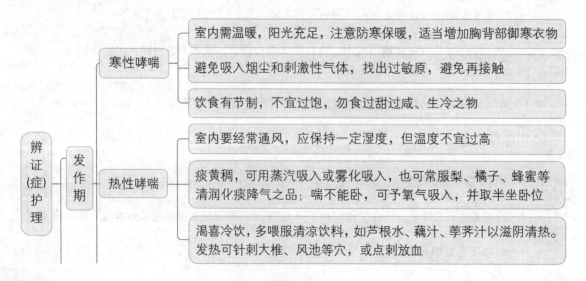

辨证(症)护理

发作期

寒性哮喘
- 室内需温暖，阳光充足，注意防寒保暖，适当增加胸背部御寒衣物
- 避免吸入烟尘和刺激性气体，找出过敏原，避免再接触
- 饮食有节制，不宜过饱，勿食过甜过咸、生冷之物

热性哮喘
- 室内要经常通风，应保持一定湿度，但温度不宜过高
- 痰黄稠，可用蒸汽吸入或雾化吸入，也可常服梨、橘子、蜂蜜等清润化痰降气之品；喘不能卧，可予氧气吸入，并取半坐卧位
- 渴喜冷饮，多喂服清凉饮料，如芦根水、藕汁、荸荠汁以滋阴清热。发热可针刺大椎、风池等穴，或点刺放血

```
                    ┌─ 嘱患儿定时做深呼吸，同时可协助翻身并行胸、背部叩击，以促进排痰。
              外寒  │
              内热  ├─ 鼓励患儿多饮水及所喜爱的饮料，如梨汁、鲜藕汁，也可给芦根、麦冬适
                    │  量，煮后饮之，以滋阴生津止渴
                    └─ 大便干结者保持大便通畅，多食纤维素多的新鲜蔬菜水果

                    ┌─ 室内保持安静、舒适，阳光充足，冬暖夏凉。避免异味刺激引起哮喘发作
              肺实  │
              肾虚  ├─ 哮喘发作时保持患儿舒适体位，常取坐位或半坐卧位
                    │
                    └─ 痰液不能排出者，可用中药雾化吸入，以稀释痰液，便于排出；咳痰无力者，
                       给予吸痰，吸痰后给饮少量温开水，以减轻咽中不适；咳嗽气促严重者，可
                       给予低流量吸氧

              肺脾  ┌─ 起居有常，加强身体锻炼，衣着寒暖应适宜，避风寒，防止寒邪乘虚而入
              气虚  │
                    └─ 饮食宜清淡可口、营养适当，用沙参、百合、山药、薏苡仁、扁豆等做粥
                       食用，有益肺健脾化痰之功效

                    ┌─ 保持室内空气新鲜、温暖，避免风寒
      缓解期        │
                    ├─ 卧床休息为主，配合做呼吸保健操，也可选用气海、关元、肾俞、命门、三
              脾肾  │  阴交等穴针刺或艾灸
              阳虚  │
                    ├─ 适当户外活动，多接触新鲜空气和阳光，增强体质，减少发作
                    │
                    └─ 饮食宜低盐、高维生素、清淡，避免鱼、虾类食品，以免诱发哮喘。可用
                       山药、扁豆、桑葚、核桃、莲子、黑木耳等做羹粥食用

                    ┌─ 保持室内空气新鲜，避免异物刺激，温、湿度适宜
              肺肾  │
              阴虚  ├─ 教会患儿有效咳痰的方法，具体方法是让患儿取坐位或半坐卧位，先进行几
                    │  次深呼吸，然后再深吸气后保持张口，用力进行两次短促的咳嗽，将痰从深
                    │  部咳出
                    │
                    └─ 鼓励患儿多饮水，以降低分泌物的黏稠度，咳嗽无力时，可给予吸痰
```

四、健康教育

健康教育

重视预防，积极治疗和清除感染病灶，避免各种诱发因素，如吸烟、漆味、冰冷饮料、气候突变等

注意气候影响，做好防寒保暖工作，冬季外出防止受寒。尤其气候转变或换季时，要预防外感诱发哮喘

发病季节，避免活动过度和情绪激动，以防诱发哮喘。注意心率、脉象变化，防止哮喘大发作

加强自我管理教育，将防治知识教给患儿及家属，调动他们的抗病积极性，鼓励患儿参加日常活动和体育锻炼以增强体质。居室宜空气流通，阳光充足。冬季要保暖，夏季要凉爽通风。避免接触特殊气味

饮食宜清淡而富有营养，忌进生冷油腻、辛辣酸甜以及海鲜鱼虾等可能引起过敏的食物

第三节　小儿泄泻

　　小儿泄泻是指因脾胃功能失调所致，以大便次数明显增多，粪质稀薄，或如水样为主要临床表现的病证。本病为小儿最常见的疾病之一，发病年龄以 2 岁以下婴幼儿最多见，年龄越小，发病率越高，发病季节以夏秋多见。本病临床有轻症、重症之分。轻症者泻下次数不多，预后良好。重症者过度下泄，若失治误治，易生变证，急则导致气阴两伤，甚至阴竭阳脱而危及生命，或泄泻脾虚肝旺生风，发展为慢惊风；缓则导致疳证、小儿营养不良、生长发育迟缓、五迟、五软等缠绵难愈的病证。

　　西医学中的消化不良、小儿肠炎、秋季腹泻、肠功能紊乱等，出现泄泻症状者，可以参照本节辨证施护。

一、证候分型

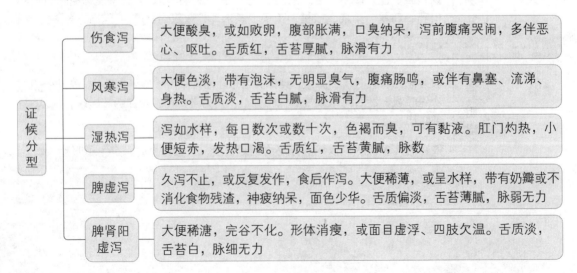

证候分型

伤食泻：大便酸臭，或如败卵，腹部胀满，口臭纳呆，泻前腹痛哭闹，多伴恶心、呕吐。舌质红，舌苔厚腻，脉滑有力

风寒泻：大便色淡，带有泡沫，无明显臭气，腹痛肠鸣，或伴有鼻塞、流涕、身热。舌质淡，舌苔白腻，脉滑有力

湿热泻：泻如水样，每日数次或数十次，色褐而臭，可有黏液。肛门灼热，小便短赤，发热口渴。舌质红，舌苔黄腻，脉数

脾虚泻：久泻不止，或反复发作，食后作泻。大便稀薄，或呈水样，带有奶瓣或不消化食物残渣，神疲纳呆，面色少华。舌质偏淡，舌苔薄腻，脉弱无力

脾肾阳虚泻：大便稀溏，完谷不化。形体消瘦，或面目虚浮、四肢欠温。舌质淡，舌苔白，脉细无力

二、一般护理

1. 病情观察

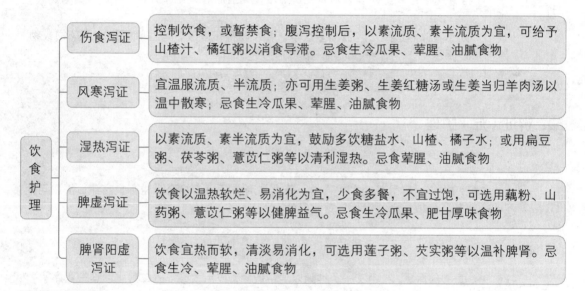

病情观察
- 观察排便的次数、色、质、量、气味
- 患儿的体温、精神、哭声、指纹、腹痛、腹胀等变化
- 出现腹泻严重、尿少、皮肤干瘪及眼眶、囟门凹陷时，应报告医师，并配合处理
- 出现面色苍白、四肢厥冷、冷汗时出、便如稀水、脉微细时，应报告医师，并配合处理

2. 饮食护理

饮食护理

伤食泻证	控制饮食，或暂禁食；腹泻控制后，以素流质、素半流质为宜，可给予山楂汁、橘红粥以消食导滞。忌食生冷瓜果、荤腥、油腻食物
风寒泻证	宜温服流质、半流质；亦可用生姜粥、生姜红糖汤或生姜当归羊肉汤以温中散寒；忌食生冷瓜果、荤腥、油腻食物
湿热泻证	以素流质、素半流质为宜，鼓励多饮糖盐水、山楂、橘子水；或用扁豆粥、茯苓粥、薏苡仁粥等以清利湿热。忌食荤腥、油腻食物
脾虚泻证	饮食以温热软烂、易消化为宜，少食多餐，不宜过饱，可选用藕粉、山药粥、薏苡仁粥等以健脾益气。忌食生冷瓜果、肥甘厚味食物
脾肾阳虚泻证	饮食宜热而软，清淡易消化，可选用莲子粥、芡实粥等以温补脾肾。忌食生冷、荤腥、油腻食物

3. 用药护理

按时按量服用中药汤剂，注意观察用药后症状缓解情况。风寒泻者汤药宜偏热服；脾虚泻、寒湿泻者汤药宜热服；阴竭阳脱者汤药宜热服、频服。

4. 生活起居护理

生活起居护理
- 适当控制饮食，减轻脾胃负担。对吐泻严重及伤食泄泻患儿暂时禁食，以后随着病情好转，逐渐增加饮食量。忌食油腻、生冷及不易消化的食物
- 保持皮肤清洁干燥，勤换尿布。每次大便后，要用温水清洗臀部，并扑上爽身粉，防止发生红臀
- 密切观察病情变化，及早发现泄泻变证

5. 情志护理

　　加强巡视，多关心、安抚患儿，消除紧张情绪，腹痛时应多与其交流，分散注意力，以减轻疼痛，对患儿进行各项护理操作时，应当做好解释，尽量减少患儿的痛苦和恐惧。

6. 并发症护理

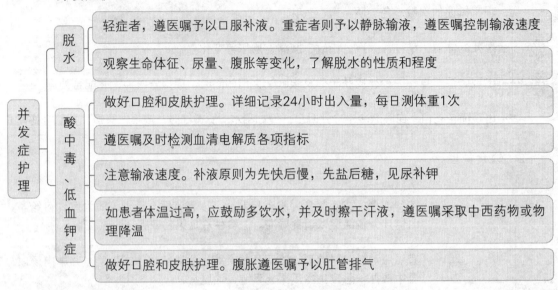

并发症护理	脱水	轻症者，遵医嘱予以口服补液。重症者则予以静脉输液，遵医嘱控制输液速度
		观察生命体征、尿量、腹胀等变化，了解脱水的性质和程度
	酸中毒、低血钾症	做好口腔和皮肤护理。详细记录24小时出入量，每日测体重1次
		遵医嘱及时检测血清电解质各项指标
		注意输液速度。补液原则为先快后慢，先盐后糖，见尿补钾
		如患者体温过高，应鼓励多饮水，并及时擦干汗液，遵医嘱采取中西药物或物理降温
		做好口腔和皮肤护理。腹胀遵医嘱予以肛管排气

三、辨证（症）护理

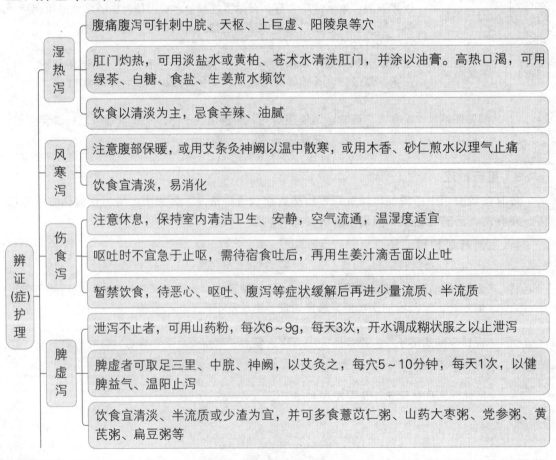

辨证（症）护理	湿热泻	腹痛腹泻可针刺中脘、天枢、上巨虚、阳陵泉等穴
		肛门灼热，可用淡盐水或黄柏、苍术水清洗肛门，并涂以油膏。高热口渴，可用绿茶、白糖、食盐、生姜煎水频饮
		饮食以清淡为主，忌食辛辣、油腻
	风寒泻	注意腹部保暖，或用艾条灸神阙以温中散寒，或用木香、砂仁煎水以理气止痛
		饮食宜清淡，易消化
	伤食泻	注意休息，保持室内清洁卫生、安静，空气流通，温湿度适宜
		呕吐时不宜急于止呕，需待宿食吐后，再用生姜汁滴舌面以止吐
		暂禁饮食，待恶心、呕吐、腹泻等症状缓解后再进少量流质、半流质
	脾虚泻	泄泻不止者，可用山药粉，每次6~9g，每天3次，开水调成糊状服之以止泄泻
		脾虚者可取足三里、中脘、神阙，以艾灸之，每穴5~10分钟，每天1次，以健脾益气、温阳止泻
		饮食宜清淡、半流质或少渣为宜，并可多食薏苡仁粥、山药大枣粥、党参粥、黄芪粥、扁豆粥等

	久泻不止，可用暖脐膏贴脐部，也可针刺脾俞、中脘、天枢、足三里等穴
脾肾阳虚泻	大便清稀，可用干姜煎水热饮，或用淮山菊研粉，每次3~9g，开水调服，每天3~4次。以温中散寒
	平时注意休息，应防寒保暖，尤其要做好腹部与腰骶部的保暖，以避免风寒侵袭

四、健康教育

	注意饮食卫生，食品应新鲜、清洁，不吃变质食品，不要暴饮、暴食。饭前、便后要洗手，餐具要卫生
健康教育	提倡母乳喂养，不宜在夏季及小儿有病时断奶，遵守添加辅食的原则，注意科学喂养
	加强户外活动，注意气候变化，防止感受外邪，避免腹部受凉
	适当控制饮食，减轻脾胃负担。对吐泻严重及伤食泄泻患儿暂时禁食，以后随着病情好转，逐渐增加饮食量。忌食油腻、生冷及不易消化的食物
	保持皮肤清洁干燥，勤换尿布。每次大便后，要用温水清洗臀部，并扑上爽身粉，防止发生红臀
	密切观察病情变化，及早发现泄泻变证

第四节　小儿呕吐

　　呕吐是因胃失和降、胃气上逆所致，以胃内容物从口吐出为主要临床表现，是小儿病常见症状之一。病位在胃，涉及肝、脾。急性胃炎、幽门或贲门痉挛、胆囊炎、肝炎、胰腺炎等出现呕吐时，可以参照本病护理。

一、证候分型

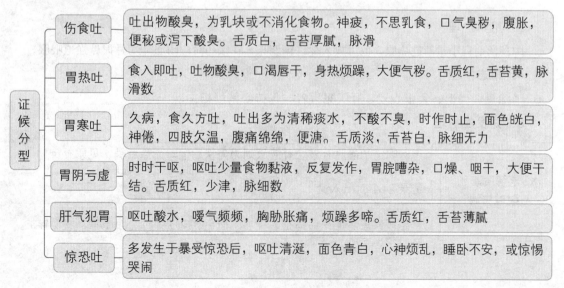

	伤食吐	吐出物酸臭，为乳块或不消化食物。神疲，不思乳食，口气臭秽，腹胀，便秘或泻下酸臭。舌质白，舌苔厚腻，脉滑
证候分型	胃热吐	食入即吐，吐物酸臭，口渴唇干，身热烦躁，大便气秽。舌质红，舌苔黄，脉滑数
	胃寒吐	久病，食久方吐，吐出多为清稀痰水，不酸不臭，时作时止，面色㿠白，神倦，四肢欠温，腹痛绵绵，便溏。舌质淡，舌苔白，脉细无力
	胃阴亏虚	时时干呕，呕吐少量食物黏液，反复发作，胃脘嘈杂，口燥、咽干，大便干结。舌质红，少津，脉细数
	肝气犯胃	呕吐酸水，嗳气频频，胸胁胀痛，烦躁多啼。舌质红，舌苔薄腻
	惊恐吐	多发生于暴受惊恐后，呕吐清涎，面色青白，心神烦乱，睡卧不安，或惊惕哭闹

二、一般护理

1. 病情观察

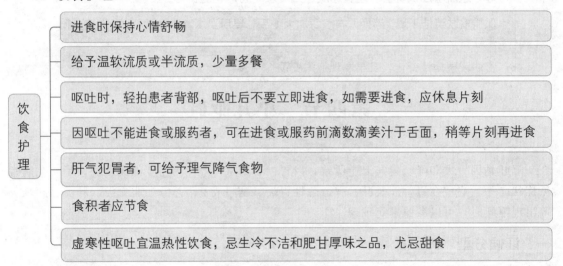

病情观察

- 观察和记录呕吐物内容、颜色、气味、次数和时间等
- 呕吐剧烈、量多，伴见皮肤干皱、眼眶下陷、舌质光红时，报告医师，配合处理
- 呕吐呈喷射状，伴剧烈头痛、项强、神志不清时，报告医师，并配合处理
- 呕吐物中带咖啡渣样物或鲜血时，报告医师，并配合处理
- 呕吐频繁，不断加重或呕吐物腥臭，伴有腹胀痛、拒按，无大便及矢气时，报告医师，配合处理
- 呕吐频作、头昏头痛、烦躁不安、嗜睡、呼吸深大时，报告医师，配合处理

2. 饮食护理

饮食护理

- 进食时保持心情舒畅
- 给予温软流质或半流质，少量多餐
- 呕吐时，轻拍患者背部，呕吐后不要立即进食，如需要进食，应休息片刻
- 因呕吐不能进食或服药者，可在进食或服药前滴数滴姜汁于舌面，稍等片刻再进食
- 肝气犯胃者，可给予理气降气食物
- 食积者应节食
- 虚寒性呕吐宜温热性饮食，忌生冷不洁和肥甘厚味之品，尤忌甜食

3. 用药护理

中药汤剂宜小量渐进热服，也可放入少许糖调味，在喂药时应耐心，切忌捏鼻强迫喂服。

4. 情志护理

消除患者恐惧、紧张心理，肝气犯胃者，保持心情舒畅。

5. 并发症护理

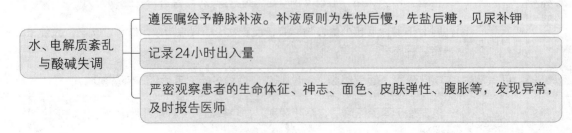

水、电解质紊乱与酸碱失调

- 遵医嘱给予静脉补液。补液原则为先快后慢，先盐后糖，见尿补钾
- 记录24小时出入量
- 严密观察患者的生命体征、神志、面色、皮肤弹性、腹胀等，发现异常，及时报告医师

三、辨证（症）护理

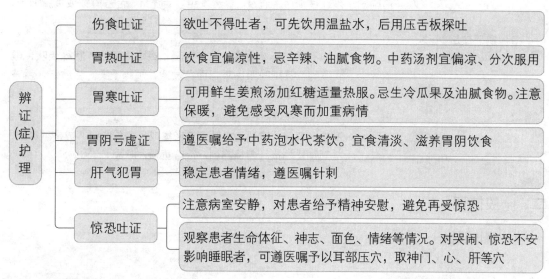

辨证(症)护理	伤食吐证	欲吐不得吐者，可先饮用温盐水，后用压舌板探吐
	胃热吐证	饮食宜偏凉性，忌辛辣、油腻食物。中药汤剂宜偏凉、分次服用
	胃寒吐证	可用鲜生姜煎汤加红糖适量热服。忌生冷瓜果及油腻食物。注意保暖，避免感受风寒而加重病情
	胃阴亏虚证	遵医嘱给予中药泡水代茶饮。宜食清淡、滋养胃阴饮食
	肝气犯胃	稳定患者情绪，遵医嘱针刺
	惊恐吐证	注意病室安静，对患者给予精神安慰，避免再受惊恐
		观察患者生命体征、神志、面色、情绪等情况。对哭闹、惊恐不安影响睡眠者，可遵医嘱予以耳部压穴，取神门、心、肝等穴

四、健康教育

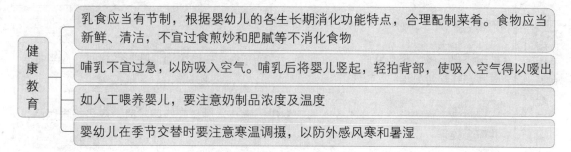

健康教育	乳食应当有节制，根据婴幼儿的各生长期消化功能特点，合理配制菜肴。食物应当新鲜、清洁，不宜过食煎炒和肥腻等不消化食物
	哺乳不宜过急，以防吸入空气。哺乳后将婴儿竖起，轻拍背部，使吸入空气得以嗳出
	如人工喂养婴儿，要注意奶制品浓度及温度
	婴幼儿在季节交替时要注意寒温调摄，以防外感风寒和暑湿

第五节　麻　疹

麻疹是因感受麻疹疫毒所致，以发热、咳嗽、泪水汪汪、唇内颊黏膜出现"麻疹黏膜斑"及满身布发红疹为主要临床表现。病位在肺、脾。西医学的麻疹为乙类传染病，可以参照本病护理。

一、证候分型

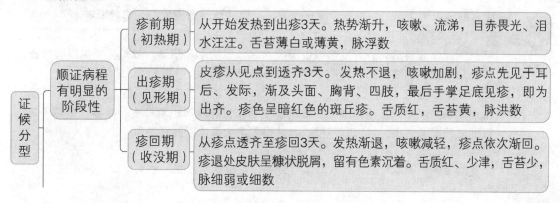

证候分型	顺证病程有明显的阶段性	疹前期（初热期）	从开始发热到出疹3天。热势渐升，咳嗽、流涕，目赤畏光、泪水汪汪。舌苔薄白或薄黄，脉浮数
		出疹期（见形期）	皮疹从见点到透齐3天。发热不退，咳嗽加剧，疹点先见于耳后、发际，渐及头面、胸背、四肢，最后手掌足底见疹，即为出齐。疹色呈暗红色的斑丘疹。舌质红，舌苔黄，脉洪数
		疹回期（收没期）	从疹点透齐至疹回3天。发热渐退，咳嗽减轻，疹点依次渐回。疹退处皮肤呈糠状脱屑，留有色素沉着。舌质红、少津，舌苔少，脉细弱或细数

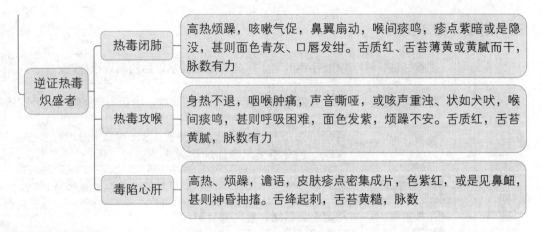

逆证热毒炽盛者	热毒闭肺	高热烦躁，咳嗽气促，鼻翼扇动，喉间痰鸣，疹点紫暗或是隐没，甚则面色青灰、口唇发绀。舌质红、舌苔薄黄或黄腻而干，脉数有力
	热毒攻喉	身热不退，咽喉肿痛，声音嘶哑，或咳声重浊、状如犬吠，喉间痰鸣，甚则呼吸困难，面色发紫，烦躁不安。舌质红，舌苔黄腻，脉数有力
	毒陷心肝	高热、烦躁，谵语，皮肤疹点密集成片，色紫红，或是见鼻衄，甚则神昏抽搐。舌绛起刺，舌苔黄糙，脉数

二、一般护理

1. 病情观察

病情观察	观察麻疹各期的发热、咳嗽、神志、哭声、出汗等情况
	麻疹透发顺序、分布、色泽等变化
	出现疹出不畅、疹色紫暗、身热骤降、面色苍白、四肢欠温、呼吸微弱时，应当报告医师，并配合处理
	出现咳嗽音如犬吠、烦躁不安、唇甲发绀、喉头水肿、呼吸困难时，应当报告医师，并配合处理
	出现高热不退、神昏谵语、呕吐抽搐、气促鼻扇、喉间痰鸣时，应报告医师，并配合处理

2. 饮食护理

饮食护理	饮食以流质、半流质为宜，并多进水分，以补充高热时体液的消耗，必要时补液
	忌食酸涩收敛之品，以免影响麻疹透发，忌食油腻、鱼腥发物、辛辣厚味
	初热期饮食宜温热，兼有发热或口渴欲饮者，多饮水及热汤，或予芫荽粥以利排毒透疹，忌辛辣、生冷，如果骤用寒冷，易导致麻毒内伏
	出疹期忌油腻辛辣及不易消化的食物，皮疹未出齐者可进食虾皮、芫荽、葡萄干等，以助皮疹顺利透出，或选鲜芦根、鲜茅根煎水代茶饮以助汗透疹
	恢复期宜多食养阴食品，如木耳、百合等，避免饮食过量，不可纵口，忌荤腥浓味

3．用药护理

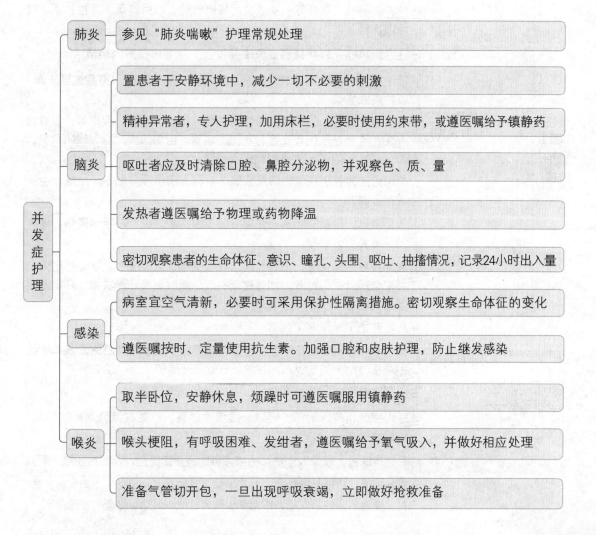

用药护理
- 中药汤剂宜浓煎，少量多次，频频喂服
- 麻疹初起用芦根煮汤或一味葱白浓煎，时时饮之，但得微汗即解
- 若患儿喉中痰多，可加服猴枣散等。在出疹期不可轻易使用退热药物，以免皮疹骤没，导致麻毒内陷
- 麻疹收没期、麻疹顺证一般可不服药，能日趋康复
- 若神志改变加用清开灵注射液静脉滴注，神昏者加服安宫牛黄丸，抽搐者加服紫雪丹等

4．情志护理

多与患儿接触，给予关心和鼓励。丰富患儿生活，避免恐惧心理的影响。

5．并发症护理

并发症护理
- 肺炎
  - 参见"肺炎喘嗽"护理常规处理
- 脑炎
  - 置患者于安静环境中，减少一切不必要的刺激
  - 精神异常者，专人护理，加用床栏，必要时使用约束带，或遵医嘱给予镇静药
  - 呕吐者应及时清除口腔、鼻腔分泌物，并观察色、质、量
  - 发热者遵医嘱给予物理或药物降温
  - 密切观察患者的生命体征、意识、瞳孔、头围、呕吐、抽搐情况，记录24小时出入量
- 感染
  - 病室宜空气清新，必要时可采用保护性隔离措施。密切观察生命体征的变化
  - 遵医嘱按时、定量使用抗生素。加强口腔和皮肤护理，防止继发感染
- 喉炎
  - 取半卧位，安静休息，烦躁时可遵医嘱服用镇静药
  - 喉头梗阻，有呼吸困难、发绀者，遵医嘱给予氧气吸入，并做好相应处理
  - 准备气管切开包，一旦出现呼吸衰竭，立即做好抢救准备

三、辨证（症）护理

辩证（症）护理
- 顺证
  - 邪犯肺卫（初热期）
    - 室温不宜过低，切忌当风，可点刺中冲放血，或针刺曲池、大椎、合谷泄热
    - 发热时忌用退热药及冷敷、擦浴等降温措施，以免闭邪于内。应当卧床保持遍身有微汗，以利透疹，不可随意揭被，以避免因受凉导致邪毒内陷逆证
    - 多食鱼汤、瘦肉汤、胡萝卜粥，以免角膜软化。忌食酸涩收敛食品，以免碍疹透发
  - 邪入肺胃（出疹期）
    - 体温过高时，可以用温湿毛巾敷头部，不宜急于退热，更忌用冰袋等退热。应卧床保持遍身有微汗，以利透疹，不可随意揭被以避免因受凉导致邪毒内陷逆证
    - 加强口腔护理，可用生理盐水或甘草金银花液漱口，每天3~4次。饭后应漱口，避免残留口中饭渣引起口腔感染
    - 饮食宜清淡，多饮水，在出疹期间，可以吃些透发的食物，如香菜、竹笋、蘑菇、鱼虾等以助透发。疹出透时可以用鲜藕、芦根、萝卜煎汤做饮料
  - 阴津耗伤（收没期）
    - 注意避风寒，以防外感或发生并发症。可下床在室内轻微活动
    - 疹退脱屑时皮肤瘙痒，应注意皮肤清洁，防止乱抓，不宜过早洗澡，以防皮肤感染
    - 饮食宜富营养，易消化，可以用牛奶、鸡蛋、猪肝、瘦肉等，多食沙参粥、百合莲子粥等及各种蔬菜、水果，但勿饮食过量，以防食复，忌食生冷、油腻、生硬粗糙等不易消化之品
    - 中医治法为养阴益气，清解余邪。中医方药用沙参麦冬汤加减。中药汤剂可温服
- 逆证
  - 邪毒闭肺
    - 气促鼻扇，应及时吸氧，注意呼吸节律次数，保持呼吸道通畅，随时清除口鼻腔分泌物
    - 密切观察生命体征，出现循环、呼吸衰竭，可喂服生脉饮或参附汤，并配合医师进行抢救。加强生活护理，随时更换汗湿衣被，汗出不要当风着凉
- 逆证
  - 邪毒攻喉
    - 室内避免干燥和烟尘刺激
    - 咽喉肿痛可用金银花等煎水含饮，喂药宜少量多次，避免呛咳。呼吸困难及时给予氧气吸入，并做好气管切开准备
    - 应严密观察呼吸及全身隋况，及时做好抢救准备
  - 邪陷心肝
    - 室内空气新鲜、清洁、舒适、温湿度适宜，避免对流风直接吹患儿，防风寒侵袭
    - 昏迷较深者，设专人守护，抽搐者可给适量镇静剂，及时给予氧气吸入
    - 高热不退，可给物理降温，以防抽筋。并配合针刺退热，常用大椎、天柱、曲池、合谷等穴位，或点刺少商穴放血以泄热，必要时给退热剂

四、健康教育

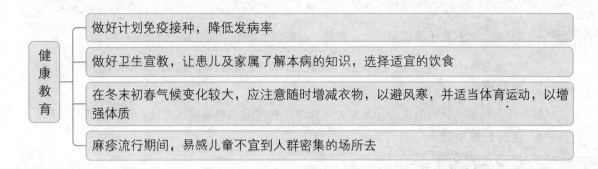

健康教育	做好计划免疫接种，降低发病率
	做好卫生宣教，让患儿及家属了解本病的知识，选择适宜的饮食
	在冬末初春气候变化较大，应注意随时增减衣物，以避风寒，并适当体育运动，以增强体质
	麻疹流行期间，易感儿童不宜到人群密集的场所去

第六节　水　痘

　　水痘是由水痘时邪（水痘—带状疱疹病毒）引起的一种传染性强的出疹性疾病，以发热，皮肤黏膜分批出现皮疹、丘疹、疱疹、结痂同时存在为主要特征。因其疱疹内含水液，形态椭圆，状如豆粒，因此中西医均称为水痘。本病一年四季均可发生，以冬、春两季发病率较高。任何年龄小儿皆可发病，90%为10岁以下小儿，以6~9岁儿童最为多见。西医学中的水痘与本病治疗护理相同。

一、证候分型

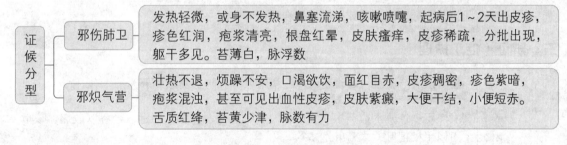

| 证候分型 | 邪伤肺卫 | 发热轻微，或身不发热，鼻塞流涕，咳嗽喷嚏，起病后1~2天出皮疹，疹色红润，疱浆清亮，根盘红晕，皮肤瘙痒，皮疹稀疏，分批出现，躯干多见。苔薄白，脉浮数 |
| | 邪炽气营 | 壮热不退，烦躁不安，口渴欲饮，面红目赤，皮疹稠密，疹色紫暗，疱浆混浊，甚至可见出血性皮疹，皮肤紫癜，大便干结，小便短赤。舌质红绛，苔黄少津，脉数有力 |

二、一般护理

1. 病情观察

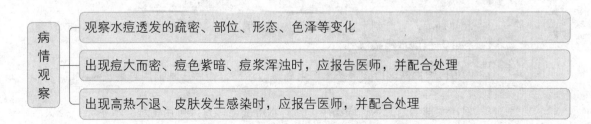

病情观察	观察水痘透发的疏密、部位、形态、色泽等变化
	出现痘大而密、痘色紫暗、痘浆浑浊时，应报告医师，并配合处理
	出现高热不退、皮肤发生感染时，应报告医师，并配合处理

2. 饮食护理

饮食护理	饮食清淡，给予易消化及营养丰富的流质及半流质，如绿豆汤、小米粥、面片等，宜多饮开水
	忌油腻、辛辣及不易消化食物，如姜、辣椒、鱼虾等刺激性食物及发物
	邪伤肺卫者可予金银花煎水代茶饮。水痘已出、发热尿赤者，选用薏苡仁红豆粥，以解毒祛湿

3. 用药护理

解表药应轻煎，服药后以微汗为宜。高热患儿使用退热剂后应注意汗出情况，防止虚脱。

4. 生活起居护理

生活起居护理	水痘具有传染性，患儿须行接触隔离
	居室温湿度适宜，保持皮肤清洁干燥，衣服宽大柔软，被褥整洁，以免造成患儿不适，增加痒感
	保持手的清洁，剪短指甲，婴幼儿可戴并指手套，以免抓伤皮肤，继发感染或留下瘢痕
	高热时宜卧床休息，鼓励多饮水，促使邪毒排泄
	加强口腔护理，保持口腔清洁

5. 情志护理

情志护理	医疗环境会使患儿产生恐惧心理，要耐心细致
	多与患儿沟通，解除其紧张情绪
	减少恐惧感，鼓励患儿及家长积极配合治疗

三、辨证（症）护理

辨证(症)护理	邪伤肺卫	室内宜清洁温暖，定时通风，注意避风寒，防止复感外邪
		发热可多饮开水或芦根水，必要时针刺风池、大椎、曲池、合谷以散热，咳嗽可以用枇杷叶、大青叶泡水饮
		加强皮肤护理，勤剪指甲，婴儿可将双手包裹，以防抓破水疱后引起感染
		保持衣被清洁干燥、柔软松适。出痘作痒可用蝉衣3~7枚，炙甘草3g，水煎服
	毒炽气营	壮热烦躁，可点刺十宣放血以泄热。口渴欲饮，给予大量的清凉饮料，或以麦冬、芦根泡水代茶饮
		做好口腔护理。口腔疱疹，可用珠黄散涂擦，饭后、睡前用野菊花液漱口
		保持眼部清洁卫生，眼结膜上常有水痘发出，每天可用生理盐水冲洗1~2次，并涂以抗生素眼膏

四、健康教育

健康教育	本病流行期间，易感儿童少去公共场所。易感儿童若接触水痘患儿后，应当观察3周，并立即给予水痘减毒活疫苗接种，可预防发病
	指导家长掌握水痘的护理方法、隔离消毒知识以及并发症的观察等。轻者可以在家进行隔离治疗，如有异常变化须及时就诊，以免延误病情
	患儿的被服和用具，应放在阳光下曝晒或煮沸消毒。幼儿园须加强晨间检查及隔离观察制度
	接种水痘减毒活疫苗，可以起到预防作用
	孕妇在妊娠早期接触水痘者应给予水痘–带状疱疹免疫球蛋白（VZIG）被动免疫
	水痘患儿禁用激素(包括含激素类软膏)，对已接触水痘者可用人体丙种球蛋白或胎盘球蛋白增强其免疫功能

第七节　痄　腮

　　痄腮是由腮腺炎时邪（腮腺炎病毒）引起的一种急性传染病，以发热、耳下腮部肿胀疼痛为主要特征，本病一年四季均可发生，以冬、春两季易于流行。多发于 3 岁以上儿童，2 岁以下婴幼儿少见。痄腮潜伏期为 12～22 天。在腮腺肿大前 6 天至肿后 9 天从唾液腺中可分离出腮腺炎病毒，因此本病传染期为自腮腺肿大前 24 小时至消肿后 3 天。西医学中的流行性腮腺炎等，皆可参照本证治疗护理。

一、证候分型

证候分型	邪犯少阳	轻微发热，或微恶寒，一侧或双侧耳下腮部漫肿疼痛，咀嚼不便，头痛，饮食减少，咽红。舌质，红苔薄白或薄黄，脉浮数
	热毒壅盛	壮热烦躁，一侧或两侧耳下腮部漫肿疼痛，坚硬拒按，张口困难，咀嚼酸痛，口渴欲饮，头痛不舒，咽红肿痛，颌下肿块胀痛，饮食减少，大便秘结，小便短赤。舌质红，苔黄腻，脉数有力

二、一般护理

1. 病情观察

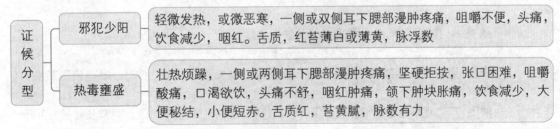

病情观察	观察腮部肿痛程度、体温、脉象、神志、睾丸等情况
	出现高热不退、睾丸肿痛、少腹剧痛时，应报告医师，并配合处理
	出现突发壮热、头痛项强、呕吐、嗜睡、昏迷、抽搐时，应报告医师，并配合处理

2. 饮食护理

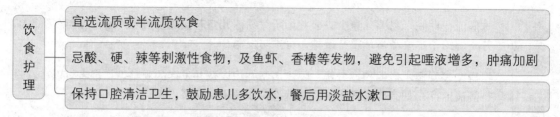

饮食护理	宜选流质或半流质饮食
	忌酸、硬、辣等刺激性食物，及鱼虾、香椿等发物，避免引起唾液增多，肿痛加剧
	保持口腔清洁卫生，鼓励患儿多饮水，餐后用淡盐水漱口

3. 用药护理

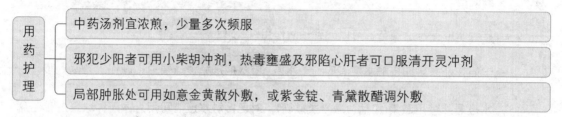

用药护理	中药汤剂宜浓煎，少量多次频服
	邪犯少阳者可用小柴胡冲剂，热毒壅盛及邪陷心肝者可口服清开灵冲剂
	局部肿胀处可用如意金黄散外敷，或紫金锭、青黛散醋调外敷

4. 生活起居护理

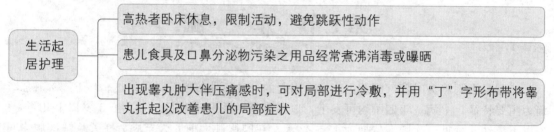

生活起居护理	高热者卧床休息，限制活动，避免跳跃性动作
	患儿食具及口鼻分泌物污染之用品经常煮沸消毒或曝晒
	出现睾丸肿大伴压痛感时，可对局部进行冷敷，并用"丁"字形布带将睾丸托起以改善患儿的局部症状

5. 情志护理

患儿因腮腺肿胀疼痛而情绪不宁，应耐心劝慰，防止哭闹过度加重病情。因腮肿疼痛、张口困难而厌食，宜帮助其稳定情绪，引导鼓励进食。

6. 并发症护理

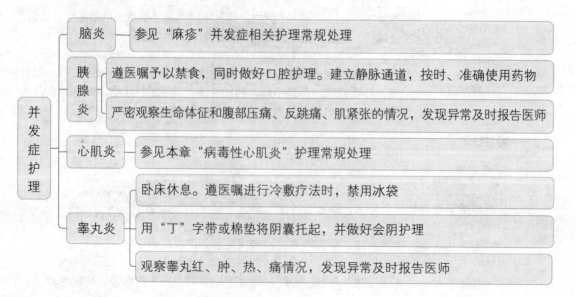

并发症护理	脑炎	参见"麻疹"并发症相关护理常规处理
	胰腺炎	遵医嘱予以禁食，同时做好口腔护理。建立静脉通道，按时、准确使用药物
		严密观察生命体征和腹部压痛、反跳痛、肌紧张的情况，发现异常及时报告医师
	心肌炎	参见本章"病毒性心肌炎"护理常规处理
	睾丸炎	卧床休息。遵医嘱进行冷敷疗法时，禁用冰袋
		用"丁"字带或棉垫将阴囊托起，并做好会阴护理
		观察睾丸红、肿、热、痛情况，发现异常及时报告医师

三、辨证（症）护理

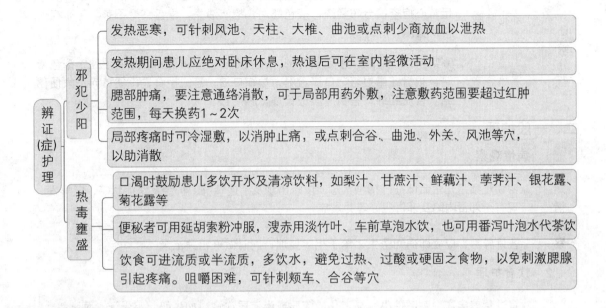

辨证（症）护理

邪犯少阳
- 发热恶寒，可针刺风池、天柱、大椎、曲池或点刺少商放血以泄热
- 发热期间患儿应绝对卧床休息，热退后可在室内轻微活动
- 腮部肿痛，要注意通络消散，可于局部用药外敷，注意敷药范围要超过红肿范围，每天换药1~2次
- 局部疼痛时可冷湿敷，以消肿止痛，或点刺合谷、曲池、外关、风池等穴，以助消散

热毒壅盛
- 口渴时鼓励患儿多饮开水及清凉饮料，如梨汁、甘蔗汁、鲜藕汁、荸荠汁、银花露、菊花露等
- 便秘者可用延胡索粉冲服，溲赤用淡竹叶、车前草泡水饮，也可用番泻叶泡水代茶饮
- 饮食可进流质或半流质，多饮水，避免过热、过酸或硬固之食物，以免刺激腮腺引起疼痛。咀嚼困难，可针刺颊车、合谷等穴

四、健康教育

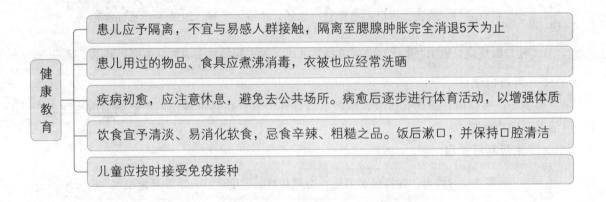

健康教育
- 患儿应予隔离，不宜与易感人群接触，隔离至腮腺肿胀完全消退5天为止
- 患儿用过的物品、食具应煮沸消毒，衣被也应经常洗晒
- 疾病初愈，应注意休息，避免去公共场所。病愈后逐步进行体育活动，以增强体质
- 饮食宜予清淡、易消化软食，忌食辛辣、粗糙之品。饭后漱口，并保持口腔清洁
- 儿童应按时接受免疫接种

第八节　手足口病

　　手足口病是由感受手足口病时邪（柯萨奇病毒A组）引起的发疹性传染病，临床以手足肌肤、口咽部发生疱疹为特征。本病一年四季均可发生，但以夏、秋季节为多见。任何年龄均可发病，常见于5岁以下小儿。本病传染性强，易引起流行。西医学中的手足口病等皆可参照本证治疗护理。

一、证候分型

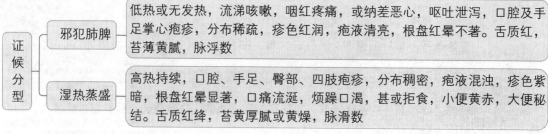

证候分型	邪犯肺脾	低热或无发热，流涕咳嗽，咽红疼痛，或纳差恶心，呕吐泄泻，口腔及手足掌心疱疹，分布稀疏，疹色红润，疱液清亮，根盘红晕不著。舌质红，苔薄黄腻，脉浮数
	湿热蒸盛	高热持续，口腔、手足、臀部、四肢疱疹，分布稠密，疱液混浊，疹色紫暗，根盘红晕显著，口痛流涎，烦躁口渴，甚或拒食，小便黄赤，大便秘结。舌质红绛，苔黄厚腻或黄燥，脉滑数

二、一般护理

1. 病情观察

病情观察	密切观察患儿生命体征、精神状态、皮疹出现及消退情况、神经系统症状等，及早发现有无邪毒内陷及邪毒犯心等并发症
	若见异常，应立即通知医生，给予相应处理，同时做好相关记录

2. 饮食护理

饮食护理	宜进营养丰富、刺激性小、易消化的流质或半流质饮食，如牛奶、鸡蛋汤、菜粥等
	保持营养均衡，少吃零食
	饮食宜温性、清淡、可口，忌肥甘、油腻、冰冷、辛辣、过咸等刺激性食物
	口腔疼痛，咀嚼吞咽困难，唾液经常流出，易引起消化液流失，要嘱患儿咽下唾液

3. 用药护理

解表药应当轻煎，汤药宜热服，服药后以微汗为宜。高热患者使用退热剂后应当注意汗出情况，防止虚脱。

4. 生活起居护理

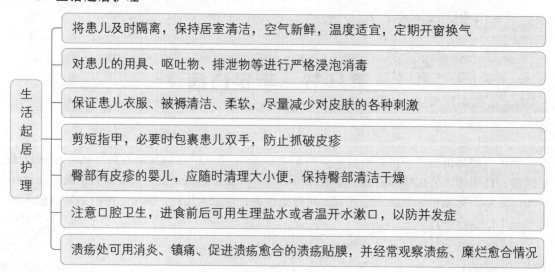

生活起居护理	将患儿及时隔离，保持居室清洁，空气新鲜，温度适宜，定期开窗换气
	对患儿的用具、呕吐物、排泄物等进行严格浸泡消毒
	保证患儿衣服、被褥清洁、柔软，尽量减少对皮肤的各种刺激
	剪短指甲，必要时包裹患儿双手，防止抓破皮疹
	臀部有皮疹的婴儿，应随时清理大小便，保持臀部清洁干燥
	注意口腔卫生，进食前后可用生理盐水或者温开水漱口，以防并发症
	溃疡处可用消炎、镇痛、促进溃疡愈合的溃疡贴膜，并经常观察溃疡、糜烂愈合情况

5. 情志护理

情志护理	由于手、足、口疱疹的疼痛刺激，使患儿产生紧张恐惧心理，常表现为哭闹不安，不能安静地接受治疗。因此医护人员态度要热情、和蔼，取得患儿的信任，减轻紧张心理
	做治疗时采取鼓励表扬法，使患儿保持情绪稳定，避免哭闹，保证患儿充足的休息与睡眠

三、辨证（症）护理

辨证（症）护理	邪犯肺脾	注意口腔卫生，颈项处可围上清洁毛巾，防止口中涎水刺激皮肤。可用青黛散涂擦局部溃疡处，每日2~3次，以助清热解毒
		避免饮食或饮水时过烫，宜进温食，既可减少患儿口腔疼痛，又能保证患儿饮食营养需要
		饮食温度宜偏凉，食物易稀烂、软为宜，鼓励患儿多饮水
	湿热蒸盛	患儿卧床休息，室内应清洁、安静、空气新鲜，通风良好，以保证患儿充分睡眠
		保持大便通畅，便秘者，可用延胡索粉冲水喂服

四、健康教育

健康教育	加强本病流行病学监测，本病流行期间，勿带孩子去公共场所，发现疑似患者，应及时进行隔离，对密切接触者应隔离观察7~10天，并给予板蓝根颗粒冲服
	注意做好个人卫生。对被污染的日常用品、食具等应及时消毒处理，患儿粪便及其他排泄物可用3%漂白粉澄清液浸泡，衣物置阳光下曝晒，室内保持通风换气
	注意饮食起居，合理供给营养，保持充足睡眠，避免阳光曝晒，防止过度疲劳而降低机体抵抗力
	患病期间，宜给清淡无刺激的流质或软食，多饮开水，进食前后可用生理盐水或温开水漱口，以减轻食物对口腔的刺激
	注意保持皮肤清洁，对皮肤疱疹切勿搔抓，以防溃破感染。对已有破溃感染者，可用金黄散或青黛散麻油调后撒布患处，以收敛燥湿，助其痊愈
	密切观察病情变化，及早发现邪毒内陷及邪毒犯心等并发症

第九节 疳　证

疳证是指由喂养不当，或因多种疾病损伤脾胃，气液耗伤，导致全身虚弱羸瘦、面黄发枯的一种小儿慢性病证。多由饮食不洁；或喂养不当；或营养失调；或疾病影响以及先天禀赋不足等所致。病位在脾胃，涉及五脏。营养不良、厌食、积滞可以参照本病护理。

一、证候分型

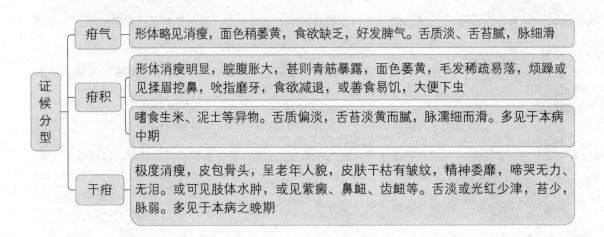

证候分型

疳气：形体略见消瘦，面色稍萎黄，食欲缺乏，好发脾气。舌质淡、舌苔腻，脉细滑

疳积：形体消瘦明显，脘腹胀大，甚则青筋暴露，面色萎黄，毛发稀疏易落，烦躁或见揉眉挖鼻，吮指磨牙，食欲减退，或善食易饥，大便下虫

嗜食生米、泥土等异物。舌质偏淡，舌苔淡黄而腻，脉濡细而滑。多见于本病中期

干疳：极度消瘦，皮包骨头，呈老年人貌，皮肤干枯有皱纹，精神委靡，啼哭无力、无泪。或可见肢体水肿，或见紫癜、鼻衄、齿衄等。舌淡或光红少津，苔少，脉弱。多见于本病之晚期

二、一般护理

1. 病情观察

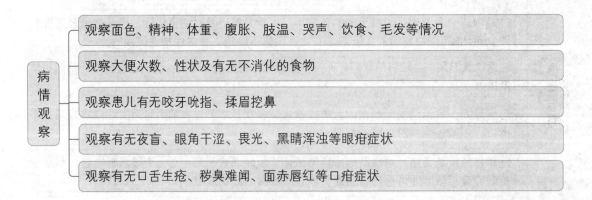

病情观察

观察面色、精神、体重、腹胀、肢温、哭声、饮食、毛发等情况

观察大便次数、性状及有无不消化的食物

观察患儿有无咬牙吮指、揉眉挖鼻

观察有无夜盲、眼角干涩、畏光、黑睛浑浊等眼疳症状

观察有无口舌生疮、秽臭难闻、面赤唇红等口疳症状

2．饮食护理

饮食宜营养丰富，易消化，少食多餐，定时定量，忌生冷、油腻及硬固食物。疳气证善食易饥、多食多泄的小儿，应当酌情控制进食量。

3．用药护理

用药护理

- 用药护理遵医嘱给予胃蛋白酶、胰酶或多酶片助消化
- 加用维生素A、维生素C，复合维生素B以改善代谢和促进食欲
- 眼疳患儿遵医嘱给予口服维生素A时，最好用滴管喂服；肌注维生素A时，应当行深部肌内注射
- 中药汤剂以温热服用为宜，并观察用药后反应

4．生活起居护理

生活起居护理

- 合理安排患儿生活起居，保证充足睡眠时间，多晒太阳，增强体质
- 病情较重的患儿要加强全身护理，防止压疮、口疮、眼疳等并发症的发生
- 定期测量患儿的体重、身高，以及时了解和分析病情及治疗效果

5．情志护理

情志护理

- 关心患儿，注意情志疏导
- 对性情急躁、脾气怪癖的患儿应耐心诱导，使之配合治疗

6. 并发症护理

```
并发症护理 ┬ 贫血 ┬ 病室宜空气流通。根据病情制定活动与休息的计划。如血红蛋白<60g/L，应绝对卧床休息
         │     ├ 遵医嘱予以高蛋白、高维生素、富含铁质的软食
         │     ├ 防止外伤和撞伤，注意保暖，避免受凉。加强口腔和皮肤护理
         │     └ 密切观察患者血压、脉搏、呼吸、形体、神色、精神、食欲等情况
         │
         ├ 多种维生素缺乏 ┬ 眼疳 ┬ 遵医嘱予以易消化、富含维生素A的食物
         │                │     ├ 遵医嘱予以维生素A口服时，最好用滴管喂服；肌内注射维生素A时，应行深部肌内注射
         │                │     ├ 每日按时滴眼药。滴药时用拇指放在眼球上方，将眼睑轻轻向上提起，切不可压迫眼球，以防造成角膜穿孔
         │                │     └ 避免强光刺激，并注意观察眼部有无继发感染，角膜有无混浊、软化或穿孔等变化
         │                │
         │                ├ 口疳 ┬ 保持情绪稳定，操作时动作要轻
         │                │     └ 遵医嘱保证患者维生素C及饮食的摄入量。牙疳者应当加强口腔护理，每日2~3次。观察全身有无出血现象，并记录出血部位、量及次数
         │                │
         │                └ 疳肿胀 ┬ 患者应卧床休息，以减少蛋白质和热量的消耗。切忌骤然增加大量蛋白质，以免引起消化不良
         │                        ├ 婴乳儿用牛乳、鸡蛋、豆制品代乳粉。较大患者可用豆腐、肉类、动物肝类食物
         │                        └ 重症者应暂时限制食盐，水肿消退后及时恢复。遵医嘱少量多次输入血浆，输血浆时遵医嘱控制滴速，并观察有无输血反应
         │
         ├ 低血糖 ┬ 神清患者可用白糖或红糖25~50g，用温开水化开喝下，10分钟后症状可消失
         │        └ 如神志不清，遵医嘱给予50%葡萄糖注射液40ml静脉注射。密切监测血糖变化
         │
         ├ 水、电解质紊乱 ┬ 遵医嘱予以静脉补液。补液原则为先快后慢，先盐后糖，见尿补钾
         │                └ 记录24小时出入量。严密观察患者的生命体征、神志、面色、皮肤弹性、腹胀等，发现异常，及时报告医师
         │
         └ 感染 ┬ 病室宜空气清新，必要时可采用保护性隔离措施
               └ 遵医嘱按时、定量、准确使用抗生素。密切观察生命体征的变化。加强口腔和皮肤护理，防止继发感染
```

三、辨证（症）护理

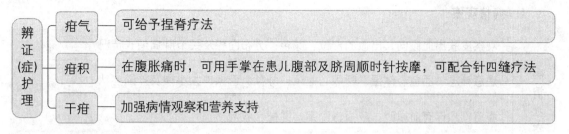

辨证（症）护理	疳气	可给予捏脊疗法
	疳积	在腹胀痛时，可用手掌在患儿腹部及脐周顺时针按摩，可配合针四缝疗法
	干疳	加强病情观察和营养支持

四、健康教育

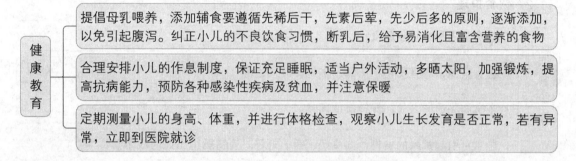

健康教育	提倡母乳喂养，添加辅食要遵循先稀后干，先素后荤，先少后多的原则，逐渐添加，以免引起腹泻。纠正小儿的不良饮食习惯，断乳后，给予易消化且富含营养的食物
	合理安排小儿的作息制度，保证充足睡眠，适当户外活动，多晒太阳，加强锻炼，提高抗病能力，预防各种感染性疾病及贫血，并注意保暖
	定期测量小儿的身高、体重，并进行体格检查，观察小儿生长发育是否正常，若有异常，立即到医院就诊

第十节　过敏性紫癜

　　过敏性紫癜是一种以小血管炎为主要病变的全身性血管炎综合征，以皮肤紫癜、腹痛、关节肿痛、便血，以及血尿、蛋白尿等肾脏损伤的症状为主要临床表现。本病属于中医学"血证""肌衄""紫癜风""葡萄疫"等范畴。

一、证候分型

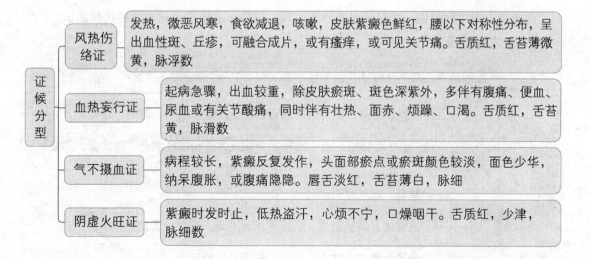

证候分型	风热伤络证	发热，微恶风寒，食欲减退，咳嗽，皮肤紫癜色鲜红，腰以下对称性分布，呈出血性斑、丘疹，可融合成片，或有瘙痒，或可见关节痛。舌质红，舌苔薄微黄，脉浮数
	血热妄行证	起病急骤，出血较重，除皮肤瘀斑、斑色深紫外，多伴有腹痛、便血、尿血或有关节酸痛，同时伴有壮热、面赤、烦躁、口渴。舌质红，舌苔黄，脉滑数
	气不摄血证	病程较长，紫癜反复发作，头面部瘀点或瘀斑颜色较淡，面色少华，纳呆腹胀，或腹痛隐隐。唇舌淡红，舌苔薄白，脉细
	阴虚火旺证	紫癜时发时止，低热盗汗，心烦不宁，口燥咽干。舌质红，少津，脉细数

二、一般护理

1．病情观察

病情观察	观察皮肤出血倾向，出血的部位、颜色、分布面积及关节肿痛消长情况
	注意神志、面色、体温、呼吸、血压、脉象、舌象、大小便及伴随症状
	腹痛剧烈伴有血尿时，应报告医师，并配合救治
	出现鼻黏膜出血、牙龈出血、呕血、黑粪、尿血量多、烦躁时，应报告医师，并配合处理

2．饮食护理

饮食护理	禁食坚果和冷硬多刺食物
	忌食辛辣、海腥发物和煎炸、炙烤、硬固之品
	多食润肠通便之品，保持排便通畅
	忌食可引起紫癜的食物，如牛奶、鱼、虾等。有胃肠道出血时应暂禁食

3．用药护理

中药汤剂宜温服。观察用药疗效及不良反应，做好记录。

4．生活起居护理

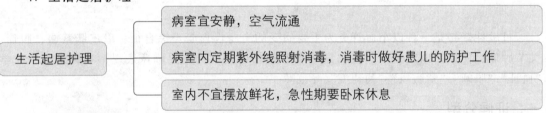

生活起居护理	病室宜安静，空气流通
	病室内定期紫外线照射消毒，消毒时做好患儿的防护工作
	室内不宜摆放鲜花，急性期要卧床休息

5．情志护理

向患者介绍本病知识，减轻紧张及恐惧心理，保持心态稳定，树立战胜疾病的信心。

6．并发症护理

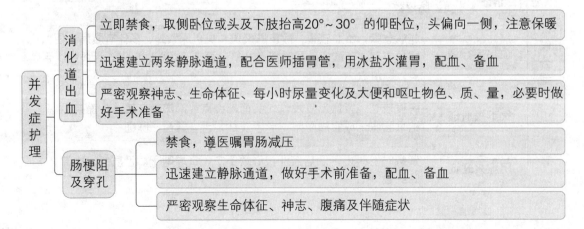

并发症护理	消化道出血	立即禁食，取侧卧位或头及下肢抬高20°~30°的仰卧位，头偏向一侧，注意保暖
		迅速建立两条静脉通道，配合医师插胃管，用冰盐水灌胃，配血、备血
		严密观察神志、生命体征、每小时尿量变化及大便和呕吐物色、质、量，必要时做好手术准备
	肠梗阻及穿孔	禁食，遵医嘱胃肠减压
		迅速建立静脉通道，做好手术前准备，配血、备血
		严密观察生命体征、神志、腹痛及伴随症状

三、辨证（症）护理

辨证(症)护理

风热伤络
- 卧床休息，加强生活护理，注意保护皮肤，或用生地黄、牡丹皮、白茅根煎水饮之，以凉血止血。皮肤瘙痒可以用地肤子、浮萍、赤小豆、蝉衣等煎水，趁温时轻擦洗局部以止痒
- 注意皮肤护理，经常用温水洗澡，洗澡时动作要轻。为患儿剪平指甲，防止抓破皮肤，婴儿可戴手套，保护皮肤
- 认真观察皮肤的瘀斑、瘀点有无增减，了解疾病的进退情况，发现异常时及时处理

血热妄行
- 患儿有出血者应绝对卧床休息，备好抢救物品，保持室内安静，注意保暖，给予氧气吸入
- 观察出血部位、性质及出血量，出血量多者，应做好输液、输血准备。定时监测生命体征，了解出血情况及伴随症状
- 消化道出血者应禁食，血止后先给流质饮食，后逐渐过渡到半流质及软饭，应少量多餐，食物应清淡

气不摄血
- 注意情志疏导，关心体贴患儿，用易懂的语言耐心解答患儿对疾病信息的需求，鼓励患儿努力战胜疾病
- 卧床休息，防止下床活动时晕倒。防止呼吸道疾病，以免因剧烈咳嗽而诱发或加重病情
- 鼓励患儿多进食，以增强抗病能力，并按患儿的饮食习惯和疾病需要进行饮食调节，增进食欲。常用绿豆、赤小豆炖烂频食之或加米煮粥食用。多食新鲜蔬菜、水果

阴虚火旺
- 防止鼻衄的发生，指导患儿不用手指挖鼻孔，不要用力擤鼻涕、咳嗽和打喷嚏，鼻孔干燥可用生理盐水湿润和涂少许液状石蜡
- 保持大便通畅，避免因便秘排便时腹压增大而加重出血。小便出血轻者可给予小蓟、白茅根各适量，煎汤频服之
- 嘱咐家长不要带患儿去公共场所游玩，冬天外出时戴口罩，以免感染呼吸道疾病

四、健康教育

健康教育
- 推荐适宜饮食，合理喂养，掌握饮食宜忌，避免摄入可引起复发的食物，如鱼、虾等
- 注意锻炼身体，增强体质，提高抗病能力
- 积极防治扁桃体炎、龋齿、鼻炎、外感病及肠道寄生虫病，消除诱发因素

第六章

中医肛肠科常见病证护理

第一节　痔

　　直肠下段黏膜下和肛管皮下的静脉发生扩大、曲张形成的静脉团块，称为痔。以便血、肛门有肿物、坠胀、异物感或疼痛为主要临床表现。因饮酒无节、过食辛辣刺激物或久站久立、缺乏运动、房事过度、妊娠生产、泻痢过久或长期便秘等原因造成。可分内痔、外痔及混合痔。内痔位于肛管齿线以上，外痔位于齿线以下，混合痔是在同一部位直肠上静脉丛和直肠下静脉丛同时扩大、曲张的结果。

　　外痔为发生于齿线以下的静脉曲张团块或赘皮，以便血、肛门有肿物、坠胀、异物感或疼痛为主要临床表现。多因饮食不洁，燥热内生，下迫大肠及久坐、负重远行等所致。

　　内痔为发生于齿线以上的静脉曲张团块，以大便出血和肛门肿物脱出为主要临床表现。多因脏腑本虚、静脉壁薄弱，兼因久坐久立、负重远行，或长期便秘，或泻痢日久，或临厕久蹲，或饮食不节，过食辛辣肥甘、炙煿酒醴之品，导致脏腑功能失调、风燥湿热下迫、肛门气血壅滞、经络阻塞所致。

　　混合痔为痔的一种，是指发生于同一方位齿线上下，内痔与外痔相互沟通吻合，齿线消失，形成一体的静脉曲张团块。内痔和外痔的症状可同时存在，以便血、肛门有肿物、坠胀、异物感或是疼痛为主要临床表现。多因饮食不洁，燥热内生，下迫大肠及久坐、负重远行等所致。

一、证候分型

1. 内痔

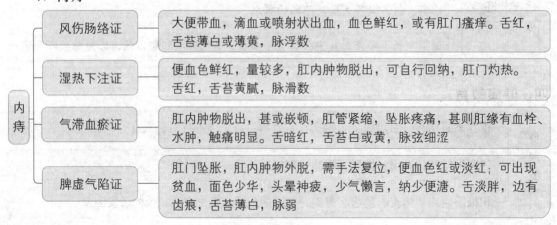

内痔	风伤肠络证	大便带血，滴血或喷射状出血，血色鲜红，或有肛门瘙痒。舌红，舌苔薄白或薄黄，脉浮数
	湿热下注证	便血色鲜红，量较多，肛内肿物脱出，可自行回纳，肛门灼热。舌红，舌苔黄腻，脉滑数
	气滞血瘀证	肛内肿物脱出，甚或嵌顿，肛管紧缩，坠胀疼痛，甚则肛缘有血栓、水肿，触痛明显。舌暗红，舌苔白或黄，脉弦细涩
	脾虚气陷证	肛门坠胀，肛内肿物外脱，需手法复位，便血色红或淡红；可出现贫血，面色少华，头晕神疲，少气懒言，纳少便溏。舌淡胖，边有齿痕，舌苔薄白，脉弱

2. 外痔

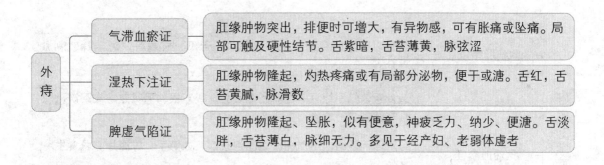

外痔	气滞血瘀证	肛缘肿物突出，排便时可增大，有异物感，可有胀痛或坠痛。局部可触及硬性结节。舌紫暗，舌苔薄黄，脉弦涩
	湿热下注证	肛缘肿物隆起，灼热疼痛或有局部分泌物，便干或溏。舌红，舌苔黄腻，脉滑数
	脾虚气陷证	肛缘肿物隆起、坠胀，似有便意，神疲乏力、纳少、便溏。舌淡胖，舌苔薄白，脉细无力。多见于经产妇、老弱体虚者

3. 混合痔

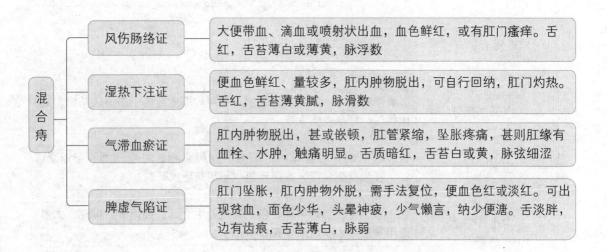

混合痔	风伤肠络证	大便带血、滴血或喷射状出血，血色鲜红，或有肛门瘙痒。舌红，舌苔薄白或薄黄，脉浮数
	湿热下注证	便血色鲜红、量较多，肛内肿物脱出，可自行回纳，肛门灼热。舌红，舌苔薄黄腻，脉滑数
	气滞血瘀证	肛内肿物脱出，甚或嵌顿，肛管紧缩，坠胀疼痛，甚则肛缘有血栓、水肿，触痛明显。舌质暗红，舌苔白或黄，脉弦细涩
	脾虚气陷证	肛门坠胀，肛内肿物外脱，需手法复位，便血色红或淡红。可出现贫血，面色少华，头晕神疲，少气懒言，纳少便溏。舌淡胖，边有齿痕，舌苔薄白，脉弱

二、一般护理

1. 病情观察

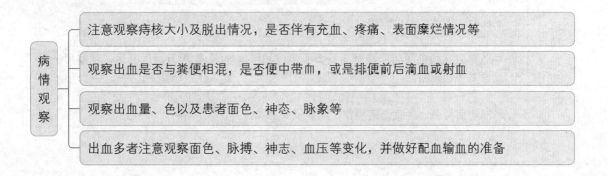

病情观察	注意观察痔核大小及脱出情况，是否伴有充血、疼痛、表面糜烂情况等
	观察出血是否与粪便相混，是否便中带血，或是排便前后滴血或射血
	观察出血量、色以及患者面色、神态、脉象等
	出血多者注意观察面色、脉搏、神志、血压等变化，并做好配血输血的准备

2．饮食护理

（1）内痔、混合痔

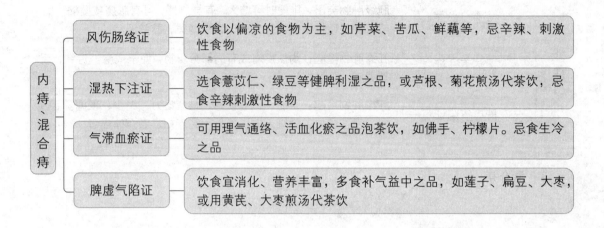

	风伤肠络证	饮食以偏凉的食物为主，如芹菜、苦瓜、鲜藕等，忌辛辣、刺激性食物
内痔、混合痔	湿热下注证	选食薏苡仁、绿豆等健脾利湿之品，或芦根、菊花煎汤代茶饮，忌食辛辣刺激性食物
	气滞血瘀证	可用理气通络、活血化瘀之品泡茶饮，如佛手、柠檬片。忌食生冷之品
	脾虚气陷证	饮食宜消化、营养丰富，多食补气益中之品，如莲子、扁豆、大枣，或用黄芪、大枣煎汤代茶饮

（2）外痔

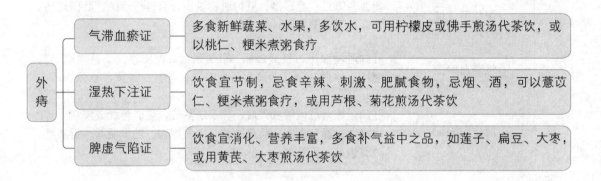

	气滞血瘀证	多食新鲜蔬菜、水果，多饮水，可用柠檬皮或佛手煎汤代茶饮，或以桃仁、粳米煮粥食疗
外痔	湿热下注证	饮食宜节制，忌食辛辣、刺激、肥腻食物，忌烟、酒，可以薏苡仁、粳米煮粥食疗，或用芦根、菊花煎汤代茶饮
	脾虚气陷证	饮食宜消化、营养丰富，多食补气益中之品，如莲子、扁豆、大枣，或用黄芪、大枣煎汤代茶饮

3．用药护理

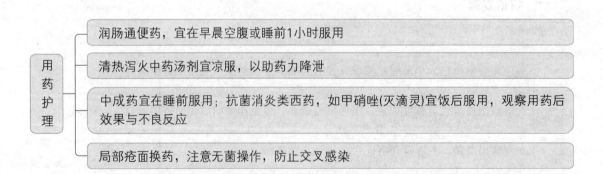

	润肠通便药，宜在早晨空腹或睡前1小时服用
用药护理	清热泻火中药汤剂宜凉服，以助药力降泄
	中成药宜在睡前服用；抗菌消炎类西药，如甲硝唑(灭滴灵)宜饭后服用，观察用药后效果与不良反应
	局部疮面换药，注意无菌操作，防止交叉感染

4．生活起居护理

生活起居护理

- 注意保暖，避免劳累，根据患者的病情注意活动量的调整
- 工作时经常更换体位，不宜久坐、久站、久蹲
- 养成良好的定时排便习惯，排便勿久蹲、用力，纠正排便时看书阅报等不良习惯
- 平日注意多饮水，促使顺利排便
- 排便困难时，可用手在左下腹按摩，使粪便向下运行以利排便，亦可早、晚空腹饮蜂蜜水以助通便

5．情志护理

情志护理

- 本病缠绵，经久不愈。每遇下血，患者精神紧张，有恐惧感，且疼痛导致坐立不安，情志不遂，烦躁易怒，应予解释开导，消除紧张恐惧感
- 随时解释与疾病有关的医疗常识，使其保持心情舒畅，配合治疗

6．并发症护理

（1）内痔

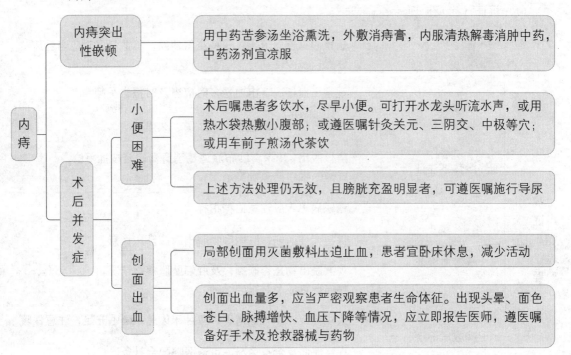

内痔

- 内痔突出性嵌顿
  - 用中药苦参汤坐浴熏洗，外敷消痔膏，内服清热解毒消肿中药，中药汤剂宜凉服
- 术后并发症
  - 小便困难
    - 术后嘱患者多饮水，尽早小便。可打开水龙头听流水声，或用热水袋热敷小腹部；或遵医嘱针灸关元、三阴交、中极等穴；或用车前子煎汤代茶饮
    - 上述方法处理仍无效，且膀胱充盈明显者，可遵医嘱施行导尿
  - 创面出血
    - 局部创面用灭菌敷料压迫止血，患者宜卧床休息，减少活动
    - 创面出血量多，应当严密观察患者生命体征。出现头晕、面色苍白、脉搏增快、血压下降等情况，应立即报告医师，遵医嘱备好手术及抢救器械与药物

（2）外痔

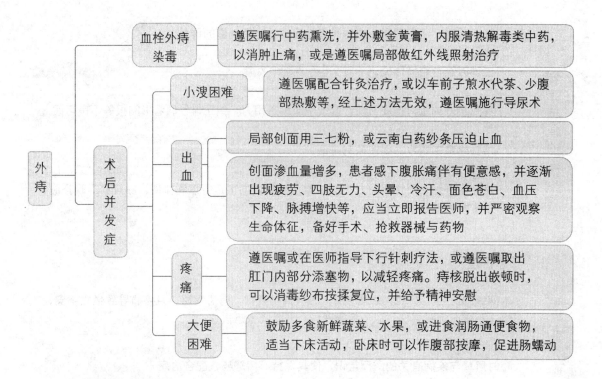

外痔 — 术后并发症
- 血栓外痔染毒：遵医嘱行中药熏洗，并外敷金黄膏，内服清热解毒类中药，以消肿止痛，或是遵医嘱局部做红外线照射治疗
- 小溲困难：遵医嘱配合针灸治疗，或以车前子煎水代茶、少腹部热敷等，经上述方法无效，遵医嘱施行导尿术
- 出血：
  - 局部创面用三七粉，或云南白药纱条压迫止血
  - 创面渗血量增多，患者感下腹胀痛伴有便意感，并逐渐出现疲劳、四肢无力、头晕、冷汗、面色苍白、血压下降、脉搏增快等，应当立即报告医师，并严密观察生命体征，备好手术、抢救器械与药物
- 疼痛：遵医嘱或在医师指导下行针刺疗法，或遵医嘱取出肛门内部分添塞物，以减轻疼痛。痔核脱出嵌顿时，可以消毒纱布按揉复位，并给予精神安慰
- 大便困难：鼓励多食新鲜蔬菜、水果，或进食润肠通便食物，适当下床活动，卧床时可以作腹部按摩，促进肠蠕动

三、辨证（症）护理

1. 内痔、混合痔

（1）辨证（症）护理

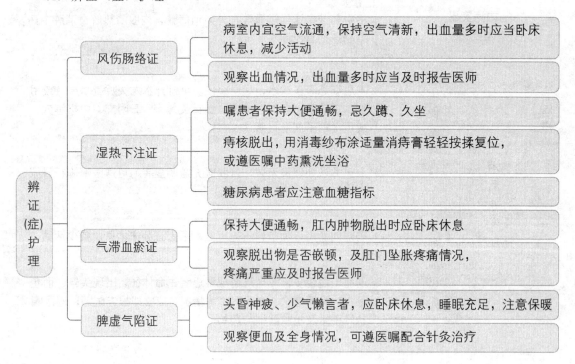

辨证（症）护理
- 风伤肠络证：
  - 病室内宜空气流通，保持空气清新，出血量多时应当卧床休息，减少活动
  - 观察出血情况，出血量多时应当及时报告医师
- 湿热下注证：
  - 嘱患者保持大便通畅，忌久蹲、久坐
  - 痔核脱出，用消毒纱布涂适量消痔膏轻轻按揉复位，或遵医嘱中药熏洗坐浴
  - 糖尿病患者应注意血糖指标
- 气滞血瘀证：
  - 保持大便通畅，肛内肿物脱出时应卧床休息
  - 观察脱出物是否嵌顿，及肛门坠胀疼痛情况，疼痛严重应及时报告医师
- 脾虚气陷证：
  - 头昏神疲、少气懒言者，应卧床休息，睡眠充足，注意保暖
  - 观察便血及全身情况，可遵医嘱配合针灸治疗

（2）术前、术后护理

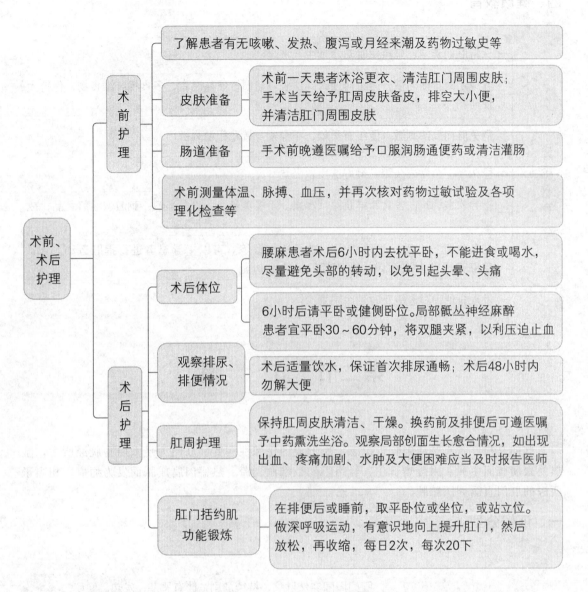

术前、术后护理
├─ 术前护理
│ ├─ 了解患者有无咳嗽、发热、腹泻或月经来潮及药物过敏史等
│ ├─ 皮肤准备：术前一天患者沐浴更衣、清洁肛门周围皮肤；手术当天给予肛周皮肤备皮，排空大小便，并清洁肛门周围皮肤
│ ├─ 肠道准备：手术前晚遵医嘱给予口服润肠通便药或清洁灌肠
│ └─ 术前测量体温、脉搏、血压，并再次核对药物过敏试验及各项理化检查等
└─ 术后护理
   ├─ 术后体位
   │ ├─ 腰麻患者术后6小时内去枕平卧，不能进食或喝水，尽量避免头部的转动，以免引起头晕、头痛
   │ └─ 6小时后请平卧或健侧卧位。局部骶丛神经麻醉患者宜平卧30～60分钟，将双腿夹紧，以利压迫止血
   ├─ 观察排尿、排便情况：术后适量饮水，保证首次排尿通畅；术后48小时内勿解大便
   ├─ 肛周护理：保持肛周皮肤清洁、干燥。换药前及排便后可遵医嘱予中药熏洗坐浴。观察局部创面生长愈合情况，如出现出血、疼痛加剧、水肿及大便困难应当及时报告医师
   └─ 肛门括约肌功能锻炼：在排便后或睡前，取平卧位或坐位，或站立位。做深呼吸运动，有意识地向上提升肛门，然后放松，再收缩，每日2次，每次20下

2. 外痔

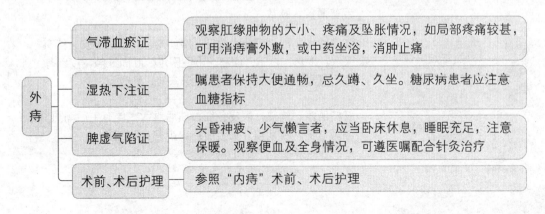

外痔
├─ 气滞血瘀证：观察肛缘肿物的大小、疼痛及坠胀情况，如局部疼痛较甚，可用消痔膏外敷，或中药坐浴，消肿止痛
├─ 湿热下注证：嘱患者保持大便通畅，忌久蹲、久坐。糖尿病患者应注意血糖指标
├─ 脾虚气陷证：头昏神疲、少气懒言者，应当卧床休息，睡眠充足，注意保暖。观察便血及全身情况，可遵医嘱配合针灸治疗
└─ 术前、术后护理：参照"内痔"术前、术后护理

四、健康教育

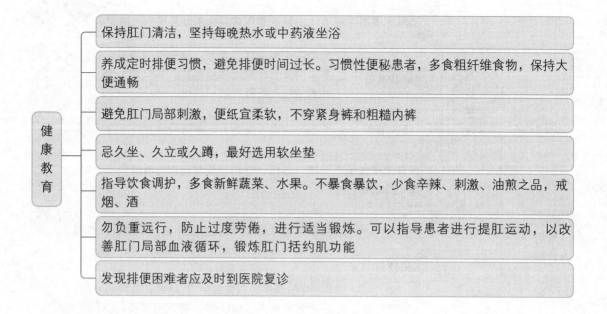

健康教育
- 保持肛门清洁，坚持每晚热水或中药液坐浴
- 养成定时排便习惯，避免排便时间过长。习惯性便秘患者，多食粗纤维食物，保持大便通畅
- 避免肛门局部刺激，便纸宜柔软，不穿紧身裤和粗糙内裤
- 忌久坐、久立或久蹲，最好选用软坐垫
- 指导饮食调护，多食新鲜蔬菜、水果。不暴食暴饮，少食辛辣、刺激、油煎之品，戒烟、酒
- 勿负重远行，防止过度劳倦，进行适当锻炼。可以指导患者进行提肛运动，以改善肛门局部血液循环，锻炼肛门括约肌功能
- 发现排便困难者应及时到医院复诊

第二节　肛　痈

　　肛痈是指肛管直肠周围软组织感染所形成的化脓性病变。肛门为足太阳膀胱经所主，湿热易聚膀胱而生痈。因湿热下注、经络阻隔、瘀血凝滞、热盛肉腐成脓而发为痈疽。相当于西医的肛门直肠周围脓肿。

一、证候分型

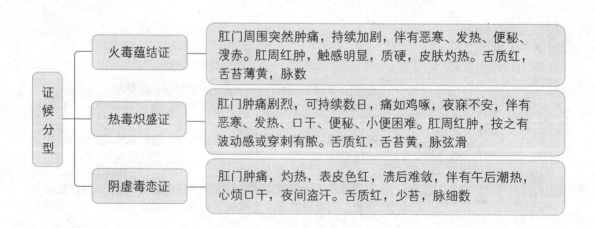

证候分型
- 火毒蕴结证：肛门周围突然肿痛，持续加剧，伴有恶寒、发热、便秘、溲赤。肛周红肿，触感明显，质硬，皮肤灼热。舌质红，舌苔薄黄，脉数
- 热毒炽盛证：肛门肿痛剧烈，可持续数日，痛如鸡啄，夜寐不安，伴有恶寒、发热、口干、便秘、小便困难。肛周红肿，按之有波动感或穿刺有脓。舌质红，舌苔黄，脉弦滑
- 阴虚毒恋证：肛门肿痛，灼热，表皮色红，溃后难敛，伴有午后潮热，心烦口干，夜间盗汗。舌质红，少苔，脉细数

二、一般护理

1. 病情观察

病情观察
- 密切观察局部皮肤红肿热痛程度、范围，有无局部皮肤温度增高及肿块有无波动感
- 观察患者的精神状态及伴随症状，如发热、寒战、乏力、口干、便秘、溲赤、苔黄、脉数等
- 观察术后伤口情况，如成脓溃破者，观察脓液的量、色、质
- 如高热不退，疼痛加剧，或成脓破溃引流不畅，需切开排脓，以保持局部引流通畅
- 如引流物稀薄，味臭或有渗血，应及时报告医生

2. 饮食护理

饮食护理
- 饮食有节，不偏食、不嗜食、不多食，忌食肥甘厚味、海腥发物及辛辣刺激性食物
- 便秘者，可每日食香蕉，或以蜂蜜冲饮代茶
- 实证者可选食米粥、面条汤、新鲜蔬菜、水果
- 高热伤津者，可多食梨汁、鲜芦根汁、西瓜汁
- 虚证者宜多食高维生素、高蛋白食物，如牛奶、鸡蛋、瘦肉等

3. 用药护理

用药护理
- 润肠通便药、中药汤剂宜在早晨空腹或饭前1小时服，清热泻火药宜冷服，以助药力
- 选用合适的抗生素静脉滴注，抗生素现配现用，并观察用药后效果及不良反应
- 局部外敷金黄膏，涂擦厚薄均匀，以利于活血化瘀、软坚散结、消肿止痛
- 器械严格消毒，避免交叉感染

4. 生活起居护理

生活起居护理	病室宜清洁、舒适，空气新鲜，温湿度适中，避免直接吹风，以防加重寒战、高热等全身症状
	高热及病情较重者应卧床休息，取侧卧位；疼痛剧烈者，避免坐位，以免加重局部疼痛
	脓肿部位不宜挤压、碰撞，以免毒邪扩散
	加强肛周保护及清洁护理，脓液较多者，勤换敷料和垫褥，以防脓液浸渍皮肤引起湿疹

5. 情志护理

及时向患者解释，了解其心理活动，解除恐惧，保持心情舒畅，气血调和，有利于疾病的恢复。

6. 并发症护理

炎症扩散	饮食宜清淡，不暴饮暴食，忌食辛辣、刺激、油腻之品，戒烟、酒
	养成良好的排便习惯，勿用力排便、久蹲、久坐
	注意肛门周围皮肤的清洁，勤换内裤，勤沐浴。内裤宜宽松、透气
	积极治疗肛门病变，如肛裂、直肠炎、腹泻、痔疮等，有遗留的伤口要及时治疗
	观察局部红、肿、热、痛程度及范围，注意皮肤温度、成脓与否，以及发热、寒战、乏力、口干、便秘、溲赤等伴随情况
	如软组织感染肿痛、已成脓者，应配合医师及早手术切开排脓，彻底引流，并遵医嘱使用抗生素及全身支持疗法，以免脓肿向深部组织蔓延

三、辨证（症）护理

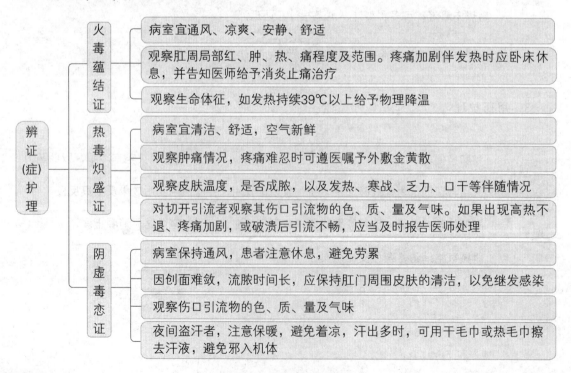

辨证（症）护理	火毒蕴结证	病室宜通风、凉爽、安静、舒适
		观察肛周局部红、肿、热、痛程度及范围。疼痛加剧伴发热时应卧床休息，并告知医师给予消炎止痛治疗
		观察生命体征，如发热持续39℃以上给予物理降温
	热毒炽盛证	病室宜清洁、舒适，空气新鲜
		观察肿痛情况，疼痛难忍时可遵医嘱予外敷金黄散
		观察皮肤温度，是否成脓，以及发热、寒战、乏力、口干等伴随情况
		对切开引流者观察其伤口引流物的色、质、量及气味。如果出现高热不退、疼痛加剧，或破溃后引流不畅，应当及时报告医师处理
	阴虚毒恋证	病室保持通风，患者注意休息，避免劳累
		因创面难敛，流脓时间长，应保持肛门周围皮肤的清洁，以免继发感染
		观察伤口引流物的色、质、量及气味
		夜间盗汗者，注意保暖，避免着凉，汗出多时，可用干毛巾或热毛巾擦去汗液，避免邪入机体

四、健康教育

健康教育

- 保持大便通畅，注意肛门清洁，内裤应宽松、柔软，保持干燥、透气，不穿化纤、紧身内裤
- 饮食宜清淡，忌辛辣、刺激、油腻之物，戒烟酒，勿暴饮暴食。加强体育锻炼，增强机体抗病能力
- 积极预防肛门病变，如肛窦炎、肛乳头炎、直肠炎、内外痔等
- 早期出现肛周疼痛等症状，应及早就医，防止炎症范围扩大，加重病情

第三节 肛 漏

　　肛漏是因肛门、直肠周围脓肿破溃，久不收口，或是因虚劳久嗽、脾肺两虚、湿热下注大肠所致，以局部反复流出脓水或粪汁，伴疼痛、瘙痒为主要临床表现。病位在直肠和肛周，涉及肺、脾。肛瘘可以参照本病护理。

一、证候分型

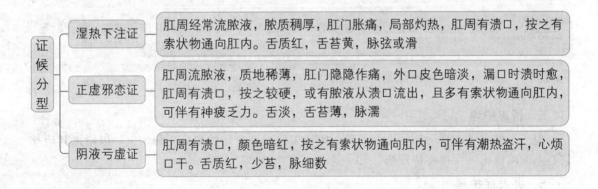

证候分型

- 湿热下注证：肛周经常流脓液，脓质稠厚，肛门胀痛，局部灼热，肛周有溃口，按之有索状物通向肛内。舌质红，舌苔黄，脉弦或滑
- 正虚邪恋证：肛周流脓液，质地稀薄，肛门隐隐作痛，外口皮色暗淡，漏口时溃时愈，肛周有溃口，按之较硬，或有脓液从溃口流出，且多有索状物通向肛内，可伴有神疲乏力。舌淡，舌苔薄，脉濡
- 阴液亏虚证：肛周有溃口，颜色暗红，按之有索状物通向肛内，可伴有潮热盗汗，心烦口干。舌质红，少苔，脉细数

二、一般护理

1. 病情观察

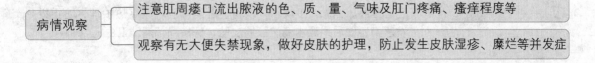

病情观察

- 注意肛周瘘口流出脓液的色、质、量、气味及肛门疼痛、瘙痒程度等
- 观察有无大便失禁现象，做好皮肤的护理，防止发生皮肤湿疹、糜烂等并发症

2. 饮食护理

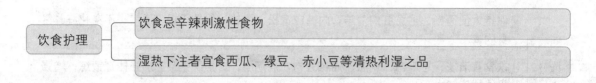

饮食护理 ── 饮食忌辛辣刺激性食物

── 湿热下注者宜食西瓜、绿豆、赤小豆等清热利湿之品

3. 用药护理

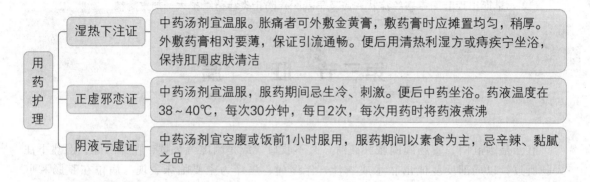

用药护理 ── 湿热下注证 ── 中药汤剂宜温服。胀痛者可外敷金黄膏，敷药膏时应摊置均匀，稍厚。外敷药膏相对要薄，保证引流通畅。便后用清热利湿方或痔疾宁坐浴，保持肛周皮肤清洁

── 正虚邪恋证 ── 中药汤剂宜温服，服药期间忌生冷、刺激。便后中药坐浴。药液温度在38～40℃，每次30分钟，每日2次，每次用药时将药液煮沸

── 阴液亏虚证 ── 中药汤剂宜空腹或饭前1小时服用，服药期间以素食为主，忌辛辣、黏腻之品

4. 生活起居护理

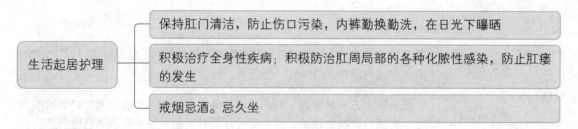

生活起居护理 ── 保持肛门清洁，防止伤口污染，内裤勤换勤洗，在日光下曝晒

── 积极治疗全身性疾病；积极防治肛周局部的各种化脓性感染，防止肛瘘的发生

── 戒烟忌酒。忌久坐

5. 情志护理

应当了解患者心理活动，做好开导、解释工作，并介绍治愈成功的病例，以增强其治疗信心，解除忧虑，保持心情舒畅。

6. 并发症护理

（1）术前并发症

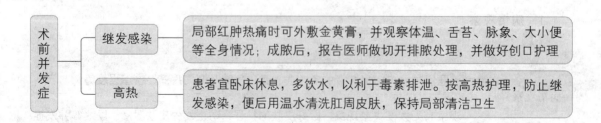

术前并发症 ── 继发感染 ── 局部红肿热痛时可外敷金黄膏，并观察体温、舌苔、脉象、大小便等全身情况；成脓后，报告医师做切开排脓处理，并做好创口护理

── 高热 ── 患者宜卧床休息，多饮水，以利于毒素排泄。按高热护理，防止继发感染，便后用温水清洗肛周皮肤，保持局部清洁卫生

（2）术后并发症

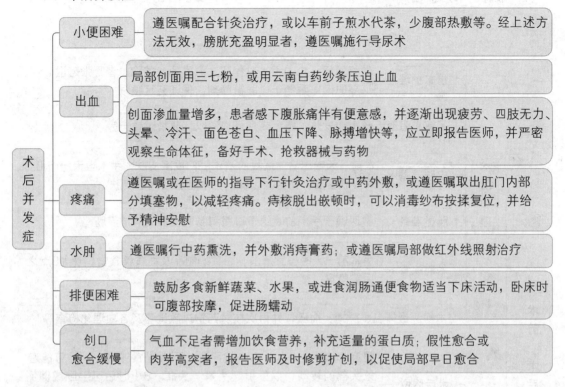

	小便困难	遵医嘱配合针灸治疗，或以车前子煎水代茶，少腹部热敷等。经上述方法无效，膀胱充盈明显者，遵医嘱施行导尿术
术后并发症	出血	局部创面用三七粉，或用云南白药纱条压迫止血
		创面渗血量增多，患者感下腹胀痛伴有便意感，并逐渐出现疲劳、四肢无力、头晕、冷汗、面色苍白、血压下降、脉搏增快等，应立即报告医师，并严密观察生命体征，备好手术、抢救器械与药物
	疼痛	遵医嘱或在医师的指导下行针灸治疗或中药外敷，或遵医嘱取出肛门内部分填塞物，以减轻疼痛。痔核脱出嵌顿时，可以消毒纱布按揉复位，并给予精神安慰
	水肿	遵医嘱行中药熏洗，并外敷消痔膏药；或遵医嘱局部做红外线照射治疗
	排便困难	鼓励多食新鲜蔬菜、水果，或进食润肠通便食物适当下床活动，卧床时可腹部按摩，促进肠蠕动
	创口愈合缓慢	气血不足者需增加饮食营养，补充适量的蛋白质；假性愈合或肉芽高突者，报告医师及时修剪扩创，以促使局部早日愈合

三、辨证（症）护理

1. 辨证（症）护理

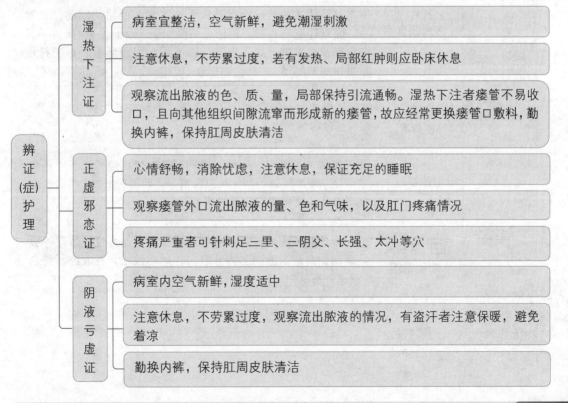

	湿热下注证	病室宜整洁，空气新鲜，避免潮湿刺激
辨证（症）护理		注意休息，不劳累过度，若有发热、局部红肿则应卧床休息
		观察流出脓液的色、质、量，局部保持引流通畅。湿热下注者瘘管不易收口，且向其他组织间隙流窜而形成新的瘘管，故应经常更换瘘管口敷料，勤换内裤，保持肛周皮肤清洁
	正虚邪恋证	心情舒畅，消除忧虑，注意休息，保证充足的睡眠
		观察瘘管外口流出脓液的量、色和气味，以及肛门疼痛情况
		疼痛严重者可针刺足三里、二阴交、长强、太冲等穴
	阴液亏虚证	病室内空气新鲜，湿度适中
		注意休息，不劳累过度，观察流出脓液的情况，有盗汗者注意保暖，避免着凉
		勤换内裤，保持肛周皮肤清洁

2. 术前、术后护理

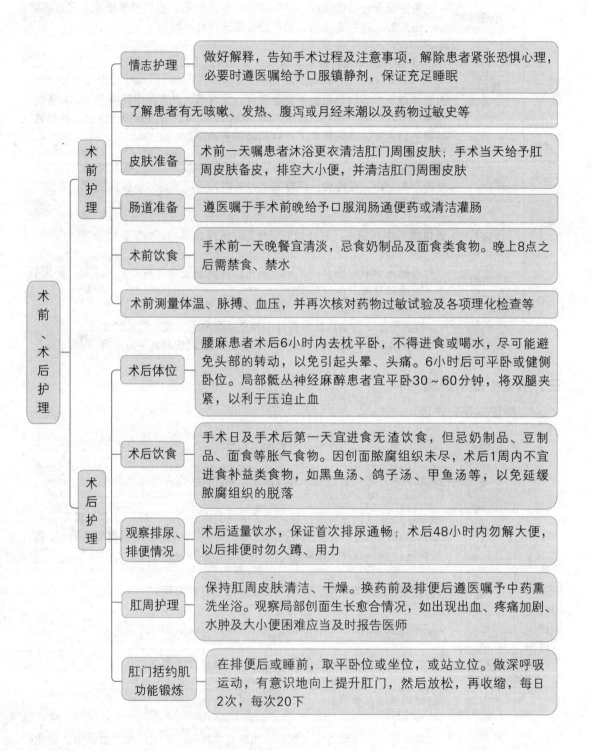

术前、术后护理

术前护理

- **情志护理**：做好解释，告知手术过程及注意事项，解除患者紧张恐惧心理，必要时遵医嘱给予口服镇静剂，保证充足睡眠

- 了解患者有无咳嗽、发热、腹泻或月经来潮以及药物过敏史等

- **皮肤准备**：术前一天嘱患者沐浴更衣清洁肛门周围皮肤；手术当天给予肛周皮肤备皮，排空大小便，并清洁肛门周围皮肤

- **肠道准备**：遵医嘱于手术前晚给予口服润肠通便药或清洁灌肠

- **术前饮食**：手术前一天晚餐宜清淡，忌食奶制品及面食类食物。晚上8点之后需禁食、禁水

- 术前测量体温、脉搏、血压，并再次核对药物过敏试验及各项理化检查等

术后护理

- **术后体位**：腰麻患者术后6小时内去枕平卧，不得进食或喝水，尽可能避免头部的转动，以免引起头晕、头痛。6小时后可平卧或健侧卧位。局部骶丛神经麻醉患者宜平卧30～60分钟，将双腿夹紧，以利于压迫止血

- **术后饮食**：手术日及手术后第一天宜进食无渣饮食，但忌奶制品、豆制品、面食等胀气食物。因创面脓腐组织未尽，术后1周内不宜进食补益类食物，如黑鱼汤、鸽子汤、甲鱼汤等，以免延缓脓腐组织的脱落

- **观察排尿、排便情况**：术后适量饮水，保证首次排尿通畅；术后48小时内勿解大便，以后排便时勿久蹲、用力

- **肛周护理**：保持肛周皮肤清洁、干燥。换药前及排便后遵医嘱予中药熏洗坐浴。观察局部创面生长愈合情况，如出现出血、疼痛加剧、水肿及大小便困难应当及时报告医师

- **肛门括约肌功能锻炼**：在排便后或睡前，取平卧位或坐位，或站立位。做深呼吸运动，有意识地向上提升肛门，然后放松，再收缩，每日2次，每次20下

四、健康教育

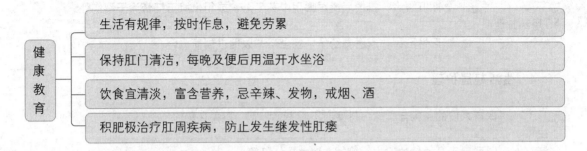

健
康
教
育
- 生活有规律，按时作息，避免劳累
- 保持肛门清洁，每晚及便后用温开水坐浴
- 饮食宜清淡，富含营养，忌辛辣、发物，戒烟、酒
- 积肥极治疗肛周疾病，防止发生继发性肛瘘

第四节　肛　裂

肛裂是因阴津不足或是脏腑热结、肠燥便秘、粪便粗硬、排便努责等所致，以肛门周期性疼痛、出血、便秘为主要临床表现。病位在肛门，与大肠关系密切。

一、证候分型

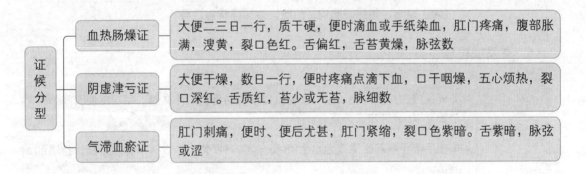

证
候
分
型
- 血热肠燥证：大便二三日一行，质干硬，便时滴血或手纸染血，肛门疼痛，腹部胀满，溲黄，裂口色红。舌偏红，舌苔黄燥，脉弦数
- 阴虚津亏证：大便干燥，数日一行，便时疼痛点滴下血，口干咽燥，五心烦热，裂口深红。舌质红，苔少或无苔，脉细数
- 气滞血瘀证：肛门刺痛，便时、便后尤甚，肛门紧缩，裂口色紫暗。舌紫暗，脉弦或涩

二、一般护理

1. 病情观察

观察肛门疼痛的性质、程度与持续时间，大便是否带血、滴血及出血量。

2. 饮食护理

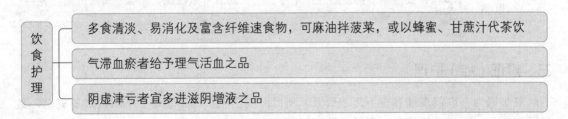

饮
食
护
理
- 多食清淡、易消化及富含纤维速食物，可麻油拌菠菜，或以蜂蜜、甘蔗汁代茶饮
- 气滞血瘀者给予理气活血之品
- 阴虚津亏者宜多进滋阴增液之品

3. 用药护理

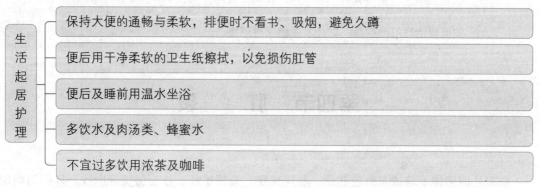

用药护理
- 早期肛裂者，排便后遵医嘱用中药坐浴，或用生肌玉红膏涂于裂伤处
- 陈旧性肛裂，遵医嘱给予中药坐浴，以促进创面愈合

4. 生活起居护理

生活起居护理
- 保持大便的通畅与柔软，排便时不看书、吸烟，避免久蹲
- 便后用干净柔软的卫生纸擦拭，以免损伤肛管
- 便后及睡前用温水坐浴
- 多饮水及肉汤类、蜂蜜水
- 不宜过多饮用浓茶及咖啡

5. 情志护理

情志护理
- 因裂口剧痛难忍，易产生不良情绪，可教会患者按摩腹部，以减轻排便疼痛
- 气滞血瘀者，易出现胸闷、烦躁，须加强情志疏导

6. 并发症护理

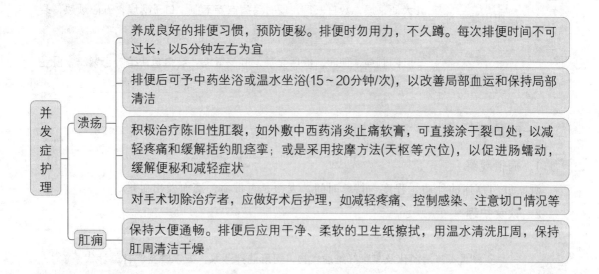

并发症护理
- 溃疡
  - 养成良好的排便习惯，预防便秘。排便时勿用力，不久蹲。每次排便时间不可过长，以5分钟左右为宜
  - 排便后可予中药坐浴或温水坐浴(15~20分钟/次)，以改善局部血运和保持局部清洁
  - 积极治疗陈旧性肛裂，如外敷中西药消炎止痛软膏，可直接涂于裂口处，以减轻疼痛和缓解括约肌痉挛；或是采用按摩方法(天枢等穴位)，以促进肠蠕动，缓解便秘和减轻症状
  - 对手术切除治疗者，应做好术后护理，如减轻疼痛、控制感染、注意切口情况等
- 肛痛
  - 保持大便通畅。排便后应用干净、柔软的卫生纸擦拭，用温水清洗肛周，保持肛周清洁干燥

三、辨证（症）护理

肛裂因为有肛门皮肤和皮下组织裂开，所以肛周皮肤护理很重要。平时内裤要宽松，最好采用透气、吸汗的棉织品，保持会阴部干燥，注意肛周卫生。

1. 辨证（症）护理

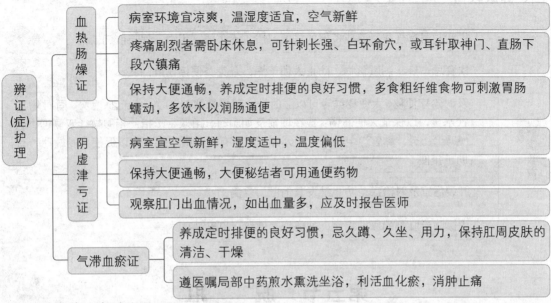

辨证（症）护理
- 血热肠燥证
  - 病室环境宜凉爽，温湿度适宜，空气新鲜
  - 疼痛剧烈者需卧床休息，可针刺长强、白环俞穴，或耳针取神门、直肠下段穴镇痛
  - 保持大便通畅，养成定时排便的良好习惯，多食粗纤维食物可刺激胃肠蠕动，多饮水以润肠通便
- 阴虚津亏证
  - 病室宜空气新鲜，湿度适中，温度偏低
  - 保持大便通畅，大便秘结者可用通便药物
  - 观察肛门出血情况，如出血量多，应及时报告医师
- 气滞血瘀证
  - 养成定时排便的良好习惯，忌久蹲、久坐、用力，保持肛周皮肤的清洁、干燥
  - 遵医嘱局部中药煎水熏洗坐浴，利活血化瘀，消肿止痛

2. 术前、术后护理

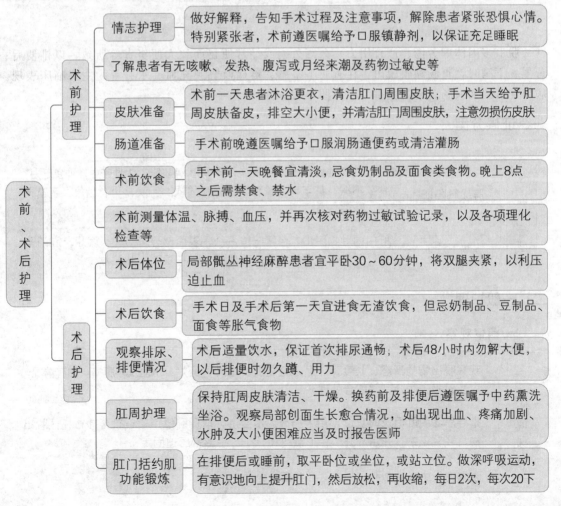

术前、术后护理
- 术前护理
  - 情志护理
    - 做好解释，告知手术过程及注意事项，解除患者紧张恐惧心情。特别紧张者，术前遵医嘱给予口服镇静剂，以保证充足睡眠
    - 了解患者有无咳嗽、发热、腹泻或月经来潮及药物过敏史等
  - 皮肤准备
    - 术前一天患者沐浴更衣，清洁肛门周围皮肤；手术当天给予肛周皮肤备皮，排空大小便，并清洁肛门周围皮肤，注意勿损伤皮肤
  - 肠道准备
    - 手术前晚遵医嘱给予口服润肠通便药或清洁灌肠
  - 术前饮食
    - 手术前一天晚餐宜清淡，忌食奶制品及面食类食物。晚上8点之后需禁食、禁水
  - 术前测量体温、脉搏、血压，并再次核对药物过敏试验记录，以及各项理化检查等
- 术后护理
  - 术后体位
    - 局部骶丛神经麻醉患者宜平卧30～60分钟，将双腿夹紧，以利压迫止血
  - 术后饮食
    - 手术日及手术后第一天宜进食无渣饮食，但忌奶制品、豆制品、面食等胀气食物
  - 观察排尿、排便情况
    - 术后适量饮水，保证首次排尿通畅；术后48小时内勿解大便，以后排便时勿久蹲、用力
  - 肛周护理
    - 保持肛周皮肤清洁、干燥。换药前及排便后遵医嘱予中药熏洗坐浴。观察局部创面生长愈合情况，如出现出血、疼痛加剧、水肿及大小便困难应当及时报告医师
  - 肛门括约肌功能锻炼
    - 在排便后或睡前，取平卧位或坐位，或站立位。做深呼吸运动，有意识地向上提升肛门，然后放松，再收缩，每日2次，每次20下

四、健康教育

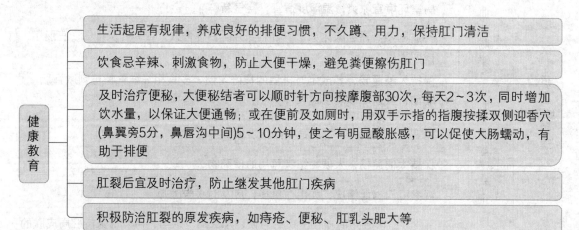

健康教育

- 生活起居有规律，养成良好的排便习惯，不久蹲、用力，保持肛门清洁
- 饮食忌辛辣、刺激食物，防止大便干燥，避免粪便擦伤肛门
- 及时治疗便秘，大便秘结者可以顺时针方向按摩腹部30次，每天2~3次，同时增加饮水量，以保证大便通畅；或在便前及如厕时，用双手示指的指腹按揉双侧迎香穴(鼻翼旁5分，鼻唇沟中间)5~10分钟，使之有明显酸胀感，可以促使大肠蠕动，有助于排便
- 肛裂后宜及时治疗，防止继发其他肛门疾病
- 积极防治肛裂的原发疾病，如痔疮、便秘、肛乳头肥大等

第五节　脱　肛

脱肛多因体虚劳倦、产育用力、久泻久痢或经常便秘而致大便努责等所致，以排便后、劳累、下蹲时，直肠黏膜脱出，伴直肠下坠感、疼痛及黏膜充血、水肿等为主要临床表现。病位在肛门和大肠，直肠脱垂可以参照本病护理。

一、证候分型

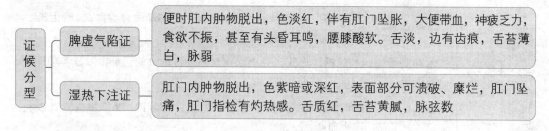

证候分型

- 脾虚气陷证：便时肛内肿物脱出，色淡红，伴有肛门坠胀，大便带血，神疲乏力，食欲不振，甚至有头昏耳鸣，腰膝酸软。舌淡，边有齿痕，舌苔薄白，脉弱
- 湿热下注证：肛门内肿物脱出，色紫暗或深红，表面部分可溃破、糜烂，肛门坠痛，肛门指检有灼热感。舌质红，舌苔黄腻，脉弦数

二、一般护理

1. 病情观察

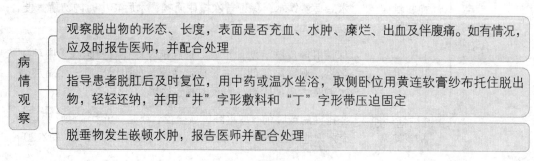

病情观察

- 观察脱出物的形态、长度，表面是否充血、水肿、糜烂、出血及伴腹痛。如有情况，应及时报告医师，并配合处理
- 指导患者脱肛后及时复位，用中药或温水坐浴，取侧卧位用黄连软膏纱布托住脱出物，轻轻还纳，并用"井"字形敷料和"丁"字形带压迫固定
- 脱垂物发生嵌顿水肿，报告医师并配合处理

图解实用中医科临床护理

2．饮食护理

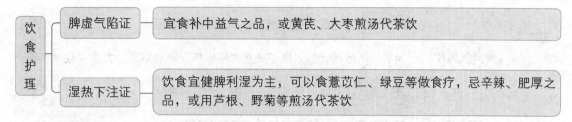

| 饮食护理 | 脾虚气陷证 | 宜食补中益气之品，或黄芪、大枣煎汤代茶饮 |
| | 湿热下注证 | 饮食宜健脾利湿为主，可以食薏苡仁、绿豆等做食疗，忌辛辣、肥厚之品，或用芦根、野菊等煎汤代茶饮 |

3．用药护理

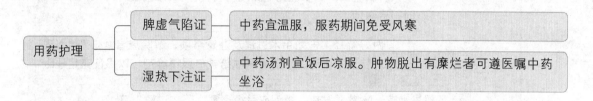

| 用药护理 | 脾虚气陷证 | 中药宜温服，服药期间免受风寒 |
| | 湿热下注证 | 中药汤剂宜饭后凉服。肿物脱出有糜烂者可遵医嘱中药坐浴 |

4．生活起居护理

| 生活起居护理 | 保持大便的通畅与柔软，排便时不看书、吸烟，不宜蹲位；便后用干净柔软的卫生纸擦拭，以免损伤肛管；便后及睡前用温水坐浴 |
| | 多饮水及肉汤类、蜂蜜水；不宜过多饮用浓茶及咖啡 |

5．情志护理

主动关心患者，做好相关知识的教育，避免焦虑、紧张等不良情绪。

6．并发症护理

直肠脱垂嵌顿	气血衰退者，分娩或产后体虚的妇女应当注意卧床休息，避免负重、久蹲、远行，或中、强体力劳动
	排便时勿用力、久蹲，避免各种增加腹压的因素，如久咳、泄泻、便秘等
	加强提肛运动，以增强直肠肌力，预防肛门松弛。消除各种诱发因素，遵医嘱及时用药，如局部外敷、坐浴等
	发生脱肛后应及时手法复位，遵医嘱以消毒纱布轻轻按揉复位，用"T"字形吊带固定。配合采用收敛、止血、消肿、消炎类中药熏洗、坐浴、外敷，以及清热消肿中药内服等治疗

三、辨证（症）护理

辨证（症）护理
- 脾虚气陷证
  - 卧床休息，睡眠充足；便溏者，注意腹部保暖
  - 观察伴随症状，如大便不净或大便不畅、里急后重、大便次数增多等
  - 减轻腹压，及时治疗咳嗽、腹泻、便秘等疾病
- 湿热下注证
  - 保持病室整洁，空气新鲜，避免潮湿刺激
  - 观察肿物脱出及其表面充血糜烂情况，若患者出现腹痛、呕吐，应及时报告医师
- 术前护理
  - 情志护理：做好解释，告知手术过程及注意事项，解除患者紧张恐惧心理。对特别紧张者，术前遵医嘱给予口服镇静剂，以保证充足睡眠
  - 了解患者有无咳嗽、发热、腹泻或月经来潮、药物过敏史等
  - 皮肤准备：术前一天患者沐浴更衣、清洁肛门周围皮肤；手术当天给予肛周皮肤备皮，排空大小便，并清洁肛门周围皮肤
  - 肠道准备：术前晚遵医嘱给予口服润肠通便药或清洁灌肠
  - 术前饮食：术前一天晚餐宜清淡，忌食奶制品及面食类食物。晚上8点之后需禁食、禁水
  - 术前测量体温、脉搏、血压，并再次核对药物过敏试验及各项理化检查等
- 术后护理
  - 术后体位
    - 腰麻患者术后6小时内去枕平卧，不能进食或喝水，尽量避免头部转动，以免引起头晕、头痛
    - 6小时后取平卧或健侧卧位。局部骶丛神经麻醉患者宜平卧30~60分钟，将双腿夹紧，以利压迫止血
  - 术后饮食：术日及术后第一天宜进食无渣饮食，但忌奶制品、豆制品、面食等胀气食物
  - 观察排尿、排便情况：术后适量饮水，保证首次排尿通畅；术后48小时内勿解大便，以后排便时勿久蹲、用力
  - 肛周护理：保持肛周皮肤清洁、干燥。换药前及排便后可以遵医嘱予中药熏洗坐浴，观察局部创面生长愈合情况，如出现出血、疼痛加剧、水肿及大便困难应当及时报告医师
  - 肛门括约肌功能锻炼：在排便后或睡前，取平卧位或坐位，或站立位。做深呼吸运动，有意识地向上提升肛门，然后放松，再收缩，每日2次，每次20下

四、健康教育

健康教育

卧床休息，保持排便正常，便秘者禁用峻泻药，保持肛门清洁

避免久蹲、负重，以及强体力劳动

经常做提肛运动，增强肛门直肠肌力，预防肛门松弛。取平卧位或坐位，或站立位，做深呼吸运动，有意识地向上提升肛门，然后放松，再收缩，每日2次，每次20下

第七章

中医骨伤科常见病证护理

第一节 骨 折

　　骨的完整性和连续性遭到破坏的情况称为骨折，多因直接暴力所致，也可由间接暴力、肌牵拉力、积劳性损伤或骨疾病等原因所致。骨折局部常有肿胀、疼痛、瘀斑、运动受阻，甚至出现受伤肢体的畸形、异常活动，可以闻及骨擦音。骨折按部位一般分为上肢骨折、下肢骨折、脊柱骨折、盆骨骨折。

一、证候分型

1. 上肢骨折

（1）锁骨骨折

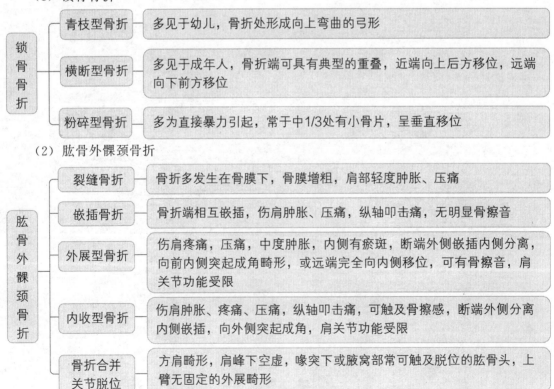

锁骨骨折	青枝型骨折	多见于幼儿，骨折处形成向上弯曲的弓形
	横断型骨折	多见于成年人，骨折端可具有典型的重叠，近端向上后方移位，远端向下前方移位
	粉碎型骨折	多为直接暴力引起，常于中1/3处有小骨片，呈垂直移位

（2）肱骨外髁颈骨折

肱骨外髁颈骨折	裂缝骨折	骨折多发生在骨膜下，骨膜增粗，肩部轻度肿胀、压痛
	嵌插骨折	骨折端相互嵌插，伤肩肿胀、压痛，纵轴叩击痛，无明显骨擦音
	外展型骨折	伤肩疼痛，压痛，中度肿胀，内侧有瘀斑，断端外侧嵌插内侧分离，向前内侧突起成角畸形，或远端完全向内侧移位，可有骨擦音，肩关节功能受限
	内收型骨折	伤肩肿胀、疼痛、压痛，纵轴叩击痛，可触及骨擦感，断端外侧分离内侧嵌插，向外侧突起成角，肩关节功能受限
	骨折合并关节脱位	方肩畸形，肩峰下空虚，喙突下或腋窝部常可触及脱位的肱骨头，上臂无固定的外展畸形

（3）肱骨干骨折

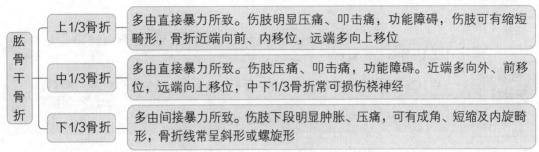

肱骨干骨折	上1/3骨折	多由直接暴力所致。伤肢明显压痛、叩击痛，功能障碍，伤肢可有缩短畸形，骨折近端向前、内移位，远端多向上移位
	中1/3骨折	多由直接暴力所致。伤肢压痛、叩击痛，功能障碍。近端多向外、前移位，远端向上移位，中下1/3骨折常可损伤桡神经
	下1/3骨折	多由间接暴力所致。伤肢下段明显肿胀、压痛，可有成角、短缩及内旋畸形，骨折线常呈斜形或螺旋形

（4）肱骨髁上骨折

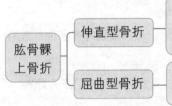

| 肱骨髁上骨折 | 伸直型骨折 | 伤肢肘部肿胀或呈靴样畸形，髁上压痛敏锐，肘屈伸功能障碍，骨折远端向后上移位，骨折线多从前下方斜向后上方。可合并血管、神经损伤 |
| | 屈曲型骨折 | 伤肢肿胀，髁上压痛，功能受限。骨折远端向前上方移位，骨折线多从后下方斜向前上方 |

（5）肱骨外髁骨折

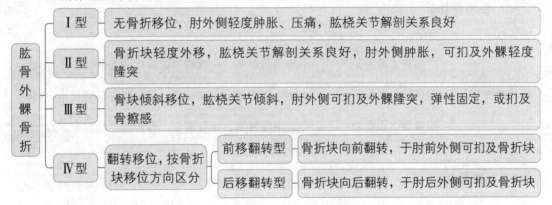

肱骨外髁骨折	Ⅰ型	无骨折移位，肘外侧轻度肿胀、压痛，肱桡关节解剖关系良好
	Ⅱ型	骨折块轻度外移，肱桡关节解剖关系良好，肘外侧肿胀，可扪及外髁轻度隆突
	Ⅲ型	骨块倾斜移位，肱桡关节倾斜，肘外侧可扪及外髁隆突，弹性固定，或扪及骨擦感
	Ⅳ型 翻转移位，按骨折块移位方向区分	前移翻转型	骨折块向前翻转，于肘前外侧可扪及骨折块
		后移翻转型	骨折块向后翻转，于肘后外侧可扪及骨折块

2. 下肢骨折

（1）股骨颈骨折

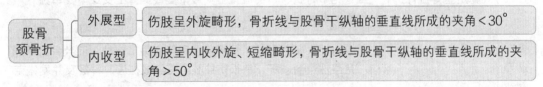

| 股骨颈骨折 | 外展型 | 伤肢呈外旋畸形，骨折线与股骨干纵轴的垂直线所成的夹角<30° |
| | 内收型 | 伤肢呈内收外旋、短缩畸形，骨折线与股骨干纵轴的垂直线所成的夹角>50° |

（2）股骨粗隆间骨折

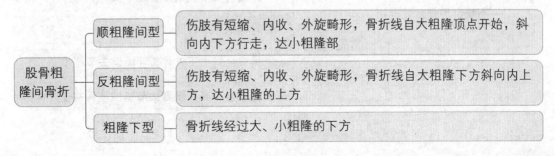

股骨粗隆间骨折	顺粗隆间型	伤肢有短缩、内收、外旋畸形，骨折线自大粗隆顶点开始，斜向内下方行走，达小粗隆部
	反粗隆间型	伤肢有短缩、内收、外旋畸形，骨折线自大粗隆下方斜向内上方，达小粗隆的上方
	粗隆下型	骨折线经过大、小粗隆的下方

（3）股骨干骨折

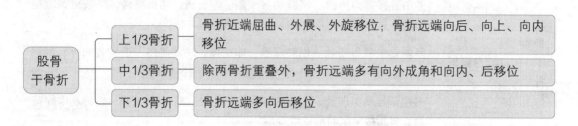

股骨干骨折
- 上1/3骨折：骨折近端屈曲、外展、外旋移位；骨折远端向后、向上、向内移位
- 中1/3骨折：除两骨折重叠外，骨折远端多有向外成角和向内、后移位
- 下1/3骨折：骨折远端多向后移位

（4）髌骨骨折

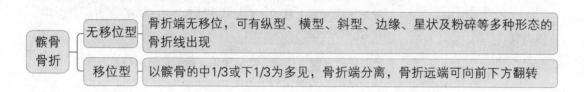

髌骨骨折
- 无移位型：骨折端无移位，可有纵型、横型、斜型、边缘、星状及粉碎等多种形态的骨折线出现
- 移位型：以髌骨的中1/3或下1/3为多见，骨折端分离，骨折远端可向前下方翻转

（5）胫腓骨骨折

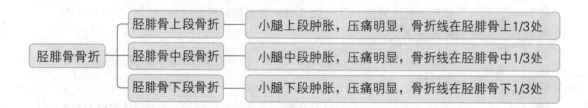

胫腓骨骨折
- 胫腓骨上段骨折：小腿上段肿胀，压痛明显，骨折线在胫腓骨上1/3处
- 胫腓骨中段骨折：小腿中段肿胀，压痛明显，骨折线在胫腓骨中1/3处
- 胫腓骨下段骨折：小腿下段肿胀，压痛明显，骨折线在胫腓骨下1/3处

3．骨盆骨折

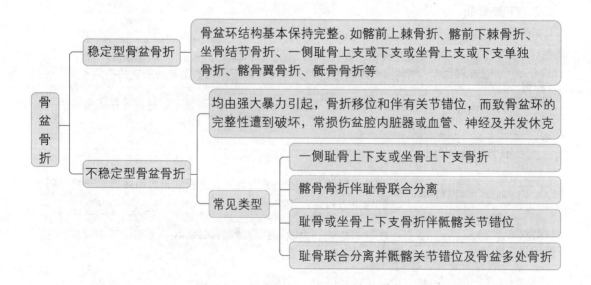

骨盆骨折
- 稳定型骨盆骨折：骨盆环结构基本保持完整。如髂前上棘骨折、髂前下棘骨折、坐骨结节骨折、一侧耻骨上支或下支或坐骨上支或下支单独骨折、髂骨翼骨折、骶骨骨折等
- 不稳定型骨盆骨折：均由强大暴力引起，骨折移位和伴有关节错位，而致骨盆环的完整性遭到破坏，常损伤盆腔内脏器或血管、神经及并发休克
  - 常见类型：
    - 一侧耻骨上下支或坐骨上下支骨折
    - 髂骨骨折伴耻骨联合分离
    - 耻骨或坐骨上下支骨折伴骶髂关节错位
    - 耻骨联合分离并骶髂关节错位及骨盆多处骨折

4. 踝关节骨折

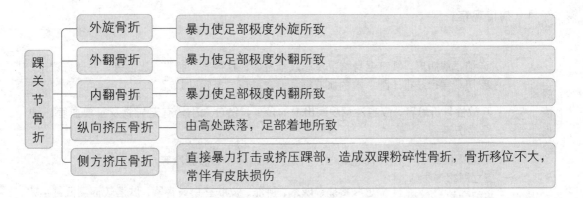

踝关节骨折
- 外旋骨折 —— 暴力使足部极度外旋所致
- 外翻骨折 —— 暴力使足部极度外翻所致
- 内翻骨折 —— 暴力使足部极度内翻所致
- 纵向挤压骨折 —— 由高处跌落，足部着地所致
- 侧方挤压骨折 —— 直接暴力打击或挤压踝部，造成双踝粉碎性骨折，骨折移位不大，常伴有皮肤损伤

5. 距骨骨折

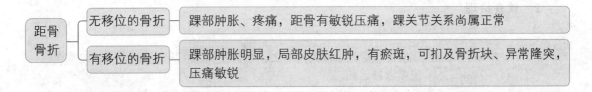

距骨骨折
- 无移位的骨折 —— 踝部肿胀、疼痛，距骨有敏锐压痛，踝关节关系尚属正常
- 有移位的骨折 —— 踝部肿胀明显，局部皮肤红肿，有瘀斑，可扪及骨折块、异常隆突，压痛敏锐

6. 跟骨骨折

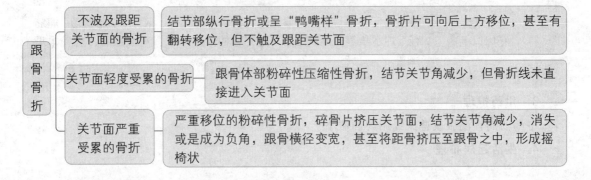

跟骨骨折
- 不波及跟距关节面的骨折 —— 结节部纵行骨折或呈"鸭嘴样"骨折，骨折片可向后上方移位，甚至有翻转移位，但不触及跟距关节面
- 关节面轻度受累的骨折 —— 跟骨体部粉碎性压缩性骨折，结节关节角减少，但骨折线未直接进入关节面
- 关节面严重受累的骨折 —— 严重移位的粉碎性骨折，碎骨片挤压关节面，结节关节角减少，消失或是成为负角，跟骨横径变宽，甚至将距骨挤压至跟骨之中，形成摇椅状

7. 胸、腰椎骨折

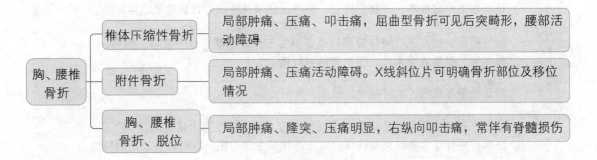

胸、腰椎骨折
- 椎体压缩性骨折 —— 局部肿痛、压痛、叩击痛，屈曲型骨折可见后突畸形，腰部活动障碍
- 附件骨折 —— 局部肿痛、压痛活动障碍。X线斜位片可明确骨折部位及移位情况
- 胸、腰椎骨折、脱位 —— 局部肿痛、隆突、压痛明显，右纵向叩击痛，常伴有脊髓损伤

二、一般护理

1. 病情观察

病情观察 ─┬─ 详细了解病史，观察全身情况及患肢情况，包括疼痛、肿胀、出血等，并做好记录。密切观察患肢指（趾）端的血液循环，皮肤感觉及运动状况

├─ 开放性骨折患者，应当注意观察出血的多少，伤口大小，有无异物及重要血管、神经损伤等

└─ 发现以下情况，应立即报告医师，并配合抢 ─┬─ 面色苍白、气短、出冷汗、四肢厥冷等

└─ 患肢疼痛、麻木、肿胀、皮肤苍白或青紫，肤温较健侧低甚至冰凉等

2. 饮食护理

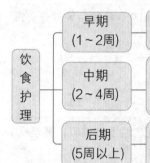

饮食护理 ─┬─ 早期（1~2周）── 饮食配合原则上以清淡为主，忌食酸辣、燥热、油腻，不可过早施以肥腻滋补之品

├─ 中期（2~4周）── 饮食上由清淡转为适当的高营养补充，以满足骨痂生长的需要，可在初期的食谱上加骨头汤、田七煲鸡、动物肝脏之类，以补给更多的维生素A、维生素D、钙及蛋白质

└─ 后期（5周以上）── 饮食上可以解除禁忌，食谱可再配以老母鸡汤、猪骨汤、羊骨汤、鹿筋汤、炖水鱼等，能饮酒者可选用杜仲骨碎补酒、鸡血藤酒、虎骨木瓜酒等

3. 用药护理

中药汤剂宜温服或遵医嘱用药酒服下。

4. 生活起居护理

生活起居护理 ─┬─ 在生活上热情关心患者，尽量满足患者的生活要求，取得患者的信任和依赖

├─ 认真帮助患者饮水、进食、排便、翻身、读书、阅报，直至能生活自理

├─ 做好病室、病床、口腔及皮肤的清洁卫生工作，定期为患者擦浴、洗头、剪指甲、更换衣服床单，使患者感到舒适

├─ 对长期卧床患者，定时翻身、按摩，做好皮肤护理

└─ 根据患者的生活习惯及口味适当调整饮食，尽可能在患者喜欢的基础上调整营养结构，并保证食物结构多样化。建立规律的生活习惯，定时就餐，定时排便

5. 情志护理

情志护理
- 有针对性地进行医疗卫生知识宣传教育，及时了解患者的思想情绪活动，通过谈心、聊天，有的放矢地进行思想工作和心理护理
- 对截肢、截瘫等遗留严重残疾的患者，要注意保护他们的自尊心，使之既要敢于面对现实承认残疾，又要树立勇气战胜伤残
- 认真帮助患者找出不利于疾病恢复的因素和解决克服的措施，使患者能自觉配合治疗护理
- 尽可能早期恢复功能锻炼及康复治疗，鼓励患者从事力所能及的活动，使他们树立生活的信心和勇气
- 护理操作要轻柔认真，在患者面前谈话适当，每日注意向患者报告病情好转的佳音，包括微小的病情进展，不谈有损患者情绪的话
- 对家庭经济较困难而顾虑重重的患者，应同医师协商，从各方面注意节约费用，尽量减少经济负担

三、辨证（症）护理

1. 上肢骨折

（1）锁骨骨折

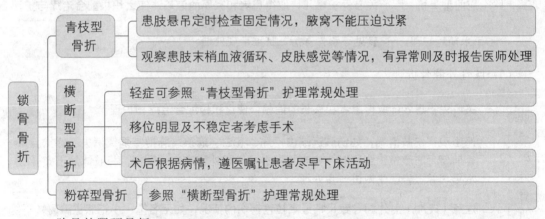

锁骨骨折
- 青枝型骨折
  - 患肢悬吊定时检查固定情况，腋窝不能压迫过紧
  - 观察患肢末梢血液循环、皮肤感觉等情况，有异常则及时报告医师处理
- 横断型骨折
  - 轻症可参照"青枝型骨折"护理常规处理
  - 移位明显及不稳定者考虑手术
  - 术后根据病情，遵医嘱让患者尽早下床活动
- 粉碎型骨折
  - 参照"横断型骨折"护理常规处理

（2）肱骨外髁颈骨折

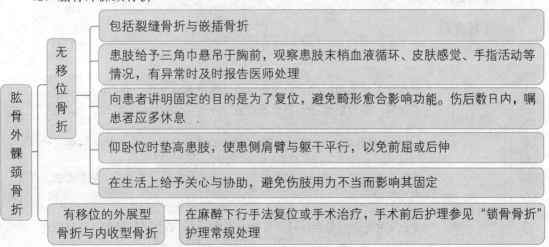

肱骨外髁颈骨折
- 无移位骨折
  - 包括裂缝骨折与嵌插骨折
  - 患肢给予三角巾悬吊于胸前，观察患肢末梢血液循环、皮肤感觉、手指活动等情况，有异常时及时报告医师处理
  - 向患者讲明固定的目的是为了复位，避免畸形愈合影响功能。伤后数日内，嘱患者应多休息
  - 仰卧位时垫高患肢，使患侧肩臂与躯干平行，以免前屈或后伸
  - 在生活上给予关心与协助，避免伤肢用力不当而影响其固定
- 有移位的外展型骨折与内收型骨折
  - 在麻醉下行手法复位或手术治疗，手术前后护理参见"锁骨骨折"护理常规处理

（3）肱骨干骨折

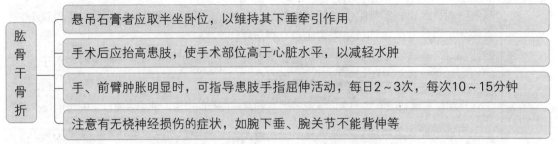

肱骨干骨折

悬吊石膏者应取半坐卧位，以维持其下垂牵引作用

手术后应抬高患肢，使手术部位高于心脏水平，以减轻水肿

手、前臂肿胀明显时，可指导患肢手指屈伸活动，每日2～3次，每次10～15分钟

注意有无桡神经损伤的症状，如腕下垂、腕关节不能背伸等

（4）肱骨髁上骨折

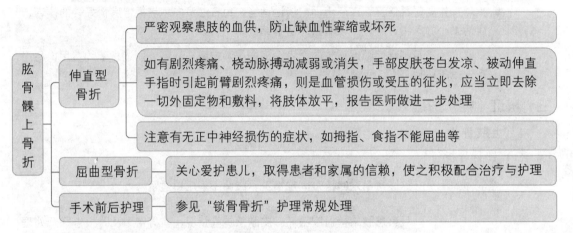

肱骨髁上骨折

伸直型骨折

严密观察患肢的血供，防止缺血性挛缩或坏死

如有剧烈疼痛、桡动脉搏动减弱或消失、手部皮肤苍白发凉、被动伸直手指时引起前臂剧烈疼痛，则是血管损伤或受压的征兆，应当立即去除一切外固定物和敷料，将肢体放平，报告医师做进一步处理

注意有无正中神经损伤的症状，如拇指、食指不能屈曲等

屈曲型骨折

关心爱护患儿，取得患者和家属的信赖，使之积极配合治疗与护理

手术前后护理

参见"锁骨骨折"护理常规处理

（5）肱骨外髁骨折

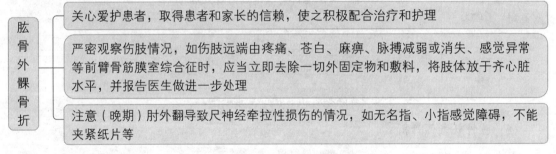

肱骨外髁骨折

关心爱护患者，取得患者和家长的信赖，使之积极配合治疗和护理

严密观察伤肢情况，如伤肢远端由疼痛、苍白、麻痹、脉搏减弱或消失、感觉异常等前臂骨筋膜室综合征时，应当立即去除一切外固定物和敷料，将肢体放于齐心脏水平，并报告医生做进一步处理

注意（晚期）肘外翻导致尺神经牵拉性损伤的情况，如无名指、小指感觉障碍，不能夹紧纸片等

2．下肢骨折

（1）股骨颈骨折

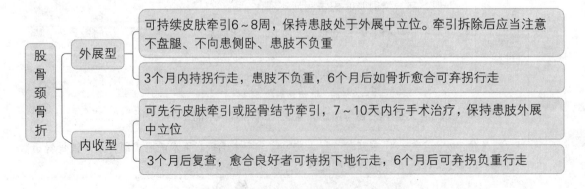

股骨颈骨折

外展型

可持续皮肤牵引6～8周，保持患肢处于外展中立位。牵引拆除后应当注意不盘腿、不向患侧卧、患肢不负重

3个月内持拐行走，患肢不负重，6个月后如骨折愈合可弃拐行走

内收型

可先行皮肤牵引或胫骨结节牵引，7～10天内行手术治疗，保持患肢外展中立位

3个月后复查，愈合良好者可持拐下地行走，6个月后可弃拐负重行走

（2）股骨粗隆间骨折

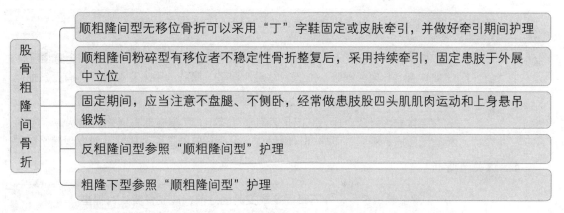

股骨粗隆间骨折
- 顺粗隆间型无移位骨折可以采用"丁"字鞋固定或皮肤牵引，并做好牵引期间护理
- 顺粗隆间粉碎型有移位者不稳定性骨折整复后，采用持续牵引，固定患肢于外展中立位
- 固定期间，应当注意不盘腿、不侧卧，经常做患肢股四头肌肌肉运动和上身悬吊锻炼
- 反粗隆间型参照"顺粗隆间型"护理
- 粗隆下型参照"顺粗隆间型"护理

（3）股骨干骨折

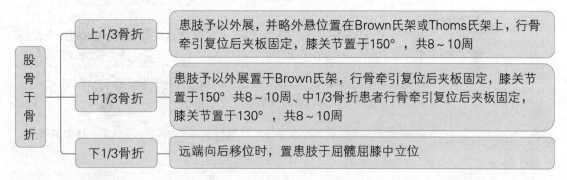

股骨干骨折
- 上1/3骨折：患肢予以外展，并略外悬位置在Brown氏架或Thoms氏架上，行骨牵引复位后夹板固定，膝关节置于150°，共8～10周
- 中1/3骨折：患肢予以外展置于Brown氏架，行骨牵引复位后夹板固定，膝关节置于150°共8～10周、中1/3骨折患者行骨牵引复位后夹板固定，膝关节置于130°，共8～10周
- 下1/3骨折：远端向后移位时，置患肢于屈髋屈膝中立位

（4）髌骨骨折

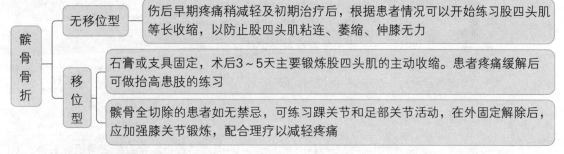

髌骨骨折
- 无移位型：伤后早期疼痛稍减轻及初期治疗后，根据患者情况可以开始练习股四头肌等长收缩，以防止股四头肌粘连、萎缩、伸膝无力
- 移位型：石膏或支具固定，术后3～5天主要锻炼股四头肌的主动收缩。患者疼痛缓解后可做抬高患肢的练习
- 髌骨全切除的患者如无禁忌，可练习踝关节和足部关节活动，在外固定解除后，应加强膝关节锻炼，配合理疗以减轻疼痛

（5）胫腓骨骨折

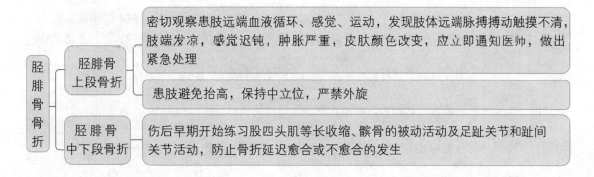

胫腓骨骨折
- 胫腓骨上段骨折：
  - 密切观察患肢远端血液循环、感觉、运动，发现肢体远端脉搏搏动触摸不清，肢端发凉，感觉迟钝，肿胀严重，皮肤颜色改变，应立即通知医帅，做出紧急处理
  - 患肢避免抬高，保持中立位，严禁外旋
- 胫腓骨中下段骨折：伤后早期开始练习股四头肌等长收缩、髌骨的被动活动及足趾关节和趾间关节活动，防止骨折延迟愈合或不愈合的发生

3. 骨盆骨折

骨盆骨折

稳定型骨盆骨折 —— 卧硬板床休息，2~3周后即可逐渐下床活动

不稳定
- 密切观察病情变化，严重骨折或合并其他脏器伤时，必须密切监测全身情况，如神志、脉搏、呼吸、血压、体温、尿道、膀胱、甲床充盈时间、有无贫血征象
- 有无排尿困难及血尿，肛门是否有血液流出，了解有无直肠刺激症状等。注意有无腹痛，腹胀，下腹部、腹股沟、会阴部皮肤是否肿胀，及时发现膀胱破裂

4. 踝关节骨折

踝关节骨折

外旋骨折
- 踝部软组织少，在石膏固定或支具固定前，应在骨突处衬棉垫
- 复位后，患肢应用软枕垫起抬高，膝关节置于45°~60°屈曲位
- 有移位者行切开复位内固定手术后，用石膏固定6~8周，依据X线片中骨折愈合情况，以决定早期踝关节活动
- 早期开始练习膝关节、跖趾关节和趾间关节活动。限制踝关节跖屈，以免影响骨折处稳定
- 解除固定后可采取用推拿手法，按摩踝关节周围以舒筋活络，并做关节屈伸活动。并可以用熏洗疗法以活血舒筋活络

外翻骨折 —— 参照"外旋骨折"护理
内翻骨折 —— 参照"外旋骨折"护理
纵向挤压骨折 —— 参照"外旋骨折"护理
侧方挤压骨折 —— 参照"外旋骨折"护理

5. 距骨骨折

距骨骨折

无移位的骨折 —— 复位后固定踝关节于90°功能位，6~8周后骨折愈合良好者可拆除石膏。X线摄片复查，未愈合者继续固定8~12周

有移位的骨折
- 闭合复位成功后，可用石膏或超关节夹板固定，置踝关节及足部于轻度跖屈位。4~6周后更换为中立位夹板或石膏固定6~8周。闭合复位失败，应行手术治疗
- 有移位的髁骨骨折，固定期间不能早期负重
- 石膏固定期间练习股四头肌，活动膝关节和足趾
- 解除固定后可练习踝关节屈伸活动，采用熏洗疗法以活血舒筋通络

6. 跟骨骨折

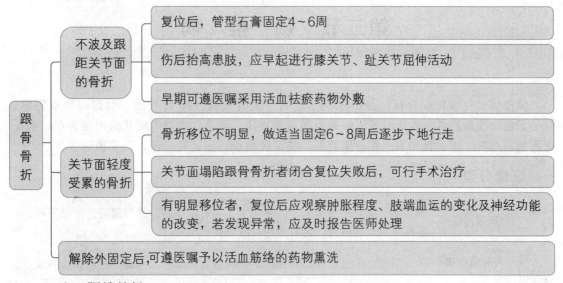

跟骨骨折
- 不波及跟距关节面的骨折
  - 复位后，管型石膏固定4～6周
  - 伤后抬高患肢，应早起进行膝关节、趾关节屈伸活动
  - 早期可遵医嘱采用活血祛瘀药物外敷
- 关节面轻度受累的骨折
  - 骨折移位不明显，做适当固定6～8周后逐步下地行走
  - 关节面塌陷跟骨骨折者闭合复位失败后，可行手术治疗
  - 有明显移位者，复位后应观察肿胀程度、肢端血运的变化及神经功能的改变，若发现异常，应及时报告医师处理
- 解除外固定后,可遵医嘱予以活血筋络的药物熏洗

7. 胸、腰椎骨折

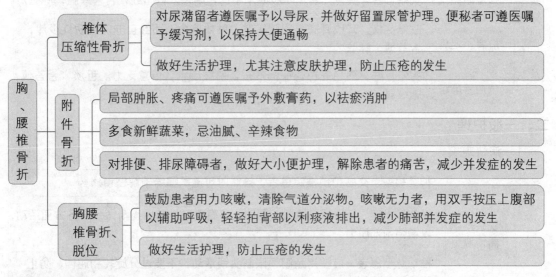

胸、腰椎骨折
- 椎体压缩性骨折
  - 对尿潴留者遵医嘱予以导尿，并做好留置尿管护理。便秘者可遵医嘱予缓泻剂，以保持大便通畅
  - 做好生活护理，尤其注意皮肤护理，防止压疮的发生
- 附件骨折
  - 局部肿胀、疼痛可遵医嘱予外敷膏药，以祛瘀消肿
  - 多食新鲜蔬菜，忌油腻、辛辣食物
  - 对排便、排尿障碍者，做好大小便护理，解除患者的痛苦，减少并发症的发生
- 胸腰椎骨折、脱位
  - 鼓励患者用力咳嗽，清除气道分泌物。咳嗽无力者，用双手按压上腹部以辅助呼吸，轻轻拍背部以利痰液排出，减少肺部并发症的发生
  - 做好生活护理，防止压疮的发生

四、健康教育

健康教育
- 向患者宣传锻炼的意义和方法，使患者充分认识功能锻炼的重要性，消除思想顾虑，主动运动锻炼
- 随着骨折部位稳定程度的增长及周围损伤软组织的逐步修复，功能锻炼循序渐进，活动范围由小到大，次数由少渐多，时间由短全长，强度由弱增强
- 功能锻炼以患者不感到疲劳，骨折部位不发生疼痛为度
- 锻炼时患肢轻度肿胀，经晚间休息后能够消肿的可以坚持锻炼，如果肿胀较重并伴有疼痛，则应减少活动，抬高患肢，待肿胀疼痛消失后再恢复锻炼
- 如果疼痛肿胀逐渐加重，经对症治疗无明显好转并伴关节活动范围减小；或骨折部位突发的疼痛时，均应警惕发生新的损伤，暂时停止锻炼并及时做进一步检查处理

第二节 颈 椎 病

颈椎病又称颈椎综合征，是由于风寒湿邪、肌肉劳损、脾-肾气虚，引起的瘀血阻脉、血运不畅、气血筋骨失养而引发。临床以颈肩部疼痛、筋急、项强等症状为主要表现，病位在颈项，与肝、脾、肾相关。有虚实两类，实证属痹症，虚证属痿证，以实证居多。

一、证候分型

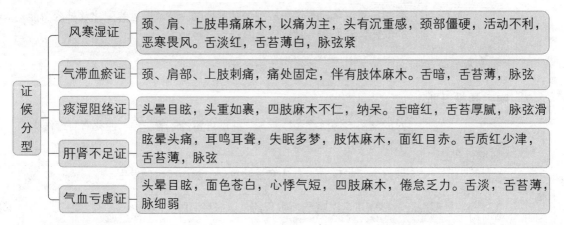

证候分型	风寒湿证	颈、肩、上肢串痛麻木，以痛为主，头有沉重感，颈部僵硬，活动不利，恶寒畏风。舌淡红，舌苔薄白，脉弦紧
	气滞血瘀证	颈、肩部、上肢刺痛，痛处固定，伴有肢体麻木。舌暗，舌苔薄，脉弦
	痰湿阻络证	头晕目眩，头重如裹，四肢麻木不仁，纳呆。舌暗红，舌苔厚腻，脉弦滑
	肝肾不足证	眩晕头痛，耳鸣耳聋，失眠多梦，肢体麻木，面红目赤。舌质红少津，舌苔薄，脉弦
	气血亏虚证	头晕目眩，面色苍白，心悸气短，四肢麻木，倦怠乏力。舌淡，舌苔薄，脉细弱

二、一般护理

1. 病情观察

病情观察

观察疼痛情况

神经根型、交感型颈椎病患者，疼痛时可遵医嘱给予解痉镇痛药

症状较重者，可用颈托做局部制动。疼痛逐渐好转后逐渐做颈部各方面活动，以增强颈部肌力

椎动脉型患者，应使用颈围领限制头颈活动，不要过分旋转和屈伸，防止眩晕引起猝倒

应用围领和颈托时，须观察症状有无缓解，待症状消失一段时间后，可以减少围颈和颈托的使用时间，并最终除去，以防长期应用引起颈背部肌肉萎缩、关节僵硬

在行颌枕牵引的过程中，观察牵引的姿势、位置及牵引的重量，注意牵引中患者的反应，如头晕、心悸、恶心等，防止下颌和耳周围疼痛。牵引重量应当遵医嘱由小到大，取仰卧位者，重量可由5kg逐渐增加至10kg

若有肢体麻木无力，则可按摩肌肉，加强各关节主动活动，如两手做捏橡皮球的训练等

2. 饮食护理

饮食以高蛋白、高维生素、清淡、易消化为宜，适当多食温性食物，忌生冷、寒冷之品及厚味，戒酒、烟。

	风寒湿证	可以选用鲤鱼天麻汤、冰糖蛤士蟆、胡桃、红薯、黑芝麻等补肾之物
饮食护理	气滞血瘀证	少量食用木瓜、当归等之品，以舒筋活络、疏通气血，忌辛辣、刺激性食物。多食粗纤维食物、新鲜蔬菜及水果，晨起可冲服蜂蜜，以润肠通便
	痰湿阻络证	饮食宜少量多餐，多饮水，选食赤小豆、薏苡仁、茯苓等，忌辛辣、荤腥、油腻食物，以免助湿生痰
	肝肾不足证	可选食动物肝肾脏及核桃、枸杞子、黑芝麻等，以补益肝肾
	气血亏虚证	可选食牛奶、鸡蛋、鱼虾、贝类、豆腐、豆类以及大枣、山药、芝麻、桂圆等。忌生冷、油腻、肥厚之品，以免损伤脾胃

3. 用药护理

		中药汤剂宜温服，一日分早、晚2次服用，每次150ml为宜。注意观察服药后疗效及不良反应，如服用血管扩张剂时应注意血压等变化
用药护理	风寒湿证	宜温热服用益气逐痹汤。用药期间忌生冷、寒凉食物，外避风寒，以免加重病情，颈项僵硬者，可以遵医嘱用红花油、麝香风湿油涂擦，按摩直至局部发红
	气滞血瘀证	宜温服化瘀除痹汤，并观察服药后有无出血情况。局部可外敷膏药，或垫以保健药枕
	痰湿阻络证	导痰汤和四物汤宜温服
	肝肾不足证	偏阳虚者可温服右归饮，以温补肝肾、充养精髓；偏阴虚者可温服左归饮，以补肝肾益精。服药后应当注意食欲情况
	气血亏虚证	补益类汤剂宜文火煎煮，温热服用，如八珍汤或十全大补汤，服药后观察有无饮食减退等情况
		选用高低适宜药枕，根据不同证型内置祛风散寒、活血通络等类中药。可配合针灸、推拿、牵引等治疗方法

4. 生活起居护理

	病室安静、整洁，空气清新，温湿度适宜
生活起居护理	痛时宜静卧休息，减少活动
	工作、生活中尽量保证颈椎的平直，避免颈部过伸过屈；保持正确的睡觉姿势与适当高度的枕头
	平时经常活动颈部，松弛肌肉，舒缓其疲劳度；防风寒、潮湿，注意颈部保暖

5. 情志护理

	关注患者情志，及时疏导患者情绪，安神定志，使气血易通
情志护理	介绍成功病例，帮助患者树立战胜疾病的信心；给患者必要的生活协助，鼓励家属参与

6. 并发症护理

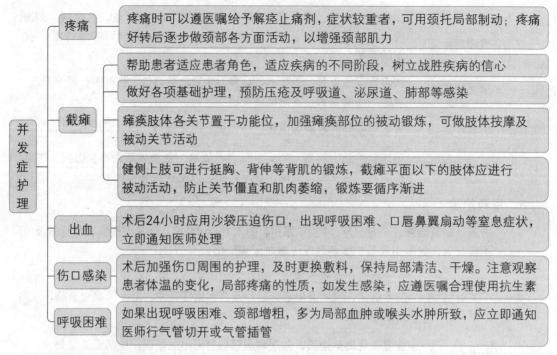

并发症护理		
	疼痛	疼痛时可以遵医嘱给予解痉止痛剂，症状较重者，可用颈托局部制动；疼痛好转后逐步做颈部各方面活动，以增强颈部肌力
	截瘫	帮助患者适应患者角色，适应疾病的不同阶段，树立战胜疾病的信心
		做好各项基础护理，预防压疮及呼吸道、泌尿道、肺部等感染
		瘫痪肢体各关节置于功能位，加强瘫痪部位的被动锻炼，可做肢体按摩及被动关节活动
		健侧上肢可进行挺胸、背伸等背肌的锻炼，截瘫平面以下的肢体应进行被动活动，防止关节僵直和肌肉萎缩，锻炼要循序渐进
	出血	术后24小时应用沙袋压迫伤口，出现呼吸困难、口唇鼻翼扇动等窒息症状，立即通知医师处理
	伤口感染	术后加强伤口周围的护理，及时更换敷料，保持局部清洁、干燥。注意观察患者体温的变化，局部疼痛的性质，如发生感染，应遵医嘱合理使用抗生素
	呼吸困难	如果出现呼吸困难、颈部增粗，多为局部血肿或喉头水肿所致，应立即通知医师行气管切开或气管插管

三、辨证（症）护理

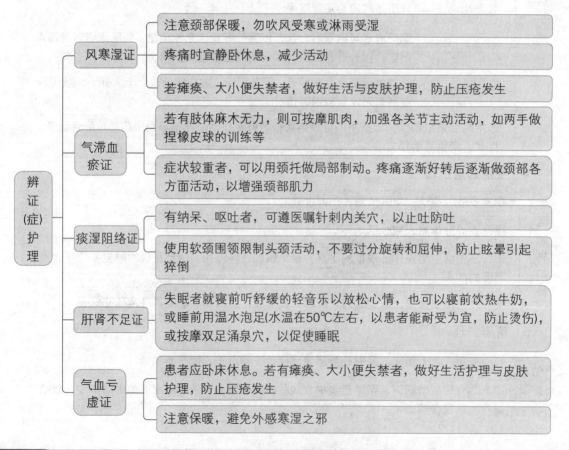

辨证（症）护理		
	风寒湿证	注意颈部保暖，勿吹风受寒或淋雨受湿
		疼痛时宜静卧休息，减少活动
		若瘫痪、大小便失禁者，做好生活与皮肤护理，防止压疮发生
	气滞血瘀证	若有肢体麻木无力，则可按摩肌肉，加强各关节主动活动，如两手做捏橡皮球的训练等
		症状较重者，可以用颈托做局部制动。疼痛逐渐好转后逐渐做颈部各方面活动，以增强颈部肌力
	痰湿阻络证	有纳呆、呕吐者，可遵医嘱针刺内关穴，以止吐防吐
		使用软颈围领限制头颈活动，不要过分旋转和屈伸，防止眩晕引起猝倒
	肝肾不足证	失眠者就寝前听舒缓的轻音乐以放松心情，也可以寝前饮热牛奶，或睡前用温水泡足(水温在50℃左右，以患者能耐受为宜，防止烫伤)，或按摩双足涌泉穴，以促使睡眠
	气血亏虚证	患者应卧床休息。若有瘫痪、大小便失禁者，做好生活护理与皮肤护理，防止压疮发生
		注意保暖，避免外感寒湿之邪

四、健康教育

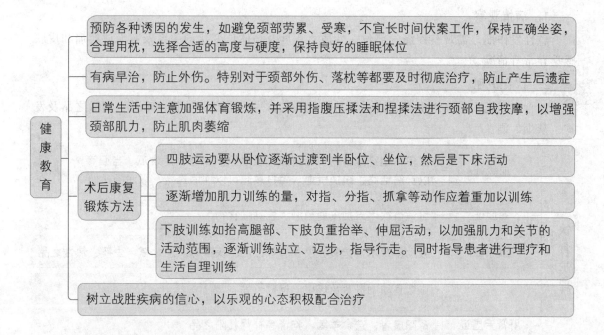

健康教育
- 预防各种诱因的发生，如避免颈部劳累、受寒，不宜长时间伏案工作，保持正确坐姿，合理用枕，选择合适的高度与硬度，保持良好的睡眠体位
- 有病早治，防止外伤。特别对于颈部外伤、落枕等都要及时彻底治疗，防止产生后遗症
- 日常生活中注意加强体育锻炼，并采用指腹压揉法和捏揉法进行颈部自我按摩，以增强颈部肌力，防止肌肉萎缩
- 术后康复锻炼方法
  - 四肢运动要从卧位逐渐过渡到半卧位、坐位，然后是下床活动
  - 逐渐增加肌力训练的量，对指、分指、抓拿等动作应着重加以训练
  - 下肢训练如抬高腿部、下肢负重抬举、伸屈活动，以加强肌力和关节的活动范围，逐渐训练站立、迈步，指导行走。同时指导患者进行理疗和生活自理训练
- 树立战胜疾病的信心，以乐观的心态积极配合治疗

第三节　腰椎间盘突出症

　　腰椎间盘突出症是因腰椎间盘纤维环破裂、髓核等突出物压迫或累及椎管周围相应的脊髓、神经或血管等而产生的综合征。好发于青壮年，以第4～5腰椎间盘突出最常见。

一、证候分型

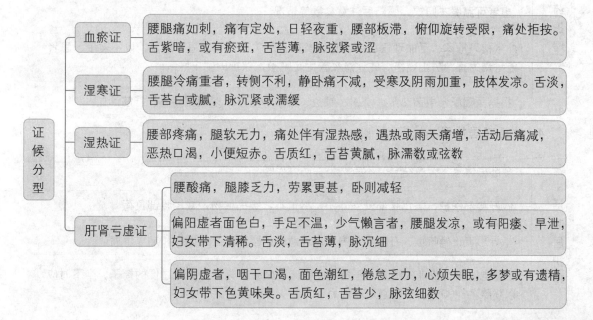

证候分型
- 血瘀证：腰腿痛如刺，痛有定处，日轻夜重，腰部板滞，俯仰旋转受限，痛处拒按。舌紫暗，或有瘀斑，舌苔薄，脉弦紧或涩
- 湿寒证：腰腿冷痛重者，转侧不利，静卧痛不减，受寒及阴雨加重，肢体发凉。舌淡，舌苔白或腻，脉沉紧或濡缓
- 湿热证：腰部疼痛，腿软无力，痛处伴有湿热感，遇热或雨天痛增，活动后痛减，恶热口渴，小便短赤。舌质红，舌苔黄腻，脉濡数或弦数
- 肝肾亏虚证
  - 腰酸痛，腿膝乏力，劳累更甚，卧则减轻
  - 偏阳虚者面色白，手足不温，少气懒言者，腰腿发凉，或有阳痿、早泄，妇女带下清稀。舌淡，舌苔薄，脉沉细
  - 偏阴虚者，咽干口渴，面色潮红，倦怠乏力，心烦失眠，多梦或有遗精，妇女带下色黄味臭。舌质红，舌苔少，脉弦细数

二、一般护理

1．病情观察

急性发作期，需观察疼痛的部位、性质、程度及与体位变化的关系及有无放射痛和皮肤感觉异常等情况。

2．饮食护理

饮食以高蛋白、高维生素、清淡、易消化为宜，忌食生冷、油腻、辛辣、刺激之品及发物。禁烟、酒。

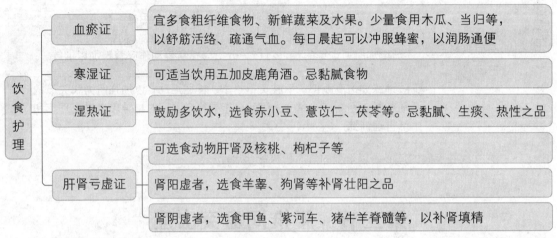

饮食护理 —
- 血瘀证 —— 宜多食粗纤维食物、新鲜蔬菜及水果。少量食用木瓜、当归等，以舒筋活络、疏通气血。每日晨起可以冲服蜂蜜，以润肠通便
- 寒湿证 —— 可适当饮用五加皮鹿角酒。忌黏腻食物
- 湿热证 —— 鼓励多饮水，选食赤小豆、薏苡仁、茯苓等。忌黏腻、生痰、热性之品
- 肝肾亏虚证 —
  - 可选食动物肝肾及核桃、枸杞子等
  - 肾阳虚者，选食羊睾、狗肾等补肾壮阳之品
  - 肾阴虚者，选食甲鱼、紫河车、猪牛羊脊髓等，以补肾填精

3．用药护理

用药护理 —
- 中药汤剂一般宜温服，服药后观察疗效及不良反应
- 血瘀者宜温服舒筋活血汤；寒湿者宜热服麻桂温经汤、益痹汤，并外避风寒，忌生冷及寒凉食物；湿热者宜温服三妙汤和四物汤；肝肾亏虚偏阳虚者可温服右归饮，偏阴虚者可温服左归饮，服药后注意食欲等情况
- 外敷祛风散寒、活血理气、消肿止痛类药膏时，药膏可以适当加温，以不烫手、患者能耐受为宜，防止烫伤。并注意妥善固定贴敷，保护周围皮肤
- 根据医嘱配合中药热敷、牵引、针灸、推拿等治疗，以缓解疼痛、舒筋活血

4．生活起居护理

生活起居护理 —
- 多卧床休息，劳逸结合，不宜久坐，防寒保暖
- 做好腰部保护，防止腰部受到外伤，尽量不弯腰提重物，减轻腰部负荷
- 指导患者正确咳嗽、打喷嚏的方法，注意保护腰部，避免诱发和加重疼痛
- 在睡觉时保持正确的睡姿，坚持睡硬板床、坐硬板凳，不要坐过低的椅子，坐下时应以髋膝各屈90°，双脚刚好着地为宜

图解实用中医科临床护理

5．情志护理

做好安慰工作，保持情绪平和，使患者配合治疗和护理。用移情疗法，转移或是改变患者的情绪和意志，舒畅气机、怡养心神。

6．并发症护理

术后患者的潜在并发症包括脑脊液漏、神经损伤导致的感觉运动障碍、癃闭和切口邪毒入侵。

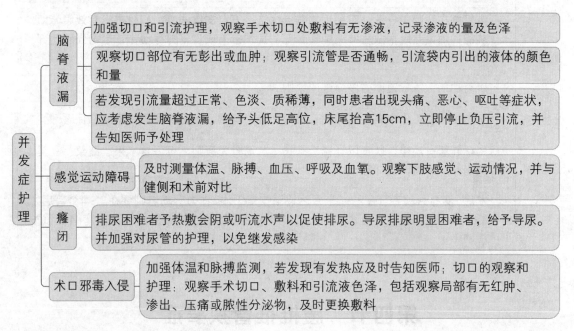

并发症护理
- 脑脊液漏
  - 加强切口和引流护理，观察手术切口处敷料有无渗液，记录渗液的量及色泽
  - 观察切口部位有无彭出或血肿；观察引流管是否通畅，引流袋内引出的液体的颜色和量
  - 若发现引流量超过正常、色淡、质稀薄，同时患者出现头痛、恶心、呕吐等症状，应考虑发生脑脊液漏，给予头低足高位，床尾抬高15cm，立即停止负压引流，并告知医师予处理
- 感觉运动障碍
  - 及时测量体温、脉搏、血压、呼吸及血氧。观察下肢感觉、运动情况，并与健侧和术前对比
- 癃闭
  - 排尿困难者予热敷会阴或听流水声以促使排尿。导尿排尿明显困难者，给予导尿。并加强对尿管的护理，以免继发感染
- 术口邪毒入侵
  - 加强体温和脉搏监测，若发现有发热应及时告知医师；切口的观察和护理：观察手术切口、敷料和引流液色泽，包括观察局部有无红肿、渗出、压痛或脓性分泌物，及时更换敷料

三、辨证（症）护理

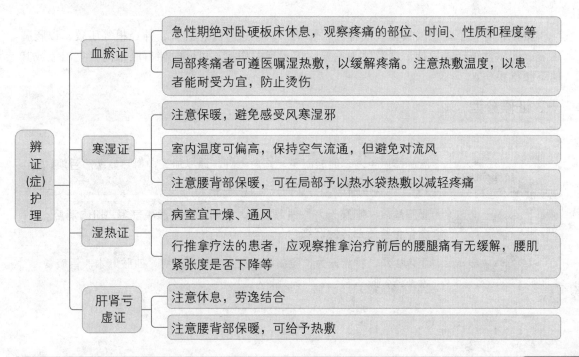

辨证（症）护理
- 血瘀证
  - 急性期绝对卧硬板床休息，观察疼痛的部位、时间、性质和程度等
  - 局部疼痛者可遵医嘱湿热敷，以缓解疼痛。注意热敷温度，以患者能耐受为宜，防止烫伤
- 寒湿证
  - 注意保暖，避免感受风寒湿邪
  - 室内温度可偏高，保持空气流通，但避免对流风
  - 注意腰背部保暖，可在局部予以热水袋热敷以减轻疼痛
- 湿热证
  - 病室宜干燥、通风
  - 行推拿疗法的患者，应观察推拿治疗前后的腰腿痛有无缓解，腰肌紧张度是否下降等
- 肝肾亏虚证
  - 注意休息，劳逸结合
  - 注意腰背部保暖，可给予热敷

四、健康教育

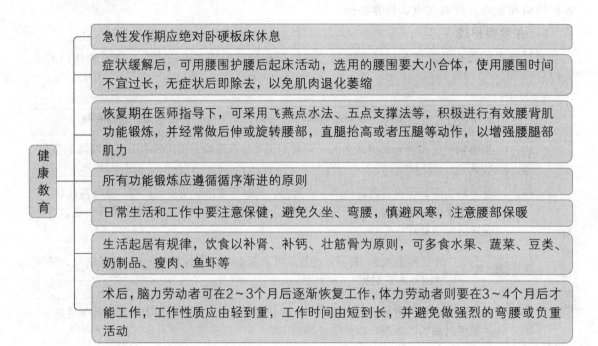

健康教育
- 急性发作期应绝对卧硬板床休息
- 症状缓解后，可用腰围护腰后起床活动，选用的腰围要大小合体，使用腰围时间不宜过长，无症状后即除去，以免肌肉退化萎缩
- 恢复期在医师指导下，可采用飞燕点水法、五点支撑法等，积极进行有效腰背肌功能锻炼，并经常做后伸或旋转腰部，直腿抬高或者压腿等动作，以增强腰腿部肌力
- 所有功能锻炼应遵循循序渐进的原则
- 日常生活和工作中要注意保健，避免久坐、弯腰，慎避风寒，注意腰部保暖
- 生活起居有规律，饮食以补肾、补钙、壮筋骨为原则，可多食水果、蔬菜、豆类、奶制品、瘦肉、鱼虾等
- 术后，脑力劳动者可在2~3个月后逐渐恢复工作，体力劳动者则要在3~4个月后才能工作，工作性质应由轻到重，工作时间由短到长，并避免做强烈的弯腰或负重活动

第四节　腰椎椎管狭窄症

腰椎椎管狭窄症是因腰椎管或神经根管狭窄，压迫脊髓、血管、神经根等所致，以腰腿疼痛、间歇性跛行、后伸活动受限为主要临床表现的病症，可同时伴有腰椎间盘突出症或其他下腰椎疾病。

一、证候分型

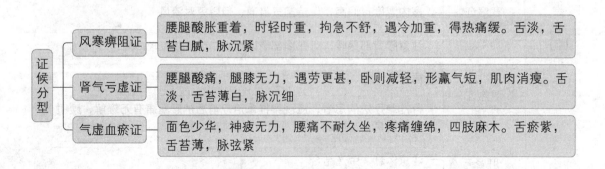

证候分型
- 风寒痹阻证：腰腿酸胀重着，时轻时重，拘急不舒，遇冷加重，得热痛缓。舌淡，舌苔白腻，脉沉紧
- 肾气亏虚证：腰腿酸痛，腿膝无力，遇劳更甚，卧则减轻，形赢气短，肌肉消瘦。舌淡，舌苔薄白，脉沉细
- 气虚血瘀证：面色少华，神疲无力，腰痛不耐久坐，疼痛缠绵，四肢麻木。舌瘀紫，舌苔薄，脉弦紧

二、一般护理

1. 病情观察

病情观察

- 急性期注意观察疼痛的部位、性质及程度的变化，以及有无下肢发冷、发麻的感觉
- 长时间卧床的患者应注意有无肌肉萎缩、深静脉血栓形成等并发症，原则上卧床不超过2周
- 行手法、针灸治疗的患者，观察疼痛缓解的情况
- 如有尿急、排尿困难和大小便失禁等情况，及时报告医师

2. 饮食护理

饮食以富有营养、清淡、易消化为宜，忌辛辣、肥腻之品，戒烟、酒。风寒痹阻者忌生冷、油腻食物；肾气亏虚者，可以选食动物肝肾及核桃、枸杞子等食物。

3. 用药护理

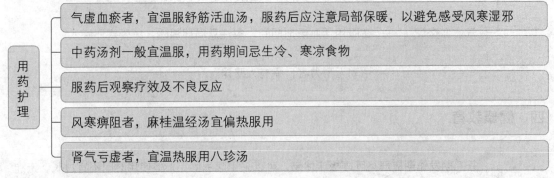

用药护理

- 气虚血瘀者，宜温服舒筋活血汤，服药后应注意局部保暖，以避免感受风寒湿邪
- 中药汤剂一般宜温服，用药期间忌生冷、寒凉食物
- 服药后观察疗效及不良反应
- 风寒痹阻者，麻桂温经汤宜偏热服用
- 肾气亏虚者，宜温热服用八珍汤

4. 情志护理

情志护理

- "思伤脾，怒伤肝"，应关注患者的情绪变化，做好心理疏导
- 不良情绪可影响心、肝、脾功能，导致气血运行不畅，肌肉筋骨失去温煦濡养
- 向患者介绍防病相关知识、治疗方法、预后转归等，消除其焦虑情绪

5. 并发症护理

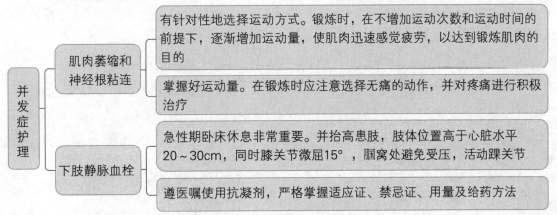

并发症护理

肌肉萎缩和神经根粘连
- 有针对性地选择运动方式。锻炼时，在不增加运动次数和运动时间的前提下，逐渐增加运动量，使肌肉迅速感觉疲劳，以达到锻炼肌肉的目的
- 掌握好运动量。在锻炼时应注意选择无痛的动作，并对疼痛进行积极治疗

下肢静脉血栓
- 急性期卧床休息非常重要。并抬高患肢，肢体位置高于心脏水平20~30cm，同时膝关节微屈15°，腘窝处避免受压，活动踝关节
- 遵医嘱使用抗凝剂，严格掌握适应证、禁忌证、用量及给药方法

三、辨证（症）护理

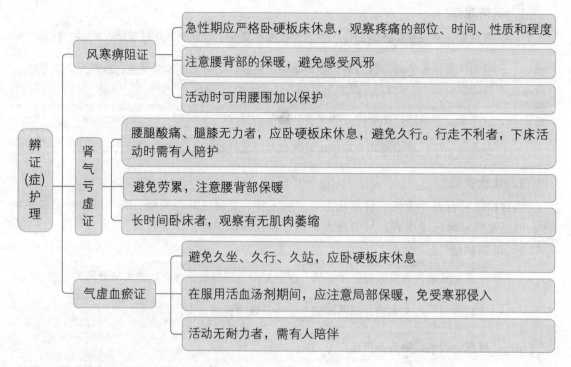

辨证(症)护理

风寒痹阻证
- 急性期应严格卧硬板床休息，观察疼痛的部位、时间、性质和程度
- 注意腰背部的保暖，避免感受风邪
- 活动时可用腰围加以保护

肾气亏虚证
- 腰腿酸痛、腿膝无力者，应卧硬板床休息，避免久行。行走不利者，下床活动时需有人陪护
- 避免劳累，注意腰背部保暖
- 长时间卧床者，观察有无肌肉萎缩

气虚血瘀证
- 避免久坐、久行、久站，应卧硬板床休息
- 在服用活血汤剂期间，应注意局部保暖，免受寒邪侵入
- 活动无耐力者，需有人陪伴

四、健康教育

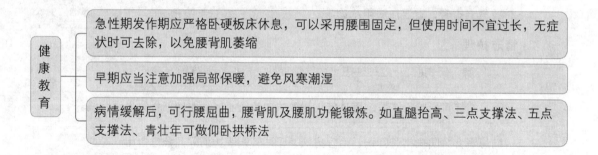

健康教育
- 急性期发作期应严格卧硬板床休息，可以采用腰围固定，但使用时间不宜过长，无症状时可去除，以免腰背肌萎缩
- 早期应当注意加强局部保暖，避免风寒潮湿
- 病情缓解后，可行腰屈曲，腰背肌及腰肌功能锻炼。如直腿抬高、三点支撑法、五点支撑法、青壮年可做仰卧拱桥法

第八章

中医眼科常见病证护理

第一节　天行赤眼

　　天行赤眼因猝感疫疠之气、疫热伤络，或脾胃积热、内犯于肝、上攻于目所致。以白睛爆发红赤、点片溢血为主要临床表现，常累及双眼。其病位在白睛，与肝、脾、肺、胃有关。流行性出血性结膜炎可以参照本病护理。

一、证候分型

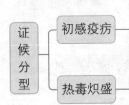

证候分型

初感疫疠：患眼沙涩灼痛，畏光流泪，眵多清稀，白睛红赤、溢血，黑睛黑翳，眼睑红肿，耳前颌下可扪及肿核，全身可兼恶寒发热，鼻塞流涕。舌质红，苔薄白或薄黄，脉浮数

热毒炽盛：白睛赤肿，眼睑红肿，白睛溢血，黑睛黑翳，羞明刺痛，热泪如汤，口渴引饮，溲赤便结。舌红，苔黄，脉数

二、一般护理

1. 病情观察

病情观察

观察患者自觉症状，如眼痒、异物感、灼热感、羞明、疼痛等

观察分泌物的质、量、色的情况

观察白睛红赤情况，有无眼睑红肿、球结膜水肿等，如有发热、畏寒、淋巴结肿大等全身情况，及时与医生联系

2. 饮食护理

饮食护理

饮食宜清淡易消化，多食菠菜、苦瓜、冬瓜、西瓜、梨等新鲜果蔬，多饮水

忌食辛辣、油炸之品和发物，忌巧克力、葱、蒜等热性食品，戒烟、酒

初感疫病出现发热时，按外感发热病证护理，可用菊花、夏枯草、桑叶煎水代茶饮，热毒炽盛者可饮菊花茶或决明子茶

3．用药护理

用药护理
- 严格遵医嘱滴眼药水，滴眼药前后应洗手。中药汤剂宜凉服
- 滴眼药时，应先滴健眼，后滴患眼；分泌物多时，先用棉签轻轻抹去，然后再滴眼药水

4．生活起居护理

生活起居护理
- 病室整洁，空气流通，温湿度适宜，光线不可太强
- 注意休息，少用目力。当单眼发病时，应取患侧卧位或头偏向患侧，以防眼泪流入健侧，引起感染
- 眼部分泌物特别多时可戴防护眼镜，滴眼药、毛巾、脸盆等要单独使用，做好床边隔离，防止交叉感染
- 使用过的器械、枕巾应严格消毒，更换的敷料要焚毁，患者出院后床单位要严格消毒

5．情志护理

情志护理
- 理解关心患者，了解思想动态，耐心做好情志疏导，使其心态平和，保持心情舒畅
- 向患者解释疾病的发生、发展过程及治疗、转归情况，帮助其消除顾虑
- 积极配合治疗及护理，树立治疗疾病的信心

三、辨证（症）护理

辨证（症）护理 — 初感疫病
- 室内光线柔和，偏暗，避免强光刺激，外出戴有色眼镜。注意适当休息，少用目力
- 饮食宜清淡，多食用新鲜蔬菜瓜果及清凉饮料，如绿豆汤、西瓜汁等。忌食辛辣、烟酒、炙煿之品
- 遵医嘱选用吗啉呱(病毒灵)滴眼液、阿昔洛韦(无鸟苷)滴眼液，以抗病毒；或黄连西瓜霜滴眼液、熊胆滴眼液、千里光滴眼液以清热解毒；或磺胺类滴眼液、氧氟沙星滴眼液等以抗感染
- 眼部中药熏洗，每天3～4次。风重于热者，以荆芥、防风、金银花煎水熏洗；热重者，以菊花、蒲公英、秦皮、川芎、连翘等煎水熏洗
- 保持局部的清洁，分泌物过多者可用生理盐水冲洗结膜囊，每天3次
- 患眼禁止包扎，因包盖患眼，使分泌物排出不畅，不利于结膜囊清洁，反而有利于细菌生长繁殖，加重炎症
- 单眼患病，以三棱针刺患侧耳尖放血。双侧发病，则刺双侧耳尖放血，放血量为染红半个至1个小棉球即可。具有清热解毒、疏风散邪、凉血化瘀、消肿止痛的作用

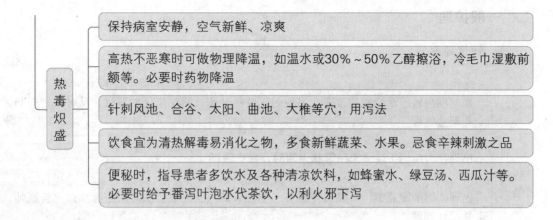

热毒炽盛
- 保持病室安静，空气新鲜、凉爽
- 高热不恶寒时可做物理降温，如温水或30%～50%乙醇擦浴，冷毛巾湿敷前额等。必要时药物降温
- 针刺风池、合谷、太阳、曲池、大椎等穴，用泻法
- 饮食宜为清热解毒易消化之物，多食新鲜蔬菜、水果。忌食辛辣刺激之品
- 便秘时，指导患者多饮水及各种清凉饮料，如蜂蜜水、绿豆汤、西瓜汁等。必要时给予番泻叶泡水代茶饮，以利火邪下泻

四、健康教育

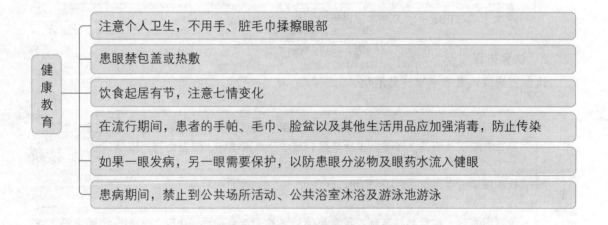

健康教育
- 注意个人卫生，不用手、脏毛巾揉擦眼部
- 患眼禁包盖或热敷
- 饮食起居有节，注意七情变化
- 在流行期间，患者的手帕、毛巾、脸盆以及其他生活用品应加强消毒，防止传染
- 如果一眼发病，另一眼需要保护，以防患眼分泌物及眼药水流入健眼
- 患病期间，禁止到公共场所活动、公共浴室沐浴及游泳池游泳

第二节　绿风内障

绿风内障因肝胆火盛、情志过激、气郁化火、痰郁化热、痰火郁结所致，以头眼胀痛、瞳神散大、眼珠变硬、瞳色淡绿、视力锐减为主要临床表现。病位在瞳神，与肝、脾、肾有关。急性闭角型青光眼可以参照本病护理。

一、证候分型

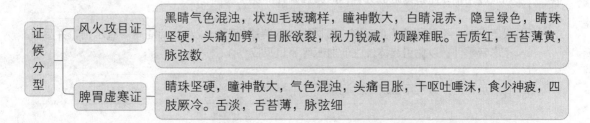

证候分型

风火攻目证：黑睛气色混浊，状如毛玻璃样，瞳神散大，白睛混赤，隐呈绿色，睛珠坚硬，头痛如劈，目胀欲裂，视力锐减，烦躁难眠。舌质红，舌苔薄黄，脉弦数

脾胃虚寒证：睛珠坚硬，瞳神散大，气色混浊，头痛目胀，干呕吐唾沫，食少神疲，四肢厥冷。舌淡，舌苔薄，脉弦细

二、一般护理

1. 病情观察

病情观察
- 密切观察眼压及瞳孔的改变，出现眼压突然升高、眼球坚硬如石时，及时报告医师，并配合处理
- 出现视力急剧下降、黑睛雾状混浊时，报告医师
- 出现剧烈的眼胀痛、头痛或伴恶心、呕吐等高眼压先兆症状时，应当立即报告医师，并配合处理
- 对年老体弱者，注意观察生命体征变化
- 手术患者按内眼手术护理常规进行

2. 饮食护理

饮食宜清淡，营养丰富、易消化。

饮食护理
- 多食新鲜蔬菜、水果，可以常吃芹菜、紫菜、绿豆汤等。勿暴饮暴食，忌刺激、生冷、寒凉食物以及浓茶、咖啡，少食辛辣、煎炒及高粱厚味、腥发之物，戒烟、酒
- 饮水量要适当限制，1次不宜超过500ml
- 脾胃虚寒者，饮食要有节制，可食热粥、热饮，选食扁豆、山药、大枣、山药粥等，或党参大枣汤代茶饮

3. 用药护理

用药护理
- 中药汤剂宜每日2次温服，如服药后引起胃脘部不适或恶心、呕吐等，应及时报告医师。如出现泛恶，可少量微微频服
- 服用羚羊角类药品，根据病情选用复方羊角冲剂、蜂蜜等，用温水调服
- 滴眼药水前先洗净双手，准确、按时滴缩瞳眼药水（膏），如频繁滴缩瞳药剂时，每次滴药后应用棉球压迫内眦数分钟，严禁滴阿托品类扩瞳药
- 眼压高时，不随便给予止痛剂，遵医嘱内服降眼压药，或静脉滴注高渗脱水剂，并尽量让患者平卧，以免引起体位性低血压等不良反应
- 观察用药后疗效及不良反应并记录

4. 情志护理

| 情志护理 | 嘱患者心情开朗，安心静养，勿忧思恼怒，以防眼压升高 |
| | 需要手术者，应预防其情志过激或抑郁，积极配合手术 |

5. 并发症护理

虹膜炎	戒恼怒，保持充足的睡眠，以消除情绪、睡眠等因素的不良影响
	避免长时间阅读、看电视，忌在暗室工作。闭角型青光眼多见于夜间急性发病，因此应注意夜间用眼卫生，并节制房事
	有家族遗传因素、有远视者，应当定期做眼科检查，以早发现、早诊断、早治疗
	遵医嘱使用激素类药及抗青光眼、降眼压等药物滴眼，注意观察用药后疗效，如眼压下降、眼部诸症及全身症状改善等
	引发虹膜炎时，遵医嘱采用激素类药治疗

三、辨证（症）护理

辨证(症)护理		风火攻目证者，应当注意疏导情志，解除心烦、易怒等不良情绪，以防眼压升高。保证充足睡眠，勿劳累过度
		脾胃虚寒证者，病室宜整洁、安静，避免光线直射。四肢厥冷者，应当注意保暖，可以加盖衣被。病室及走廊内物品放置有序，道路通畅，无障碍
	术前护理 眼压下降后，遵医嘱行青光眼手术，做好手术前后护理	做好解释工作，讲解手术性质与配合要领，使患者隋绪稳定，保证手术顺利进行
		注意保暖，预防感冒。睡眠要充足，睡觉时宜抬高枕头。睡眠不佳者遵医嘱予安眠药物，以防眼压升高
		观察有无手术禁忌证，如咳嗽、发热、妇女经期等。术前训练床上含漱、解大小便。准备术后用物
		遵医嘱滴抗生素眼药水或冲洗结膜囊，以防止感染
		术前应当禁食
	术后护理	术后应当卧床休息。术后2天内，只可轻轻擦脸、漱口，不可刷牙；可取坐位，可上厕所。术后1周可洗脸、沐浴，2周后可以洗头
		保持大便通畅，避免屏气用力，禁止大声谈笑，以防眼部创口出血
		观察体温、血压、呼吸变化，以及有无咳嗽、手术部位渗血等，如有变化及时报告医师

四、健康教育

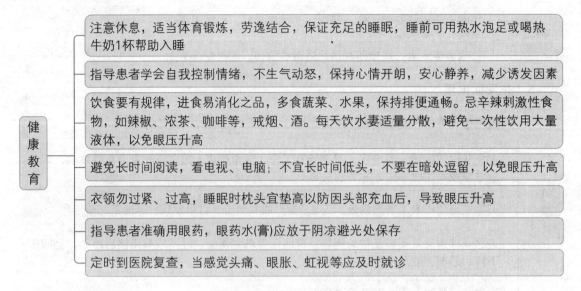

健康教育
- 注意休息，适当体育锻炼，劳逸结合，保证充足的睡眠，睡前可用热水泡足或喝热牛奶1杯帮助入睡
- 指导患者学会自我控制情绪，不生气动怒，保持心情开朗，安心静养，减少诱发因素
- 饮食要有规律，进食易消化之品，多食蔬菜、水果，保持排便通畅。忌辛辣刺激性食物，如辣椒、浓茶、咖啡等，戒烟、酒。每天饮水妻适量分散，避免一次性饮用大量液体，以免眼压升高
- 避免长时间阅读，看电视、电脑；不宜长时间低头，不要在暗处逗留，以免眼压升高
- 衣领勿过紧、过高，睡眠时枕头宜垫高以防因头部充血后，导致眼压升高
- 指导患者准确用眼药，眼药水(膏)应放于阴凉避光处保存
- 定时到医院复查，当感觉头痛、眼胀、虹视等应及时就诊

第三节　圆翳内障

圆翳内障是由于年高体弱、精血日衰、目失涵养，致精珠浑浊、视力渐降，最终瞳神内显露圆形银白翳障、视力障碍的眼病。表现为视物模糊逐渐加重，渐至不辨人物，仅有光感，无目红、眼痛、流泪等症。皮质型老年白内障可以分四期：初发期、膨胀期、成熟期、过熟期。相当于"老年性白内障"。

一、证候分型

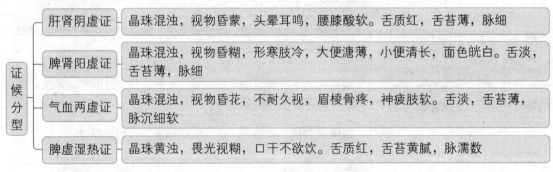

证候分型
- 肝肾阴虚证：晶珠混浊，视物昏蒙，头晕耳鸣，腰膝酸软。舌质红，舌苔薄，脉细
- 脾肾阳虚证：晶珠混浊，视物昏糊，形寒肢冷，大便溏薄，小便清长，面色㿠白。舌淡，舌苔薄，脉细
- 气血两虚证：晶珠混浊，视物昏花，不耐久视，眉棱骨疼，神疲肢软。舌淡，舌苔薄，脉沉细软
- 脾虚湿热证：晶珠黄浊，畏光视糊，口干不欲饮。舌质红，舌苔黄腻，脉濡数

二、一般护理

1. 病情观察

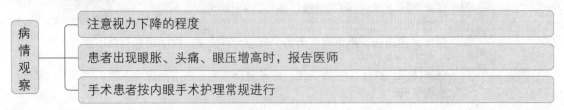

病情观察
- 注意视力下降的程度
- 患者出现眼胀、头痛、眼压增高时，报告医师
- 手术患者按内眼手术护理常规进行

2. 饮食护理

饮食护理
- 宜多食富含维生素C、谷胱甘肽、锌、硒、蛋白质的食物
- 忌辛辣、油腻、不易消化的食物，忌烟、酒
- 肝肾阴虚者多食用枸杞子、核桃仁等补益肝肾之品，可用芡实、羊肾煲粥，或沙苑子、母鸡煲汤食用
- 脾肾阳虚者宜食用温补之品，如牛肉、羊肉等，忌生冷食物
- 气血两虚者宜食用猪肝、银耳、桂圆等益气养血之品；脾虚湿热者宜食用健脾利湿之品，如冬瓜、扁豆、薏苡仁等

3. 用药护理

用药护理
- 服药期间观察病情，脾肾阳虚者中药汤剂宜饭前及临睡前热服为佳
- 气血两虚者宜在饭前及晚上热服
- 肝肾阴虚者可长期服用中成药，选用杞菊地黄丸、明目地黄丸、石斛夜光丸等
- 脾气虚弱者可服龙眼肉、酸枣仁膏等，以补益心脾

4. 生活起居护理

生活起居护理
- 病室整洁安静，光线适宜
- 生活起居有规律，控制目力，减轻眼睛疲劳，以免用眼过度引起眼胀痛甚至头痛
- 注意休息，避免外感，保证充足睡眠
- 经常参加户外活动，外出时戴防护眼镜，避免强光刺激

5. 情志护理

情志护理
- 嘱患者安心静养，勿恼怒
- 耐心向患者解释手术情况，解除顾虑，积极配合治疗

6. 并发症护理

并发症护理
- 绿风内障 —— 可在膨胀期内发生。应遵医嘱酌情加用降眼压药物
- 瞳神紧小症急性虹膜睫状体炎 —— 发生于过熟期。可根据病情，遵医嘱用龙胆泻肝丸、金匮肾气丸、知柏地黄丸等，以及配合激素口服、眼药水滴眼等

三、辨证（症）护理

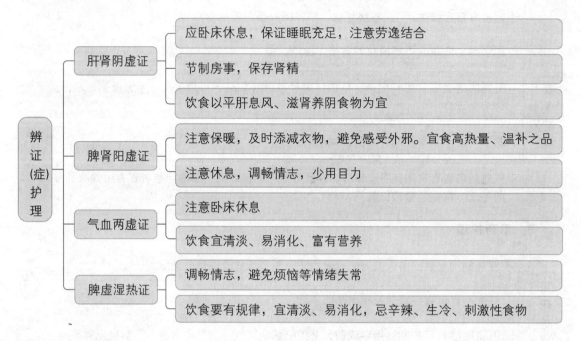

辨证（症）护理
- 肝肾阴虚证
  - 应卧床休息，保证睡眠充足，注意劳逸结合
  - 节制房事，保存肾精
  - 饮食以平肝息风、滋肾养阴食物为宜
- 脾肾阳虚证
  - 注意保暖，及时添减衣物，避免感受外邪。宜食高热量、温补之品
  - 注意休息，调畅情志，少用目力
- 气血两虚证
  - 注意卧床休息
  - 饮食宜清淡、易消化、富有营养
- 脾虚湿热证
  - 调畅情志，避免烦恼等情绪失常
  - 饮食要有规律，宜清淡、易消化，忌辛辣、生冷、刺激性食物

四、健康教育

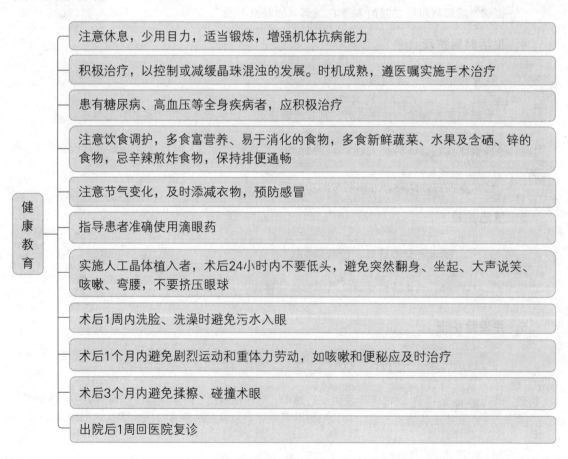

健康教育
- 注意休息，少用目力，适当锻炼，增强机体抗病能力
- 积极治疗，以控制或减缓晶珠混浊的发展。时机成熟，遵医嘱实施手术治疗
- 患有糖尿病、高血压等全身疾病者，应积极治疗
- 注意饮食调护，多食富营养、易于消化的食物，多食新鲜蔬菜、水果及含硒、锌的食物，忌辛辣煎炸食物，保持排便通畅
- 注意节气变化，及时添减衣物，预防感冒
- 指导患者准确使用滴眼药
- 实施人工晶体植入者，术后24小时内不要低头，避免突然翻身、坐起、大声说笑、咳嗽、弯腰，不要挤压眼球
- 术后1周内洗脸、洗澡时避免污水入眼
- 术后1个月内避免剧烈运动和重体力劳动，如咳嗽和便秘应及时治疗
- 术后3个月内避免揉擦、碰撞术眼
- 出院后1周回医院复诊

第九章

中医耳鼻咽喉科常见病证护理

第一节 脓 耳

　　脓耳，即现代医学的急性和慢性化脓性中耳炎，是指耳膜穿孔、耳内流脓为主要表现的疾病，中医又称聤耳、底耳、耳湿、耳疳等。脓耳是常见病、多发病，可发于任何年龄，而以小儿多见，可发于任何季节，而以夏热季节为多。易损害听力，影响患者学习、工作及生活，甚至可出现合并症，危及生命，因此应当积极做好防治工作。

一、证候分型

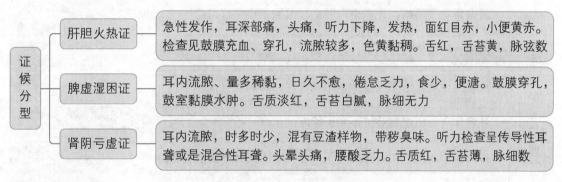

证候分型
- 肝胆火热证：急性发作，耳深部痛，头痛，听力下降，发热，面红目赤，小便黄赤。检查见鼓膜充血、穿孔，流脓较多，色黄黏稠。舌红，舌苔黄，脉弦数
- 脾虚湿困证：耳内流脓、量多稀黏，日久不愈，倦怠乏力，食少，便溏。鼓膜穿孔，鼓室黏膜水肿。舌质淡红，舌苔白腻，脉细无力
- 肾阴亏虚证：耳内流脓，时多时少，混有豆渣样物，带秽臭味。听力检查呈传导性耳聋或是混合性耳聋。头晕头痛，腰酸乏力。舌质红，舌苔薄，脉细数

二、一般护理

1. 病情观察

病情观察
- 观察治疗用药疗效和不良反应，耳内脓液引流情况，听力变化
- 并注意发热、头痛、神志等情况，出现异常及时报告医师处理
- 需手术者应做好术前后的准备，女性患者是否经期，有无药物过敏，耳周备皮是否符合要求

2. 饮食护理

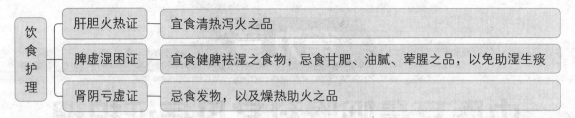

饮食护理	肝胆火热证	宜食清热泻火之品
	脾虚湿困证	宜食健脾祛湿之食物，忌食甘肥、油腻、荤腥之品，以免助湿生痰
	肾阴亏虚证	忌食发物，以及燥热助火之品

3. 用药护理

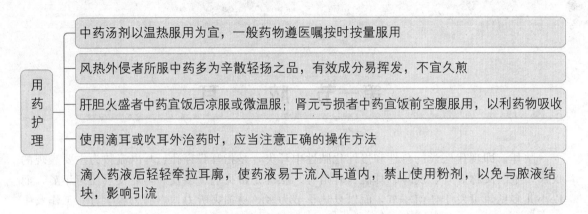

用药护理	中药汤剂以温热服用为宜，一般药物遵医嘱按时按量服用
	风热外侵者所服中药多为辛散轻扬之品，有效成分易挥发，不宜久煎
	肝胆火盛者中药宜饭后凉服或微温服；肾元亏损者中药宜饭前空腹服用，以利药物吸收
	使用滴耳或吹耳外治药时，应当注意正确的操作方法
	滴入药液后轻轻牵拉耳廓，使药液易于流入耳道内，禁止使用粉剂，以免与脓液结块，影响引流

4. 生活起居护理

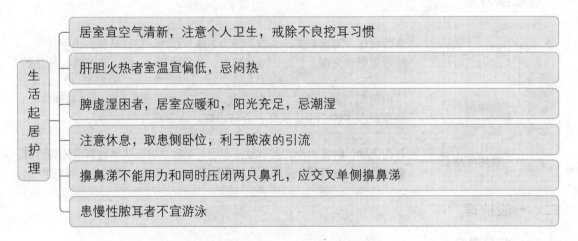

生活起居护理	居室宜空气清新，注意个人卫生，戒除不良挖耳习惯
	肝胆火热者室温宜偏低，忌闷热
	脾虚湿困者，居室应暖和，阳光充足，忌潮湿
	注意休息，取患侧卧位，利于脓液的引流
	擤鼻涕不能用力和同时压闭两只鼻孔，应交叉单侧擤鼻涕
	患慢性脓耳者不宜游泳

5. 情志护理

情志护理	向患者耐心解释病情、治疗方案，使患者情绪稳定，树立信心，积极配合治疗
	病变主要与肝、脾、肾三脏密切相关，故应尽量避免忿怒、思虑过度、惊恐等不良情绪
	脓耳迁延难愈的患者易产生烦躁情绪，应当让患者了解本病的特点、性质及注意事项，以避免或减少本病的反复发作

6．并发症护理

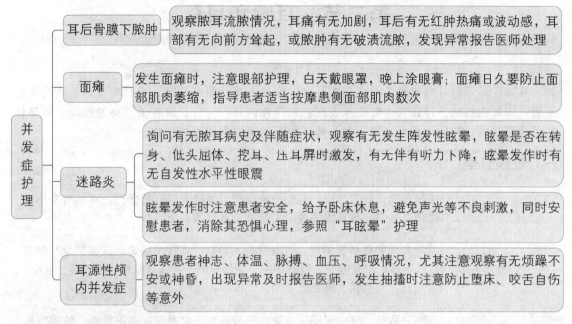

并发症护理

- 耳后骨膜下脓肿：观察脓耳流脓情况，耳痛有无加剧，耳后有无红肿热痛或波动感，耳部有无向前方耸起，或脓肿有无破溃流脓，发现异常报告医师处理
- 面瘫：发生面瘫时，注意眼部护理，白天戴眼罩，晚上涂眼膏；面瘫日久要防止面部肌肉萎缩，指导患者适当按摩患侧面部肌肉数次
- 迷路炎：
  - 询问有无脓耳病史及伴随症状，观察有无发生阵发性眩晕，眩晕是否在转身、低头屈体、挖耳、压耳屏时激发，有无伴有听力下降，眩晕发作时有无自发性水平性眼震
  - 眩晕发作时注意患者安全，给予卧床休息，避免声光等不良刺激，同时安慰患者，消除其恐惧心理，参照"耳眩晕"护理
- 耳源性颅内并发症：观察患者神志、体温、脉搏、血压、呼吸情况，尤其注意观察有无烦躁不安或神昏，出现异常及时报告医师，发生抽搐时注意防止堕床、咬舌自伤等意外

三、辨证（症）护理

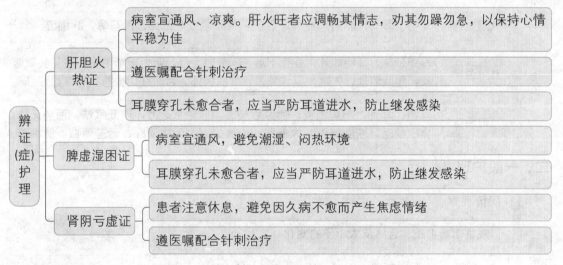

辨证（症）护理

- 肝胆火热证：
  - 病室宜通风、凉爽。肝火旺者应调畅其情志，劝其勿躁勿急，以保持心情平稳为佳
  - 遵医嘱配合针刺治疗
  - 耳膜穿孔未愈合者，应当严防耳道进水，防止继发感染
- 脾虚湿困证：
  - 病室宜通风，避免潮湿、闷热环境
  - 耳膜穿孔未愈合者，应当严防耳道进水，防止继发感染
- 肾阴亏虚证：
  - 患者注意休息，避免因久病不愈而产生焦虑情绪
  - 遵医嘱配合针刺治疗

四、健康教育

健康教育

- 预防本病的关键是避免诱发因素，提高抗病能力。如小儿感冒、麻疹、疫喉痧等病后易诱发本病
- 乳儿哺乳体位不当，乳汁、污水溢入耳窍未及时擦干等也是诱因，应重视预防工作
- 发现耳部异常症状应及时就医。脓耳初起要及早彻底治疗，以免迁延日久，变成慢性或变生他证
- 平时应保持耳道清洁，擤鼻方法要正确，防止涕液进入咽鼓管

第二节　耳鸣和耳聋

耳鸣、耳聋因外邪或脏腑实火上扰耳窍，瘀血、痰饮蒙蔽清窍，或脏腑虚损、清窍失养所致，以耳内鸣响、耳聋为主要临床表现。病位在内耳，与肝、肾有关。突发性聋、神经性耳聋或是耳鸣、药物中毒性耳聋、老年性耳聋等均可以参照本病护理。

一、证候分型

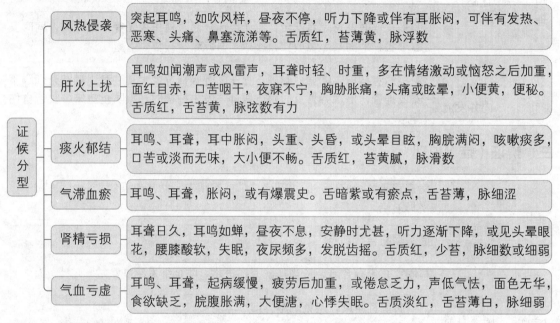

证候分型	风热侵袭	突起耳鸣，如吹风样，昼夜不停，听力下降或伴有耳胀闷，可伴有发热、恶寒、头痛、鼻塞流涕等。舌质红，苔薄黄，脉浮数
	肝火上扰	耳鸣如闻潮声或风雷声，耳聋时轻、时重，多在情绪激动或恼怒之后加重，面红目赤，口苦咽干，夜寐不宁，胸胁胀痛，头痛或眩晕，小便黄，便秘。舌质红，舌苔黄，脉弦数有力
	痰火郁结	耳鸣、耳聋，耳中胀闷，头重、头昏，或头晕目眩，胸脘满闷，咳嗽痰多，口苦或淡而无味，大小便不畅。舌质红，苔黄腻，脉滑数
	气滞血瘀	耳鸣、耳聋，胀闷，或有爆震史。舌暗紫或有瘀点，舌苔薄，脉细涩
	肾精亏损	耳聋日久，耳鸣如蝉，昼夜不息，安静时尤甚，听力逐渐下降，或见头晕眼花，腰膝酸软，失眠，夜尿频多，发脱齿摇。舌质红，少苔，脉细数或细弱
	气血亏虚	耳鸣、耳聋，起病缓慢，疲劳后加重，或倦怠乏力，声低气怯，面色无华，食欲缺乏，脘腹胀满，大便溏，心悸失眠。舌质淡红，舌苔薄白，脉细弱

二、一般护理

1. 病情观察

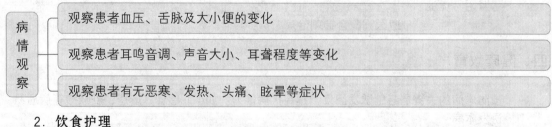

病情观察	观察患者血压、舌脉及大小便的变化
	观察患者耳鸣音调、声音大小、耳聋程度等变化
	观察患者有无恶寒、发热、头痛、眩晕等症状

2. 饮食护理

饮食护理	肝火上扰者，饮食宜清淡，忌肥甘、厚味及辛辣食物
	肾精亏损者，多食补肾益精之品
	脾胃虚弱患者，宜食健脾祛湿之品，忌食辛辣、燥热及鱼腥之品。禁烟、酒及刺激性饮料

3．用药护理

用药护理	风热侵袭、肝火上扰者：中药汤剂宜凉服
	气滞血瘀、肾精亏损、气血亏虚者：中药汤剂宜饭后温服，服后观察其效果和不良反应，并做好记录

4．情志护理

劝慰患者，避免过度忧郁与恼怒，耐心配合治疗和护理。

5．并发症护理

晕厥	观察患者耳鸣时的音调高低、强弱，以及耳聋程度等
	注意有无眩晕和神经系统其他伴随症状，以及二便、舌象、脉象等变化
	出现以下情况，应报告医师做进一步处理，如肾亏致严重耳鸣、夜不能寐等

三、辨证（症）护理

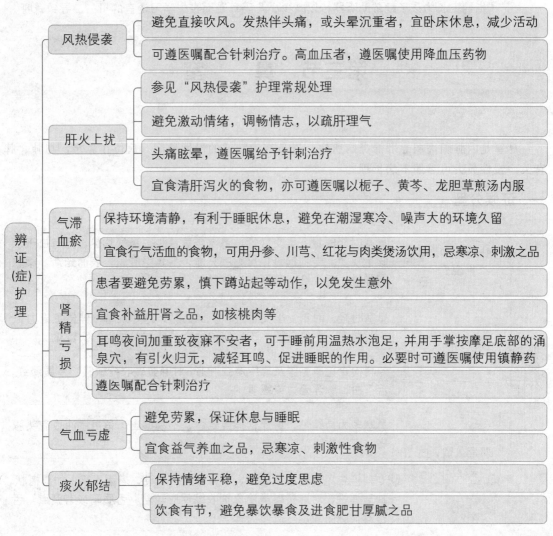

辨证（症）护理	风热侵袭	避免直接吹风。发热伴头痛，或头晕沉重者，宜卧床休息，减少活动
		可遵医嘱配合针刺治疗。高血压者，遵医嘱使用降血压药物
	肝火上扰	参见"风热侵袭"护理常规处理
		避免激动情绪，调畅情志，以疏肝理气
		头痛眩晕，遵医嘱给予针刺治疗
		宜食清肝泻火的食物，亦可遵医嘱以栀子、黄芩、龙胆草煎汤内服
	气滞血瘀	保持环境清静，有利于睡眠休息，避免在潮湿寒冷、噪声大的环境久留
		宜食行气活血的食物，可用丹参、川芎、红花与肉类煲汤饮用，忌寒凉、刺激之品
	肾精亏损	患者要避免劳累，慎下蹲站起等动作，以免发生意外
		宜食补益肝肾之品，如核桃肉等
		耳鸣夜间加重致夜寐不安者，可于睡前用温热水泡足，并用手掌按摩足底部的涌泉穴，有引火归元、减轻耳鸣、促进睡眠的作用。必要时可遵医嘱使用镇静药
		遵医嘱配合针刺治疗
	气血亏虚	避免劳累，保证休息与睡眠
		宜食益气养血之品，忌寒凉、刺激性食物
	痰火郁结	保持情绪平稳，避免过度思虑
		饮食有节，避免暴饮暴食及进食肥甘厚腻之品

四、健康教育

避免使用耳毒性药物，定期复查，严密监测听力的变化。

怡情养性，保持心情舒畅，耳鸣声不影响日常工作生活时，无需过于在意

避免劳累，不熬夜，减少噪声刺激及使用耳机

饮食有节，根据个人口味喜好，调配饮食，忌生冷、辛辣食物

坚持鸣天鼓及耳周穴位的按摩，睡前用热水泡足，有引火归元作用，利于入睡，有助于减轻耳鸣症状

防感冒，预防外邪侵入，注意季节变化，及时增减衣被，加强锻炼身体，增强机体抵抗力

积极治疗引起耳鸣耳聋的各种原发疾病，是防治耳鸣耳聋的关键。对于不能治愈的小儿，指导家长为孩子配戴助听器，以减少小儿因耳聋而丧失学习语言的机会，导致聋哑

第三节　鼻　窒

鼻窒是因脏腑虚弱、邪滞鼻窍所致，以鼻塞为特征的慢性鼻病。病位在鼻窍，与肺、脾有关。慢性鼻炎可参照本病护理。

一、证候分型

肺经蕴热，壅塞鼻窍：鼻塞时轻时重，呈交替性，鼻涕色黄量少，鼻气灼热，伴有口干、咳嗽痰黄。专科检查见鼻黏膜充血，下鼻甲肿胀，表面光滑，柔软有弹性。舌尖红，苔薄黄，脉数

脾肺气虚，邪滞鼻窍：鼻塞时轻、时重，呈交替性，鼻涕白黏，遇寒加重，伴倦怠乏力，少气懒言，恶风自汗，咳嗽痰稀，容易感冒，纳差，头昏重

专科检查见鼻黏膜及鼻甲淡红肿胀，对麻黄碱收缩敏感。舌质淡红，舌苔白，脉浮无力或缓弱

邪毒久留，血瘀鼻窍：鼻塞多为持续性，鼻涕黏稠或黏白，不易擤出，语声重浊或有头胀痛，耳闭重听，嗅觉减退

专科检查见鼻黏膜涩暗红，下鼻甲肥大质硬，表面不平，如桑椹状，缺乏弹性，对麻黄碱类滴鼻剂收缩反应较差。舌质暗或有瘀点，舌苔薄，脉弦或涩

二、一般护理

1．病情观察

病情观察 ─┬─ 观察鼻腔分泌物的色、质、量和气味。鼻腔分泌物黏稠、难以排出时，可用生理盐水做鼻腔冲洗

├─ 观察头痛、鼻塞等变化，注意头痛的部位和性质

└─ 鼻塞所致的头痛，可以用毛巾热敷鼻额部，或遵医嘱以中草药液做鼻腔熏蒸，以通鼻窍，观察用药后的效果及不良反应，并做好记录

2．饮食护理

饮食护理 ─┬─ 注意饮食卫生，少食辛辣、肥腻食物，戒烟、酒，不要滥用补品。忌食发物，以免损伤正气和使邪气滞留难去

├─ 脾肺气虚者宜食温补之品，如芪莲猪肺汤，忌生冷

└─ 血瘀鼻窍者宜活血祛风通窍之品，如川芎白芷鱼头汤

3．用药护理

根据不同证型，给予适宜的服药温度与方法。

用药护理 ─┬─ 中药汤剂一般宜温服，如祛风散寒治中药汤剂宜热服，有助提高药物疗效

└─ 遵医嘱使用滴鼻液时，注意的药物浓度，指导患者正确的滴鼻方法；鼻塞者，可以遵医嘱用血管收缩剂滴鼻

4．情志护理

多与患者沟通、解释，使患者保持乐观、舒畅的情绪，减少忧伤焦虑。

5．并发症护理

并发症护理 ─┬─ 急性鼻窦炎 ── 观察患者鼻塞加重程度，鼻涕是否增加，是脓性或脓血性或有无鼻涕倒流，是否伴有头痛或头胀重，嗅觉是否异常，发现异常报告医师

├─ 慢性咽炎 ── 观察患者有无咽喉部不适及咳嗽咳痰情况，指导患者多饮温开水，以免鼻塞加重。鼻塞严重需口呼吸时，易发生该症

└─ 耳鸣、耳聋 ── 观察患者有无耳鸣、听力下降，发现异常报告医师，参见耳鸣、耳聋护理常规处理

三、辨证（症）护理

辨证(症)护理
- 脾肺气虚者忌潮湿、寒冷环境，慎避外邪；按摩鼻部两侧迎香穴（鼻翼旁鼻唇沟中），或遵医嘱配合针灸治疗
- 气滞血瘀者，避免直接当风；可做鼻部按摩，用拇指指背搓鼻梁，也可遵医嘱配合针刺治疗

四、健康教育

健康教育
- 避风寒，劳逸结合，不可过劳。在天气多变之际，避免到人多的场所；寒冷的季节，年老体弱者外出戴口罩、帽子，以保暖，防外感
- 注意环境卫生，避免粉尘、工业废气、有毒物质等刺激，亦不宜密闭的空调环境。鼻塞时，不要强行擤鼻，以免涕液窜入耳窍，引起耳胀，耳闭等
- 积极预防急性鼻炎的发生，急性鼻炎应当及时治疗，并在医生的指导下使用滴鼻剂
- 平时加强体育锻炼，增强体质，但忌游泳、潜水
- 久坐伏案工作者可安排工间休息，活动头颈部，每天坚持体育活动半小时以上，有益于慢性鼻炎的恢复

第四节 鼻 渊

鼻渊以鼻流浊涕不止，且伴鼻塞、头晕胀、嗅觉减退、鼻腔有脓为主要临床表现。实证常因肺经风热、胆腑郁热或脾胃湿热等外邪侵袭或脏腑蕴热，蒸灼鼻窍。虚证常系肺气虚寒或脾气虚弱、脏腑虚损、邪留鼻窍所致。相当于急、慢性鼻窦炎。

一、证候分型

证候分型
- 肺经风热证：多见于发病初期，或慢性鼻渊因外感而急性发作。发热、恶寒、鼻塞、涕多色黄而黏、头痛、咳嗽、咳痰，鼻黏膜充血、鼻甲肿大。舌偏红，舌苔微黄，脉浮数
- 胆经郁热证：多见于急性鼻渊，或慢性鼻渊急性发作。鼻塞、头痛较甚，涕多色黄而浊，有臭味。身热，口苦咽干，耳闷、耳鸣、重听，大便干燥。鼻黏膜充血肿胀明显，鼻腔内可见较多脓性分泌物。舌红，舌苔黄腻，脉弦数
- 脾胃湿热证：多见于急性鼻渊后期，鼻塞，流涕缠绵不愈，伴头昏，食欲不振，大便溏薄。鼻黏膜充血肿胀，鼻甲肿大，鼻腔内有较多黄浊分泌物。舌质红，舌苔黄腻，脉滑数
- 肺脾气虚证：多见于慢性鼻渊。鼻塞，头昏，记忆力减退，鼻涕混浊，时多时少，嗅觉减退。面色萎黄或白，少气乏力，食少腹胀，肢体困重，大便溏薄。鼻腔黏膜不充血，但肿胀，并有黏性或脓性分泌物。舌淡，舌苔薄白，脉细弱

二、一般护理

1. 病情观察

病情观察
- 观察患者的鼻塞轻重，鼻涕的性质、量、气味及嗅觉减退的时间等
- 头痛剧烈时宜卧床休息，及时改善鼻窍通气，清除鼻窍内分泌物
- 出现鼻塞严重、张口呼吸、剧烈头痛、高热、面部鼻窦相应处红肿明显时，报告医师
- 行手术者，观察术后患者局部及全身情况

2. 饮食护理

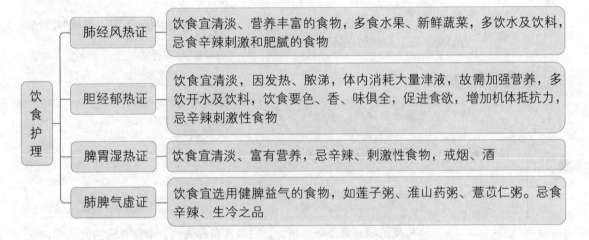

饮食护理
- **肺经风热证**：饮食宜清淡、营养丰富的食物，多食水果、新鲜蔬菜，多饮水及饮料，忌食辛辣刺激和肥腻的食物
- **胆经郁热证**：饮食宜清淡，因发热、脓涕，体内消耗大量津液，故需加强营养，多饮开水及饮料，饮食要色、香、味俱全，促进食欲，增加机体抵抗力，忌辛辣刺激性食物
- **脾胃湿热证**：饮食宜清淡、富有营养，忌辛辣、刺激性食物，戒烟、酒
- **肺脾气虚证**：饮食宜选用健脾益气的食物，如莲子粥、淮山药粥、薏苡仁粥。忌食辛辣、生冷之品

3. 用药护理

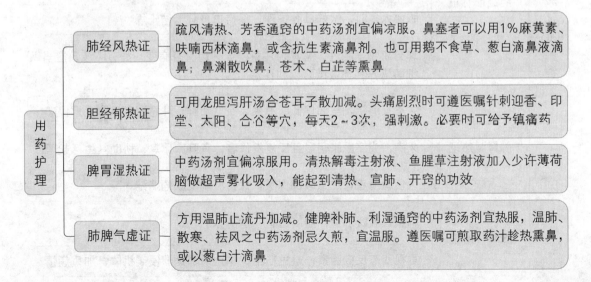

用药护理
- **肺经风热证**：疏风清热、芳香通窍的中药汤剂宜偏凉服。鼻塞者可以用1%麻黄素、呋喃西林滴鼻，或含抗生素滴鼻剂。也可用鹅不食草、葱白滴鼻液滴鼻；鼻渊散吹鼻；苍术、白芷等熏鼻
- **胆经郁热证**：可用龙胆泻肝汤合苍耳子散加减。头痛剧烈时可遵医嘱针刺迎香、印堂、太阳、合谷等穴，每天2~3次，强刺激。必要时可给予镇痛药
- **脾胃湿热证**：中药汤剂宜偏凉服用。清热解毒注射液、鱼腥草注射液加入少许薄荷脑做超声雾化吸入，能起到清热、宣肺、开窍的功效
- **肺脾气虚证**：方用温肺止流丹加减。健脾补肺、利湿通窍的中药汤剂宜热服，温肺、散寒、祛风之中药汤剂忌久煎，宜温服。遵医嘱可煎取药汁趁热熏鼻，或以葱白汁滴鼻

4. 情志护理

情志护理
- 对于头痛、鼻塞难忍、焦虑患者，应多加安慰疏导，排除忧郁、焦虑情绪，安心养病，配合治疗和护理
- 疾病迁延，反复发作，应关心劝慰，鼓励患者树立信心，保持乐观，避免忧愁悲伤情绪，积极配合治疗和护理，以免并发其他疾病

5. 并发症护理

并发症护理
- 缺氧
  - 观察鼻塞、鼻涕（色、质、量、气味），以及嗅觉减退情况和伴随症状
  - 对年老体弱、心肺功能较差者，应密切观察呼吸道通畅情况，出现鼻塞严重伴张口呼吸，应防止二氧化碳麻醉
- 颅内感染
  - 患者可出现头痛剧烈，夜间更重，以前额部为主，额部软组织水肿，有明显压痛
  - 若有高热、呕吐、颈强直、视乳头水肿、失语、抽搐和神志改变，考虑并发颅内感染，应立即报告医师进行紧急处理

三、辨证（症）护理

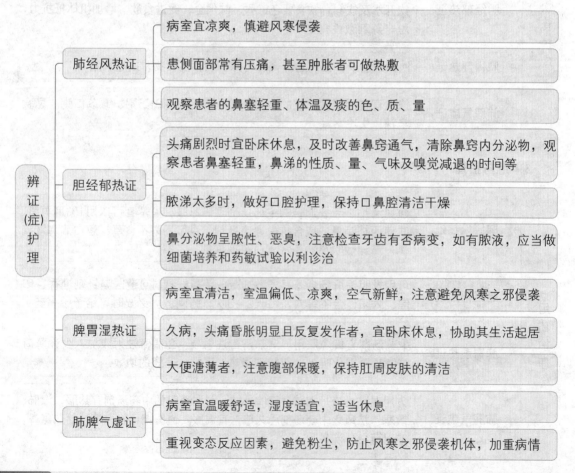

辨证(症)护理
- 肺经风热证
  - 病室宜凉爽，慎避风寒侵袭
  - 患侧面部常有压痛，甚至肿胀者可做热敷
  - 观察患者的鼻塞轻重、体温及痰的色、质、量
- 胆经郁热证
  - 头痛剧烈时宜卧床休息，及时改善鼻窍通气，清除鼻窍内分泌物，观察患者鼻塞轻重，鼻涕的性质、量、气味及嗅觉减退的时间等
  - 脓涕太多时，做好口腔护理，保持口鼻腔清洁干燥
  - 鼻分泌物呈脓性、恶臭，注意检查牙齿有否病变，如有脓液，应当做细菌培养和药敏试验以利诊治
- 脾胃湿热证
  - 病室宜清洁，室温偏低、凉爽，空气新鲜，注意避免风寒之邪侵袭
  - 久病，头痛昏胀明显且反复发作者，宜卧床休息，协助其生活起居
  - 大便溏薄者，注意腹部保暖，保持肛周皮肤的清洁
- 肺脾气虚证
  - 病室宜温暖舒适，湿度适宜，适当休息
  - 重视变态反应因素，避免粉尘，防止风寒之邪侵袭机体，加重病情

四、健康教育

健康教育

- 锻炼身体，避免感受风寒。常用冷水洗脸，鼻部按摩，增强抗病能力
- 加强自我保护，注意保暖，避免粉尘环境。感冒流行季节，出门宜戴口罩
- 指导患者在擤鼻涕时，先擤紧一侧鼻窍，涕出后再擤另一侧，不可以两侧同时擤鼻。鼻塞甚者，不可强行擤鼻。以防涕液逆入耳窍，引发他证
- 指导患者取合适头位，以利鼻窍内涕液排除

第五节 鼻 鼽

鼻鼽是因禀赋特异、邪犯鼻窍所致，以阵发性鼻痒、连续喷嚏、流清涕、鼻塞为主要临床表现的鼻病。可常年发病，也可以呈季节性发作。病位在鼻窍，与肝、脾、肾有关。变应性鼻炎、血管运动性鼻炎、酸性粒细胞增多性非变应性鼻炎可以参照本病护理。

一、证候分型

证候分型

- **肺虚感寒证** 常因感受风冷异气发病，恶风寒，面白，气短，咳嗽，咳痰色白。舌苔薄白，脉浮
- **脾气虚弱证** 鼻痒而喷嚏连作，清涕量多，四肢乏力，大便溏薄。鼻黏膜色淡红。舌淡，苔白，脉细弱
- **肾阳亏虚证** 鼻痒，鼻塞，喷嚏较多，遇风冷则易发作。畏寒肢冷，小便清长，大便溏薄。鼻黏膜淡白，鼻甲水肿。舌淡，苔白，脉沉细

二、一般护理

1. 病情观察

病情观察

- 观察鼻窍分泌物的量、色、质，鼻窍黏膜色泽以及肿胀特点等
- 了解发病情况及过敏史，注意诱发因素及可能引起过敏的物质，寻找、切断过敏原
- 观察患者全身伴随症状，如果伴有支气管哮喘、荨麻疹、喉头水肿时，立即报告医师，采取应急措施，床边备好气管切开箱

2. 饮食护理

平时少食寒凉、生冷、油腻食物。忌食海腥发物，戒烟、酒。

3. 用药护理

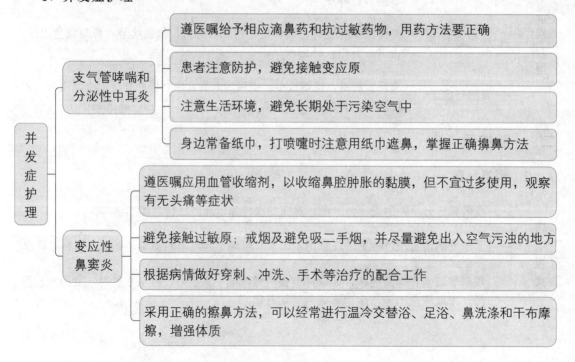

用药护理
- 中药汤剂宜饭后温服。按医嘱准确按时给药，注意掌握服药、滴药方法
- 应掌握药物配伍禁忌
- 观察用药后疗效及不良反应，做好记录
- 鼻黏膜肿胀、流涕不止者，可以用玉屏风散吹鼻，也可以用鼻眼净滴鼻，但使用后易致鼻黏膜干燥，故不宜久用
- 使用抗过敏药物时，不宜与其他镇静催眠药物同时应用

4. 情志护理

情志护理
- 予以疏导，讲解本病的诱发因素及注意事项
- 精神情志的调顺，是预防本证的重要环节
- 应保持心情舒畅，精神愉快，防止情志不畅、"五志化火"而诱发本病
- 劝慰患者树立信心，正确对待疾病

5. 并发症护理

并发症护理
- 支气管哮喘和分泌性中耳炎
  - 遵医嘱给予相应滴鼻药和抗过敏药物，用药方法要正确
  - 患者注意防护，避免接触变应原
  - 注意生活环境，避免长期处于污染空气中
  - 身边常备纸巾，打喷嚏时注意用纸巾遮鼻，掌握正确擤鼻方法
- 变应性鼻窦炎
  - 遵医嘱应用血管收缩剂，以收缩鼻腔肿胀的黏膜，但不宜过多使用，观察有无头痛等症状
  - 避免接触过敏原；戒烟及避免吸二手烟，并尽量避免出入空气污浊的地方
  - 根据病情做好穿刺、冲洗、手术等治疗的配合工作
  - 采用正确的擦鼻方法，可以经常进行温冷交替浴、足浴、鼻洗涤和干布摩擦，增强体质

三、辨证（症）护理

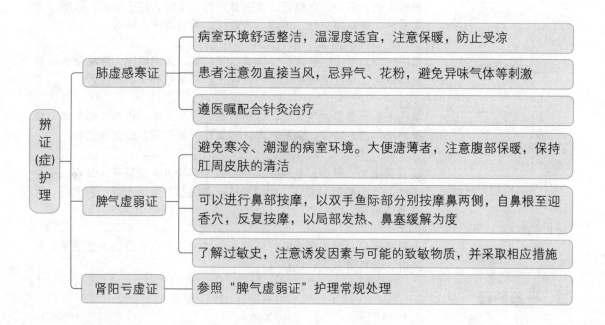

辨证（症）护理
- 肺虚感寒证
  - 病室环境舒适整洁，温湿度适宜，注意保暖，防止受凉
  - 患者注意勿直接当风，忌异气、花粉，避免异味气体等刺激
  - 遵医嘱配合针灸治疗
- 脾气虚弱证
  - 避免寒冷、潮湿的病室环境。大便溏薄者，注意腹部保暖，保持肛周皮肤的清洁
  - 可以进行鼻部按摩，以双手鱼际部分别按摩鼻两侧，自鼻根至迎香穴，反复按摩，以局部发热、鼻塞缓解为度
  - 了解过敏史，注意诱发因素与可能的致敏物质，并采取相应措施
- 肾阳亏虚证
  - 参照"脾气虚弱证"护理常规处理

四、健康教育

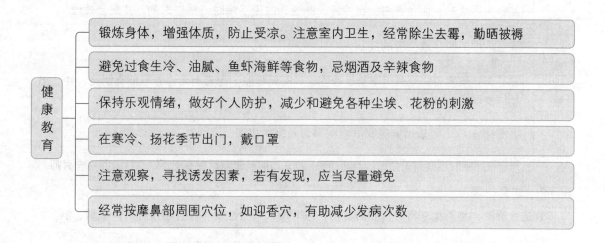

健康教育
- 锻炼身体，增强体质，防止受凉。注意室内卫生，经常除尘去霉，勤晒被褥
- 避免过食生冷、油腻、鱼虾海鲜等食物，忌烟酒及辛辣食物
- 保持乐观情绪，做好个人防护，减少和避免各种尘埃、花粉的刺激
- 在寒冷、扬花季节出门，戴口罩
- 注意观察，寻找诱发因素，若有发现，应当尽量避免
- 经常按摩鼻部周围穴位，如迎香穴，有助减少发病次数

第六节　鼻　衄

鼻衄是因肺热上蒸、逼血逆行，或燥邪外袭等所致，是以鼻腔流血为主要症状的鼻病。相当于"鼻腔出血"。

一、证候分型

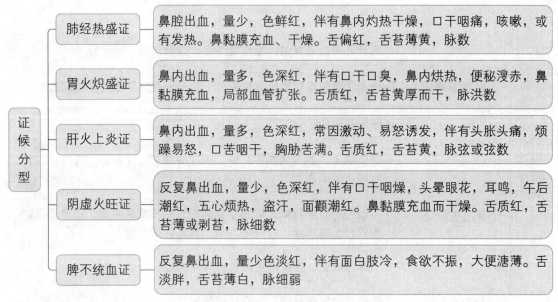

证候分型	肺经热盛证	鼻腔出血，量少，色鲜红，伴有鼻内灼热干燥，口干咽痛，咳嗽，或有发热。鼻黏膜充血、干燥。舌偏红，舌苔薄黄，脉数
	胃火炽盛证	鼻内出血，量多，色深红，伴有口干口臭，鼻内烘热，便秘溲赤，鼻黏膜充血，局部血管扩张。舌质红，舌苔黄厚而干，脉洪数
	肝火上炎证	鼻内出血，量多，色深红，常因激动、易怒诱发，伴有头胀头痛，烦躁易怒，口苦咽干，胸胁苦满。舌质红，舌苔黄，脉弦或弦数
	阴虚火旺证	反复鼻出血，量少，色深红，伴有口干咽燥，头晕眼花，耳鸣，午后潮红，五心烦热，盗汗，面颧潮红。鼻黏膜充血而干燥。舌质红，舌苔薄或剥苔，脉细数
	脾不统血证	反复鼻出血，量少色淡红，伴有面白肢冷，食欲不振，大便溏薄。舌淡胖，舌苔薄白，脉细弱

二、一般护理

1. 病情观察

病情观察	观察出血量和色、病势之急缓、血压、脉搏、呼吸等变化
	如有头痛头晕、面色苍白、出冷汗、脉速、血压下降时，报告医师，并配合处理
	观察大便的颜色或全身的症状
	已行鼻孔填塞者，观察填塞物是否固定，有无松脱，患者有无感觉喉部有倒流，并吐出新鲜血块
	填塞48～72小时拔出填塞物后，观察有无继续出血
	患者在睡眠时观察有无频繁的吞咽动作，打开口腔检查咽后壁有无活动血柱，并报告医师

2. 饮食护理

宜进食清淡、易消化、富有营养的食物，忌辛辣、刺激性及热性食物或补药，戒烟、酒。

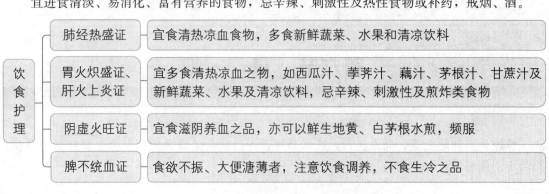

饮食护理	肺经热盛证	宜食清热凉血食物，多食新鲜蔬菜、水果和清凉饮料
	胃火炽盛证、肝火上炎证	宜多食清热凉血之物，如西瓜汁、荸荠汁、藕汁、茅根汁、甘蔗汁及新鲜蔬菜、水果及清凉饮料，忌辛辣、刺激性及煎炸类食物
	阴虚火旺证	宜食滋阴养血之品，亦可以鲜生地黄、白茅根水煎，频服
	脾不统血证	食欲不振、大便溏薄者，注意饮食调养，不食生冷之品

3.用药护理

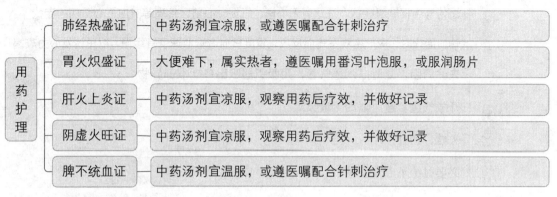

用药护理
- 肺经热盛证 —— 中药汤剂宜凉服，或遵医嘱配合针刺治疗
- 胃火炽盛证 —— 大便难下，属实热者，遵医嘱用番泻叶泡服，或服润肠片
- 肝火上炎证 —— 中药汤剂宜凉服，观察用药后疗效，并做好记录
- 阴虚火旺证 —— 中药汤剂宜凉服，观察用药后疗效，并做好记录
- 脾不统血证 —— 中药汤剂宜温服，或遵医嘱配合针刺治疗

4.情志护理

情志护理
- 恐惧、紧张者应给予安慰与解释，及时清洗血迹，解除恐惧、紧张心理和思想顾虑
- 关心患者，保持平静的心态，建立信心，配合治疗，避免不良心理因素的刺激

5.并发症护理

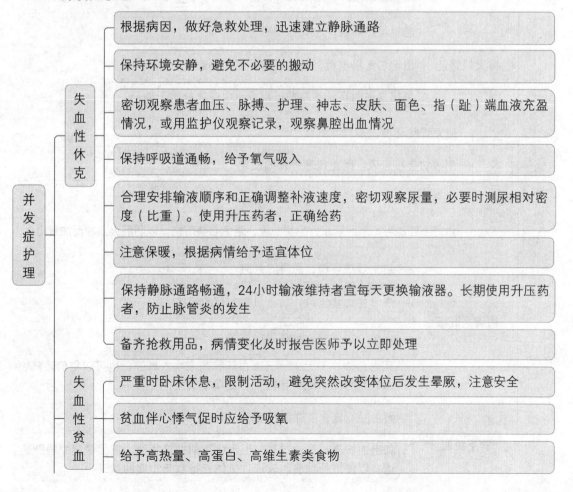

并发症护理
- 失血性休克
  - 根据病因，做好急救处理，迅速建立静脉通路
  - 保持环境安静，避免不必要的搬动
  - 密切观察患者血压、脉搏、护理、神志、皮肤、面色、指（趾）端血液充盈情况，或用监护仪观察记录，观察鼻腔出血情况
  - 保持呼吸道通畅，给予氧气吸入
  - 合理安排输液顺序和正确调整补液速度，密切观察尿量，必要时测尿相对密度（比重）。使用升压药者，正确给药
  - 注意保暖，根据病情给予适宜体位
  - 保持静脉通路畅通，24小时输液维持者宜每天更换输液器。长期使用升压药者，防止脉管炎的发生
  - 备齐抢救用品，病情变化及时报告医师予以立即处理
- 失血性贫血
  - 严重时卧床休息，限制活动，避免突然改变体位后发生晕厥，注意安全
  - 贫血伴心悸气促时应给予吸氧
  - 给予高热量、高蛋白、高维生素类食物

観察贫血症状，如面色、睑结膜、口唇、甲床苍白程度，注意有无头昏眼花、耳鸣、困倦等中枢缺氧症状，注意有无心悸、气促、心前区疼痛等贫血性心脏病的症状

输血治疗时，应严密观察输血反应，重度贫血者输血速度宜缓慢，以免诱发心力衰竭

去除病因，立即插入通气管，用吸引器吸出口咽喉部异物

窒息

开放气道，遵医嘱高流量吸氧

去枕，侧卧位

必要时给予心电监护

三、辨证（症）护理

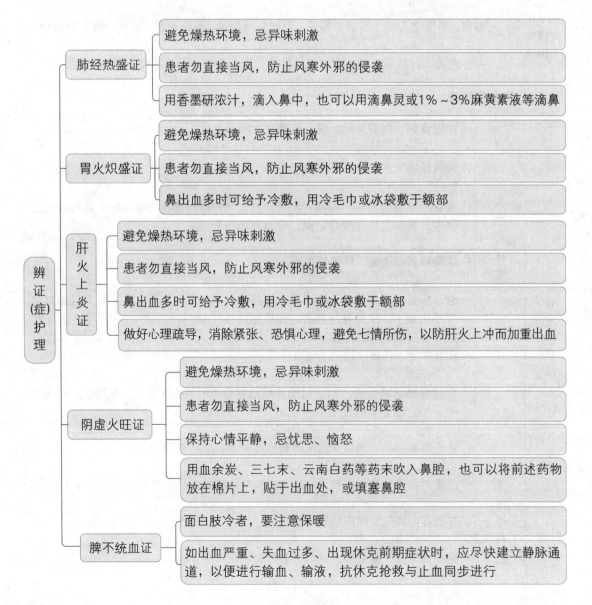

辨证(症)护理

肺经热盛证
- 避免燥热环境，忌异味刺激
- 患者勿直接当风，防止风寒外邪的侵袭
- 用香墨研浓汁，滴入鼻中，也可以用滴鼻灵或1%～3%麻黄素液等滴鼻

胃火炽盛证
- 避免燥热环境，忌异味刺激
- 患者勿直接当风，防止风寒外邪的侵袭
- 鼻出血多时可给予冷敷，用冷毛巾或冰袋敷于额部

肝火上炎证
- 避免燥热环境，忌异味刺激
- 患者勿直接当风，防止风寒外邪的侵袭
- 鼻出血多时可给予冷敷，用冷毛巾或冰袋敷于额部
- 做好心理疏导，消除紧张、恐惧心理，避免七情所伤，以防肝火上冲而加重出血

阴虚火旺证
- 避免燥热环境，忌异味刺激
- 患者勿直接当风，防止风寒外邪的侵袭
- 保持心情平静，忌忧思、恼怒
- 用血余炭、三七末、云南白药等药末吹入鼻腔，也可以将前述药物放在棉片上，贴于出血处，或填塞鼻腔

脾不统血证
- 面白肢冷者，要注意保暖
- 如出血严重、失血过多、出现休克前期症状时，应尽快建立静脉通道，以便进行输血、输液，抗休克抢救与止血同步进行

四、健康教育

```
            ┌─ 适度身体锻炼，增强抗病能力，避免在烈日下曝晒，调节情志，保持心情舒畅，避
            │  免精神刺激、情绪波动及过度紧张，忌暴怒、忧郁
            │
            ├─ 避免过度低头、用力咳嗽、排便，防止诱发鼻出血
健康        │
教育  ──────┼─ 去除挖鼻不良习惯，避免风燥外邪损伤鼻窍。秋燥之季，辅以油性滴鼻剂，保持鼻窍
            │  湿润
            │
            ├─ 进食水果和蔬菜，以生津养液，补充维生素，滋润鼻黏膜
            │
            └─ 积极防治引起鼻衄的全身性疾病和鼻部及邻近器官疾病
```

第七节 乳 蛾

乳蛾因风热之邪乘虚外袭、火热邪毒搏结喉核而致，或病久体弱、脏腑失调、邪毒久滞，易致病程迁延，反复发作，以咽痛或异物感不适、喉核红肿、表面可有黄白脓点为临床表现。病位在咽，与肺、脾胃、肾有关。急、慢性扁桃体炎可以参照本病护理。

一、证候分型

```
            ┌─ 风热外袭，    初起咽喉干燥灼热，疼痛逐渐加剧，在吞咽时更重。全身见头痛、发热、
            │  肺经有热病    微恶风，咳嗽，喉核红肿，连及周围咽部，喉核表面有少量黄白色腐物。
            │               舌质红，苔薄黄，脉浮数
            │
            ├─ 邪热传里，    咽部疼痛剧烈，连及耳根，吞咽困难，痰涎较多，全身见高热，口渴引饮，咳
            │  肺胃热盛      嗽、痰黄稠，口臭，腹胀，便秘溲黄，喉核红肿，有黄白色脓点，甚则喉核表
            │               面腐脓成片，并有咽峡红肿，颌下有臖核。舌质红，苔黄厚，脉洪大而数
            │
证候        │  肺肾阴虚，    咽部干掀，微痒痛，哽哽不利，午后症状加重。全身可见午后颧红，手足
分型  ──────┼─ 虚火上炎      心热，失眠多梦，或干咳痰少而黏，耳鸣、眼花，腰膝酸软，大便干，喉
            │               核肥大或干瘪，表面不平，色潮红，或有细白星点，挤压喉核时，有黄白
            │               色腐物自隐窝口内溢出。舌质干红，少苔，脉细数
            │
            ├─ 脾胃虚弱，    咽干痒不适，异物梗阻感，咳嗽痰白，胸脘痞闷，易恶心、呕吐，口淡不渴，
            │  喉核失养      大便不实，喉核淡红或淡暗，肥大，溢白黏脓。舌质淡，苔白腻，脉缓弱
            │
            └─ 痰瘀互结，    咽干涩不利，或是刺痛、胀痛，痰黏难咳，迁延不愈，全身症状不明显，
               凝聚喉核      喉关暗红，喉核肥大质韧，表面凹凸不平。舌质暗有瘀点，苔白腻，脉
                           细涩
```

二、一般护理

1. 病情观察

病情观察
- 观察咽喉部黏膜的颜色、肿胀与分泌物等情况，并注意体温、神志、面色、声音、舌象、脉象。在必要时，取分泌物做细菌培养检验
- 如果发现声嘶、咽喉疼痛、呼吸困难等，应当立即报告医师做进一步处理。必要时做好气管切开准备
- 注意口腔清洁，饮食前后可遵医嘱用清热解毒、消肿祛腐利咽的中药漱口液漱口
- 观察有无邻近器官或全身性并发症，如鼻窦炎、分泌性中耳炎、扁周脓肿、肾小球肾炎、关节炎、风湿性心脏病等并发症情况
- 适应手术者，可做扁桃体摘除术的准备

2. 饮食护理

多饮清润之品，如绿豆汤等，少食煎炒、炙煿之品，忌海腥发物。

3. 用药护理

用药护理
- 遵医嘱准确、按时给药，掌握各种用药途径及注意事项
- 风热外袭，肺经有热者 —— 中药汤剂宜偏凉服用，以疏风清热、消肿利咽
- 邪热传里，肺胃热盛者 —— 中药汤剂宜温服，在饮用汤剂与进食前后漱口

4. 情志护理

调畅情志，患者可因病情反复而易产生焦虑情绪，做好疾病知识介绍，使其配合治疗与护理。

5. 术前、术后护理

（1）术前护理

术前护理
- 向患者说明手术的必要性、术中的配合要求及术后注意的相关事宜，以消除其紧张心理，取得配合
- 术前给予药敏试验
- 全麻者术前一晚通知患者明晨起禁食、禁水，并遵医嘱给予镇静药物
- 术晨监测生命体征，遵医嘱予麻醉前用药，核对患者身份、术前准备单，护送患者到手术室

（2）术后护理

术后护理
- 全身麻醉未醒时，应去枕平卧，头偏向一侧，以防呕吐物误入气道引起窒息；局部麻醉者可以半卧位休息
- 观察术后术口疼痛情况，有无不自主的吞咽动作，术口有无渗血或血块凝结
- 观察体温、脉搏、呼吸和血压的变化，发现异常立即报告医师
- 全麻清醒后6小时可以进食冷流质饮食，如牛奶、汤水，餐后漱口，保持口腔清洁；次日改为常温流质，第3天视伤口情况改为半流质，如粥、面、粉，避免刺激性及带刺、粗糙食物
- 手术当天避免大声喊叫，必要备好笔纸与患者做好沟通，及时反馈病情
- 术后1天开始，鼓励患者张口、伸舌动作，轻声说话，以免发生术口粘连
- 指导患者避免用力咳嗽，以防术口出血

6. 并发症护理

并发症护理

窒息
- 观察咽喉部黏膜的颜色、肿胀与分泌物等情况，并注意体温、神志、面色、声音、舌象、脉象。必要时，取分泌物作细菌培养检验
- 若发现声嘶、咽喉疼痛、呼吸困难等，应立即报告医师做进一步处理。必要时做好气管切开准备
- 注意口腔清洁，饮食前后可遵医嘱用清热解毒、消肿祛腐利咽的中药漱口液漱口

炎症蔓延扩散
- 观察有无邻近器官或全身性并发症，如鼻窦炎、中耳炎、颈深部感染、肾小球肾炎、心肌炎、风湿性心脏病等
- 观察喉核有无潮红、分泌物溢出，以及大便是否通畅，注意肾炎、关节炎、心血管系统疾病等并发症情况
- 遵医嘱采用中西医综合治疗。适应于手术者，可做扁桃体摘除术的准备

三、辨证（症）护理

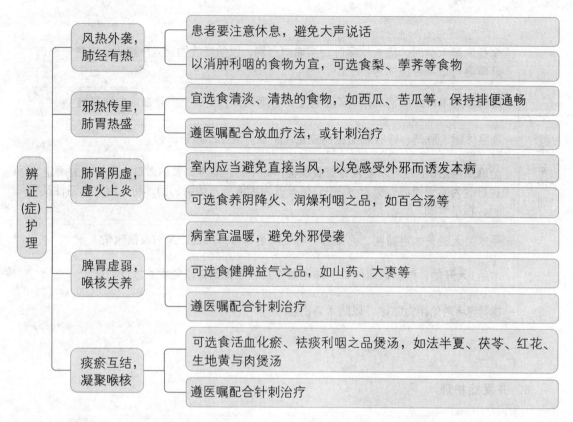

辨证(症)护理

风热外袭，肺经有热
- 患者要注意休息，避免大声说话
- 以消肿利咽的食物为宜，可选食梨、荸荠等食物

邪热传里，肺胃热盛
- 宜选食清淡、清热的食物，如西瓜、苦瓜等，保持排便通畅
- 遵医嘱配合放血疗法，或针刺治疗

肺肾阴虚，虚火上炎
- 室内应当避免直接当风，以免感受外邪而诱发本病
- 可选食养阴降火、润燥利咽之品，如百合汤等

脾胃虚弱，喉核失养
- 病室宜温暖，避免外邪侵袭
- 可选食健脾益气之品，如山药、大枣等
- 遵医嘱配合针刺治疗

痰瘀互结，凝聚喉核
- 可选食活血化瘀、祛痰利咽之品煲汤，如法半夏、茯苓、红花、生地黄与肉煲汤
- 遵医嘱配合针刺治疗

四、健康教育

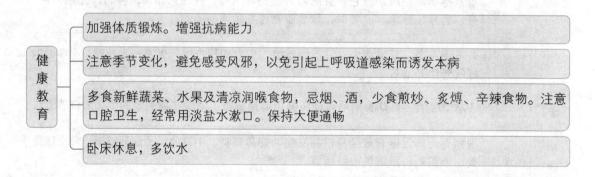

健康教育
- 加强体质锻炼。增强抗病能力
- 注意季节变化，避免感受风邪，以免引起上呼吸道感染而诱发本病
- 多食新鲜蔬菜、水果及清凉润喉食物，忌烟、酒，少食煎炒、炙煿、辛辣食物。注意口腔卫生，经常用淡盐水漱口。保持大便通畅
- 卧床休息，多饮水

第八节　喉　痹

喉痹是因外邪侵袭、肺胃热盛、上犯咽喉，或脏腑虚损、咽喉失养，或虚火上灼、咽部气血不畅所致，以咽部红肿疼痛或有异物感、干燥、咽痒不适等为主要临床表现。病位在咽，与肺、脾、肾有关。

一、证候分型

1. 急喉痹

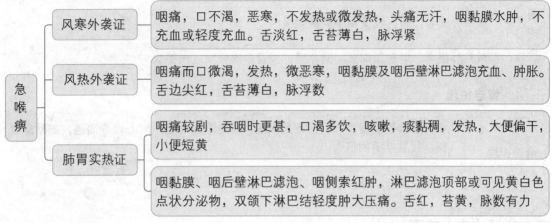

急喉痹
- 风寒外袭证：咽痛，口不渴，恶寒，不发热或微发热，头痛无汗，咽黏膜水肿，不充血或轻度充血。舌淡红，舌苔薄白，脉浮紧
- 风热外袭证：咽痛而口微渴，发热，微恶寒，咽黏膜及咽后壁淋巴滤泡充血、肿胀。舌边尖红，舌苔薄白，脉浮数
- 肺胃实热证：
  - 咽痛较剧，吞咽时更甚，口渴多饮，咳嗽，痰黏稠，发热，大便偏干，小便短黄
  - 咽黏膜、咽后壁淋巴滤泡、咽侧索红肿，淋巴滤泡顶部或可见黄白色点状分泌物，双颌下淋巴结轻度肿大压痛。舌红，苔黄，脉数有力

2. 慢喉痹

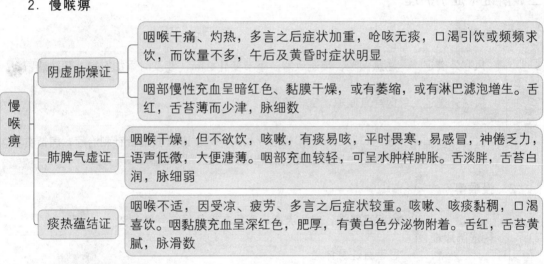

慢喉痹
- 阴虚肺燥证：
  - 咽喉干痛、灼热，多言之后症状加重，呛咳无痰，口渴引饮或频频求饮，而饮量不多，午后及黄昏时症状明显
  - 咽部慢性充血呈暗红色、黏膜干燥，或有萎缩，或有淋巴滤泡增生。舌红，舌苔薄而少津，脉细数
- 肺脾气虚证：咽喉干燥，但不欲饮，咳嗽，有痰易咳，平时畏寒，易感冒，神倦乏力，语声低微，大便溏薄。咽部充血较轻，可呈水肿样肿胀。舌淡胖，舌苔白润，脉细弱
- 痰热蕴结证：咽喉不适，因受凉、疲劳、多言之后症状较重。咳嗽、咳痰黏稠，口渴喜饮。咽黏膜充血呈深红色，肥厚，有黄白色分泌物附着。舌红，舌苔黄腻，脉滑数

二、一般护理

1. 病情观察

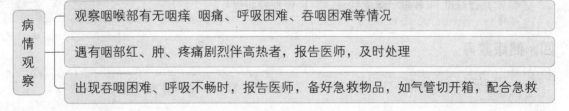

病情观察
- 观察咽喉部有无咽痒 咽痛、呼吸困难、吞咽困难等情况
- 遇有咽部红、肿、疼痛剧烈伴高热者，报告医师，及时处理
- 出现吞咽困难、呼吸不畅时，报告医师，备好急救物品，如气管切开箱，配合急救

2. 饮食护理

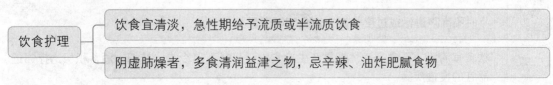

饮食护理
- 饮食宜清淡，急性期给予流质或半流质饮食
- 阴虚肺燥者，多食清润益津之物，忌辛辣、油炸肥腻食物

3. 用药护理

用药护理
- 中药汤剂宜温服，服药后观察疗效及不良反应，做好记录
- 风寒外袭者，遵医嘱使用中药雾化吸入
- 风热外侵者，中药汤剂宜温偏凉服，少量多次分服或代茶饮

4. 情志护理

情志护理
- 疾病呈慢性反复发作，但不是大病，避免思虑过度，耐心疏导沟通，鼓励患者树立战胜疾病的信心
- 风热外侵者，静息修养，减少交谈，不宜高声叫喊

三、辨证（症）护理

1. 急喉痹

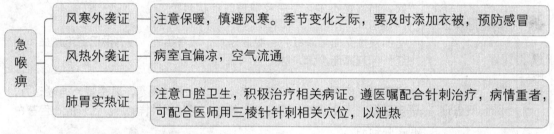

急喉痹
- 风寒外袭证 —— 注意保暖，慎避风寒。季节变化之际，要及时添加衣被，预防感冒
- 风热外袭证 —— 病室宜偏凉，空气流通
- 肺胃实热证 —— 注意口腔卫生，积极治疗相关病证。遵医嘱配合针刺治疗，病情重者，可配合医师用三棱针针刺相关穴位，以泄热

2. 慢喉痹

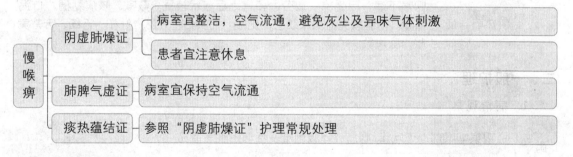

慢喉痹
- 阴虚肺燥证
  - 病室宜整洁，空气流通，避免灰尘及异味气体刺激
  - 患者宜注意休息
- 肺脾气虚证 —— 病室宜保持空气流通
- 痰热蕴结证 —— 参照"阴虚肺燥证"护理常规处理

四、健康教育

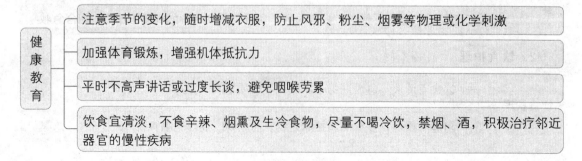

健康教育
- 注意季节的变化，随时增减衣服，防止风邪、粉尘、烟雾等物理或化学刺激
- 加强体育锻炼，增强机体抵抗力
- 平时不高声讲话或过度长谈，避免咽喉劳累
- 饮食宜清淡，不食辛辣、烟熏及生冷食物，尽量不喝冷饮，禁烟、酒，积极治疗邻近器官的慢性疾病

第十章

中医口腔科常见病证护理

第一节 口 疮

口疮是口腔黏膜受邪热蒸灼，或失于气血荣养所致。以局部出现小溃疡、灼热疼痛为主要临床表现。病位在口腔，与心脾有关。复发性口疮和口疮性口炎可以参照本病护理。

一、证候分型

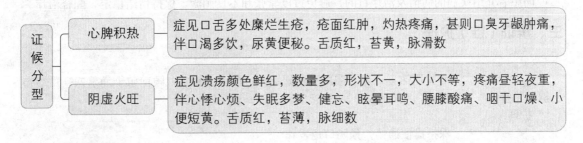

证候分型

心脾积热：症见口舌多处糜烂生疮，疮面红肿，灼热疼痛，甚则口臭牙龈肿痛，伴口渴多饮，尿黄便秘。舌质红，苔黄，脉滑数

阴虚火旺：症见溃疡颜色鲜红，数量多，形状不一，大小不等，疼痛昼轻夜重，伴心悸心烦、失眠多梦、健忘、眩晕耳鸣、腰膝酸痛、咽干口燥、小便短黄。舌质红，苔薄，脉细数

二、一般护理

1. 病情观察

观察溃疡面积大小，溃疡底的颜色、溃疡周围的情况、溃疡时间等，做好记录。了解溃疡有无红、肿、热、痛，疼痛的程度与性质，及大小便等情况。

2. 饮食护理

饮食护理

饮食宜清淡、富有营养的半流质或软食，避免过酸、过咸、过辣、过硬、过烫、过冷食物的刺激，多饮温开水

溃疡严重、张口困难者应少量多次饮用。多食新鲜蔬菜及水果

3. 用药护理

用药护理

- 溃疡疼痛严重影响进食者，可以在进食前遵医嘱用中药溃疡糊剂涂患处，减少疼痛

- 心脾积热者，中药汤剂宜稍凉服；阴虚火旺者，宜温服。缓缓含服，服药后观察效果及不良反应

4. 生活起居护理

生活起居护理

- 注意口腔卫生，早晚刷牙，注意保持口腔清洁

- 饭前饭后用金银花甘草液漱口，破溃处敷药后半小时内不宜进食、进水，少讲话，以免影响疗效；口臭者用藿香30g煎汤含漱

- 食具清洁与消毒，积极预防口腔感染

- 注意保持大便通畅

- 心脾积热型患者宜住通风良好、室温偏低的病房

- 阴虚火旺患者，宜住保暖、安静的病房，衣被不宜过厚、过暖

5. 情志护理

向患者介绍疾病的病情及治疗目的，避免过度紧张和不良刺激，保持情绪稳定，配合治疗。

三、辨证（症）护理

辨证（症）护理

- 心脾积热者，遵医嘱用中药研细末，醋调为糊状，睡前敷于涌泉穴，用纱布覆盖，胶布固定，次日起床时取下，连用7～10天

- 保持排便通畅，预防口疮发作

四、健康教育

健康教育

- 注意口腔清洁，经常用淡盐水漱口

- 使用软质牙刷，防止机械性损伤

- 生活起居规律，睡眠充足，以增强抗病能力

- 保持心情舒畅，劳逸结合，避免过劳

- 多食新鲜蔬菜及水果，忌辛辣、膏粱厚味及香燥之品

第二节 牙 宣

牙宣因邪犯牙床，或脏腑虚损，龈肉失养所致。以龈肉肿胀或萎缩、牙根宣露、龈齿间渗出脓血为主要临床表现。病位在牙床，与胃、肾有关。牙周炎、牙龈炎、牙周组织病可以参照本病护理。

一、证候分型

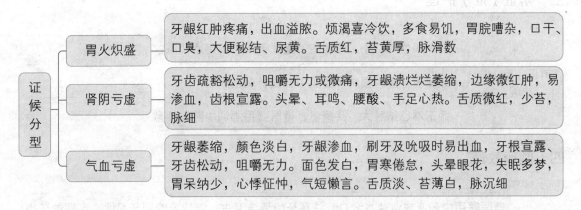

证候分型

- 胃火炽盛：牙龈红肿疼痛，出血溢脓。烦渴喜冷饮，多食易饥，胃脘嘈杂，口干、口臭，大便秘结、尿黄。舌质红，苔黄厚，脉滑数
- 肾阴亏虚：牙齿疏豁松动，咀嚼无力或微痛，牙龈溃烂烂萎缩，边缘微红肿，易渗血，齿根宣露。头晕、耳鸣、腰酸、手足心热。舌质微红，少苔，脉细
- 气血亏虚：牙龈萎缩，颜色淡白，牙龈渗血，刷牙及吮吸时易出血，牙根宣露、牙齿松动，咀嚼无力。面色发白，胃寒倦怠，头晕眼花，失眠多梦，胃呆纳少，心悸怔忡，气短懒言。舌质淡、苔薄白，脉沉细

二、一般护理

1. 病情观察

观察牙龈脓肿、肿胀、疼痛、出血、牙齿松动等状况，发现异常，报告医师。

2. 饮食护理

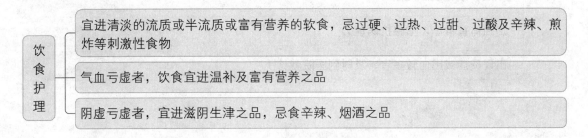

饮食护理

- 宜进清淡的流质或半流质或富有营养的软食，忌过硬、过热、过甜、过酸及辛辣、煎炸等刺激性食物
- 气血亏虚者，饮食宜进温补及富有营养之品
- 阴虚亏虚者，宜进滋阴生津之品，忌食辛辣、烟酒之品

3. 用药护理

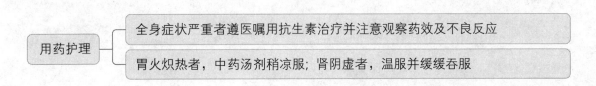

用药护理

- 全身症状严重者遵医嘱用抗生素治疗并注意观察药效及不良反应
- 胃火炽热者，中药汤剂稍凉服；肾阴虚者，温服并缓缓吞服

4. 生活起居护理

生活起居护理

- 浓茶水或中草药含漱液给患者漱口，牙龈出血或溢脓后及时漱口，痰杯要及时倾倒消毒
- 讲究牙齿卫生，早晚漱口，可每半年或一年检查一次口腔，去除牙石和软垢

5. 情志护理

避免过度紧张和不良刺激，保持情绪稳定，积极配合治疗，解除压力，建立战胜疾病的勇气。

三、辨证（症）护理

辨证（症）护理

- 胃火炽盛致口干、烦躁者，遵医嘱用中药泡水代茶饮
- 牙痛者，遵医嘱给予口服中药或针刺止痛
- 颌下淋巴结肿大、疼痛者，遵医嘱用酒调中药散外敷

四、健康教育

健康教育

- 遵医嘱用中药液或淡盐水漱口，注意牙齿清洁卫生，养成早晚刷牙习惯，定期做牙齿清洁，菌斑、牙石必须去净
- 每早晚用手指或牙刷按摩牙槽3~5分钟，叩齿对合30~50下，可以促进牙周组织及根尖组织的血液循环，增强牙周组织的抗病能力
- 指导患者加强营养，增加维生素A、维生素C摄入量，以利于牙周组织的愈合。戒烟限酒，避免刺激之物
- 加强体育锻炼，增强抗病能力
- 出现炎症或出血较多者，及时到医院就诊

第十一章

中医皮肤科常见病证护理

第一节 黄 水 疮

黄水疮因毒热郁于皮肤所致，以流黄水、浸淫成片为主要临床表现。病位在皮肤。脓疱疮可以参照本病护理。

一、证候分型

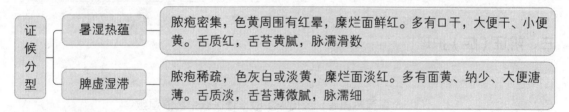

证候分型
- 暑湿热蕴 —— 脓疱密集，色黄周围有红晕，糜烂面鲜红。多有口干，大便干、小便黄。舌质红，舌苔黄腻，脉濡滑数
- 脾虚湿滞 —— 脓疱稀疏，色灰白或淡黄，糜烂面淡红。多有面黄、纳少、大便溏薄。舌质淡，舌苔薄微腻，脉濡细

二、一般护理

1. **病情观察**

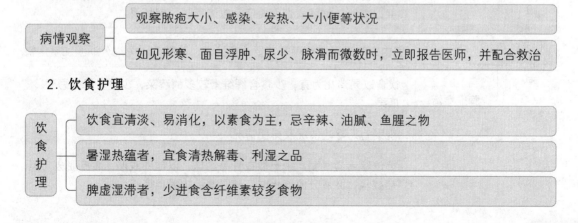

病情观察
- 观察脓疱大小、感染、发热、大小便等状况
- 如见形寒、面目浮肿、尿少、脉滑而微数时，立即报告医师，并配合救治

2. **饮食护理**

饮食护理
- 饮食宜清淡、易消化，以素食为主，忌辛辣、油腻、鱼腥之物
- 暑湿热蕴者，宜食清热解毒、利湿之品
- 脾虚湿滞者，少进食含纤维素较多食物

3. 用药护理

中药汤剂宜少量多次微凉服。服药后观察疗效及创面变化。

4. 生活起居护理

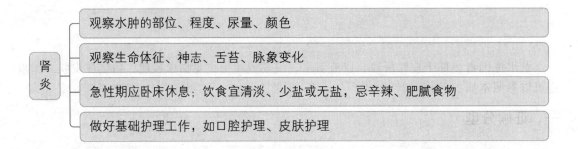

生活起居护理
- 加强个人卫生保健，以增强皮肤抗邪能力，防止瘙痒性皮损的继发感染
- 患者为儿童或新生儿时，应当保持皮肤清洁，便后清洗外阴；更换的衣物、尿布等煮沸消毒并在阳光下晾晒

5. 情志护理

多与患者交流，关心体贴患者，使其心情舒畅，消除烦恼，配合治疗。

6. 并发症护理

肾炎
- 观察水肿的部位、程度、尿量、颜色
- 观察生命体征、神志、舌苔、脉象变化
- 急性期应卧床休息；饮食宜清淡、少盐或无盐，忌辛辣、肥腻食物
- 做好基础护理工作，如口腔护理、皮肤护理

三、辨证（症）护理

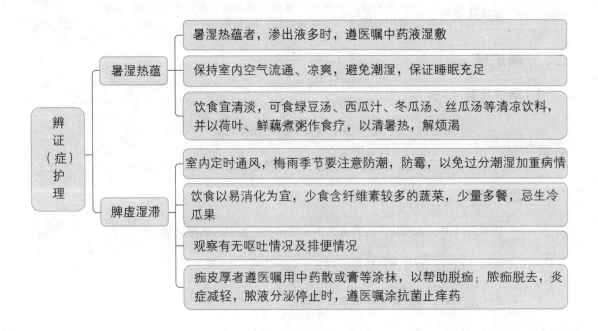

辨证（症）护理

暑湿热蕴
- 暑湿热蕴者，渗出液多时，遵医嘱中药液湿敷
- 保持室内空气流通、凉爽，避免潮湿，保证睡眠充足
- 饮食宜清淡，可食绿豆汤、西瓜汁、冬瓜汤、丝瓜汤等清凉饮料，并以荷叶、鲜藕煮粥作食疗，以清暑热，解烦渴

脾虚湿滞
- 室内定时通风，梅雨季节要注意防潮，防霉，以免过分潮湿加重病情
- 饮食以易消化为宜，少食含纤维素较多的蔬菜，少量多餐，忌生冷瓜果
- 观察有无呕吐情况及排便情况
- 痂皮厚者遵医嘱用中药散或膏等涂抹，以帮助脱痂；脓痂脱去，炎症减轻，脓液分泌停止时，遵医嘱涂抗菌止痒药

四、健康教育

健康教育

- 炎夏季节，勤洗澡，保持皮肤清洁、干燥，忌开水烫洗及搔抓，防止外伤
- 加强患者的保健，注意环境和个人卫生。如有湿疹、痱子等皮肤病，及早治疗，以免继发本病
- 流行期间，可服清凉饮料，如绿豆汤、金银花露等，忌辛辣、刺激性食物；恢复期酌情给予高蛋白饮食
- 经常参加户外活动，以增强患者的抗病能力
- 幼儿园、托儿所应定期检查，发现发病者立即隔离，患者接触过的衣物要进行消毒处理

第二节 蛇 串 疮

蛇串疮是因肝脾内蕴湿热，兼感受邪毒所致，以成簇水疱沿身体一侧呈带状分布，排列宛如蛇形，且疼痛剧烈为特征的皮肤病。多因情志内伤、饮食不节、感染毒邪或年老体虚等而发病。相当于带状疱疹。

一、证候分型

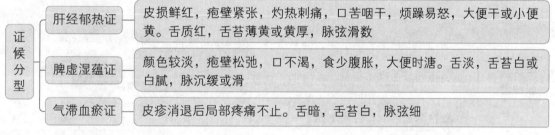

证候分型

- 肝经郁热证 —— 皮损鲜红，疱壁紧张，灼热刺痛，口苦咽干，烦躁易怒，大便干或小便黄。舌质红，舌苔薄黄或黄厚，脉弦滑数
- 脾虚湿蕴证 —— 颜色较淡，疱壁松弛，口不渴，食少腹胀，大便时溏。舌淡，舌苔白或白腻，脉沉缓或滑
- 气滞血瘀证 —— 皮疹消退后局部疼痛不止。舌暗，舌苔白，脉弦细

二、一般护理

1. 病情观察

病情观察

- 严密观察全身情况
- 注意皮疹的部位及进展、疱疹大小，发热趋势，疼痛程度及体温、脉象、舌象、大小便等全身情况，有特殊变化迅速报告医师，并配合处理
- 糜烂面有脓液分泌，或出现继发感染，遵医嘱中药液湿敷
- 如病情迁延，症状严重，特别是出现出血性、坏死性和泛发性等特殊类型的皮损，应当警惕有无内脏恶性肿瘤或免疫缺陷性疾病，并报告医师
- 发于头面部病症，疼痛剧烈，附近淋巴结增大。出现听力、视力障碍者，要立即报告医师，及时用药

2．饮食护理

饮食宜清淡、易消化，多食新鲜水果、蔬菜，少食煎烤、油炸之品，忌鱼腥虾蟹、鸡、羊肉等发物，忌辛辣、刺激性食物，禁烟酒。

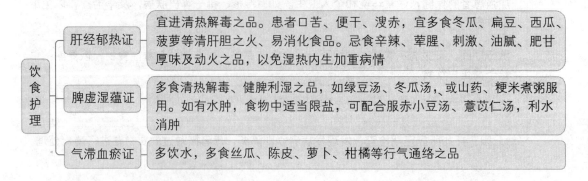

饮食护理
- 肝经郁热证：宜进清热解毒之品。患者口苦、便干、溲赤，宜多食冬瓜、扁豆、西瓜、菠萝等清肝胆之火、易消化食品。忌食辛辣、荤腥、刺激、油腻、肥甘厚味及动火之品，以免湿热内生加重病情
- 脾虚湿蕴证：多食清热解毒、健脾利湿之品，如绿豆汤、冬瓜汤，或山药、粳米煮粥服用。如有水肿，食物中适当限盐，可配合服赤小豆汤、薏苡仁汤，利水消肿
- 气滞血瘀证：多饮水，多食丝瓜、陈皮、萝卜、柑橘等行气通络之品

3．用药护理

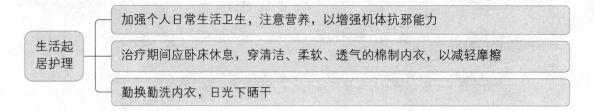

用药护理
- 中药汤剂，肝经郁热宜凉服，脾虚湿蕴宜温服。若出现食欲减退、腹痛便溏者，应停止服用并报告医师
- 服药期间出现恶心、呕吐等不适时，立即报告医师，并做好记录

4．生活起居护理

生活起居护理
- 加强个人日常生活卫生，注意营养，以增强机体抗邪能力
- 治疗期间应卧床休息，穿清洁、柔软、透气的棉制内衣，以减轻摩擦
- 勤换勤洗内衣，日光下晒干

5．情志护理

体谅患者痛苦，多与其沟通，耐心解释病情，消除思想顾虑，保持患者情绪稳定，忌怒，使其积极配合治疗。

6．并发症护理

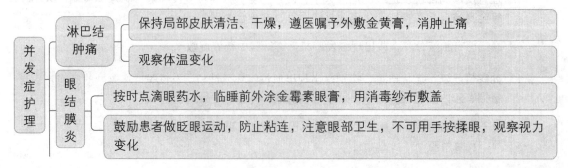

并发症护理
- 淋巴结肿痛
  - 保持局部皮肤清洁、干燥，遵医嘱予外敷金黄膏，消肿止痛
  - 观察体温变化
- 眼结膜炎
  - 按时点滴眼药水，临睡前外涂金霉素眼膏，用消毒纱布敷盖
  - 鼓励患者做眨眼运动，防止粘连，注意眼部卫生，不可用手按揉眼，观察视力变化

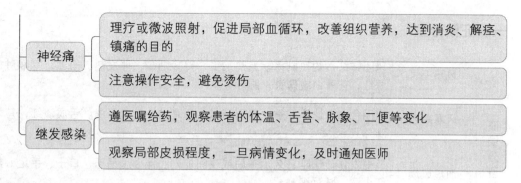

三、辨证（症）护理

病室安静、整洁，定时开窗通风，保证睡眠充足。

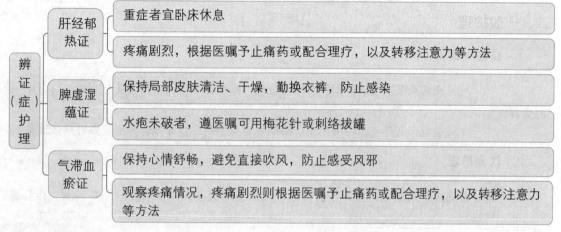

四、健康教育

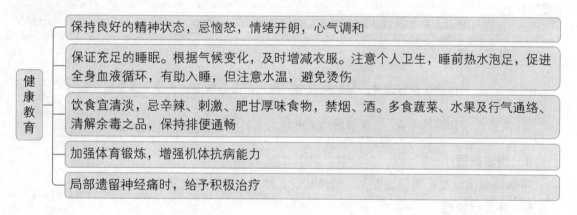

第三节 瘾 疹

瘾疹多由禀性不耐或对某些物质敏感所致，以皮肤瘙痒，搔之出现红斑隆起，形如豆瓣，堆累成片，发无定处，忽隐忽现为主要临床表现。病位在皮肤。荨麻疹可以参照本病护理。

一、证候分型

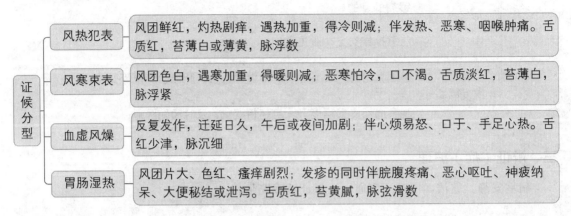

证候分型	风热犯表	风团鲜红，灼热剧痒，遇热加重，得冷则减；伴发热、恶寒、咽喉肿痛。舌质红，苔薄白或薄黄，脉浮数
	风寒束表	风团色白，遇寒加重，得暖则减；恶寒怕冷，口不渴。舌质淡红，苔薄白，脉浮紧
	血虚风燥	反复发作，迁延日久，午后或夜间加剧；伴心烦易怒、口干、手足心热。舌红少津，脉沉细
	胃肠湿热	风团片大、色红、瘙痒剧烈；发疹的同时伴脘腹疼痛、恶心呕吐、神疲纳呆、大便秘结或泄泻。舌质红，苔黄腻，脉弦滑数

二、一般护理

1. 病情观察

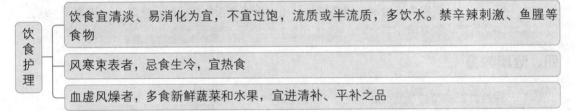

病情观察	密切观察发疹的时间、部位、性质，瘙痒的程度，舌脉的变化
	若见声音嘶哑、呼吸困难、有明显窒息感时，立即报告医师，做好抢救准备

2. 饮食护理

饮食护理	饮食宜清淡、易消化为宜，不宜过饱，流质或半流质，多饮水。禁辛辣刺激、鱼腥等食物
	风寒束表者，忌食生冷，宜热食
	血虚风燥者，多食新鲜蔬菜和水果，宜进清补、平补之品

3. 用药护理

用药护理	中药汤剂宜温服。风寒束表者，服药后以微微出汗为佳，注意避风保暖
	血虚风燥者，要坚持服药至痊愈

4. 情志护理

本病较顽固反复，劝导患者保持情绪稳定，疹发时避免精神紧张，配合治疗。

5. 并发症护理

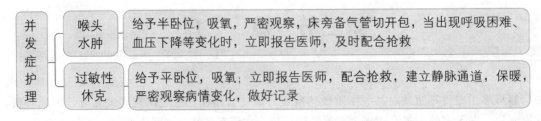

并发症护理	喉头水肿	给予半卧位，吸氧，严密观察，床旁备气管切开包，当出现呼吸困难、血压下降等变化时，立即报告医师，及时配合抢救
	过敏性休克	给予平卧位，吸氧；立即报告医师，配合抢救，建立静脉通道，保暖，严密观察病情变化，做好记录

三、辨证（症）护理

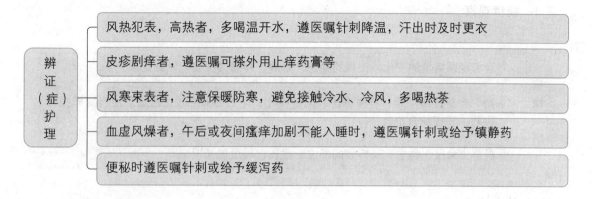

辨证（症）护理

- 风热犯表，高热者，多喝温开水，遵医嘱针刺降温，汗出时及时更衣
- 皮疹剧痒者，遵医嘱可搽外用止痒药膏等
- 风寒束表者，注意保暖防寒，避免接触冷水、冷风，多喝热茶
- 血虚风燥者，午后或夜间瘙痒加剧不能入睡时，遵医嘱针刺或给予镇静药
- 便秘时遵医嘱针刺或给予缓泻药

四、健康教育

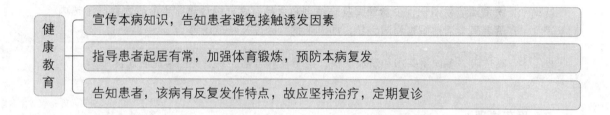

健康教育

- 宣传本病知识，告知患者避免接触诱发因素
- 指导患者起居有常，加强体育锻炼，预防本病复发
- 告知患者，该病有反复发作特点，故应坚持治疗，定期复诊

第四节　丹　　毒

　　丹毒大多是先由皮肤、黏膜破损，外受火毒与血热搏结，蕴阻肌肤，不得外泄所致，以患部突发皮肤鲜红成片、灼热肿胀、色如涂丹、迅速蔓延为主要特征的皮肤疾病。生于小腿足部的称"流火"，生于头面部的称"抱头火丹"，生于胸腹腰胯部的称"内发丹毒"，新生儿丹毒统称为"赤游丹"。相当于急性网状淋巴管炎。

一、证候分型

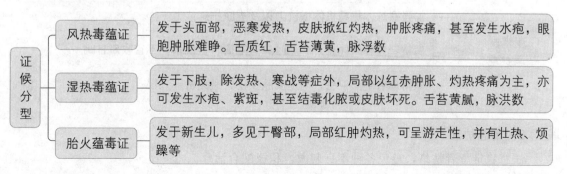

证候分型

- 风热毒蕴证：发于头面部，恶寒发热，皮肤掀红灼热，肿胀疼痛，甚至发生水疱，眼胞肿胀难睁。舌质红，舌苔薄黄，脉浮数
- 湿热毒蕴证：发于下肢，除发热、寒战等症外，局部以红赤肿胀、灼热疼痛为主，亦可发生水疱、紫斑，甚至结毒化脓或皮肤坏死。舌苔黄腻，脉洪数
- 胎火蕴毒证：发于新生儿，多见于臀部，局部红肿灼热，可呈游走性，并有壮热、烦躁等

二、一般护理

1. 病情观察

病情观察
- 密切观察病情的变化，皮损的颜色、水肿、疼痛的程度，做好记录
- 如见全身壮热烦躁、神昏谵语、恶心呕吐，是为毒邪内攻之险证。应当立即报告医师，积极配合抢救
- 观察生命征、神志，及疼痛的部位、性质、程度的情况

2. 饮食护理

饮食护理
- 饮食清淡易消化，少食荤腥及辛辣刺激之品。毒邪内攻者宜半流质饮食，湿热内蕴者宜食清热解毒利湿之品，如玉米粥、西瓜及冬瓜汤等
- 高热者，多饮淡茶水和清凉饮料，给予营养丰富、易消化的半流质饮食

3. 用药护理

用药护理
- 口服中药汤剂宜温服，服药后观察效果及不良反应。症状消失后，仍需继续服药数天，以防复发
- 在外敷药时，注意观察皮肤变化，如有小面积破溃、局部出现红疹、瘙痒时，报告医师
- 注意保持外敷药湿润

4. 生活起居护理

生活起居护理
- 加强锻炼，提高机体抵抗力以及皮肤抗病能力
- 病重者宜卧床休息，必要时床边隔离，多饮水，不宜吹风日晒
- 保持患者个人卫生，防止皮肤损伤，避免毒邪入侵

5. 情志护理

注意稳定患者情绪，避免各种不良刺激，积极配合治疗。

6. 并发症护理

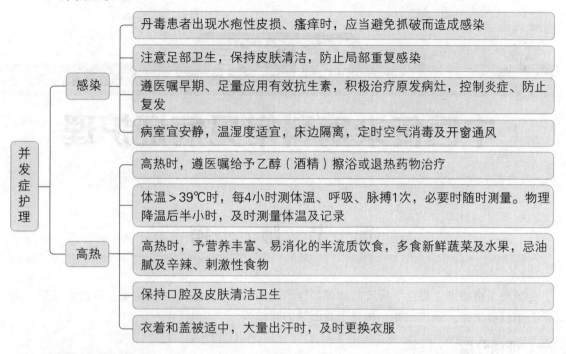

并发症护理

- 感染
  - 丹毒患者出现水疱性皮损、瘙痒时，应当避免抓破而造成感染
  - 注意足部卫生，保持皮肤清洁，防止局部重复感染
  - 遵医嘱早期、足量应用有效抗生素，积极治疗原发病灶，控制炎症、防止复发
  - 病室宜安静，温湿度适宜，床边隔离，定时空气消毒及开窗通风
- 高热
  - 高热时，遵医嘱给予乙醇（酒精）擦浴或退热药物治疗
  - 体温＞39℃时，每4小时测体温、呼吸、脉搏1次，必要时随时测量。物理降温后半小时，及时测量体温及记录
  - 高热时，予营养丰富、易消化的半流质饮食，多食新鲜蔬菜及水果，忌油腻及辛辣、刺激性食物
  - 保持口腔及皮肤清洁卫生
  - 衣着和盖被适中，大量出汗时，及时更换衣服

三、辨证（症）护理

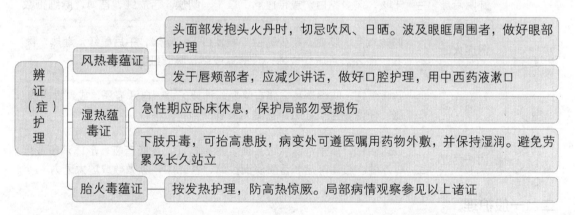

辨证（症）护理

- 风热毒蕴证
  - 头面部发抱头火丹时，切忌吹风、日晒。波及眼眶周围者，做好眼部护理
  - 发于唇颊部者，应减少讲话，做好口腔护理，用中西药液漱口
- 湿热蕴毒证
  - 急性期应卧床休息，保护局部勿受损伤
  - 下肢丹毒，可抬高患肢，病变处可遵医嘱用药物外敷，并保持湿润。避免劳累及长久站立
- 胎火毒蕴证
  - 按发热护理，防高热惊厥。局部病情观察参见以上诸证

四、健康教育

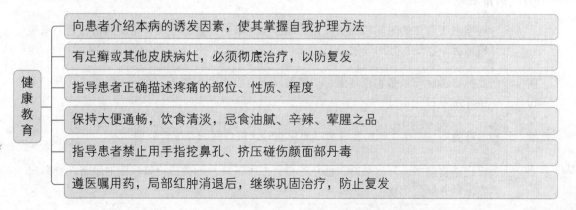

健康教育

- 向患者介绍本病的诱发因素，使其掌握自我护理方法
- 有足癣或其他皮肤病灶，必须彻底治疗，以防复发
- 指导患者正确描述疼痛的部位、性质、程度
- 保持大便通畅，饮食清淡，忌食油腻、辛辣、荤腥之品
- 指导患者禁止用手指挖鼻孔、挤压碰伤颜面部丹毒
- 遵医嘱用药，局部红肿消退后，继续巩固治疗，防止复发

第十二章

中医传染病科常见病证护理

第一节 肺 痨

　　肺痨系由感染"痨虫"所致的肺部慢性消耗性传染性疾患，可见咳嗽、咯血、潮热、盗汗、消瘦等主症。病位在肺，相当于西医学的肺结核。

一、证候分型

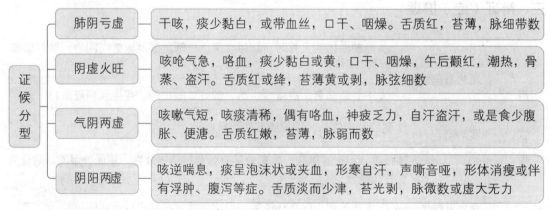

证候分型	肺阴亏虚	干咳，痰少黏白，或带血丝，口干、咽燥。舌质红，苔薄，脉细带数
	阴虚火旺	咳呛气急，咯血，痰少黏白或黄，口干、咽燥，午后颧红，潮热，骨蒸、盗汗。舌质红或绛，苔薄黄或剥，脉弦细数
	气阴两虚	咳嗽气短，咳痰清稀，偶有咯血，神疲乏力，自汗盗汗，或是食少腹胀、便溏。舌质红嫩，苔薄，脉弱而数
	阴阳两虚	咳逆喘息，痰呈泡沫状或夹血，形寒自汗，声嘶音哑，形体消瘦或伴有浮肿、腹泻等症。舌质淡而少津，苔光剥，脉微数或虚大无力

二、一般护理

1. 病情观察

病情观察	观察患者潮热的时间和热势、盗汗的多少、咳嗽胸痛的程度和咯血的量与色、消瘦的情况，以及舌脉的变化
	高热者遵医嘱给予物理降温，严重盗汗者可以用温水擦身，保持皮肤清洁，及时更换汗湿衣被
	出现胸闷、咽痒、伴血腥味等咯血先兆时，报告医师并配合处理
	出现咯血量多、汗出肢冷、面色苍白、血压下降、脉微欲绝等气随血脱者，立即报告医师并配合抢救

2. 饮食护理

| 饮食护理 | 饮食以营养丰富、易消化为原则，注意增加补益肺阴及健脾之品，如牛奶、豆浆、鱼、肉等，多食新鲜蔬菜，水果，如梨、藕等补肺润燥生津 |
| | 忌食辛辣、烟酒等温燥动火之品 |

3. 用药护理

用药护理	在进行抗结核治疗时，指导患者按时、按量服药，加强对药物不良反应的观察、记录，并及时报告医师。服药期间应当定期检查肝、肾功能
	服用滋阴降火、润肺补。肾中药时，宜早、晚空腹温服
	中药汤剂一般宜温服，但阴阳两虚者宜热服

4. 生活起居护理

生活起居护理	病室应安静整洁，空气新鲜、流通，阳光充足，温湿度适宜
	每天用紫外线照射消毒。肺阴亏损、虚火灼肺者室温宜凉爽湿润，避免干燥
	气阴耗伤和阴阳虚损者室温宜偏暖，病室向阳，防寒保暖
	衣被适中，汗出湿衣应当及时用干毛巾擦干，避风更衣，以防当风受凉
	注意休息，不宜过度活动、劳累，可适当散步和做呼吸操等，病情较重者宜卧床休息
	咳喘少气，呼吸困难者予氧气吸入

5. 情志护理

情志护理	精神因素与肺痨的发生使患者产生消极、多疑、恐惧、悲观等心理状态，使病情加重，形成病理、生理之间的恶性循环，要在七分养上下工夫，做好患者的心理护理
	活动期以心理安慰、消除恐惧或忧虑情志为主，积极治疗，警惕大咯血的发生，以及引发的血脱、休克、窒息的发生
	应当控制患者情绪，保持患者心情舒畅，不狂喜、不嗔怒、不大悲、不惊、不忧、不恐，使气机通畅、气血平和，有利于疾病康复
	恢复期以逸情悦志、丰富休养生活为主，培养乐观情绪

6. 并发症护理

<table>
<tr><td rowspan="12">并
发
症
护
理</td><td rowspan="6">咯
血</td><td>病室保持空气流通，以去除患者呼吸及痰液异味等</td></tr>
<tr><td>告知患者咯血时勿剧烈咳嗽，宜轻轻将痰咳出。遵医嘱，及时留取痰标本做细菌培养和药物敏感试验</td></tr>
<tr><td>大咯血时暂禁食，予静脉输液，咯血稍改善可予流质及半流质饮食，热量不宜过高，禁饮浓茶、咖啡等刺激性饮料；咯血停止后可以适当增加高蛋白、高热量、高维生素食物</td></tr>
<tr><td>在咳嗽时可用梨膏一匙、川贝母粉1g，凉开水冲服。出血量不多可用鲜旱莲草30g，煎汤代茶冷服</td></tr>
<tr><td>观察咯血的色、质、量及伴随症状，并予以记录。注意舌苔、脉象、神志、精神、面色及四肢温度等的变化</td></tr>
<tr><td>大咯血期间应当限制活动，避免不必要的搬动，必要时胸部放置冰袋或用沙袋压迫患侧胸部。告知患者不要屏气，尽量将血咯出，防止窒息</td></tr>
<tr><td rowspan="6">结
核
性
胸
膜
炎</td><td>病室环境清洁、舒适、安静，保持室内空气流通。患者痰液集中焚烧处理</td></tr>
<tr><td>发热期间应卧床休息，注意保暖。胸痛明显者，可采取患侧卧位</td></tr>
<tr><td>发热急性期解表药宜温服，鼓励患者多饮水、热粥或稍加衣被，使微微汗出。同时注意观察汗出及体温的变化情况</td></tr>
<tr><td>高热者，给予流质或半流质，多食水果等润肺化痰之品</td></tr>
<tr><td>老年患者伴神志烦躁或神志模糊者，要防止坠床，必要时使用约束带、床栏保护</td></tr>
<tr><td>观察患者痰液色、质、量，并遵医嘱留取痰标本定期送检</td></tr>
</table>

三、辨证（症）护理

<table>
<tr><td rowspan="3">辨
证
（
症
）
护
理</td><td rowspan="3">肺
阴
亏
虚</td><td>保持室内空气新鲜，阳光充足，可以在地面上洒水，以保持室内一定湿度，避免干燥及灰尘</td></tr>
<tr><td>常食动物内脏、银耳、百合、山药、梨、藕之类食品。忌食辛辣刺激性食物</td></tr>
<tr><td>咳嗽忌用力，干咳较重，喉头作痒时，可以给止咳药或用桔梗6g煎水频频含咽，具有利咽宣肺作用，痰多不能咳出，可以帮助翻身拍背。贝母、冰糖炖豆腐，可以清热润肺止咳化痰，必要时蒸汽或超声雾化吸入，以稀释痰液</td></tr>
</table>

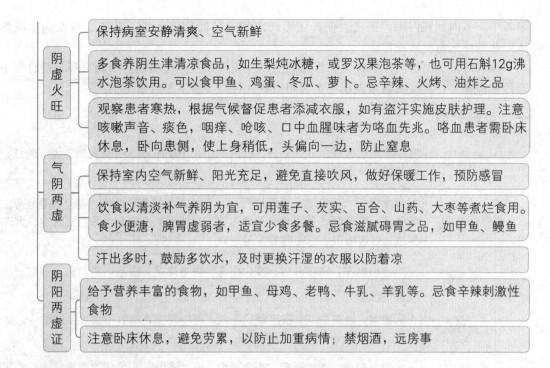

阴虚火旺	保持病室安静清爽、空气新鲜
	多食养阴生津清凉食品,如生梨炖冰糖,或罗汉果泡茶等,也可用石斛12g沸水泡茶饮用。可以食甲鱼、鸡蛋、冬瓜、萝卜。忌辛辣、火烤、油炸之品
	观察患者寒热,根据气候督促患者添减衣服,如有盗汗实施皮肤护理。注意咳嗽声音、痰色,咽痒、呛咳、口中血腥味者为咯血先兆。咯血患者需卧床休息,卧向患侧,使上身稍低,头偏向一边,防止窒息
气阴两虚	保持室内空气新鲜、阳光充足,避免直接吹风,做好保暖工作,预防感冒
	饮食以清淡补气养阴为宜,可用莲子、芡实、百合、山药、大枣等煮烂食用。食少便溏,脾胃虚弱者,适宜少食多餐。忌食滋腻碍胃之品,如甲鱼、鳗鱼
	汗出多时,鼓励多饮水,及时更换汗湿的衣服以防着凉
阴阳两虚证	给予营养丰富的食物,如甲鱼、母鸡、老鸭、牛乳、羊乳等。忌食辛辣刺激性食物
	注意卧床休息,避免劳累,以防止加重病情;禁烟酒,远房事

四、健康教育

健康教育	讲解肺痨的传播方式和途径,宣传防病、治病的知识,使患者自觉遵守呼吸道隔离制度,不随地吐痰,外出必须戴口罩,不去公共场所
	保持心情舒畅,生活起居有节,如避风寒、勿过劳、禁烟酒、少房事、息恼怒
	生活起居有规律,不宜过劳,顺四时,避风寒,预防感冒
	饮食宜易消化、富有营养,忌食辛辣、煎炸、油腻之品
	适当锻炼身体,指导患者进行呼吸操、太极拳等运动
	指导患者正确服用抗痨药物,说明坚持服药的重要性,注意药物的不良反应,定期到医院复查

第二节　痢　疾

　　痢疾是因邪蕴肠腑,气血壅滞,大肠传导失司,脂络受伤所致,以腹痛、里急后重、下痢赤白脓血为主要临床表现的病证。本病一年四季均可发病,夏秋流行。人群普遍易感,是最常见的肠道传染病之一。根据发病缓急、病因差异、病情轻重、病程长短之不同,又有湿热痢、虚寒痢、疫毒痢、休息痢、噤口痢等。痢疾病情严重者,多发生在儿童和年老体弱的患者中，多因邪盛内闭，正气大伤，而形成内闭外脱的危重证候，常见急骤发病，高热惊厥，甚则昏迷而导致死亡。

现代医学中的细菌性痢疾、阿米巴痢疾以及慢性非特异性溃疡性结肠炎和某些食物中毒或药物中毒等，若主要临床表现与本病相似者，可以参照本节辨证施护。

一、证候分型

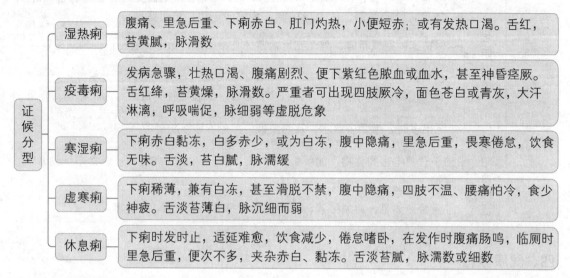

证候分型

湿热痢：腹痛、里急后重、下痢赤白、肛门灼热，小便短赤；或有发热口渴。舌红，苔黄腻，脉滑数

疫毒痢：发病急骤，壮热口渴、腹痛剧烈、便下紫红色脓血或血水，甚至神昏痉厥。舌红绛，苔黄燥，脉滑数。严重者可出现四肢厥冷，面色苍白或青灰，大汗淋漓，呼吸喘促，脉细弱等虚脱危象

寒湿痢：下痢赤白黏冻，白多赤少，或为白冻，腹中隐痛，里急后重，畏寒倦怠，饮食无味。舌淡，苔白腻，脉濡缓

虚寒痢：下痢稀薄，兼有白冻，甚至滑脱不禁，腹中隐痛，四肢不温、腰痛怕冷，食少神疲。舌淡苔薄白，脉沉细而弱

休息痢：下痢时发时止，迁延难愈，饮食减少，倦怠嗜卧，在发作时腹痛肠鸣，临厕时里急后重，便次不多，夹杂赤白、黏冻。舌淡苔腻，脉濡数或细数

二、一般护理

1. 病情观察

病情观察

观察患者生命征、面色、神志、呕吐、腹痛及大便次数、性状、颜色等，做好记录。记录出入量，注意水及电解质平衡情况

若突然出现高热、冷汗、手足厥逆、脉微而数、血压下降时，立即报告医师，配合抢救

2. 饮食护理

饮食护理

饮食宜清淡、细软、少渣、易消化，忌食生冷、辛辣、油腻、煎炸之品

热毒炽盛呕吐者暂禁食，必要时遵医嘱静脉补液

久痢体虚者，少食纤维食物，加强营养，多进健脾益气之品

3. 用药护理

用药护理

湿热痢中药汤剂宜饭前温服，恶心呕吐者宜少量多次频服

寒湿痢中药汤剂宜饭前热服

服清热凉血解毒药，宜饭前凉服

图解实用中医科临床护理

4. 生活起居护理

生活起居护理
- 病室环境要清洁，排便后及时清理，并开窗通风，定时进行空气消毒
- 加强腹部保暖，随气候变化增减衣被
- 患者的餐具、用具定期煮沸消毒，门窗把手、桌椅定期用消毒液擦拭消毒
- 养成良好的个人卫生习惯。注意肛门卫生，用软卫生纸擦拭，每次排便后用温开水进行清洗，并涂润滑剂，预防刺激

5. 情志护理

劝慰患者，保持乐观、开朗、平静心境，避免情绪波动，以免因不良情绪而加重病情。

三、辨证（症）护理

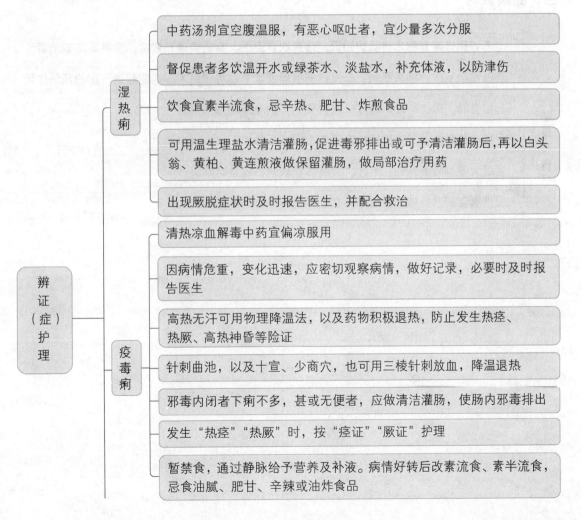

辨证（症）护理

湿热痢
- 中药汤剂宜空腹温服，有恶心呕吐者，宜少量多次分服
- 督促患者多饮温开水或绿茶水、淡盐水，补充体液，以防津伤
- 饮食宜素半流食，忌辛热、肥甘、炸煎食品
- 可用温生理盐水清洁灌肠，促进毒邪排出或可予清洁灌肠后，再以白头翁、黄柏、黄连煎液做保留灌肠，做局部治疗用药
- 出现厥脱症状时及时报告医生，并配合救治

疫毒痢
- 清热凉血解毒中药宜偏凉服用
- 因病情危重，变化迅速，应密切观察病情，做好记录，必要时及时报告医生
- 高热无汗可用物理降温法，以及药物积极退热，防止发生热痉、热厥、高热神昏等险证
- 针刺曲池，以及十宣、少商穴，也可用三棱针刺放血，降温退热
- 邪毒内闭者下痢不多，甚或无便者，应做清洁灌肠，使肠内邪毒排出
- 发生"热痉""热厥"时，按"痉证""厥证"护理
- 暂禁食，通过静脉给予营养及补液。病情好转后改素流食、素半流食，忌食油腻、肥甘、辛辣或油炸食品

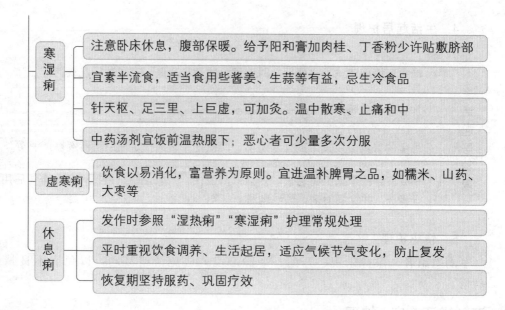

寒湿痢
- 注意卧床休息，腹部保暖。给予阳和膏加肉桂、丁香粉少许贴敷脐部
- 宜素半流食，适当食用些酱姜、生蒜等有益，忌生冷食品
- 针天枢、足三里、上巨虚，可加灸。温中散寒、止痛和中
- 中药汤剂宜饭前温热服下；恶心者可少量多次分服

虚寒痢
- 饮食以易消化，富营养为原则。宜进温补脾胃之品，如糯米、山药、大枣等

休息痢
- 发作时参照"湿热痢""寒湿痢"护理常规处理
- 平时重视饮食调养、生活起居，适应气候节气变化，防止复发
- 恢复期坚持服药、巩固疗效

四、健康教育

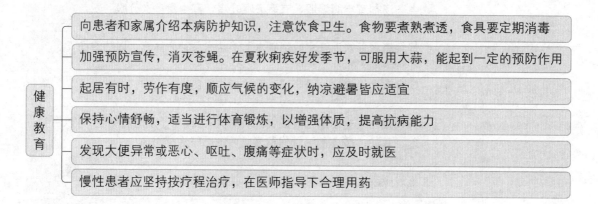

健康教育
- 向患者和家属介绍本病防护知识，注意饮食卫生。食物要煮熟煮透，食具要定期消毒
- 加强预防宣传，消灭苍蝇。在夏秋痢疾好发季节，可服用大蒜，能起到一定的预防作用
- 起居有时，劳作有度，顺应气候的变化，纳凉避暑皆应适宜
- 保持心情舒畅，适当进行体育锻炼，以增强体质，提高抗病能力
- 发现大便异常或恶心、呕吐、腹痛等症状时，应及时就医
- 慢性患者应坚持按疗程治疗，在医师指导下合理用药

第十三章

中医护理技术操作

第一节 针刺疗法

一、毫针法

毫针法是临床上应用最广泛的一种针刺技术，可刺全身之腧穴，又称为三百六十穴之针。常用于治疗各种痿证、痛症、中风后遗症及针刺麻醉等。

1. 护理评估

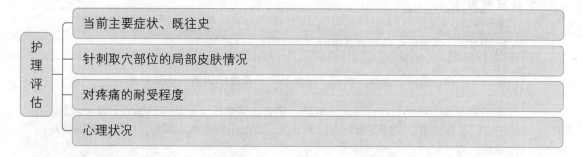

护理评估
- 当前主要症状、既往史
- 针刺取穴部位的局部皮肤情况
- 对疼痛的耐受程度
- 心理状况

2. 风险告知

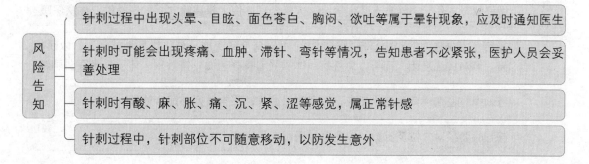

风险告知
- 针刺过程中出现头晕、目眩、面色苍白、胸闷、欲吐等属于晕针现象，应及时通知医生
- 针刺时可能会出现疼痛、血肿、滞针、弯针等情况，告知患者不必紧张，医护人员会妥善处理
- 针刺时有酸、麻、胀、痛、沉、紧、涩等感觉，属正常针感
- 针刺过程中，针刺部位不可随意移动，以防发生意外

3. 物品准备

治疗卡、治疗盘、毫针盒（内备各种毫针）、安尔碘、棉签、棉球、镊子、弯盘、手消毒剂、锐器盒、污物桶，必要时备毛毯、屏风等。

4. 操作方法

操作方法
- 备齐用物，携至床旁，做好解释，核对医嘱
- 协助患者松开衣着，按针刺部位，取合理体位
- 遵医嘱选择腧穴，先用拇指按压穴位，并询问患者的感觉
- 消毒进针部位后，按腧穴深浅和患者胖瘦，选取合适的毫针；并检查针柄是否松动、针身和针尖是否弯曲带钩；术者消毒手指
- 根据针刺部位，选择相应进针方法，正确进针
- 当刺入一定深度时，患者局部产生酸、麻、胀、重等感觉或向远处传导，即为"得气"得气后调节针感，留针
- 起针时一手按压针刺周围皮肤处，一手持针柄慢慢捻动将针尖退至皮下，迅速拔出。随即用无菌干棉球轻压针孔片刻，防止出血。检查针数，以防遗漏
- 操作完毕，协助患者穿衣，安置舒适卧位。整理床铺，清理用物，做好记录并签名

5. 注意事项

注意事项
- 过度疲乏、饥饿或精神高度紧张时，不宜进行针刺
- 皮肤有感染、溃疡、瘢痕、肿痛、出血倾向及高度水肿者，不宜针刺
- 孕妇的下腹、腰骶部及合谷、三阴交、昆仑、至阴等通经活络的腧穴，禁止施针；小儿囟门未闭合者，头部不宜针刺；患者胸、背部不宜直刺或深刺，以免刺破胸膜腔，造成气胸
- 操作前检查用物是否齐备，严格执行无菌技术操作原则
- 做好解释工作，消除患者紧张情绪。选择合理体位，暴露腧穴，方便操作，注意保暖
- 遵医嘱准确取穴，正确运用进针方法、进针角度和深度，勿将针身全部刺入，以防折针。刺激的强度因人而异，急性病、体质强者宜强刺激；慢性病、体质弱者宜弱刺激
- 针刺中应密切观察患者的反应，发现病情变化，报告医师并配合处理
- 起针时要核对穴位及针数，以免毫针遗留在患者身上

6.针刺意外的护理及预防

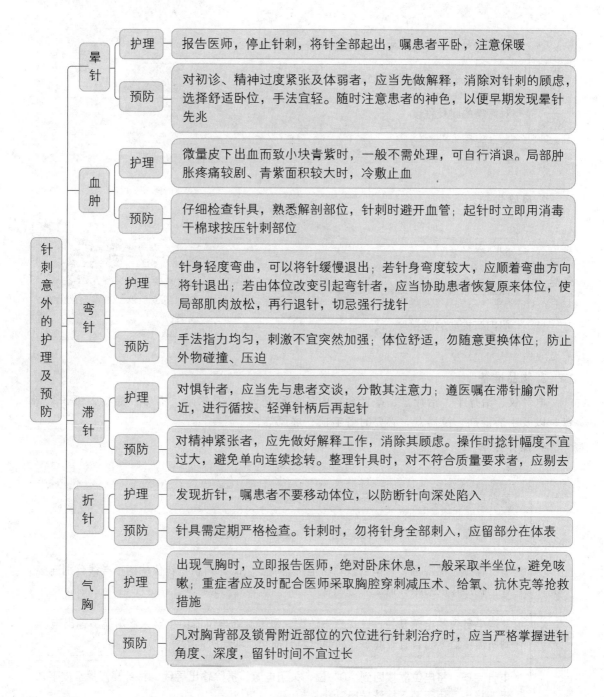

针刺意外的护理及预防

晕针
- 护理：报告医师，停止针刺，将针全部起出，嘱患者平卧，注意保暖
- 预防：对初诊、精神过度紧张及体弱者，应当先做解释，消除对针刺的顾虑，选择舒适卧位，手法宜轻。随时注意患者的神色，以便早期发现晕针先兆

血肿
- 护理：微量皮下出血而致小块青紫时，一般不需处理，可自行消退。局部肿胀疼痛较剧、青紫面积较大时，冷敷止血
- 预防：仔细检查针具，熟悉解剖部位，针刺时避开血管；起针时立即用消毒干棉球按压针刺部位

弯针
- 护理：针身轻度弯曲，可以将针缓慢退出；若针身弯度较大，应顺着弯曲方向将针退出；若由体位改变引起弯针者，应当协助患者恢复原来体位，使局部肌肉放松，再行退针，切忌强行拔针
- 预防：手法指力均匀，刺激不宜突然加强；体位舒适，勿随意更换体位；防止外物碰撞、压迫

滞针
- 护理：对惧针者，应当先与患者交谈，分散其注意力；遵医嘱在滞针腧穴附近，进行循按、轻弹针柄后再起针
- 预防：对精神紧张者，应先做好解释工作，消除其顾虑。操作时捻针幅度不宜过大，避免单向连续捻转。整理针具时，对不符合质量要求者，应剔去

折针
- 护理：发现折针，嘱患者不要移动体位，以防断针向深处陷入
- 预防：针具需定期严格检查。针刺时，勿将针身全部刺入，应留部分在体表

气胸
- 护理：出现气胸时，立即报告医师，绝对卧床休息，一般采取半坐位，避免咳嗽；重症者应及时配合医师采取胸腔穿刺减压术、给氧、抗休克等抢救措施
- 预防：凡对胸背部及锁骨附近部位的穴位进行针刺治疗时，应当严格掌握进针角度、深度，留针时间不宜过长

二、电针法

电针法是指针刺腧穴"得气"后，在针具上通导接近人体生物电的微量电流，以防治疾病的一种技术操作。常用于治疗各种痛症、痿证、中风后遗症及针刺麻醉等。

1. 护理评估

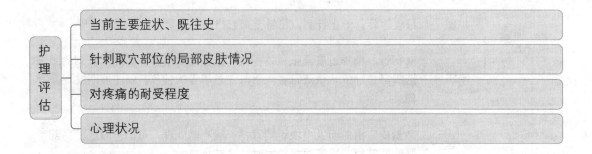

护理评估
- 当前主要症状、既往史
- 针刺取穴部位的局部皮肤情况
- 对疼痛的耐受程度
- 心理状况

2. 风险告知

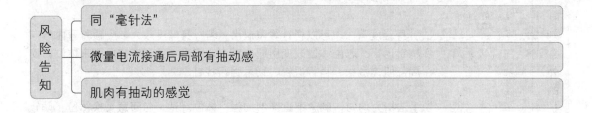

风险告知
- 同"毫针法"
- 微量电流接通后局部有抽动感
- 肌肉有抽动的感觉

3. 物品准备

电针仪、治疗卡、治疗盘、毫针盒（内备各种毫针）、安尔碘、棉球、棉签、镊子、弯盘，以及手消毒剂、锐器盒，必要时备毛毯、屏风等。

4. 操作方法

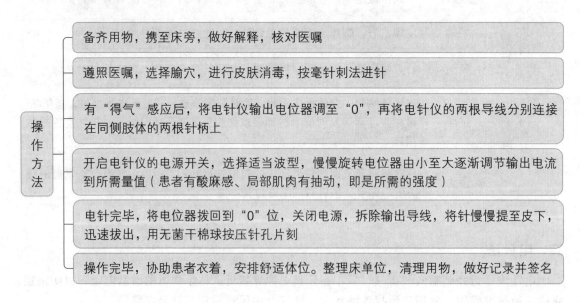

操作方法
- 备齐用物，携至床旁，做好解释，核对医嘱
- 遵照医嘱，选择腧穴，进行皮肤消毒，按毫针刺法进针
- 有"得气"感应后，将电针仪输出电位器调至"0"，再将电针仪的两根导线分别连接在同侧肢体的两根针柄上
- 开启电针仪的电源开关，选择适当波型，慢慢旋转电位器由小至大逐渐调节输出电流到所需量值（患者有酸麻感、局部肌肉有抽动，即是所需的强度）
- 电针完毕，将电位器拨回到"0"位，关闭电源，拆除输出导线，将针慢慢提至皮下，迅速拔出，用无菌干棉球按压针孔片刻
- 操作完毕，协助患者衣着，安排舒适体位。整理床单位，清理用物，做好记录并签名

5. 注意事项

注意事项

- 参照毫针法的注意事项
- 孕妇、心脏病患者应慎用电针；安装起搏器者绝对禁用；饥饿、醉酒、过饱、过劳者不宜使用电针
- 电针仪在使用前须检查性能，导线接触是否良好
- 通电过程中应当观察导线有否脱落，并注意患者的反应，有无晕针、弯针、折针等情况，以及通电时间。需要增加刺激时，调节电流量应逐渐由小到大，切勿突然增强，以致发生晕针或引起肌肉痉挛，造成弯针、折针等情况
- 颈项、脊柱两侧及心前区等部位针刺时，不能横贯通电，避免电流回路通过脊髓和心脏
- 一组电针的两个穴位，应在同一侧，以避免电流通过心脏
- 电针仪最大输出电压在40V以上者，最大输出电流应控制在1mA以内，防止发生触电事故

三、皮内针法

皮内针法又称埋针，它是将特制的图钉型或麦粒型针具刺入皮内固定留置一定时间，给皮肤以弱而长时间的刺激，调整经络脏腑功能，以达到防治疾病目的。多用于某些需要较长时间留针的慢性顽固性疾病和反复发作的疼痛性疾病，如头痛、哮喘、胃脘痛、痹症、不寐、月经不调、遗尿等。

1. 护理评估

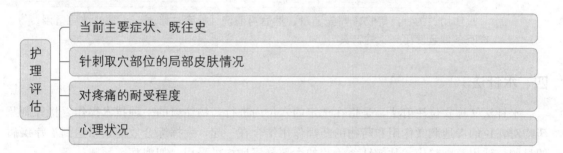

护理评估

- 当前主要症状、既往史
- 针刺取穴部位的局部皮肤情况
- 对疼痛的耐受程度
- 心理状况

2. 风险告知

风险告知

- 同"毫针法"
- 埋针部位有疼痛感，埋针部位不可着水，以免感染
- 在留针期间应指导患者，每隔4小时左右用手指按压埋针处1～2分钟，以加强刺激，提高疗效

3. 物品准备

针盒（皮内针）、治疗卡、治疗盘、安尔碘、棉球、棉签、镊子、弯盘，以及手消毒剂、锐器盒、污物桶，必要时备毛毯、屏风等。

4. 操作方法

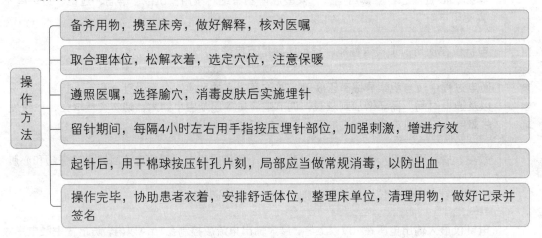

操作方法
- 备齐用物，携至床旁，做好解释，核对医嘱
- 取合理体位，松解衣着，选定穴位，注意保暖
- 遵照医嘱，选择腧穴，消毒皮肤后实施埋针
- 留针期间，每隔4小时左右用手指按压埋针部位，加强刺激，增进疗效
- 起针后，用干棉球按压针孔片刻，局部应当做常规消毒，以防出血
- 操作完毕，协助患者衣着，安排舒适体位，整理床单位，清理用物，做好记录并签名

5. 注意事项

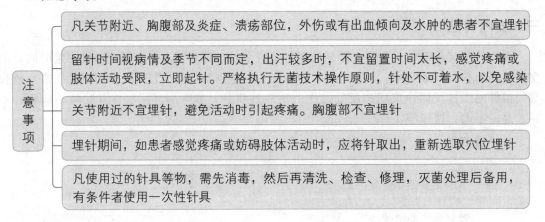

注意事项
- 凡关节附近、胸腹部及炎症、溃疡部位，外伤或有出血倾向及水肿的患者不宜埋针
- 留针时间视病情及季节不同而定，出汗较多时，不宜留置时间太长，感觉疼痛或肢体活动受限，立即起针。严格执行无菌技术操作原则，针处不可着水，以免感染
- 关节附近不宜埋针，避免活动时引起疼痛。胸腹部不宜埋针
- 埋针期间，如患者感觉疼痛或妨碍肢体活动时，应将针取出，重新选取穴位埋针
- 凡使用过的针具等物，需先消毒，然后再清洗、检查、修理，灭菌处理后备用，有条件者使用一次性针具

四、水针法

水针法又称穴位注射法，是指在选定的穴位内进行药物注射的一种技术操作，将针刺及药物对穴位的渗透刺激作用和药物的药理作用结合在一起，发挥综合效能，以达到治疗疾病的目的。适用范围较广，凡能针灸治疗的大部分病证均可采用，如痹症、腰腿痛等。

1. 护理评估

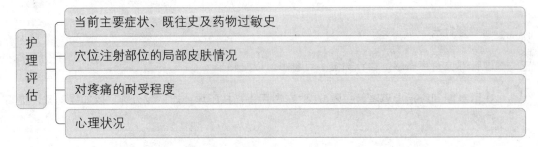

护理评估
- 当前主要症状、既往史及药物过敏史
- 穴位注射部位的局部皮肤情况
- 对疼痛的耐受程度
- 心理状况

2.风险告知

注射部位出现疼痛、酸胀的感觉，避免着水，以免感染。

3.物品准备

治疗卡、治疗盘、一次性注射器、遵医嘱配制的药液、安尔碘、砂轮、棉签、镊子、棉球、弯盘、手消毒剂、锐器盒、污物桶，必要时备毛毯、屏风等。

4.操作方法

操作方法

- 备齐用物，携至床旁，做好解释，核对医嘱
- 取合理体位，协助松解衣着，暴露局部皮肤，注意保暖
- 遵医嘱确定注射穴位，测试患者局部感觉及反应，消毒局部皮肤
- 术者一手持注射器（排除空气），另一手绷紧皮肤，针尖对准穴位迅速刺入皮下，然后用针刺手法将针身刺至一定深度，并上下提插，得气后如果回抽无血，即将药液缓慢注入。如所用药量较多，可于推入部分药液后，将针头稍微提起后再注入余药
- 药液注射完毕后拔出针头，用无菌棉签轻按针孔片刻，以免出血，并注意观察用药反应
- 操作完毕，协助患者衣着，安排舒适体位，整理床单位
- 清理用物，做好记录并签名

5.注意事项

注意事项

- 疲乏、饥饿或精神高度紧张时慎用，局部皮肤有感染、瘢痕或有出血倾向及高度水肿者禁用
- 执行"三查七对"及无菌操作规程
- 严格执行医嘱，注意药物配伍禁忌、不良反应。凡易发生过敏反应的药物必须做皮肤过敏试验，皮肤阳性者不可穴位注射。不良反应大或刺激性强的药物应当慎用
- 遵医嘱选穴，熟练掌握穴位的部位、注射的深度和注入的药量。注射穴位应交替轮换，一穴不宜连续注射。年老体弱者选穴宜少，药液剂量应酌减
- 注射时避开血管丰富的部位，要回抽无回血再将药液注入，避免药物注入血管、关节腔、脊髓腔、胸腔内，以免造成不良后果
- 在操作过程中，应密切观察患者的反应，随时询问患者的感受。如果患者有触电感时，可能是针尖触及神经，应将针体往外退出少许后再注入药液

五、皮肤针法

皮肤针又称梅花针、七星针，是以5～7枚钢针集成1束，固定在针柄的一端，形如小锤，用之叩刺某些穴位的一种技术操作。皮肤针的适应范围很广，临床各种病症均可应用，如近视、视神经萎缩、急性扁桃体炎、感冒、慢性肠胃炎、头痛、便秘、失眠、腰痛、斑秃、皮神经炎、痛经等。

1. 护理评估

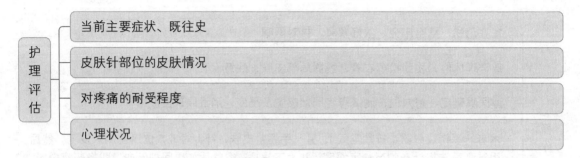

护理评估
- 当前主要症状、既往史
- 皮肤针部位的皮肤情况
- 对疼痛的耐受程度
- 心理状况

2. 风险告知

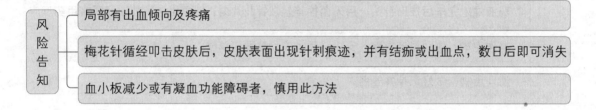

风险告知
- 局部有出血倾向及疼痛
- 梅花针循经叩击皮肤后，皮肤表面出现针刺痕迹，并有结痂或出血点，数日后即可消失
- 血小板减少或有凝血功能障碍者，慎用此方法

3. 物品准备

治疗盘、皮肤针、治疗卡、安尔碘、棉签、镊子、棉球、弯盘，以及手消毒剂、锐器盒、污物桶，必要时备毛毯、屏风等。

4. 操作方法

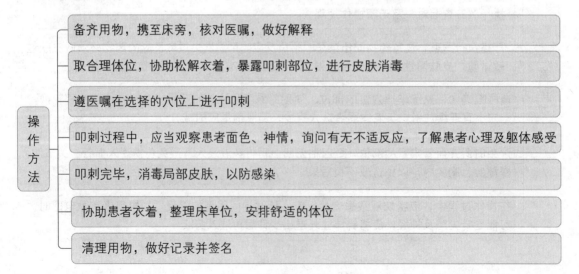

操作方法
- 备齐用物，携至床旁，核对医嘱，做好解释
- 取合理体位，协助松解衣着，暴露叩刺部位，进行皮肤消毒
- 遵医嘱在选择的穴位上进行叩刺
- 叩刺过程中，应当观察患者面色、神情，询问有无不适反应，了解患者心理及躯体感受
- 叩刺完毕，消毒局部皮肤，以防感染
- 协助患者衣着，整理床单位，安排舒适的体位
- 清理用物，做好记录并签名

5. 注意事项

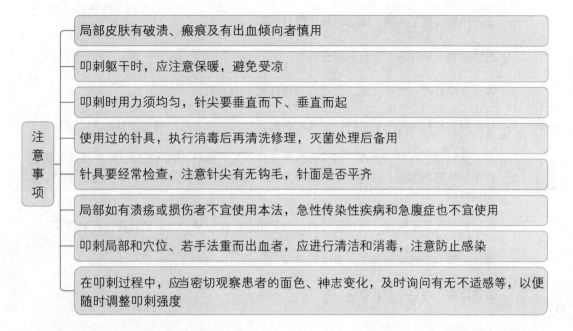

注意事项
- 局部皮肤有破溃、瘢痕及有出血倾向者慎用
- 叩刺躯干时，应注意保暖，避免受凉
- 叩刺时用力须均匀，针尖要垂直而下、垂直而起
- 使用过的针具，执行消毒后再清洗修理，灭菌处理后备用
- 针具要经常检查，注意针尖有无钩毛，针面是否平齐
- 局部如有溃疡或损伤者不宜使用本法，急性传染性疾病和急腹症也不宜使用
- 叩刺局部和穴位、若手法重而出血者，应进行清洁和消毒，注意防止感染
- 在叩刺过程中，应当密切观察患者的面色、神志变化，及时询问有无不适感等，以便随时调整叩刺强度

六、耳针法

耳针法是采用针刺或其他物品（如菜籽等）刺激耳郭上的穴位或反应点，通过经络传导，使局部产生酸、麻、胀、痛等刺激的反应，调整脏腑气血功能，促进机体阴阳平衡，以达到防治疾病的一种操作方法。常选用短毫针、菜籽、药丸、磁石等。适用于各种疼痛性、炎症性、功能紊乱性疾病，以及过敏和变态反应性疾病、内分泌代谢性疾病等。

1. 护理评估

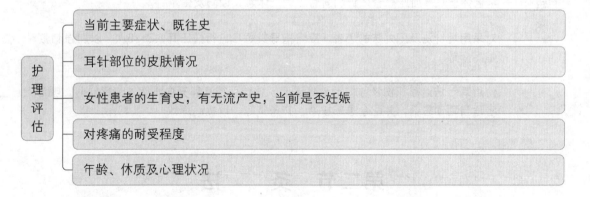

护理评估
- 当前主要症状、既往史
- 耳针部位的皮肤情况
- 女性患者的生育史，有无流产史，当前是否妊娠
- 对疼痛的耐受程度
- 年龄、体质及心理状况

2. 风险告知

耳针局部有酸、麻、胀、痛感。

3. 物品准备

治疗盘、治疗卡，针盒（短毫针等）或是菜籽等、碘酒、酒精、棉球、棉签、镊子、探棒、胶布、手消毒剂、弯盘、污物桶等。

4. 操作方法

操作方法

- 备齐用物，携至床旁，做好解释，核对医嘱
- 遵照医嘱，选择耳穴部位并探查耳穴
- 体位合理舒适，严格消毒，消毒范围视耳郭大小而定
- 一手固定耳郭，另一手进针，其深度以刺入软骨，但不透过对侧皮肤为度，留针
- 为了使局部达到持续刺激，临床多采用菜籽、王不留行、磁珠等物，附在耳穴部位，以小方块胶布固定，俗称埋豆。留埋期间，嘱患者用手定时按压，进行压迫刺激，以加强疗效
- 起针后用无菌干棉球按压针孔片刻，以防出血。涂以碘酒或酒精消毒，预防感染
- 操作完毕，安排舒适体位，整理床单位
- 清理用物，做好记录并签名

5. 注意事项

注意事项

- 耳部炎症、冻伤的部位，以及习惯性流产史的孕妇禁用
- 严格执行无菌技术操作，预防感染。起针后如针孔发红，应及时处理
- 在针刺中及留针期间，患者感到局部酸、麻、胀、痛或感觉循经络放射传导为"得气"，应密切观察有无晕针等不适情况
- 年老体弱及高血压患者，针刺前后应适当休息，谨防发生晕针
- 对采用埋针法及压丸法的患者，应当指导其每日自行按压耳穴3~5次，以加强刺激，提高疗效
- 使用耳针法治疗扭伤及肢体活动障碍者，埋针后待耳郭充血具有发热感觉时，嘱患者适当活动患部，并配合患部按摩、艾条灸等，以提高疗效

第二节 灸 法

一、艾条灸法

艾条灸法是用纯净的艾绒（或加入中药）卷成圆柱形的艾卷，点燃后在穴位表面熏烤的一种技术操作。根据艾条灸的操作不同，又分为温和灸、雀啄灸和回旋灸。主要适用于多种

慢性虚寒性疾病、外感风寒湿邪为主的病证，如胃脘痛、泄泻、哮喘、风寒湿痹、月经不调等。

1. 护理评估

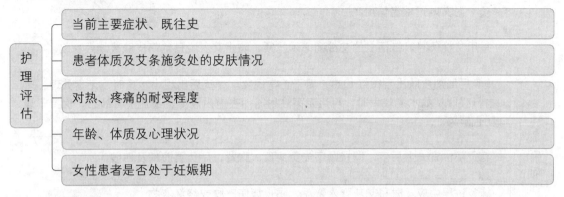

护理评估
- 当前主要症状、既往史
- 患者体质及艾条施灸处的皮肤情况
- 对热、疼痛的耐受程度
- 年龄、体质及心理状况
- 女性患者是否处于妊娠期

2. 风险告知

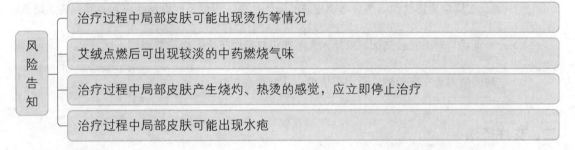

风险告知
- 治疗过程中局部皮肤可能出现烫伤等情况
- 艾绒点燃后可出现较淡的中药燃烧气味
- 治疗过程中局部皮肤产生烧灼、热烫的感觉，应立即停止治疗
- 治疗过程中局部皮肤可能出现水疱

3. 物品准备

治疗卡、治疗盘、艾条、污物缸、打火机、纱布数块、小口瓶、弯盘、手消毒剂、污物桶，必要时备浴巾、屏风等。

4. 操作方法

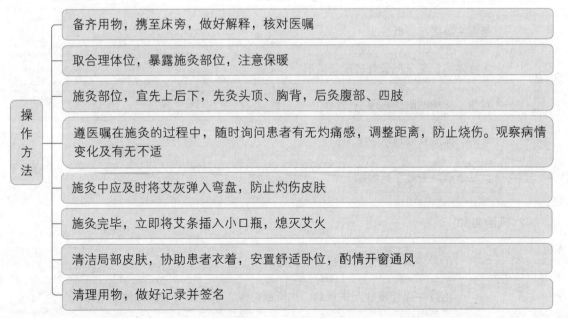

操作方法
- 备齐用物，携至床旁，做好解释，核对医嘱
- 取合理体位，暴露施灸部位，注意保暖
- 施灸部位，宜先上后下，先灸头顶、胸背，后灸腹部、四肢
- 遵医嘱在施灸的过程中，随时询问患者有无灼痛感，调整距离，防止烧伤。观察病情变化及有无不适
- 施灸中应及时将艾灰弹入弯盘，防止灼伤皮肤
- 施灸完毕，立即将艾条插入小口瓶，熄灭艾火
- 清洁局部皮肤，协助患者衣着，安置舒适卧位，酌情开窗通风
- 清理用物，做好记录并签名

5.注意事项

注意事项

- 凡属实热证或阴虚发热者，不宜施灸；颜面部、大血管处、孕妇腹部及腰骶部不宜施灸；对艾叶过敏者慎用
- 采用艾炷灸时，针柄上的艾绒团必须捻紧，防止艾灰脱落灼伤皮肤或烧毁衣物
- 施灸后局部皮肤出现微红灼热，属于正常现象。如灸后出现小水疱时，无需处理，可自行吸收；如水疱较大时，可用无菌注射器抽去疱内液体，覆盖消毒纱布，保持干燥，防止感染
- 施灸部位宜先上后下，即按顺序先灸头顶、胸背，后灸腰腹部及四肢
- 施灸过程中应及时将艾灰弹入弯盘，防止烧伤皮肤或烧坏衣物
- 施灸过程中要随时询问患者局部皮肤有无灼热感，以便及时调整距离和时间，谨防烧伤
- 施灸后，未用完的艾条，应插入火筒或小口瓶中灭火，以防复燃
- 糖尿病患者在施灸时，一定要慎重，注意观察皮肤

二、艾炷灸法

艾炷灸法是将纯净的艾绒搓捏成圆锥状（如麦粒大或半截枣核、大小不等）的艾炷，直接或间接置于穴位上施灸的一种技术操作。分为直接灸和间接灸两种。主要适用于多种慢性虚寒性疾病、外感风寒湿邪为主的病证，如胃泄泻、脘痛、哮喘、风寒湿痹、月经不调等。

1.护理评估

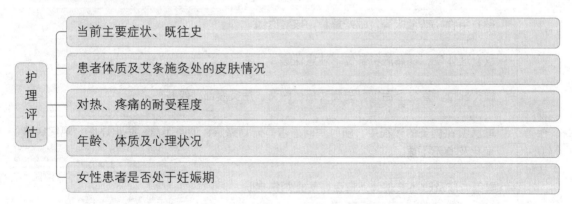

护理评估

- 当前主要症状、既往史
- 患者体质及艾条施灸处的皮肤情况
- 对热、疼痛的耐受程度
- 年龄、体质及心理状况
- 女性患者是否处于妊娠期

2.风险告知

风险告知

- 治疗中局部皮肤可能出现烫伤等
- 治疗中局部皮肤产生烧灼、热烫的感觉，不能耐受者立即停止治疗

3. 物品准备

治疗卡、治疗盘、艾炷、打火机、凡士林、污物缸、纱布数块、镊子、弯盘、压舌板、小口瓶、手消毒剂、酌情备浴巾、屏风、污物桶等。间接灸时，备姜片或蒜片等。

4. 操作方法

操作方法

- 备齐用物，携至床旁，做好解释工作，核对医嘱
- 取合理体位，暴露施灸部位，注意保暖
- 燃烧时，应认真观察，防止艾灰脱落，以免灼伤皮肤或烧毁衣物等
- 施灸完毕，立即将艾炷或艾条放置熄火瓶内，熄灭艾火
- 清洁局部皮肤，协助患者衣着。安置舒适体位，酌情通风
- 清理用物，做好记录并签名

5. 注意事项

注意事项

- 凡属实热证或阴虚发热者，不宜施灸；颜面部、大血管处、孕妇腹部及腰骶部不宜施灸；对艾叶过敏者慎用
- 艾绒团必须捻紧，使用大小、壮数多少或艾条熏烤时间，应根据患者的病情、体质、年龄和施灸部位而决定
- 艾炷灸后，局部若有轻度烫伤，无需处理。直接灸在灸疮化脓期间，防止感染
- 采用艾炷灸时，针柄上的艾绒团必须捻紧，防止艾灰脱落灼伤皮肤或烧毁衣物
- 施灸后局部皮肤出现微红灼热，属于正常现象。如灸后出现小水疱时，无需处理，可自行吸收。水疱较大时，可用无菌注射器抽去疱内液体，覆盖消毒纱布，保持干燥，防止感染
- 施灸部位宜先上后下，即按顺序先灸头顶、胸背，后灸腰腹部及四肢
- 施灸过程中应及时将艾灰弹入弯盘，防止烧伤皮肤或烧坏衣物
- 施灸过程中要随时询问患者局部皮肤有无灼热感，以便及时调整距离和时间，谨防烧伤
- 施灸后，未用完的艾条，应插入火筒或小口瓶中灭火，以防复燃
- 糖尿病患者在施灸时，一定要慎重，注意观察皮肤

第三节 拔罐与刮痧疗法

一、拔罐疗法

拔罐法是以罐为工具，利用燃烧热力，排出罐内空气形成负压，使罐吸附在皮肤穴位上，造成局部瘀血现象，达到温通经络、祛风散寒、消肿止痛、吸毒排脓目的的一种技术操作。适用于虚寒性咳喘、腰背酸痛、疮疡及毒蛇咬伤的急救排毒等。

拔罐包括火罐、水罐、药罐 3 种疗法。罐的种类有竹罐、陶罐、玻璃罐、负压吸引罐等。本节重点介绍火罐，以玻璃罐为例。拔罐的方法有坐罐法、走罐法和刺血拔罐法。本节以坐罐法为例。投火方法有闪火法、投火法、贴棉法。本节以闪火法为例。

1. 护理评估

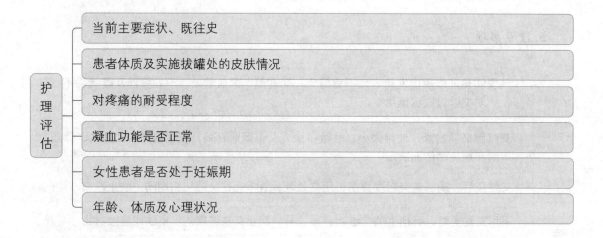

护理评估
- 当前主要症状、既往史
- 患者体质及实施拔罐处的皮肤情况
- 对疼痛的耐受程度
- 凝血功能是否正常
- 女性患者是否处于妊娠期
- 年龄、体质及心理状况

2. 风险告知

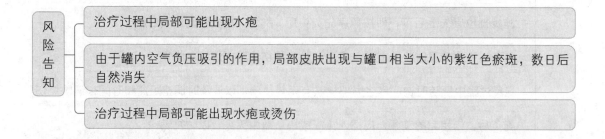

风险告知
- 治疗过程中局部可能出现水疱
- 由于罐内空气负压吸引的作用，局部皮肤出现与罐口相当大小的紫红色瘀斑，数日后自然消失
- 治疗过程中局部可能出现水疱或烫伤

3. 物品准备

治疗卡、治疗盘、火罐（玻璃罐、竹罐、陶罐）数个、弯盘、纱布数块、止血钳、95％乙醇棉球、打火机、小口瓶、手消毒剂等。

4.操作方法

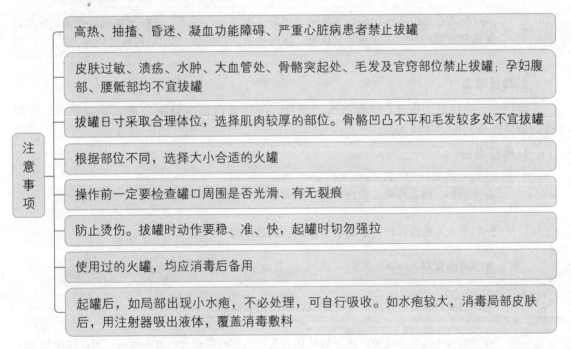

操作方法
- 备齐物品，携至床边，做好解释，核对医嘱
- 取合理体位，暴露拔罐部位，注意保暖
- 遵医嘱选择拔罐部位
- 点燃的火焰在火罐内转动，使其罐内形成负压后并迅速叩至已经选择的拔罐部位上，待火罐稳定后方可离开，防止火罐脱落，适时留罐
- 拔罐过程中随时观察火罐吸附情况和皮肤颜色
- 操作完毕，协助患者衣着，整理床单位，安排舒适体位
- 清理用物，做好记录并签名

5.注意事项

注意事项
- 高热、抽搐、昏迷、凝血功能障碍、严重心脏病患者禁止拔罐
- 皮肤过敏、溃疡、水肿、大血管处、骨骼突起处、毛发及官窍部位禁止拔罐；孕妇腹部、腰骶部均不宜拔罐
- 拔罐日寸采取合理体位，选择肌肉较厚的部位。骨骼凹凸不平和毛发较多处不宜拔罐
- 根据部位不同，选择大小合适的火罐
- 操作前一定要检查罐口周围是否光滑、有无裂痕
- 防止烫伤。拔罐时动作要稳、准、快，起罐时切勿强拉
- 使用过的火罐，均应消毒后备用
- 起罐后，如局部出现小水疱，不必处理，可自行吸收。如水疱较大，消毒局部皮肤后，用注射器吸出液体，覆盖消毒敷料

二、刮痧疗法

刮痧法是采用边缘光滑的硬物器具，如牛角刮板、硬币、竹块、瓷匙等物，在患者体表一定部位反复刮动，使局部皮下出现瘀斑，从而达到疏通腠理、逐邪外出为目的的一种治疗方法。

适用于外感疾病痧证、中暑、伤风感冒等；内科疾病有腹痛、腹泻、失眠、头痛等；外科疾病有颈椎病、腰腿痛、肩周炎、急性和慢性扭伤等；妇科疾病有月经不调、带下病、痛经、产后腹痛等；儿科疾病有小儿惊风、泄泻、伤食等；五官科疾病有目赤肿痛、近视、眼睑下垂、咽喉肿痛、牙痛；美容保健可以减轻皱纹及妊娠纹、细致皮肤、减肥等。

1. 护理评估

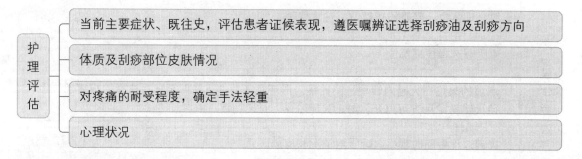

护理评估
- 当前主要症状、既往史，评估患者证候表现，遵医嘱辨证选择刮痧油及刮痧方向
- 体质及刮痧部位皮肤情况
- 对疼痛的耐受程度，确定手法轻重
- 心理状况

2. 风险告知

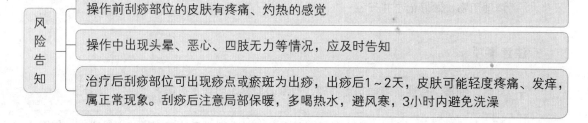

风险告知
- 操作前刮痧部位的皮肤有疼痛、灼热的感觉
- 操作中出现头晕、恶心、四肢无力等情况，应及时告知
- 治疗后刮痧部位可出现痧点或瘀斑为出痧，出痧后1～2天，皮肤可能轻度疼痛、发痒，属正常现象。刮痧后注意局部保暖，多喝热水，避风寒，3小时内避免洗澡

3. 物品准备

治疗卡、治疗盘、弯盘、纱布数块、刮具、治疗碗内盛少量刮痧油、手消毒剂、污物桶，必要时备浴巾、屏风等。

4. 操作方法

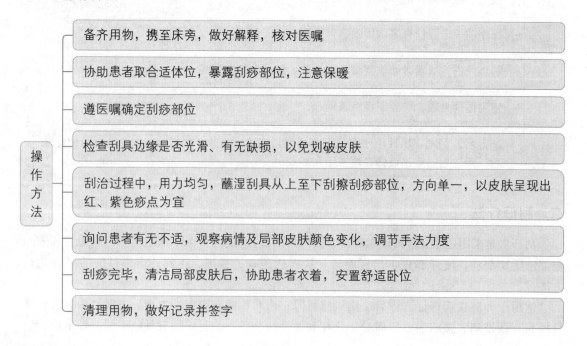

操作方法
- 备齐用物，携至床旁，做好解释，核对医嘱
- 协助患者取合适体位，暴露刮痧部位，注意保暖
- 遵医嘱确定刮痧部位
- 检查刮具边缘是否光滑、有无缺损，以免划破皮肤
- 刮治过程中，用力均匀，蘸湿刮具从上至下刮擦刮痧部位，方向单一，以皮肤呈现出红、紫色痧点为宜
- 询问患者有无不适，观察病情及局部皮肤颜色变化，调节手法力度
- 刮痧完毕，清洁局部皮肤后，协助患者衣着，安置舒适卧位
- 清理用物，做好记录并签字

图解实用中医科临床护理

5. 注意事项

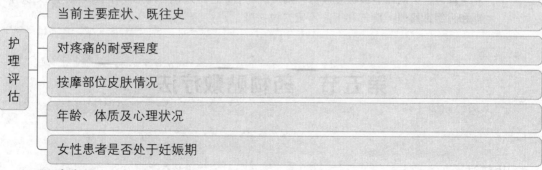

注
意
事
项

体质过于消瘦、有出血倾向，孕妇的腹部、腰骶部以及皮肤病变处不宜刮痧；患者过饥、过饱、过度紧张时禁止刮痧

遵医嘱实施刮痧治疗，根据部位选择适宜的刮痧用具

室内空气流通，忌对流风，防止外感风寒，加重病情。室温保持在22~24℃，暴露刮痧部位，注意保暖和隐私保护

刮痧手法以患者耐受为度，局部皮肤发红或有紫色痧点为宜，但不强求出痧，禁用暴力

刮痧时不可过饥过饱，宜饭后1~2小时后刮痧

关节部位、脊柱、头面部禁止采用重手法，刮痧时间相对较短

糖尿病患者皮肤耐受性差、血管脆性增加，刮痧的力度不宜太大，速度不宜过快，时间不宜太长。下肢静脉曲张及下肢水肿者，从下往上刮

刮痧过程中要询问患者有无不适，如果出现头晕、恶心，甚至晕厥等现象称为晕痧，应当立即停止，迅速让其平卧，饮一杯糖水，报告医师配合处理

操作完毕后，记录实施部位、时间及患者的感受等情况

第四节　穴位按摩法

穴位按摩法是在中医基本理论指导下，运用手法作用于人体穴位，通过局部刺激、疏通经络、调动机体抗病能力，从而达到防病治病、保健强身目的的一种技术操作。适用于缓解各种急性和慢性疾病的临床症状。

1. 护理评估

护
理
评
估

当前主要症状、既往史

对疼痛的耐受程度

按摩部位皮肤情况

年龄、体质及心理状况

女性患者是否处于妊娠期

2. 风险告知

按摩时局部出现酸胀的感觉。

3. 物品准备

治疗卡、治疗巾、手消毒剂，必要时备毛巾被。

4. 操作方法

操作方法

- 遵医嘱进行穴位按摩
- 进行腰腹部按摩时，嘱患者先排空膀胱
- 安排合理体位，必要时协助松开衣着，注意保暖
- 根据患者的症状、发病部位、年龄及耐受性，选用适宜的手法和刺激强度进行按摩
- 操作过程中观察患者对手法的反应，若有不适，及时调整手法或停止操作，以防发生意外
- 操作后协助患者衣着，安排舒适卧位，做好记录并签字

5. 注意事项

注意事项

- 各种出血性疾病、妇女月经期、孕妇腰腹、皮肤破损及瘢痕等部位禁止按摩
- 保持诊室内空气新鲜，温度适宜。注意保暖，防止受凉
- 做好解释工作，消除患者紧张情绪，安排舒适而便于操作的体位
- 操作前应修剪指甲，以防损伤患者皮肤
- 在行腹、腰部穴位按摩前，嘱患者排空二便

注意事项

- 操作时用力要均匀、柔和、持久，禁用暴力、相反力，以防组织损伤
- 操作中仔细观察患者对治疗手法的反应，若有不适，及时调整手法或停止操作并做相应处理
- 行小儿穴位按摩时，视患儿的病情、体质来决定力度的大小。治疗后应当安静休息15～20分钟，避免吹风受凉，不要立即进食哺乳
- 年老体衰、久病体虚或极度疲劳、剧烈运动后，过饱过饥、醉酒均不宜或慎用；妇女孕期和月经期腰骶、腹部和下肢不宜穴位按摩

第五节　药物贴敷疗法

一、贴药法

贴药法是将药物贴敷于患者体表局部或穴位上，以达到舒筋通络、活血化瘀、散结止

痛、消肿拔毒等目的的一种操作方法。其剂型有膏贴、饼贴、皮贴、叶贴、花贴、药膜贴等。适用于各种疮疡疖肿、跌打损伤、慢性咳喘、寒湿痹痛、腹泻及妇女痛经、产后瘀血等疾病。

1. 护理评估

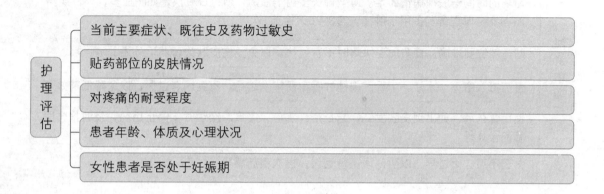

- 护理评估
  - 当前主要症状、既往史及药物过敏史
  - 贴药部位的皮肤情况
  - 对疼痛的耐受程度
  - 患者年龄、体质及心理状况
  - 女性患者是否处于妊娠期

2. 风险告知

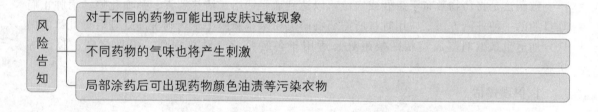

- 风险告知
  - 对于不同的药物可能出现皮肤过敏现象
  - 不同药物的气味也将产生刺激
  - 局部涂药后可出现药物颜色油渍等污染衣物

3. 物品准备

治疗卡、治疗盘、遵医嘱配制药物，贴膏药时备酒精灯、打火机、剪刀、棉花、纱布、胶布、绷带、保险刀、滑石粉、手消毒剂、棉签、污物桶等。

4. 操作方法

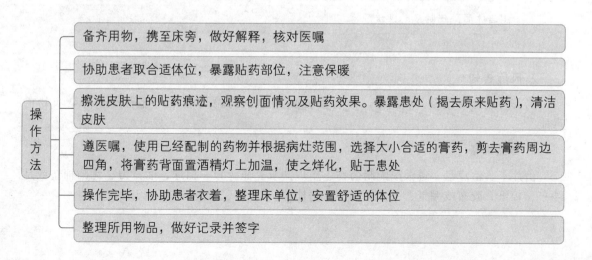

- 操作方法
  - 备齐用物，携至床旁，做好解释，核对医嘱
  - 协助患者取合适体位，暴露贴药部位，注意保暖
  - 擦洗皮肤上的贴药痕迹，观察创面情况及贴药效果。暴露患处（揭去原来贴药），清洁皮肤
  - 遵医嘱，使用已经配制的药物并根据病灶范围，选择大小合适的膏药，剪去膏药周边四角，将膏药背面置酒精灯上加温，使之烊化，贴于患处
  - 操作完毕，协助患者衣着，整理床单位，安置舒适的体位
  - 整理所用物品，做好记录并签字

5. 注意事项

	对某种药物有皮肤过敏史，易起丘疹、水疱的患者慎用
注意事项	贴药的时间一般视病情而定。薄型膏药多用于溃疡，须每日更换，如脓血多，一日换药2～4次；厚型膏药多用于肿疡，可3～5天换药1次
	贴药部位要准确，膏药加温烘烤时不宜过热，以免烫伤皮肤或膏药泥外溢
	膏药掺入麝香、冰片、丁香、肉桂等香窜易挥发之品，不宜烘烤过久，以免降低药效
	使用膏药后，如出现皮肤发红，起丘疹、水疱、瘙痒、糜烂时，停止用药，及时报告医师配合处理
	膏药不可去之过早，以防创面不慎受伤，再次引起感染

二、敷药法

敷药法是将药物敷布于患处或穴位，以达到通经活络、清热解毒、活血化瘀、消肿止痛等目的的一种外治方法。应用时将所需药物研成粉末（新鲜中草药则洗净处理后置乳钵内捣烂）加适量赋型剂制成糊状贴敷患处。适用于各种疮疡、跌打损伤、慢性哮喘、腹泻等疾病。

1. 护理评估

	当前主要症状、既往史及药物过敏史
护理评估	敷药部位的皮肤情况
	对疼痛的耐受程度
	患者体质、年龄及心理状况

2. 风险告知

局部可能出现丘疹、水疱等，油膏类或新鲜中草药捣烂敷至局部者，有污染衣物的可能。

3. 物品准备

治疗卡、治疗盘、遵医嘱配制药物、生理盐水、压舌板、棉球、油膏刀、无菌棉垫或是纱布、棉纸、胶布或绷带、手消毒剂、污物桶等。

4. 操作方法

操作方法

- 备齐用物，携至床旁，做好解释，核对医嘱
- 协助患者取合适体位，暴露敷药部位，注意保暖
- 生理盐水棉球擦洗皮肤上的药迹，观察创面情况及敷药效果
- 遵医嘱使用已配制的药物并根据敷药面积，取大小合适的棉纸或薄胶纸，用油膏刀将所需药物均匀地平摊于棉纸上，厚薄适中
- 将摊好药物的棉纸四周反折后敷于患处，以免药物受热溢出而污染衣被，加盖敷料或棉垫，以胶布或绷带固定，松紧适宜
- 敷药完毕，协助患者衣着，安排舒适体位，整理床单位
- 清理物品，做好记录并签字

5. 注意事项

注意事项

- 皮肤过敏者及婴幼儿慎用
- 敷药摊制的厚薄要均匀，固定松紧适宜
- 夏天如以蜂蜜、饴糖作赋形剂时，应加少量的苯甲酸钠以防变质
- 对初起有脓头或成脓阶段的肿疡，宜中间留空隙，围敷四周
- 乳痈敷药时，可在敷料上剪孔或剪一缺口，使乳头露出，以免乳汁溢出污染敷料及衣被
- 敷药面积应大于患处且保持一定的湿度。如药物较干时，应用所需的药汁、酒、醋、水等进行湿润
- 观察局部及全身情况，敷药后，若出现红疹、瘙痒、水疱等过敏现象时，及时停止使用，并报告医师，配合处理

三、湿敷法

湿敷法是将清洁纱布用药液浸透，敷于局部，达到疏通腠理、清热解毒、消肿散结等目的的一种外治方法。适用于脱疽、丹毒、急性湿疹、手足癣、扭挫伤、烧伤、筋骨关节劳损等。

1. 护理评估

护理评估

- 当前主要症状、既往史及药物过敏史
- 湿敷部位的皮肤情况
- 对冷、热的耐受程度
- 患者的年龄、体质及心理状况

2. 风险告知

注意药液温度，防止烫伤、冻伤。

3. 物品准备

治疗卡、治疗盘、治疗巾、遵医嘱配制药液、换药碗、清洁纱布数块、凡士林、镊子、弯盘、橡胶单、中单、手消毒剂、污物桶等。

4. 操作方法

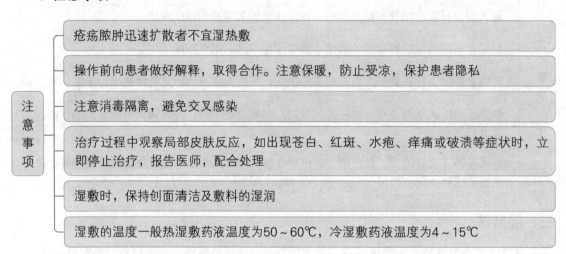

操作方法
- 备齐用物，携至床旁，做好解释，核对医嘱
- 取合理体位，暴露湿敷部位，注意保暖
- 遵医嘱配制药液，药液温度适宜并倒入容器内，敷布在药液中浸湿后，敷于患处
- 定时用无菌镊子夹取纱布浸药后淋药液于敷布上，保持湿润及温度
- 操作完毕，擦干局部药液，取下弯盘、中单、橡胶单，协助患者衣着，整理床单位
- 整理用物，做好记录

5. 注意事项

注意事项
- 疮疡脓肿迅速扩散者不宜湿热敷
- 操作前向患者做好解释，取得合作。注意保暖，防止受凉，保护患者隐私
- 注意消毒隔离，避免交叉感染
- 治疗过程中观察局部皮肤反应，如出现苍白、红斑、水疱、痒痛或破溃等症状时，立即停止治疗，报告医师，配合处理
- 湿敷时，保持创面清洁及敷料的湿润
- 湿敷的温度一般热湿敷药液温度为50~60℃，冷湿敷药液温度为4~15℃

第六节 熏洗药浴疗法

一、熏洗法

熏洗法是将药物煎汤、去渣后，趁热进行全身或局部的熏蒸、浸泡、湿敷、浸浴、淋洗，通过药力或热力的共同作用，达到疏通腠理、祛风除湿、清热解毒、杀虫止痒的一种外

治方法。适用于目赤肿痛、筋骨疼痛、皮肤病、阴痒、肛门疾病等。

1. **护理评估**

护理评估
当前主要症状、既往史及药物过敏史
患者体质及熏洗部位皮肤情况
女性患者评估胎、产、经、带情况
心理状况
环境是否安静、隐蔽

2. **风险告知**

风险告知
治疗过程中注意蒸汽和药液温度，防止烫伤
熏洗过程中有不适感及时告诉护士

3. **物品准备**

治疗卡、治疗盘、药液、熏洗盆（根据熏洗部位的不同，也可备坐浴椅、有孔木盖浴盆或治疗碗等）、水温计、小毛巾、手消毒剂等，必要时备屏风。

4. **操作方法**

操作方法
遵医嘱配制药液
备齐用物，携至床旁，做好解释
根据熏洗部位安排患者体位，暴露熏洗部位，必要时用屏风遮挡，注意保暖
熏洗过程中，观察患者的反应，了解其生理和心理感受。若感到不适，立即停止，协助患者卧床休息
熏洗完毕，清洁局部皮肤，协助衣着，安置舒适卧位
清理用物，做好记录并签字

5. **注意事项**

注意事项
月经期、孕妇禁用坐浴；大汗、饥饿、过饱及疲劳者不宜进行熏洗法；急性传染期疾病、恶性肿瘤、严重的心脏病、重症高血压、呼吸困难及有出血倾向的患者禁用熏洗法
眼部肿瘤、眼出血、急性结膜炎、面部感觉障碍、内眼手术、外伤有出血者48小时内、结膜下出血48小时内、皮肤溃烂者等不宜用熏洗法治疗
有大范围感染性病灶并已化脓破溃时禁止使用局部熏疗；有过敏性哮喘病的患者禁用香包熏法
将煎好的药液用干净纱布过滤，以免药中杂质在熏洗时刺激皮肤

头面部及某些敏感部位，不宜选用刺激性太强的药物，孕妇忌用麝香等药物，以免引起流产等后果

熏洗过程中注意室内避风寒，冬季注意保暖，暴露部位尽量加盖衣被，防止受凉

熏洗前须测量温度，以免烫伤。熏洗时一般以50～70℃为宜，药液加热至蒸汽上冲，但也不可过热，尤其是眼部熏洗，组织、皮肤娇嫩易发生烫伤

在浸浴时，药液温度以不烫手或能忍受的程度为宜，控制在38～45℃；操作中应随时询问患者感觉，协助老人、小儿熏洗，避免烫伤事故的发生

饭前、饭后30分钟不得进行该项治疗。全身熏洗时，时间不宜超过40分钟，以免大汗导致体液丢失过多，皮肤血管扩张导致微循环改变，易出现头晕、心慌等虚脱现象的发生，一旦出现应立即停止该治疗，并休息、口服糖盐水，及时处理

在伤口部位进行熏洗时，按无菌技术操作进行，熏洗后更换无菌敷料

治疗中如发现患者有过敏或治疗无效时，应及时与医生联系，调整治疗方案

所用物品需清洁消毒，用具一人一份一消毒，避免交叉感染

二、全身药浴法

全身药浴法是将药物煎汤进行全身性熏洗、浸渍，促进经络疏通、气血调和，从而达到防病治病、强身健体为目的的一种外治方法。适用于缓解各种皮肤病而致的皮肤瘙痒、周身关节酸痛、肢体麻木等。

1. 护理评估

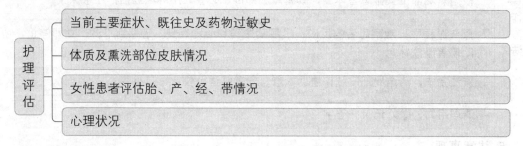

护理评估
- 当前主要症状、既往史及药物过敏史
- 体质及熏洗部位皮肤情况
- 女性患者评估胎、产、经、带情况
- 心理状况

2. 风险告知

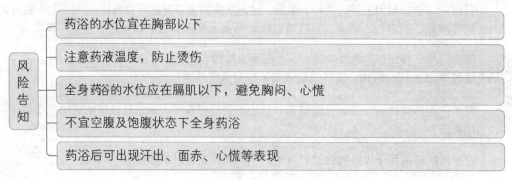

风险告知
- 药浴的水位宜在胸部以下
- 注意药液温度，防止烫伤
- 全身药浴的水位应在膈肌以下，避免胸闷、心慌
- 不宜空腹及饱腹状态下全身药浴
- 药浴后可出现汗出、面赤、心慌等表现

3. 物品准备

治疗卡、药液、浴巾、毛巾、拖鞋、衣裤、坐架一次性药浴袋、温度计、手消毒剂等。

4. 操作方法

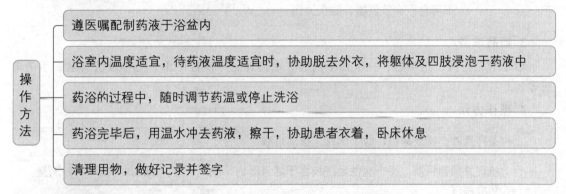

操作方法
- 遵医嘱配制药液于浴盆内
- 浴室内温度适宜，待药液温度适宜时，协助脱去外衣，将躯体及四肢浸泡于药液中
- 药浴的过程中，随时调节药温或停止洗浴
- 药浴完毕后，用温水冲去药液，擦干，协助患者衣着，卧床休息
- 清理用物，做好记录并签字

5. 注意事项

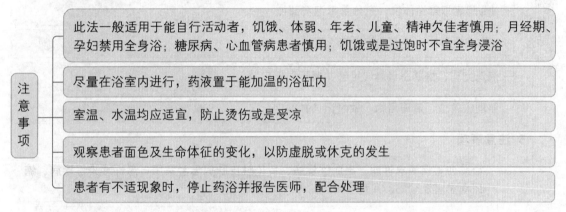

注意事项
- 此法一般适用于能自行活动者，饥饿、体弱、年老、儿童、精神欠佳者慎用；月经期、孕妇禁用全身浴；糖尿病、心血管病患者慎用；饥饿或是过饱时不宜全身浸浴
- 尽量在浴室内进行，药液置于能加温的浴缸内
- 室温、水温均应适宜，防止烫伤或是受凉
- 观察患者面色及生命体征的变化，以防虚脱或休克的发生
- 患者有不适现象时，停止药浴并报告医师，配合处理

第七节　中药泡足法

中药泡足法是将足部浸泡在中药的药液中，利用药物透过皮肤、孔窍、腧穴等部位的直接吸收，进入经脉血络，输布全身而达到促进气血运行、畅通经络作用的一种操作方法。适用于消除疲劳，改善睡眠，缓解关节肿胀、疼痛、寒凉、屈伸不利等症状。

1. 护理评估

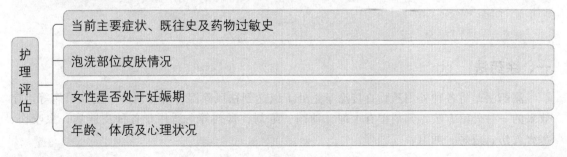

护理评估
- 当前主要症状、既往史及药物过敏史
- 泡洗部位皮肤情况
- 女性是否处于妊娠期
- 年龄、体质及心理状况

2. 风险告知

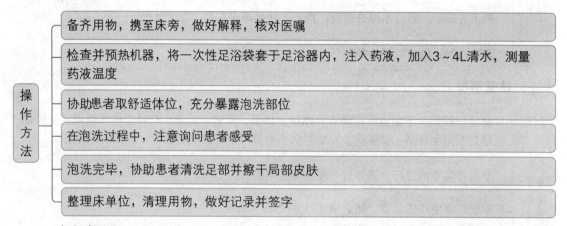

风险告知
- 药液温度、浸泡时间
- 不可自行调节仪器，防止烫伤

3. 物品准备

治疗卡、药液、足浴器、一次性中药袋、水温计、一次性中单、毛巾及洗脚盆、手消毒剂等。

4. 操作方法

操作方法
- 备齐用物，携至床旁，做好解释，核对医嘱
- 检查并预热机器，将一次性足浴袋套于足浴器内，注入药液，加入3～4L清水，测量药液温度
- 协助患者取舒适体位，充分暴露泡洗部位
- 在泡洗过程中，注意询问患者感受
- 泡洗完毕，协助患者清洗足部并擦干局部皮肤
- 整理床单位，清理用物，做好记录并签字

5. 注意事项

注意事项
- 心脑血管疾病急性期、出血性疾病、传染性皮肤病患者禁用；急性感染性疾病、糖尿病患者及孕妇、儿童慎用
- 冬季注意保暖
- 泡洗药液温度为38～48℃，以防烫伤
- 观察患者泡洗部位皮肤情况，注意有无过敏、破溃等
- 所用物品需清洁消毒，避免出现交叉感染

第八节 涂药换药法

一、涂药法

涂药法是将各种外用药物直接涂于患处，以达到祛风除湿、解毒消肿、止痒镇痛等治疗效果的一种外治方法。其剂型有水剂、油剂、酊剂、膏剂等。适用于各种皮肤病、虫咬伤、水火烫伤、疮疡、痈疽、疔肿等。

1. 护理评估

护理评估
- 当前主要症状、既往史及药物过敏史
- 涂药部位的皮肤情况
- 对疼痛的耐受程度
- 患者的年龄、体质及心理状况

2. 风险告知

风险告知
- 局部涂药后可出现药物颜色、油渍等污染衣物
- 局部用药的反应

3. 物品准备

治疗卡、治疗盘、治疗巾、遵医嘱配制的药物、弯盘、清洁纱布数块、胶布、棉签、生理盐水棉球、镊子、绷带、一次性中单、手消毒剂、污物桶等。

4. 操作方法

操作方法
- 备齐用物，携至床旁，做好解释，核对医嘱
- 根据涂药部位，取合理体位，暴露涂药部位，注意保暖，在必要时屏风遮挡
- 清洁皮肤，将配制的药物用棉签均匀地涂于患处。面积较大时，可以用镊子夹棉球蘸药物涂布，蘸药干湿度适宜，涂药厚薄均匀
- 在必要时用纱布覆盖，胶布固定
- 涂药完毕，协助患者衣着，安排舒适体位，整理床单位
- 清理物品，做好记录并签字

5. 注意事项

注意事项
- 有药物过敏史者及婴幼儿颜面部禁用
- 涂药前清洁局部皮肤
- 涂药次数依病情、药物而定，水剂、酊剂用后须将瓶盖盖紧，防止挥发
- 混悬液先摇匀后再涂药
- 霜剂则应用手掌或手指反复擦抹，使之渗入肌肤
- 涂药不宜过厚、过多，以防堵塞毛孔
- 刺激性较强的药物，不可以涂于面部。婴幼儿忌用
- 涂药后观察局部皮肤，如有丘疹、奇痒或局部肿胀等过敏现象时，停止用药，并将药物拭净或清洗，遵医嘱内服或外用抗过敏药物

二、换药法

换药法是指对疮疡、跌打损伤、烫伤、虫咬伤、烧伤、痔瘘等病症的创面进行清洗、上药、包扎等，达到清热解毒、提脓祛腐、生肌收口、镇痛止痒等目的的一种处理方法。适用于各种疮疡及烫伤、虫伤、跌打损伤等。

1. 护理评估

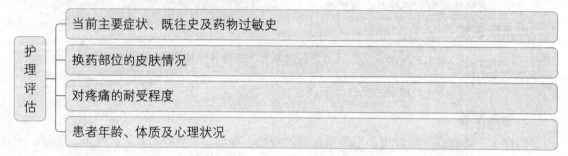

护理评估	当前主要症状、既往史及药物过敏史
	换药部位的皮肤情况
	对疼痛的耐受程度
	患者年龄、体质及心理状况

2. 风险告知

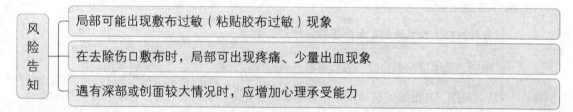

风险告知	局部可能出现敷布过敏（粘贴胶布过敏）现象
	在去除伤口敷布时，局部可出现疼痛、少量出血现象
	遇有深部或创面较大情况时，应增加心理承受能力

3. 物品准备

治疗卡、治疗盘、75％乙醇、生理盐水、安尔碘、一次性换药包（棉球、纱布、止血钳、镊子、治疗碗）、弯盘、剪刀、敷料、胶布、绷带、一次性中单；遵医嘱配制的中药液或各种散、膏、丹等外用药，手消毒剂等。

4. 操作方法

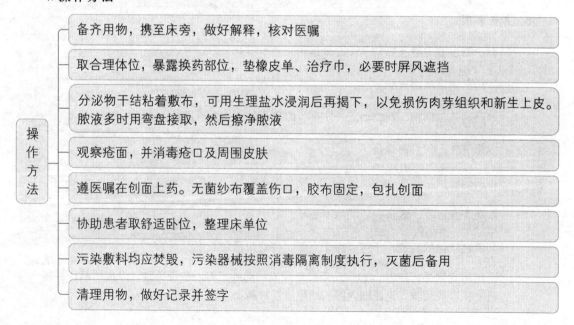

操作方法	备齐用物，携至床旁，做好解释，核对医嘱
	取合理体位，暴露换药部位，垫橡皮单、治疗巾，必要时屏风遮挡
	分泌物干结粘着敷布，可用生理盐水浸润后再揭下，以免损伤肉芽组织和新生上皮。脓液多时用弯盘接取，然后擦净脓液
	观察疮面，并消毒疮口及周围皮肤
	遵医嘱在创面上药。无菌纱布覆盖伤口，胶布固定，包扎创面
	协助患者取舒适卧位，整理床单位
	污染敷料均应焚毁，污染器械按照消毒隔离制度执行，灭菌后备用
	清理用物，做好记录并签字

5. 注意事项

注意事项
- 保持换药室的清洁，室内每日消毒
- 执行无菌技术操作，所有物品每人一套，先处理无菌伤口，再处理感染伤口，防止交叉感染
- 操作中为患者保暖并注意保护隐私
- 遵守操作规程，创面清洗干净，勿损伤新生肉芽组织
- 药粉需要均匀撒在创面或膏药上，散剂调敷干湿适宜，敷布范围要大于病变部位
- 一般伤口定时换药，脓腐较多的伤口随时换药；特殊伤口根据医嘱使用药品
- 颜面部的疗疮勿挤压，以防脓毒扩散
- 痔瘘术后每次便后清洗肛门并换药
- 外敷药必须贴紧创面，包扎固定时注意松紧适度，固定关节时注意保持功能位置
- 污染的敷布一律焚烧，使用后器械应浸泡消毒处理后灭菌

第九节　中药保留灌肠法

中药保留灌肠法是将中药汤剂，自肛门灌入直肠或结肠内，使药液保留在肠道内，通过肠黏膜吸收和物质交换达到治疗的一种方法。适用于慢性盆腔炎、慢性结肠炎、急性和慢性肠道感染等。

1. 护理评估

护理评估
- 当前主要症状、既往史
- 心理状态

2. 风险告知

告知患者注意药液温度，灌肠前排尽大便。

3. 物品准备

物品准备
- 治疗盘、治疗卡、弯盘、治疗巾、一次性灌肠器（直肠滴入可准备一次性输液器）、小垫枕
- 一次性中单、换药碗内放入液状石蜡纱布及止血钳、橡胶手套、纱布数块、中药50~100ml
- 水温计、手消毒剂、污物桶等，必要时备屏风及便盆

4. 操作方法

操作方法

直肠注入法

- 嘱患者排空大便；药液的温度，39～41℃，用注射器抽取药物备用
- 根据病变部位取侧卧位，臀下垫一次性中单和治疗巾，并用小枕抬高臀部10cm左右，注意保暖
- 润滑肛管前端，与注射器连接，排气后夹紧肛管，轻轻插入肛门10～15cm，松开止血钳缓缓推注药液，药液注完后再注入温开水5～10ml，用止血钳夹住肛管，轻轻拔除
- 嘱患者尽量保留药液，协助取舒适体位

直肠滴入法

- 备齐用物携至床前，解释目的、方法。嘱患者排空大便
- 药液的温度39～41℃，倒灌肠桶或输液瓶内，挂在输液架上，液面距肛门约30cm
- 根据病变部位取侧卧位，臀下垫一次性中单和治疗巾，并用小枕抬高臀部约10cm，注意保暖
- 将直肠滴入的药液装入输液瓶，适当加温，控制在35～40℃之间，将输液管剪掉过滤器，插入准备直肠滴入的输液瓶中，排气后，接入一次性PVC管，前端涂上润滑剂。然后将PVC管插入患者肛门就可以滴入了，直肠滴入导管插入深度。滴入液为35～40℃
- 整理用物，洗手，记录待药液滴完后，协助取舒适卧位，嘱患者尽量保留药液1小时以上，臀部小枕1小时以后再撤去
- 整理用物，洗手，记录

5. 注意事项

注意事项

- 灌肠时，关闭门窗，屏风遮挡，注意保暖
- 保留灌肠前，了解灌肠的目的和病变的部位，以便掌握灌肠时的卧位和插入导管的深度
- 肠道疾病患者在睡眠前灌入为宜，将臀部抬高10cm，易于保留药液
- 肛门、直肠、结肠等手术后的患者，以及排便失禁的患者均不宜做保留灌肠
- 根据病情选择卧位，慢性菌痢宜左侧卧位，阿米巴痢疾则取右侧卧位
- 中药液一次不应超过200ml

参考文献

[1] 刘革新.中医护理学.北京：人民卫生出版社，2002.

[2] 冯云华，裘月娟.中医护理诊断手册.长沙：湖南科学技术出版社，2003.

[3] 周凌，孙秀.现代中医临床护理.北京：人民卫生出版社，2005.

[4] 池建淮，程维克.中医护理学.北京：人民卫生出版社，2011.

[5] 彭怀晴，伍利民.中医护理.武汉：华中科技大学出版社，2011.

[6] 徐桂华，刘虹.中医护理学基础.第9版.北京：中国中医药出版社，2012.

[7] 温茂兴.中医护理学.第3版.北京：人民卫生出版社，2014.

[8] 程琳，唐章全.中医护理学.北京：中国中医药出版社，2011.

[9] 陈淑长.中医外科护理学.北京：学苑出版社，2004.

[10] 汪受传.中医儿科学.第2版.北京：中国中医药出版社，2007.

[11] 周仲英.中医内科学.北京：中国中医药出版社，2003.

参考文献